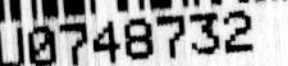

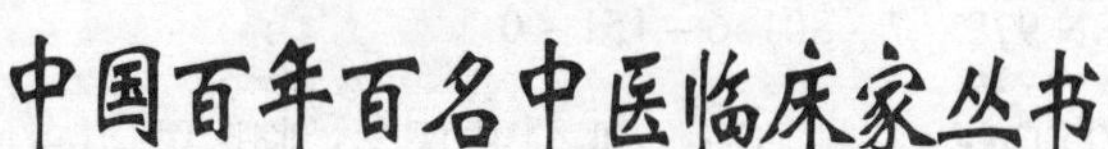

丁 光 迪

丁光迪 著

中国中医药出版社

·北京·

图书在版编目（CIP）数据

丁光迪 / 丁光迪著．-- 北京：中国中医药出版社，2001.02（2024.7 重印）

（中国百年百名中医临床家丛书）

ISBN 978 – 7 – 80156 – 151 – 0

Ⅰ.①丁…　Ⅱ.①丁…　Ⅲ.①中医学：临床医学–经验–中国–现代　Ⅳ.① R249.7

中国版本图书馆 CIP 数据核字（2000）第 59978 号

中国中医药出版社出版
北京经济技术开发区科创十三街 31 号院二区 8 号楼
邮政编码　100176
传真　010-64405721
廊坊市佳艺印务有限公司印刷
各地新华书店经销

开本 850 × 1168　1/32　印张 14.75　字数 332 千字
2001 年 2 月第 1 版　2024 年 7 月第 3 次印刷
书号　ISBN 978 – 7 – 80156 – 151 – 0

定价　49.00 元
网址　www.cptcm.com

服务热线　010-64405510
购书热线　010-89535836
维权打假　010-64405753

微信服务号　zgzyycbs
微商城网址　https://kdt.im/LIdUGr
官方微博　http://e.weibo.com/cptcm
天猫旗舰店网址　https://zgzyycbs.tmall.com

如有印装质量问题请与本社出版部联系（010-64405510）

出版者的话

祖国医学源远流长。昔岐黄、神农，医之源始；汉仲景、华佗，医之圣也。在祖国医学发展的长河中，临床名家辈出，促进了祖国医学的迅猛发展。中国中医药出版社为贯彻卫生部和国家中医药管理局关于继承发扬祖国医药学，继承不泥古、发扬不离宗的精神，在完成了《明清名医全书大成》出版的基础上，又策划了《中国百年百名中医临床家丛书》，以期反映近现代即20世纪，特别是新中国成立50年来中医药发展的历程。我们邀请卫生部张文康部长做本套丛书的主编，卫生部副部长兼国家中医药管理局局长佘靖同志、国家中医药管理局副局长李振吉同志任副主编，他们都欣然同意，并亲自组织几百名中医药专家进行整理。经过几年的艰苦努力，终于在21世纪初正式问世。

顾名思义,《中国百年百名中医临床家丛书》就是要总结在过去的100年历史中，为中医药事业做出过巨大贡献、受到广大群众爱戴的中医临床工作者的丰富经验，把他们的事业发扬光大，让他们优秀的医疗经验代代相传。百年轮回，世纪更替，今天，我们又一次站在世纪之巅，回顾历史，总结经验，为的是更好地发展，更快地创新，使中医药学这座伟大的宝库永远取之不尽、用之不竭，更好地服务于人类，·服务于未来。

本套丛书第一批计划出版140种左右，所选医家均系在中医临床方面取得卓越成就，在全国享有崇高威望且具有较高学术造诣的中医临床大家，包括内、外、妇、儿、骨伤、针灸等各科的代表人物。

本套丛书以每位医家独立成册，每册按医家小传、专病论治、诊余漫话、年谱四部分进行编写。其中，医家小传简要介绍医家的生平及成才之路；专病论治意在以病统论、以论统案、以案统话，即将与某病相关的精彩医论、医案、医话加以系统整理，便于临床学习与借鉴；诊余漫话则系读书体会、札记，也可以是习医心得，等等；年谱部分则反映了名医一生中的重大事件或转折点。

本套丛书有两个特点是值得一提的：其一是文前部分，我们尽最大可能地收集了医家的照片，包括一些珍贵的生活照、诊疗照，以及医家手迹、名家题字等，这些材料具有极高的文献价值，是历史的真实反映；其二，本套丛书始终强调，必须把笔墨的重点放在医家最擅长治疗的病种上面，而且要大篇幅详细介绍，把医家在用药、用方上的特点予以详尽淋漓地展示，务求写出临床真正有效的内容，也就是说，不是医家擅长的病种大可不写，而且要写出“干货”来，不要让人感觉什么都能治，什么都治不好。

有了以上两大特点，我们相信，《中国百年百名中医临床家丛书》会受到广大中医工作者的青睐，更会对中医事业的发展起到巨大的推动作用。同时，通过对百余位中医临床医家经验的总结，也使近百年中医药学的发展历程清晰地展现在人们面前，因此，本套丛书不仅具有较高的临床参考价值和学术价值，同时还具有前所未有的文献价值，这也是我们组织编写这套丛书的初衷所在。

中国中医药出版社

2000年10月28日

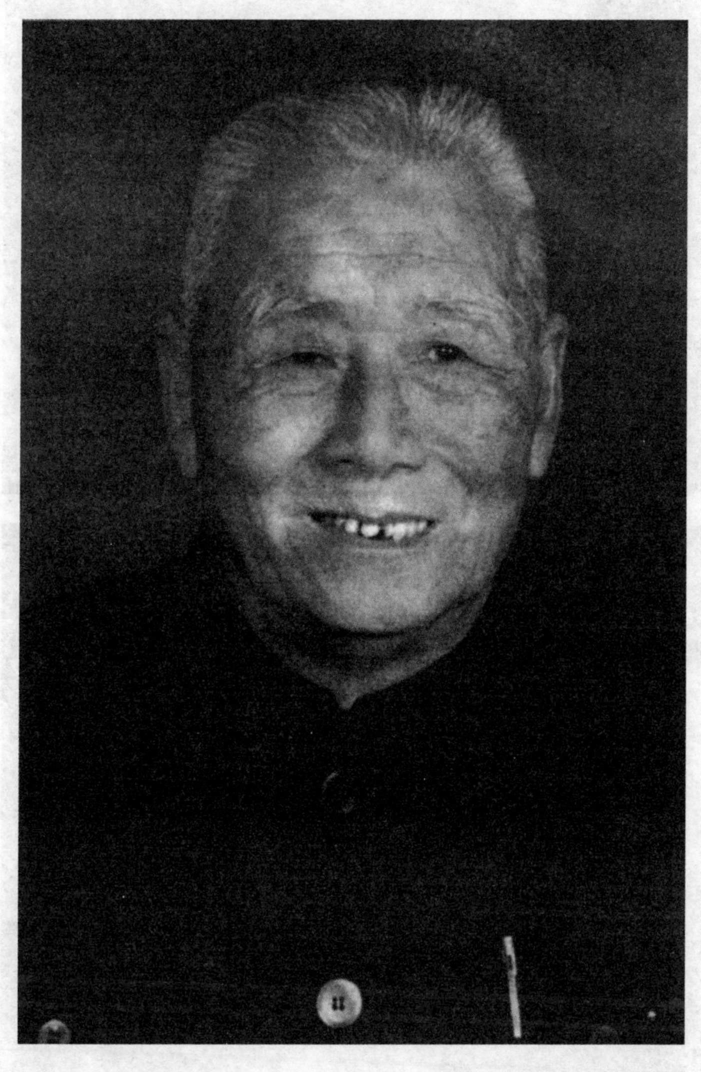

作者　丁光迪（摄于1995年12月）

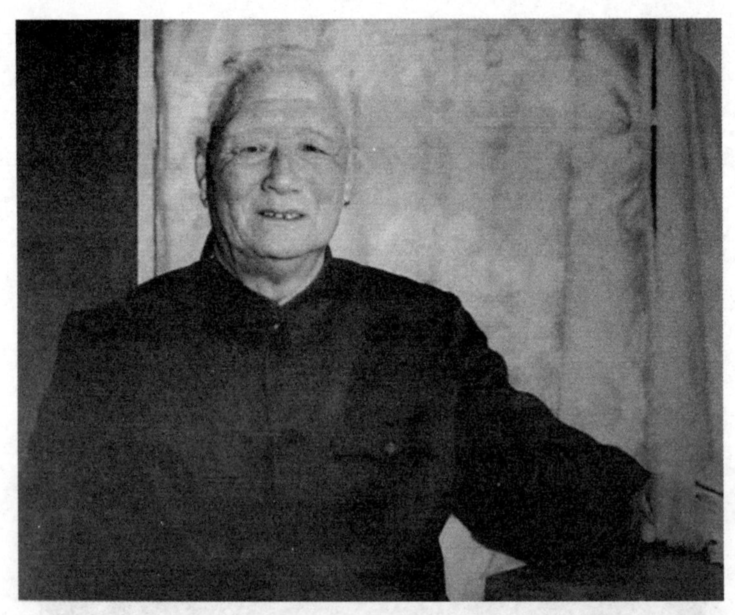

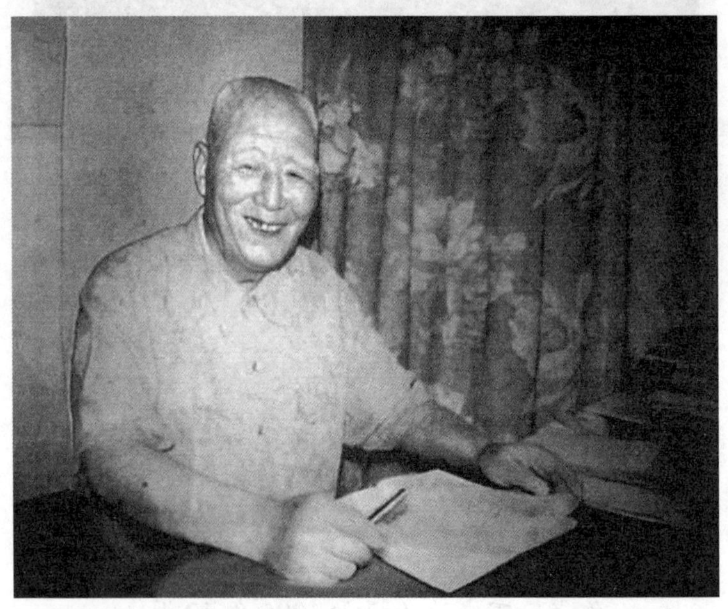

八十二岁高龄（作者）——丁光迪先生近年照

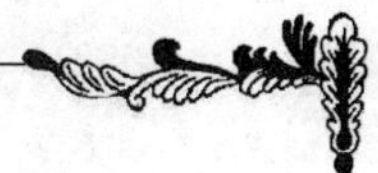

目　录

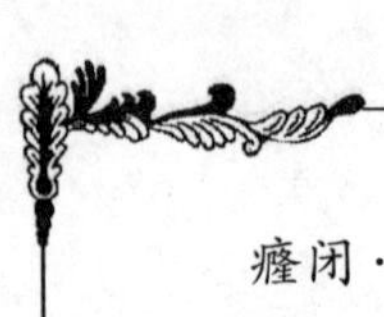

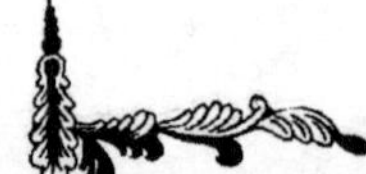

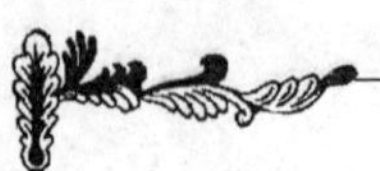

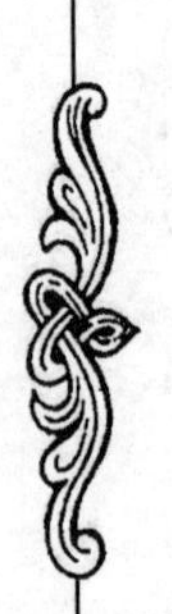

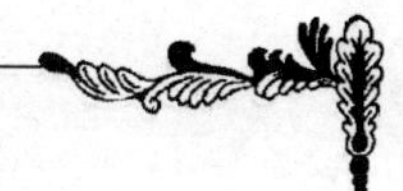

医家小传

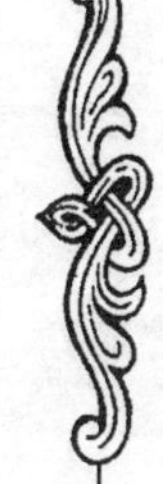

丁光迪先生，南京中医药大学教授，政府特殊津贴荣受者；江苏武进人，生于1918年4月。自六岁起，历经十年寒窗，攻读私塾，从当时的名流秀才学习，在文、史、哲方面打下了坚实的文化基础，为后来习医创造了有利的条件。

丁先生生活在中医世家，在读私塾时，对父业已经耳濡目染，很有亲和力。为了继承祖业，自十七岁起，专心从其父丁谏吾公学习中医，并在其父指导下，曾向上海恽铁樵、陆渊雷先生函授学习中医。由于先生文化基础好，悟性高，所以苦学三年而出道。

1938年春，先生是在兵荒马乱、家乡沦陷、疫病流行的形势下开业行医的。在自身难保的恶劣环境下，他毅然走进疫区，深入村巷，全力以赴，抢救那些已被烈性传染病折磨的患者。经历10年的业医生涯，在与传染病作斗争的防治工作中，先生总结出用清化存阴药急治霍乱、用甘

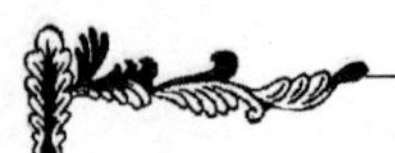

温药救治天花内陷危证的经验，治疗疟、痢、湿温等病亦有极好的疗效，并取得了十枣汤、控涎丹逐水及治疗血吸虫病性臌胀的心得体会等。其在家乡行医，很有名气。引用他自己的话说即是“风险与机遇并存”。抗日战争胜利以后，先生于繁忙的诊务中，还能隐蔽地为地下革命同志服务。

1949年新中国诞生，先生认为中医获得了新生，团结中医界同道，于1950年年初，响应党和政府的号召，走集体化道路，在县卫生科领导下，成立起武进县卫生工作者协会，并被推举为县卫生协会副主任、主任。1951年带头组织联合诊所，被推举为主任，开展血吸虫防治工作，其诊所受到县政府颁发的先进红旗。1952年，在县卫生科领导下，协会与诊所合作，开办了各种业务学习班，持续了3年，提高了医务人员的政治觉悟和业务水平，先生也受到县领导的表扬。1954年，先生获得县爱国卫生运动积极分子奖，1955年被推荐到江苏省中医进修学校学习，毕业后留校任教。

1956年起，先生在江苏省中医学校工作。他自编教材如《中医诊断学讲义》《中医学概论》等，筹建教学实习基地，并参加临床工作，创办《临诊语录》刊物，交流临床经验以推动医教工作。1957年，先生在《健康报》及《中医杂志》上发表文章，捍卫党的中医政策，为中医事业的发展，作出了自己的贡献。

1958年夏，学校晋升为南京中医学院，丁先生调到院部，负责组建教研组工作，并兼诊断与《金匮》两门课程的教学工作。1959年参加了全国高等中医药院校教学大纲与统编教材《方剂学讲义》的编写，以及后来的《中医各家学

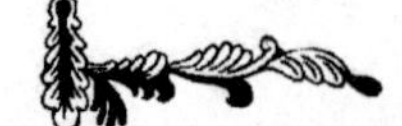

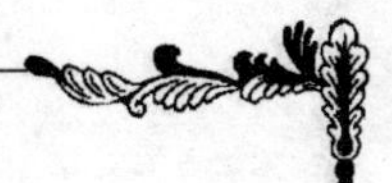

说》和多次修订工作。

1971 年丁先生被评定为讲师，1978 年晋升为副教授，1983 年又晋升为正教授。先生于 1979 年开始带教硕士研究生，1986 年为博士研究生导师，直至 1996 年。

丁先生从事教学工作几十年，曾授过中医诊断学、内科学、《金匮》、方剂和各家学说等，是一步一个脚印走过来的，善于总结经验，写成辅导材料，并编纂成书出版，为师生们留作参考（详见年谱部分）。他深刻体会到了作为一个教师，多讲几门课程及参与临床实践的好处。

1977 年与 1982 年，丁先生分别承担了卫生部七部古医籍与十一部重点古医籍之一——《诸病源候论》的校释、校注工作，这正是先生几十年来研究本书的专长。其书出版后，分获国家中医药管理局科技进步著作类三等奖和一等奖。由此，自 1986 年以后，丁先生的主要精力便集中在古医籍的校勘整理与研究工作上了。

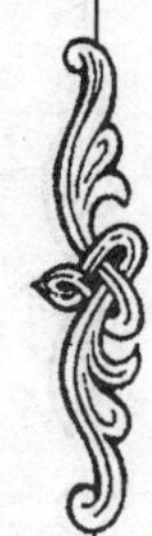

1991 年退休之后，先生除参加社会上的医事、学术活动外，还坚持门诊，处理疑难杂病，体现了名医临床家的风范。丁先生的医术，成名于早年治疗传染病之时，他通治各科疾病，尤其擅长治疗脾胃病、妇科病等。他论病强调脾胃气机的升降，善用风药，更精于升阳化湿法的灵活运用。其处方用药，重视配伍，或据气味，或据归经，具有“方无定方，法无定法，十分灵活”的特点；善用炒药，尤其对滋阴药用炒的功效，体会更为深刻。先生于临床治病，不拘于煎方，或丸或散，更酌情推荐导引、按摩、针灸、食疗，特别是运用“煮散”有妙用，不读本书，是难以领会的。

本书是这位 82 岁高龄的丁光迪老先生自己动笔写成的，

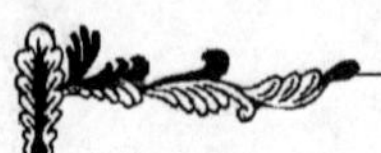

是他60余年来丰富的临床经验小结，亦是他教学科研工作的部分反映。作为本书的首读者，确实受益匪浅，愿与同道共勉。

南京中医药大学　黄　煌
中国中医药出版社　李世华

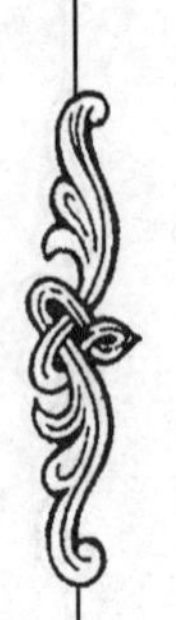

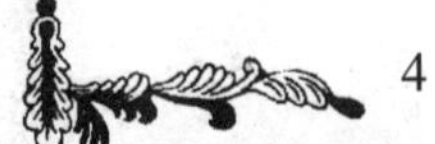

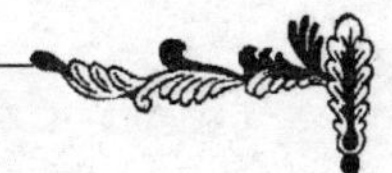

专病论治

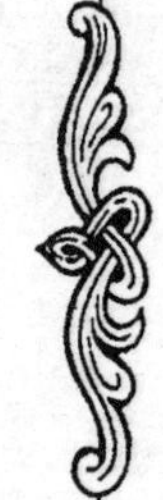

内　科

感　冒

感冒虽然常见病　寒温兼夹要论证

例一：汤某，女，22岁，本校学生。

初诊1960年11月18日：本有眩晕病，发作时头痛如裹，头眩而重，胸痞泛恶；发病甚时，几欲跌倒，肌肤发凉，汗冷而黏。在上学期即曾晕倒过两次。形体较丰，当为风痰之证。

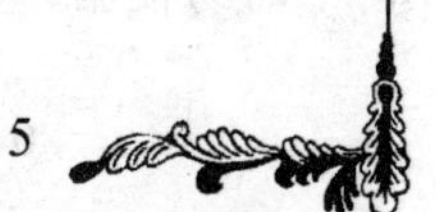

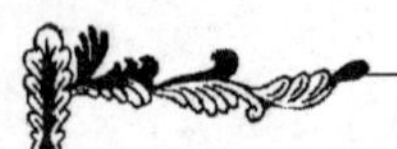

最近患者感冒，头痛而眩，清涕多，咳嗽。开始发热，今稍可，但恶寒头痛等症不解。脉较细；苔白腻。分析病情，此为风寒外袭，兼夹痰湿。治以解表化痰为法。方拟葱姜荆防兼二陈。

荆芥 5g，防风 5g，蔓荆子 10g，苏叶 5g，炙苏子（研）10g，光杏仁（打）10g，橘皮 5g，姜半夏 10g，姜川朴 5g，生姜 2 片，葱白头（打）3 个。（2 剂）

二诊：药后得汗，感冒之症已解除，但尚有头痛而眩。效议出入再进。原方去生姜、葱白、苏叶；加白术 10g，泽泻 10g。（3 剂）

此后诸症全除，眩晕亦不发作了，偶在疲劳时有头眩，但移时即平。

按："夫病痼疾，加以卒病，当先治其卒病，后乃治其痼疾也。"这是临床常规，张仲景早已指出（见《金匮要略》），但新病旧病病情是相通的，又可以异病同治，同样能够获得疗效。如此例原有风痰眩晕病，近又新感，风邪夹痰湿，两者病因相同，见症亦近似，治以祛风化痰方法，新病得解，旧病亦好转，一举而两得。这是临床的活法，并不有违于仲景，实师其意而变通之，以从见症出发，如是则治法灵活了。学此专业的同志，亲身体验一下，很有好处，可以多一些感性知识，增进学好中医的信心。

例二：岳某，男，40 岁，武进市农民。

患者素多劳碌，脾胃不健，年当壮盛，而形体清瘦，面色㿠白，时易感冒。上午形寒为甚，加衣稍迟，即清涕涟涟。无分春秋，几乎感冒不断。并且易汗、自汗、盗汗，但并不典型。已经两三年，人们讥笑为白面书生。纳谷不香，时易便溏，已经不胜农业劳动。脉细略数而虚；舌苔薄白

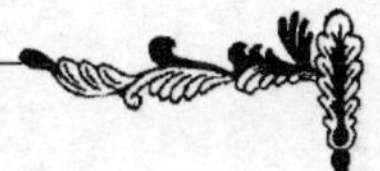

（曾经医院检查，心肺正常，亦无肝病史）。

分析病情，属于内伤脾胃之证。元气不足，营卫交虚。无阳以卫护其外，所以时易感冒；腠理不固，则气虚不能摄津，所以自汗盗汗。治以补中益气方法。方从补中益气汤加味。

升麻 5g，柴胡 5g，黄芪 10g，白术 10g，炙甘草 5g，党参 10g，陈皮 5g，当归 10g，炮姜 4g，防风 10g，生姜 2 片，大枣 5 个。（10 剂）

二诊：药后有小效，畏寒自汗均减，舌质转红。效议出入再进。原方去炮姜、防风；加桂枝 10g，炒白芍 10g。（10 剂）

嗣后因接近秋收农忙，服汤药不方便，改用补中益气丸，姜枣汤送下。服了个把月，患者又参加劳动，自感不及汤药见效，即将第二诊方药改成煮散，断续煎服将近 3 个月，大显功效。首先自汗、盗汗逐渐收敛，以后感冒显著减少，最后一个多月，竟然没有感冒。其精力明显健旺，食欲大振，新米登场，吃了甚香，面色亦泛润泽。观察几年，不但旧病消失，而且形体壮实，成为乒乓球运动的爱好者。余曾治多个病例，同样获效，说明李东垣"肺之脾胃虚"的论证确有道理。

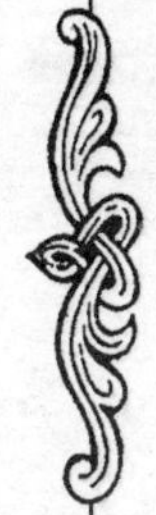

例三：王某，男，67 岁，东南大学教授。

因发热咳嗽，去医院就诊，胸透检查，肺部发现一块阴影，当时疑为老年性肺部感染，尚未吸收，给予抗生素治疗，药后无效。又去某医院求治，摄胸片，阴影似呈圆球形，印象为肺癌！建议服抗癌药，3 个月后复查。家属颇为紧张，要求对病员保密，未服抗癌药。又去另一医院求诊，因检查尚难以确诊，只能对症处理；既是肺癌，又是老年人，故无特效办法，建议休养一段时间，进一步临床观察。病员亦产生疑窦，几个医院不能及时处理，问题定很麻烦，

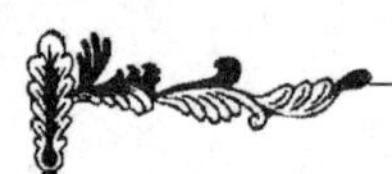

要求去中医院就诊。

诊时见其形体尚丰，行动自如，眠食虽差，但说起近期的事，思维尚清楚。主症是时有低热，并时形寒瑟缩，畏寒而无汗。喉痒咳嗽，晨晚咽干作呛。但有痰不多，咽喉不红，面色尚和，有些愁容。按脉稍浮略弦，关尺平静；舌色正，苔薄腻。平时血压略偏高，但无明显症状。分析病情，并无肺与心肝的不祥之征，年岁虽高，本气尚实，不能疑为恶变重病。其所以畏寒微热，喉痒咳嗽，当为肺感微寒，郁于气分，卫失宣畅，肺欠肃降所致。治以疏解微邪，理气肃肺可已，许其无碍。方从止嗽散加减。

前胡 10g，荆芥 10g，紫菀 10g，苦桔梗 7g，炙甘草 4g，橘红 5g，茯苓 10g，赤芍 10g，黄芩 10g，鲜枇杷叶 15g（去毛，包）。（3 剂）

二诊：药后形寒微热均减，呛咳亦少。惟眠、食尚差。效议再进。原方前胡、荆芥减量；加谷芽、麦芽各 10g，合欢皮 15g。（3 剂）

三诊：近来得微汗，自感轻适，寒热全平，寐亦自安。惟苔薄微糙，又见咽干作呛，盖是表邪汗出，而肺气又见失润了。再为顾津，润养肺气。上方去前胡、荆芥、赤芍、黄芩；加北沙参 15g，川百合 15g，炙桑叶 10g。（3 剂）

药后诸症平善，患者原有些疑虑，亦随之消释。适逢有全国性专业会议，患者前后参加 10 余天，兴致很高，亦即停药。又去医院复查一次，摄胸片，心肺正常，未见其他异常改变。一场虚惊，从此平安。

按：本例原是小病，易认易治，但一经检查，本想早些明确病情的，却从此疑窦丛生，莫衷一是了。现在临床时有遇到这种情况，人们亦司空见惯，不再追问，默然自认了。

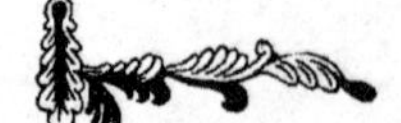

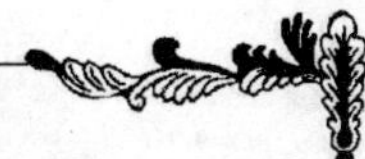

同样一个病人，经过几个医院的检查，诊断出现分歧，不足为怪，其中有许多主客观因素，很难简单下定论。但病人要有主见，医生更要善于分析；即便检查结果一致的，诊断确定了，还须留下余地。如《北京日报》1991年6月22日一篇报道，题目是《死亡，并不意味着结束》，说的是“目前，医学病理解剖后的诊断结果，与医疗临床诊断结果，存在重大分歧的病例，占全部病例的20%以上！这就是说，大约有五分之一的病人，由于错误的诊断、错误的治疗而死！然而，这不算是医疗事故！”该报纸还说：“医学发达国家的误诊率，亦不低于我国，近期美国辛辛那提州一所医院，对1000例尸体解剖的结果表明，误诊率在40%左右，而这一数字，与60年前相比，并无太大的变化。法国于1963年报告了1000例尸体检查结果，发现生前诊断正确率，也仅有55%。”北京医科大学基础医学院病理解剖教研室的同志们，头脑是比较冷静的，也是实事求是的，敢于正视问题和暴露问题。我们中医同道们，是否更应该重视这些问题，谨慎从事，首先从自己的专长做起，扎下了根，而后有条件，有步骤地学点西医，做点必要的检查，扩大知识面，增强和充实自己。急于求成，或妄自菲薄，都不是作为一个学者所应有的态度。

咽　喉

喉痹咽肿或失音　病从内外寒温寻
利咽宣肺为常法　缓急各宜要细心

例一：张某，女，32岁，中学教师。

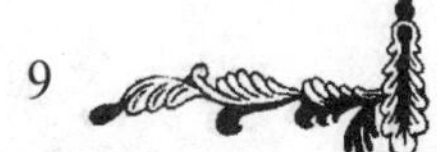

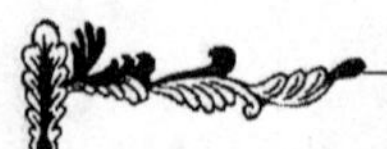

初诊1991年10月15日：患慢性咽炎已多年，总感咽部干灼，作痒不适，又反复急性发作，症状加重。每发一次，须一二十天，影响生活和工作。近4天来，又急性复发，咽喉红肿哽塞，气息不利，局部干灼作痒，哽痛，咽喉壁有撕破感，不能吃干硬食物。饮食过热过冷亦不适。周身不舒，形寒背冷，发热（38.5℃），无汗。日夜频作呛咳，不得安寐。语言微有嘶音，情绪急躁，中西药欠效。

诊时观察，患者咽喉红肿较甚，延及上腭亦绯红，表皮有些破损。面赤颧红，口唇亦赤。舌苔薄白，舌尖赤；脉浮数，有弦意。分析病情，证属喉痹之类，由于风邪上犯，郁热化毒，阻于关隘，妨碍出入所致。而实际是新感引动宿疾，兼夹相火，病情复杂，势亦急重。因为这里不仅胆胃有热，而肺肾亦已阴伤了，所以脉见浮数，未许小视。法为清咽解毒，疏表顾阴。清咽桔甘汤加味。

苦桔梗7g，生甘草7g，升麻7g，炒牛蒡子（杵）10g，淡豆豉10g，薄荷5g（以上二味同打），炙僵蚕10g，蝉蜕7g，马勃7g（包），板蓝根15g，重楼15g，玄参15g，地骨皮15g，鲜枇杷叶7片。（去毛，包）

另：玄明粉5g，水溶，频频含漱，不要咽下。（3剂）

二诊：药后得微汗，恶寒已解，发热亦退，身困见舒，呛咳亦少。但咽喉肿痛尚存。这是风邪初解，热毒逗留。原议增损，侧重清咽。原方去牛蒡、豆豉、薄荷；加射干10g，黄芩10g，赤芍15g。

玄明粉水继续含咽，少少咽下。（3剂）

三诊：咽喉肿痛大减，呛咳几平，饮食亦已顺利，大便通行，并得安寐。惟咽喉尚似干灼，声音未全清爽，视之咽壁红晕大退，仅留残迹。苔薄，质嫩红；脉弦已和。此为

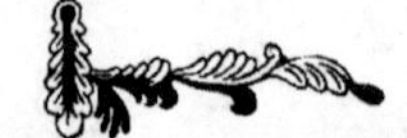

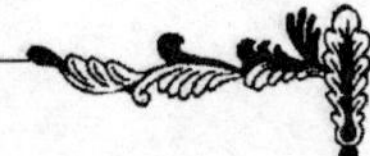

热毒得泄，阴未尽复，气化亦欠宣利。转为清润养阴，廓清余邪。

南沙参、北沙参各15g，麦冬15g，鲜芦根30g，苦桔梗7g，生甘草5g，升麻5g，炙僵蚕10g，蝉蜕7g，马勃7g（包），玄参15g，赤芍15g，地骨皮15g，络石藤10g。（3剂）

四诊：诸症全平，咽喉爽利，精神亦振，据述这是急性发作中见效最爽快的。治为清润善后。苦桔梗5g，甘草4g，枇杷叶（去毛，包）10g，芦根15g，煎汤代茶，3剂，痊愈停药。

按：近年来慢性咽喉炎较多见，或有感染，又多成为急性发作。反复不已，咽喉滤泡累累，状如蟾皮；亦有变为化脓性咽喉炎的。并有体质特异，成为肺胃阴伤或肺肾阴虚的一个见症。轻重反复，不易单从咽喉症状而治愈。这些证候，中医每统称之为喉痹。

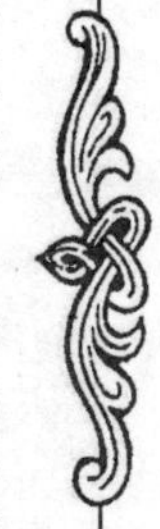

喉痹证候，一般重视肺胃两经，因为喉主天气，内通于肺；咽主地气，下通于胃。经络脏腑，密切相关。亦有强调少阴少阳的，如《内经》云："一阴一阳结，谓之喉痹。"更有谓经脉十二经中，有十一经与咽喉相联的。可见咽喉病病机，亦相当复杂，所以前人有喉痹十八证之辨。至其病因，亦有寒有热，有外感，有内伤，而张子和又重视一个"火"字。如此等等，其实是各有所指，并不矛盾，均具参考价值。从多年临床观察，以见症分析，病涉肺胃，关系少阴少阳，确为多数；而在六淫之中，风与火热，亦为常见。曾拟清咽桔甘汤一方，每获疗效。方中以桔梗、甘草、升麻为主药，利咽解毒。伍以僵蚕、蝉蜕，增强清咽散结的作用。如病由外感而起，必须先解其表。若为风热上犯，即以牛蒡子、豆豉、薄荷，散风解表；或为风寒外束，改用羌活、防

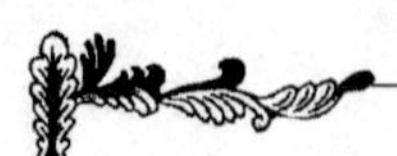

风、荆芥，发表散风寒。表邪解除，则病热亦缓。如果邪郁不解，必然化热，热壅又易成毒，咽喉肿痛必甚，这就必须重用清热解毒之药，以重楼、板蓝根佐升麻，加重清热解毒之功。尤其马勃一味，在此有良效。引以鲜枇杷叶，轻灵疏降，以清上壅之气。另漱以玄明粉水，咸以润燥，引热下行，使咽喉得以肃清，亦对肺胃两经有引经归经之意。此方用药，是对咽喉壅热，气痹不通，从内外上下而分消，使邪有出路，则清道升降自如，从而获得疗效。

加减运用，如果脉见弦象，舌色正赤，此为少阳胆火有余，应以黑山栀、黄芩、赤芍为主，苦以泻火；赤芍可重用，能够开泄营分，以解瘀热。咽喉肿痛为甚，扁桃体亦肿的，加用射干、山豆根（化脓的尤效）、络石藤、金果榄、青果、象贝母等二三味，同时加重玄明粉，清热消肿。咽喉红肿，见腐点烂斑，或生疮，白头赤根，化脓的，则加用山豆根、银花、连翘、象贝母、皂角刺、石膏等二三味，化腐消疮。有的病人兼患鼻窦炎，时有浊涕或稠痰的，则加用苍耳子、白芷、辛夷花、广藿香（猪胆拌）等二三味，通窍化浊。如果仅是咽痒为甚，则用橘红、荆芥、黄芩、枇杷叶等一二味，散风清咽可已。如咽喉肿胀而痰多的，则加法半夏、象贝母、黛蛤散、天竺黄、鲜荸荠、陈皮、茯苓、生萝卜片等二三味，清气化痰。如果情绪急躁，多疑少寐的，加用川百合、炒枣仁、淮小麦、合欢花、夜交藤等一二味，养阴安神。更有心肝火旺，口舌苦干，又应改用木通、细生地、牡丹皮、黑山栀等，清火泄热。

肺胃阴津受伤之体，兼见咽喉焮红干燥，间作呛咳，则应以北沙参、麦冬、天花粉、鲜芦根、川百合、鲜石斛等选几味为主药，清润生津。或者是肺肾阴虚，虚火上灼，咽

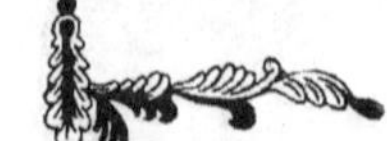

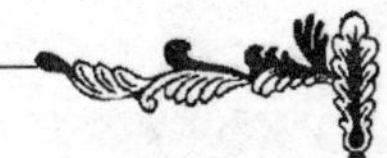

干而红，面颧色赤，男子兼见遗精，女子月经失调，此证比较顽固，前人称为喉癣，则又当以玄参、地骨皮、生地、天冬、人中黄、人中白等选几味为主药，养阴清热；甚时脉弦尺数，阴火上炎，可用知母、黄柏，坚阴清火。张景岳云："喉癣证，凡阴虚劳损之人有之。其症满咽生疮，红痛久不能愈，此实水亏虚火证也。宜滋阴八味煎、加减一阴煎主之。"

另外，喉痹亦有寒证，寒证又有外寒与内寒两类。内寒证，如张景岳所谓"格阳喉痹"，这里作为重点。其症咽喉痒痛，局部色呈暗红，或泛晦黄。舌质暗淡而滑；脉见弦细，或浮大。大便又时溏，甚至两足膝发冷，面部却见虚阳上浮之象。这是下寒上热所致虚阳上浮，与上述证候迥异，亦不能够运用以上方药。宜改为温阳祛寒，引火归原方法。常用的有：干姜、制半夏，等份，为细末，醋调敷局部。或用盐豉、肉桂末，捣和为丸，如杏仁大，含咽。或用上肉桂末，杏仁泥或甘草炼蜜为丸，含咽。或用蜜渍附片，含咽。均可选用。还有，用上肉桂末，或吴茱萸末，涎调湿，敷贴足心，在每晚洗足后更换一次，用一般解痛胶布盖好，其效亦佳。以上各药，用量均在10g左右，分三四天，或吞或咽或贴，症愈即止，不愈再配。至于汤药，可参用麻黄附子细辛汤、附子理中汤，或理中汤加肉桂，或景岳新方镇阴煎（熟地、牛膝、炙甘草、泽泻、肉桂、附子。最好热药冷服）等，随证出入。

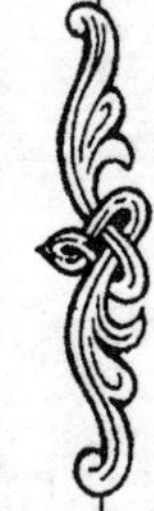

例二：俞某，男，65岁，南京钟山手表厂职工。

初诊1984年1月2日：患者于4日前突然咽喉肿痛，声音嘶哑，语音不扬，欲咳不爽，痰涎缠于喉舌，勺水不能下咽，稀粥更不能入，气息如梗，呼吸欲绝。经医院治

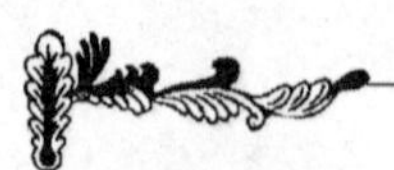

疗无效，病情有增无减，应邀急诊。症见畏寒肢冷，自感寒从骨里出。面无表情，气色晦滞。小便短涩，神萎气怯，问对声哑，几乎听不到所述。视之咽喉肿，色淡晦，黏涎满于咽喉口舌。舌色青淡，苔滑腻；脉沉而细。据患者自述，病由连续2天多饮酒，又冒严寒劳碌而起。证属阴寒直中少阴之络，为伤寒喉痹。寒凝脉络，气血交阻。痹肿咽塞，有升降闭绝之危！急予温开辛通，麻黄附子细辛汤加味，观效再商。

麻黄4g（先煎），细辛3g，制附块10g，姜半夏10g，矾郁金10g，茯苓10g，甘草3g，赤芍10g，桂枝10g，制僵蚕10g，生姜5g。（一日夜连服2剂）

二诊1月3日：据述服第1剂药后，即能得汗，上半身很多。咽中即觉稍宽，气息亦较通畅，并能咳出声音。至天明，欲得饮水，水亦能咽入。接服第2剂药，又得汗，自感舒适，中午即能稍饮糜粥，咽喉肿痛大减。大小便均通行，但尚不多不爽。尚感形寒，但骨寒已除。两手亦略温。视咽喉，已转淡红色。但舌尚淡滑，黏涎减而未净。脉右手转见滑象，左尚细。汗出，尚未至足。这是阳气渐通，寒饮尚未尽撤。乘胜追击，效议加减。病员原有寒饮，支饮咳嗽，现在小便不利，顾及之。原方去僵蚕；加陈皮5g，淡吴茱萸3g。（3剂，2日服完）

三诊1月5日：药后能够发出声音，语言转扬，饮食均能下咽。但畏寒尚未解，微咳有痰。咽中尚未完全爽利，但视之咽色已红活。小便转得畅行，量多，自觉有一股热气向下，从尿而出，尿有酒药之气。周身腹中殊感舒适，口中亦自清爽（恰如吴仙散功效的描述）。但舌苔尚淡滑。盖连日大雪严寒，阳气未尽温通之故。原方再加草蔻仁5g（杵）。（3

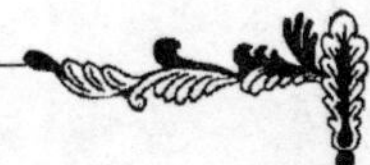

剂，2 日服完）

嘱温浴一次，不要时间过长，防大汗，防受寒。

四诊 1 月 7 日：诸恙均除，形体轻爽，声音清利，咽喉复常，饮食香，二便调。惟尚感疲乏，欲得温卧。转为调理肺脾以廓清之。

麻黄 2g，制附块 5g，炙甘草 5g，姜 5g，姜半夏 10g，陈皮 5g，茯苓 10g，白术 10g，炙黄芪 10g，炒当归 10g，生姜 5g，大枣 3 个。（3 剂）

按：此病来势凶险，有急喉痹窒息的危害。观其伤寒形、症悉具，又值严寒时节，真所谓“以伤寒为毒者，以其最成杀厉之气也”。况又是老年人，更须警惕。急与温通少阴之络，叠进麻黄附子细辛汤；照顾寒饮之体，又佐以桂苓吴仙散，见效亦迅速。最后复入甘草干姜汤，恢复胸中之阳，以资巩固。张洁古之“仲景药为万世法，治杂病若神”（《内外伤辨惑论》），殊有见地。

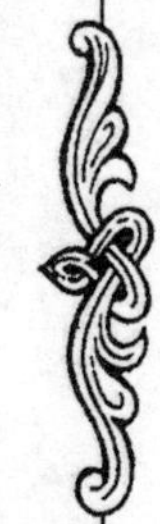

例三：贾某，女，34 岁，纺织厂工人。

初诊 1995 年 3 月 21 日：风寒头痛发热，突然咽喉如塞，气逆作咳，痰稠不爽。经治发热已减，但喉肿加甚，声音不出，自感胸闷不畅，失音更增烦剧。视之咽喉肿，黏涎多，饮食均感不利。脉浮而紧，舌苔白腻。分析病情，此为外感失音。盖由表邪束肺，气道被遏。邪郁则喉肿，气滞则痰聚，喉肿痰浊，阻于清空，所以不能发出声音了。治当祛邪宣肺，化痰消肿，开窍以发声音。羌辛桔甘汤加味。

羌活 10g，荆芥 10g，细辛 3g，桔梗 10g，炙甘草 4g，炒牛蒡子（杵）10g，净蝉蜕 10g，制僵蚕 10g，石菖蒲 10g，生萝卜（洗打）100g。（3 剂，药后温卧取汗）

二诊：药后得汗热退，咽喉亦爽，咳减气平，咳痰转

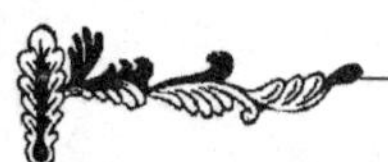

利，声音亦转亮。脉紧已退。病情大有转机，效不更方，原议再进。（原方 3 剂）

三诊：咽肿已退，视之喉部清爽。胸宽气和，咳痰均少，声音亦能发出了，仅微似沙哑，而眠食均佳。转为调理善后。

荆芥 5g，细辛 2g，桔梗 7g，炙甘草 3g，蝉蜕 5g，制僵蚕 10g，南沙参、北沙参各 10g，炙枇杷叶 10g（去毛，包），生萝卜（洗打）50g。（3 剂）

此后恢复正常，停药。

咳　嗽

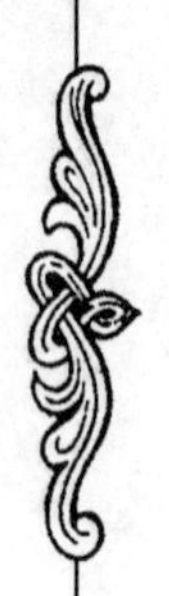

咳嗽病　成因多
清金肃降是常法
内外实虚细磋摩

例一：王某，男，49 岁，南京电子管厂工人。

初诊 1982 年 11 月 1 日：咳嗽多年，遇寒加甚。最近连日上夜班，触冒风寒，旧病骤剧。咳嗽气急，痰涎甚多，恶寒战栗，随之高热（送至某医院急诊，经检查，诊断为慢性支气管炎并发急性感染。用青、链霉素，激素等治疗，因药物过敏反应，转中医就诊）。

诊时病已第 3 天，患者尚然咳嗽甚剧，气息急促，恶寒发热（体温 39.5℃），头额稍有汗，摸之不温，身无汗，身困拘急。神识微见迷糊，烦躁不安，自诉胸闷微痛，咯痰不爽，痰多稠沫，中夹晦黄痰片。不欲饮食，大小便不畅。舌淡，有紫气，苔薄腻罩微黄；脉弦细数。分析病情，此为新

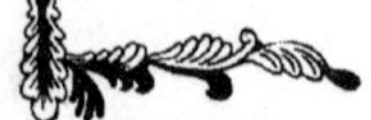

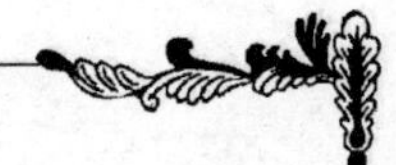

感引动伏饮，兼夹郁热为患，属于咳嗽的表里寒热错杂证候。盖由伏饮之体，胸阳本为不足，而风寒所伤，肺气更被郁遏；邪郁则生热，热不得泄，还迫于肺，以致寒热纠葛，肺气郁，出入升降之气被阻，所以寒热不解，而剧咳气迫如此。表气不宣，里气更郁，内犯心肺，所以神色迷糊，烦躁不安，胸中微痛，亦相应而致。饮与热结，势有结胸、气痹之变！急与祛邪宣肺、化饮泄热、开通气机为治。大青龙汤加味。

麻黄（先煎）4g，桂枝 10g，炙甘草 3g，生石膏 25g（先煎），光杏仁（打）10g，生姜 10g，姜半夏 10g，赤芍 10g，黄芩 10g，石菖蒲 5g，矾郁金 10g，茯苓 10g，陈皮 5g。（2 剂，一昼夜服完）

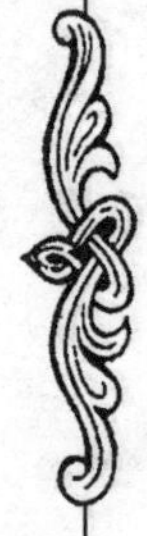

二诊 11 月 3 日：药后得透汗，寒热已退，咳嗽大减，痰亦少。惟感神困欲睡，形虚畏冷，欲得温饮。小便已畅，舌苔薄黄已化；脉细微弦。这是药病相当，邪却饮化之象，殊为转机佳兆，法当治标顾本。

桂枝 10g，白芍 10g，炙甘草 3g，生姜 5g，大枣 3 个，姜半夏 10g，陈皮 5g，茯苓 10g，赤芍 10g，黄芩 10g，姜川朴 3g，光杏仁（打）10g，炮姜 2g。（3 剂）

三诊 11 月 6 日：连进桂枝汤加味合二陈法，调和营卫，化其痰饮，病情进一步好转，神气清爽，知饥欲纳，咳嗽仅晨晚为多，并能起坐活动。咳痰亦爽利，胸脘觉舒。大便已 3 日未解，今天得大便，更见轻松。惟尚动则易汗，欲得温暖，气虚之象又显。舌色转润，质尚隐紫；脉细。邪去正怯，自属情理中事，再为补脾益肺，温化痰饮，两顾为法。异功散合苓桂术甘汤。

炒党参 10g，茯苓 10g，白术 10g，炙甘草 3g，姜半夏

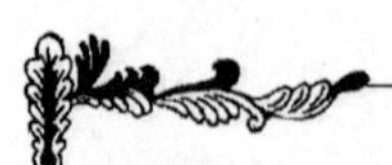

10g，陈皮 5g，桂枝 10g，黄芪皮 10g，炮姜 3g，姜川朴 2g，红花 5g，生姜 5g，大枣 3 个。（5 剂）

四诊 11 月 11 日：诸症悉平，精神恢复，仅晨晚尚有咳嗽，但痰唾已少。舌苔薄白，紫气见减；脉细，按之有滑象。肺脾之气渐复，痰饮亦已向化，调理巩固为法。前方去川朴；加当归 10g，黄芪皮改黄芪。（5 剂）

此病来势急，治疗得法，退亦较快，患者服完药后即去上班。嘱用香砂六君丸合杏苏二陈丸作日常调理，整个冬令没有复发。

按：寒饮久咳，又感新邪，成为表里寒热错杂证候，这在秋冬或冬春季节，很为多见。余在临床所遇的，病情尚有许多差别。其一，如果寒饮又感风寒，同气相求，往往多从寒化，成为表里皆寒之证，治以小青龙汤，收效较快，亦少反复。但有时邪遏气郁，亦能转从热化。不过，这种发热，属于外感病变的一般规律，即寒邪郁而为热，如上述病例，用大青龙汤解表泄热，也能迅速见效。但须注意，这并不是寒饮已从热化，观其邪热退后，寒饮咳嗽的本证又显露了，需要用温化之药，这一点是明显的区别。其二，寒饮兼有轻度感染，饮郁化热，前人所谓“阴凝之处，必有伏阳”证候，病情又不一样，能够缠绵很长时间，痰不化，热不甚，但又退不清，亦不能从汗而解，这又有其特点，余在临床，每参小青龙加石膏汤、杏苏二陈加黄芩等用药方法。一方面化痰止咳，一方面又兼以泄热，亦能取得疗效。其三，更有内留伏饮，外感风热，成为寒温夹杂证候的，处理就较棘手，虽然大法总是先祛新感，后治寒饮，但祛风清热，轻剂不易见效，重则又碍宿饮，很多掣肘。余常先用清解方法为主，略参一些化痰除饮之品，如二陈诸药，这亦是一种标

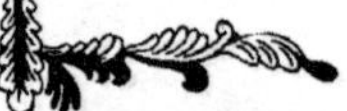

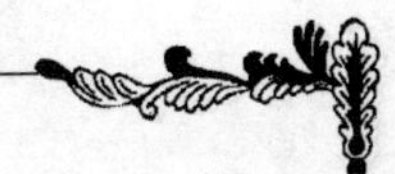

本兼顾方法。待外感解，发热退，再着重治其痰饮咳嗽。但这里亦有复杂情况，因为风热多伤阴津，有些病例，虽然邪气已去，但遗留燥、湿两存的病情，即痰饮逗留多湿，而伤津又见燥象，证候错杂。此时对于温肺化饮之品，要有所节制，而且还要适当顾津。余每仿照张景岳的金水六君煎方法，以沙参、麦冬、瓜蒌皮等换熟地黄；或者取叶天士的用异功散去白术，加白芍、生山药，以及参酌于异功散与麦门冬汤之间的用药方法，因而获得疗效的。总之，在临床处理，切忌简单从事，而要别标本、分缓急、抓主症，妥善处理加以治疗。例如上述诸证，不同于一般外感，能够刻期见效，往往缠绵反复，须经过几个回合，才能平复。杂证之难，就在于此，宜多加以琢磨。

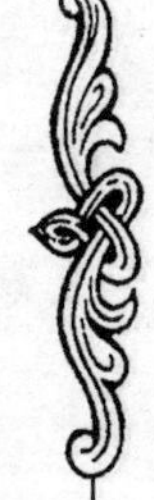

例二：金某，女，44岁，南京市人民政府干部。

患者国庆节后发病，因晚间受凉而致。喉中燥痒，干咳无痰，痒甚咳甚，晨晚为剧。其咳始终无痰，得温饮略舒；咳甚气逆，甚至小便自遗，胸膺隐痛，咳声嘶急，有时涎中见血丝。如此延至来年春暖，其咳才止。多方医药，未能向愈，至今历4年。舌净苔薄，有津；脉细见弦象。此凉燥束肺，气逆致咳。治以温润其气，肃肺止咳。用辛润理肺汤（自拟方）。

带节麻黄4g，带皮杏仁（打，去尖）10g，甘草6g，桔梗5g，佛耳草10g（包），橘红5g，当归10g，炮姜4g，生姜5g。（5剂）

二诊：因为药方见效，患者自行连服8剂，喉痒除，咳大减，睡眠安熟。舌苔薄，脉细见滑象。肺温气降，佳兆。原方续进5剂，巩固疗效。追访2年，病未复发。

按：此方是自拟方，其用药大意，以甘草干姜合当归生

姜，温胸中之阳，并能辛润肺气，解除凉燥；同时，甘草干姜与当归生姜相合，亦有调和营卫之意，营卫和，其表亦解。甘草与当归，各自都能治咳。如千金甘草汤，即以一味甘草治肺痿。《别录》亦谓甘草能“温中下气，烦满短气，伤脏咳嗽”。《本经》治咳逆上气，列为当归的首功。此药味辛性温，富含油性，最善温润，理肺止咳。以上一组药，为方中主药，从凉燥束肺的病机考虑的。麻、杏、草、桔，是三拗汤与甘桔汤合方，能利咽喉，治咳嗽，作为对症下药；与前一组药同用，能相辅相成。佐以橘红、佛耳草，利咽止咳，实际与麻杏草桔是重复用药，加强治咳的作用。因为久咳之病，与暴咳有殊，必须重复用药，药乃有力（孙思邈语）。又，《医门法律·咳嗽门》有五拗汤，其方即三拗汤加桔梗、荆芥。

此病的特点，舌净苔薄，不糙不腻，有津液敷布；脉细见弦象，而无数象。虽为干咳，但绝无燥热伤阴之征。如果误认为温燥伤肺，投以甘寒柔润之剂，则阴药可能反致肺气抑遏，咳更不爽，病情亦就更复杂，延久难愈了。

临床运用，如果喉中燥痒较甚，咳频不止，每为凉燥郁闭于表，肺气不展，可加荆芥 5g，枇杷叶（包）10g。如果咳声呛急，生甘草再加 3g，甘以缓之。亦有喉痒干咳，呈过敏状态，一年四季都发，一接触过敏原，其咳即剧，反复无常。即以荆芥、防风各 10g，换麻黄。过敏每属风象，并有体质因素，可配伍三豆汤（即黄豆、绿豆、赤豆各 10g，甘草 3g，煮汤连滓饮服），能益脾解毒，增强抗过敏作用。如咳而遗尿，为肺气不能下及，失于收敛，宜加五味子 3g。五味子合甘草干姜，能益肺气而摄下焦。如咳引胸痛、胁痛，是肺气闭郁，络脉失和，可加广郁金 10g，桃仁泥 5g。如兼

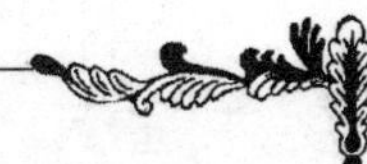

见咳血，并非火迫，每为咳震络伤，可加荆芥炭 5g，广郁金 10g。由干咳渐变为咳而有痰，痰出咳减的，每为病情好转之象，是肺气畅达，驱邪外出了，不必加药。如果痰较多的，可加法半夏 5g。病情好转，应逐步减少辛散之品，防止辛散肺气。本病的治疗，不要多用镇咳药，无论中药、西药，往往镇咳无效，反致胸闷憋气。

例三：张某，男，60 岁，化工厅离休干部。

初诊 1986 年 10 月 4 日：天气骤凉，患者干咳又作，喉中燥痒，咳声呛急，小便自遗，晨晚为甚，不能安眠，已经 7 日，始终无痰，经治无效。自感形寒，但不发热，喜得温饮，纳谷尚可。据述此病去年曾经发过，秋季作咳，冬季未愈，至今春才平（医院检查，诊断为慢性支气管炎，前列腺肥大，无特殊疗法，迁延至今）。舌净苔薄，脉弦。病属凉燥咳嗽，治以辛润理肺方法。

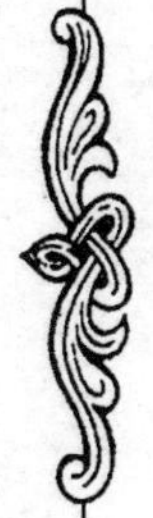

带节麻黄 4g，带皮杏仁（打，去尖）10g，甘草 9g，桔梗 5g，佛耳草 10g（包），橘红 5g，当归 10g，炮姜 4g，生姜 5g。（5 剂）

二诊 10 月 9 日：药后患者病情基本向愈，喉已不痒，咳亦大减，小便亦正常。惟晨晚其咳尚发作一阵，但稍有痰，咳亦较爽，入睡即平，舌苔薄白，效议出入为治。原方去橘红、炮姜、生甘草；加炒党参 10g，炙甘草 4g，大枣 3 个。（5 剂）

三诊 10 月 19 日：据述接服前药 2 剂，诸症即平，服完 5 剂，诊其一切正常，亦无肝阳偏旺之证。遂与归芍六君加款冬花、紫菀，当归重用，调理巩固，迄今并无反复。

例四：韦某，女，47 岁，1425 所医生。

初诊 1983 年 7 月 8 日：咳嗽已 5 月余，咽喉作痒，阵

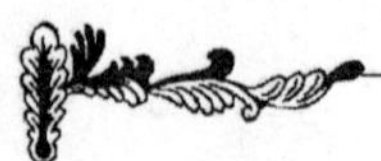

发剧咳，咳甚并且恶心欲吐；痰出白沫，时或不爽。面目浮肿，形体疲乏，诸治不效。脉细，左手有滑象；苔薄，舌边多齿痕。脉症合参，咳久肺虚，已涉损证，但风邪尚然逗留，不能单从虚证考虑，此为不足中尚有余邪，即肺虚夹邪咳嗽。治宜表里兼顾为法，先侧重于祛邪。止嗽散出入。

炒荆芥 5g，白前 10g，前胡 10g，紫苏 3g，茯苓 10g，法半夏 10g，陈皮 4g，炒白术 10g，炙甘草 3g，炒当归 10g、冬瓜子皮各 20g。（5 剂）

二诊 7 月 14 日：咳嗽略减，但尚咽黏痰多，咯出不爽。这是病久气怯，肺邪不易清撤之故。原议再进。原方去白前；加矾郁金 10g，炙紫菀 10g。（5 剂）

三诊 7 月 22 日：咳嗽大减，泡沫痰已极少，但改为透明痰块，又见咽干作呛，下午面部有烘热。这是气阴两虚，余邪又有燥化之象，所以近日汗出较多，但皮毛又畏风，似乎感冒而实非外感。脉见细滑，苔薄质嫩，舌边有齿痕。转为顾本，兼调气阴，辅以理肺。

炒荆芥 5g，炙诃子皮 5g，炙甘草 3g，苦桔梗 5g，佛耳草（包）10g，枇杷叶（包）10g，法半夏 10g，橘红 5g，茯苓 10g，炒百合 15g，炒山药 15g，生黄芪 10g，炒麦冬 10g。（5 剂）

四诊 7 月 29 日：咳嗽又减，仅偶尔发作，每由咽喉干呛引起，多在晨晚二时。泡沫痰和透明痰块均已化净，面烘热、易汗出之症亦几平，面目浮肿亦退。不过在咳时喉中有腥气，肺虚显然。再步效议，促其康复。原方去佛耳草、枇杷叶；加炒当归 10g，冬瓜子（杵）20g。（5 剂）

药后诸症均除，眠食如常，原方再服 5 剂，以资巩固。

按：此证属于肺虚夹邪咳嗽，而肺虚又是由于久咳不止

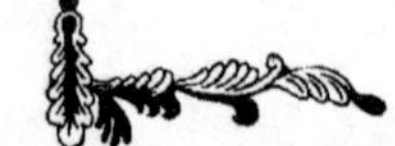

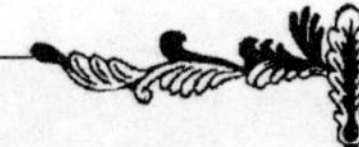

所致。明确主要病机，所以一路邪正兼顾。开手侧重祛邪宣肺，以治其咳；获效以后，转重扶正，治咳亦以开阖肺气，止嗽解郁为法，取《丹溪心法》以荆芥与诃子同用。半年之咳，终于收功。回顾先前所治，只知见咳治咳，所以不效。不求甚解，如何能获寸功？应引以为戒。

例五：沙某，女，67岁，上海闵行。

初诊1998年10月2日：喉痒咳嗽，反复发作，已经年余，多种检查，肺与气管，没有发现问题。其咳似有过敏性，无论受凉或受热，尤其不能闻油烟气，否则可以立即发作，一发就是兼旬不止。咳嗽始终无痰，咳多胁肋间痛。中西药均欠效。食欲日差，每餐不到两许。饮食品种亦越来越少，生怕吃坏。形体瘦弱，面色虚黄，目下胞肿。近来患者头面五官均作痒，总顾虑是否有难名之疾。舌苔薄白；脉细见涩象，按之少力。

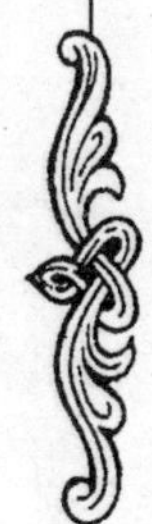

分析证候，病起风邪上受，延久肺脾两虚。肺虚易招感，所以形体畏寒，久咳不愈。脾虚则纳减少运，营卫气血渐损，所以力疲神萎，正不胜邪，出现过敏症，头面空窍肌肤作痒。因为病久不愈，治疗宜分两步走，先顾标，再治本。顾标法为辛润理肺，兼以运脾。

炒荆芥10g，防风10g，薄荷4g（后入），炒牛蒡子（杵）10g，苦桔梗7g，炙甘草4g，当归10g，桃仁泥10g，杏仁泥10g，橘红5g，茯苓10g，厚朴花5g，炙枇杷叶（去毛，包）15g。（5剂）

又三豆汤：黄豆10g，绿豆10g，赤豆10g。每日1剂，连汤带渣分作2次饮服。

用药大意，干咳作痒，总有风燥之象。所以用荆、防、薄、蒡，祛风利窍；甘、桔、当归、桃、杏、杷叶，润肺止

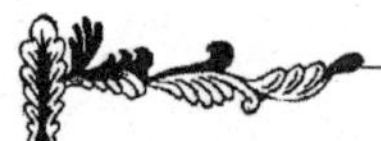

咳；甘、桔与牛蒡相合，又能清利咽喉。因为干咳时久，久病必然络瘀，所以润其燥，还须和其络，因此当归合以桃、杏仁，可以和营通络。朴花、橘、苓，开胃运脾。配合三豆汤，补脾胃，清热解毒。目前认为有增强免疫功能，抗过敏作用。一方以黑豆换黄豆。

二诊 11 月 20 日：前方连续服用 10 余剂，患者咳嗽大有好转，基本不咳了；惟天气寒凉，喉部又有些作痒，时剧咳几声，但不影响睡眠。胃口亦比前好了，饮食量与品种，都有增加，并感有味道，想吃了，体重亦有些增加。时入冬令，背脊发冷又作，自感冷从脊骨发出，欲得温暖（此病已经多年，今年似乎提早发作）。平时迎风流泪（有眼睫倒毛，泪管堵塞），不能提携重物，否则尿频尿急（尿检正常）。转为治本，肺脾肝肾兼顾。

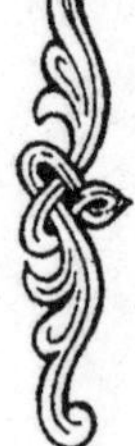

黄芪 15g，防风 10g，白术 10g，炙甘草 4g，桔梗 7g，当归 10g，桃仁泥 10g，杏仁泥 10g，紫菀 10g，款冬花 10g，橘红 5g，茯苓 10g，桂枝 7g。（5 剂）

又，金匮肾气丸 2 瓶，杞菊地黄丸 2 瓶。常规量。

每日服一种，3~5 天更换服另一种，淡盐汤下。

例六：邵某，女，50 岁，工人，南京古坪岗。

初诊 1998 年 11 月 18 日：感冒风寒，又值秋冬凉燥时节，以致形寒啬束，头额昏胀，鼻流清涕，干咳少痰；有时咯痰亦不爽，质多清稀，已经匝月不解。咳频则气促，小便自遗，大便又艰解。有时脘胀，纳谷乏味，寐不安熟。脉细而浮，苔薄白。此为表邪犯上，肺气不宣，又影响及于中下焦。论治仍当先解其表，兼和肺胃。

荆芥 10g，防风 10g，川芎 7g，白芷 10g，紫苏 10g，前胡 15g，陈皮 10g，姜半夏 10g，茯苓 10g，炙甘草 4g，炒

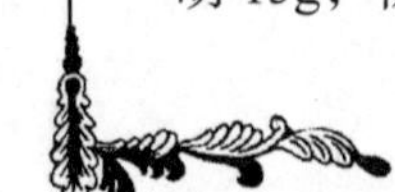

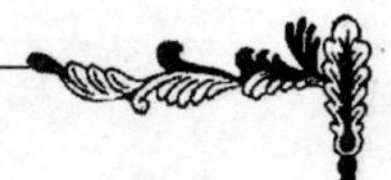

炽壳 10g，当归 10g，生萝卜片 50g。（7 剂）

按：此病看似简单，外感咳嗽而已，但实际病情较复杂。外感是风寒与燥邪并存；其内又三焦之气通涩不和。所以其症形寒头胀，鼻流清涕与干咳少痰兼见，寒燥错杂。同时，上焦气逆作咳，中焦气滞脘胀，下焦又前滑后涩，一身脏腑之气逆乱。邪正纠葛，以致其病延经匝月而不能向愈。扼其要领，用解表和中兼行方法。荆、防、芎、芷祛邪，紫苏、前胡理肺，配伍甘草、当归，辛甘与辛润协和，发散风寒，又能润燥，以解其标。二陈伍以枳壳、萝卜，和中行气，亦合紫苏、前胡、甘草、当归以治其咳，作为本方的重点，亦是三焦不和，执中焦以理上下的一种方法。是否有当，观效再商。

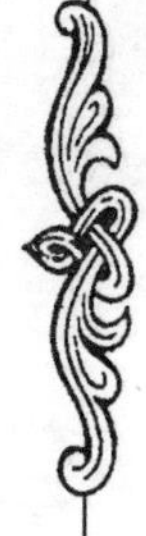

以后因来询问其父之病，问其咳嗽如何，据述上药服完，诸症已平，不咳，小便亦正常，所以停药了。

例七：张某，男，31 岁，市百货公司职工。

初诊 1984 年 10 月 25 日：干咳咯血，已经多日，偶然发现舌面剥蚀一块，色赤，自感病非一般，惊而就医，诊治 6 日，医药少效，转来门诊。据述入秋以来，常见懒倦身疼，但尚无妨起居。天气暴暖，发生干咳，咳多无痰，嗌干，口舌干涩，身热，不恶寒。咳甚咯血，量少色鲜。心烦少寐，有时梦遗（曾经胸透，右上肺有钙化点，余正常，有结核病史）。患者精神紧张，到处探问是否有危害性。诊时面色淡红，皮肤干燥，舌心芤剥，质赤少津，苔薄微黄，脉细滑，稍弦。据证分析，此为两感咳嗽，外感时邪，引动伏温；是先内伤而后感邪，肺肾两伤，气逆作咳，咳震络伤。治宜清肺养阴，表里兼顾。方用清肺养阴止咳汤（自拟）加味。

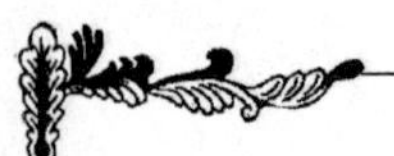

冬桑叶10g，薄荷5g（后下），桔梗5g，甘草5g，杏仁（打，去皮、尖）10g，黑山栀5g，淡豆豉10g，生地10g（上二味同打成泥），百合15g，炙百部10g，白茅花10g。（3剂）

另：鸡蛋黄一个，打碎，冲入药汁服。

二诊10月28日：药后咳嗽见减，得微汗，身燥热亦较和，咯血日少，精神稍安。惟尚寐差梦遗，小便黄赤。病有转机，效议出入再进。前方去黑山栀、豆豉；加朱麦冬10g，盐水炒黄柏10g。（3剂）

三诊11月1日：干咳几平，咯血亦止，夜寐安熟，嗌干舌燥全除。惟舌心尚芤剥。这是温邪已解，阴津尚未尽复，再为养阴善后。

生地10g，百合15g，川石斛10g，麦冬10g，太子参15g，炙甘草3g，桔梗3g，五味子（打）1g。

鸡蛋黄一个，打碎冲入药汁服。（5剂）

以后又连服5剂，诸症悉平。

按：两感咳嗽，前人很少论及，临床观察，此病并不少见。两感所指，是谓既有时温外感，又有伏温内伤阴津，表里交相为患。多见于入冬、初春两季。其证候，大都是干咳无痰，气温暴暖，其咳亦甚；咳甚则咯血，量少色鲜，或在涎中带血。嗌干喜润，舌面干灼，小便赤涩。自感身热，但不恶寒，发热亦不甚。其特异的，就是舌心芤剥，如鸡心舌，质赤欠润，脉滑。而且兼症较多，在男子时有梦遗，心烦寐差，甚时并见心悸。在妇女，则多影响月经早潮，或血量增多，白带多。病程长短不一。气候温燥，见症较重，治不如法，拖延时间亦较长；天气转寒，诊治及时，其病亦自好转。如果咯血多，遗精烦躁的，病情就较复杂，要另作考

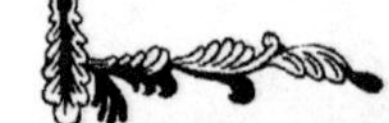

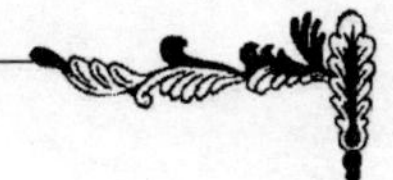

虑。妇女月经量过多的，亦要多加注意。

此病辨证要点：一是发病有季节性，大都在秋深入冬，春初、天气暴温时节发作。二是见症特殊，一开始即见舌心芤剥，色赤欠润，干咳而嗌干，这是一般疾病所无的。三是类多兼症，男子易见遗精，妇女月经量多，这是心肝肾受伤所致。总之，是伏温伤阴之变。

清肺养阴止咳汤用药大意，取桑、薄、甘、桔、杏仁，辛凉解表，理肺止咳。栀、豉、生地，尤其豉、地同打，能清热并从阴中透出伏温。生地、百合、鸡子黄伍用，兼顾肺心肾三脏之阴，与上二组药配合，轻灵解表，不碍其里，清养阴津，亦不致敛邪。用于临床，屡见功效。

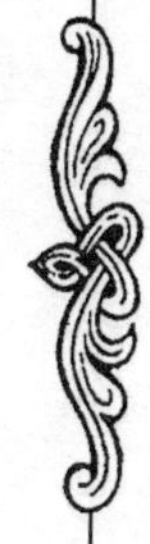

如果咳甚声急的，为肺有郁热，加黄芩、炙枇杷叶各10g。咳甚咯血较多的，加白茅花10g，藕汁半杯，另服。如嗌干，舌心干灼较甚的，为心肾阴伤，虚火上炎，加炙甘草3g，玄参10g。用甘草粉蜜汤（粉，用糯米粉）亦佳，小量频饮。如心烦少寐，梦遗较频的，亦为心肾两伤，阴虚火旺，加朱染麦冬10g，盐水炒黄柏10g。

如果药后身热解，为邪已透达，先去黑栀、豆豉；干咳减，再去薄荷。

此病虽云两感，但里证较表证为甚，所以病情转机如何，往往视阴伤的恢复情况而定。一般所见，干咳止后，舌心的芤剥，尚须延续一段时间。其病向愈，大都是得微汗而身和咳止。

用药步骤，开手以清温与养阴并进，得效以后，以养阴固本收功。但解表较易，因为表证不甚；养阴较难，盖阴津先伤之故。养阴不能用厚味滋腻药，否则反而口腻生痰，其咳更为不爽。

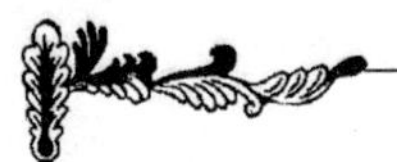

咳　　喘

咳喘之患多饮逆　寒温虚实亦相迫
通阳化气标而本　肺肾复常效自获

例一：冯某，男，59岁，南京市人民政府干部。

初诊1975年10月30日：支饮咳嗽10余年，秋冬剧，春夏差。每届秋风送凉，即喉痒作咳，寒甚咳甚，痰多，有时咯吐不爽，其色稠白，晨晚咳痰尤多。咳引胁痛，甚时顿咳作呕，诸治不能向愈。近二三年来，病情加重，咳甚见喘，平步尚能上班，但不能登楼，否则气喘心慌，有时小便自遗。纳谷日少，精力疲乏。几次住院治疗，诊为“老年慢性支气管炎”（以下简称“老慢支”），渐发展为“肺源性心脏病”（以下简称“肺心病”），欠满意疗法，只能善自保养。近旬日来，天气转凉，患者咳喘又起，头目昏眩，似乎不能自主，转动多，动则发晕欲倒；特别痰多，形如泡沫，咯唾频频。胸闷气短，甚时似乎呼吸不能接续。形寒背冷，加衣仍不得暖。睡眠只能半卧位。饮食日少，食多化迟。近日小便很少，目胞、两足亦肿。面色虚浮晦滞，下午两颊色赤，自感面热足冷。脉细而滑；舌胖淡水滑，苔腻。分析病情，此为支饮上凌心肺，阴邪遏抑阳气，心脾肺肾交伤，虚阳有飞越之危了！但饮为实邪，补益不能扶正，反助其邪；攻邪又易伤正，更增危险，这种两难境地，殊感棘手。姑为先标后本，通阳化饮，能得阳气稍回，再作商量。方从泽泻汤、甘草干姜汤、桂苓五味姜辛半夏汤合参。

泽泻15g，白术10g，甘草（炙）10g，干姜10g，桂

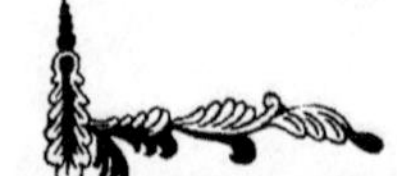

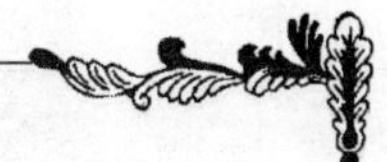

枝15g，茯苓15g，五味子7g，细辛5g，姜半夏10g，生姜15g。（3剂）

二诊：药后自感腹中有一股热气下行，并得矢气，小便即快利，周身亦觉暖和，并得安寐，能起坐，头眩已减，咯痰亦少。得大息，胸闷气短亦觉宽。这是阳回饮化的佳兆。据患者述从未遇此3剂药的疗效，甚喜。诊其面色转润，脉按之有力，特别欲得饮食，亦是胃气来复了。效议再进，兼顾其本。原方泽泻、茯苓、生姜各减5g。另加金匮肾气丸15g，分2次吞服。（5剂）

三诊：患者已能起床，在家中活动，晚分亦能平卧。咳喘大减，咯痰亦少。头眩畏寒已解，目胞、脚肿亦退。饮食二便均可，舌水滑已化，苔薄腻。再为标本两顾。前方去泽泻、生姜，甘草、干姜各减5g；加紫菀、款冬各10g。金匮肾气丸20g，分2次吞下。（5剂）

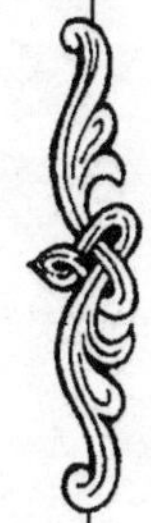

四诊：气喘已平，咳又减轻，脚肿退而还暖，眠食均可。惟行动时尚感少气，舌胖嫩少苔。原议巩固疗效。前方去半夏；加炙坎炁一条。丸方继服。（10剂）

五诊：诸症均平，能自由活动，天晴时并能去办公室走动。停煎药，继服丸药一月。后改服胎盘粉。

患者病情整个冬季无大反复，在天气寒甚时，预服最后煎方5~7剂，一直保持平善。

按：咳喘病证，临床较为多见，尤其秋冬季节，老年人，每为多发病，甚至危及生命的。此证病情，易认难治。易认的是，病经多年，证候大多典型，一发就易入手，俗话说轻车熟路，多是反复打交道的；难治的是，病情顽固，病根难拔，缓解了，又易反复，有10年的、20年的，甚至30多年的，病情有增无减。此例发作较严重，饮邪根深蒂固，

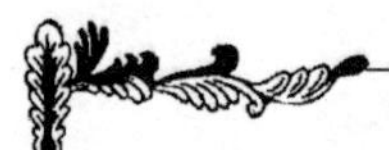

泛逆上凌，一身阳气俱为阴邪遏抑。如饮邪上蒙清空，则发眩晕；遏抑胸阳，则胸满短气，多唾浊沫；胃阳为遏，则食入作胀；下焦之阳被遏，则小便少而脚冷。仅有的几微之阳，上浮面颊，亦将飞越而去了！其病的危险程度，可想而知。饮为实邪，到此地步，既不可逐，又不能补，实在两难。唯一希望，能够离照当空，则阴霾自释，所以通阳化气，才为唯一生路。方用甘草干姜汤，恢复胸中之阳，使能离照当空，可以驱散阴霾；重用甘草、干姜，又伍以白术，亦是守住中焦之阳，能恢复升降之常。重用桂、苓，通下焦之阳，使膀胱气化能够畅行，则阴邪有去路。以上是此方的重点。因为脉细滑而舌质亦水滑，是阴虚而饮水为甚之象，必须温阳化气，为针对之治。同时伍用细辛，大辛大温，其首功就是治“咳逆上气”（《本经》）。又能“温中下气，破痰利水道，开胸中滞结”（《别录》）。“温少阴之经，散水气以去内寒”（元素）。更用泽泻汤泻水，能治头眩；甘草干姜汤，又能温心肺而去多唾；辛姜五味，能开阖肺气；生姜半夏，能散水降逆；四苓又能通阳化气利小便。综合为方，着重通阳化气，扶正祛邪，斡旋气机，破除阴结。俟得效以后，又配伍金匮肾气丸，温阳化水而固其根本。如此治标顾本，紧而有力，竟能冲破难关，挽回败局，获得转机，化险为夷，经方的卓效，再一次得到发挥。

例二：金某，男，50岁，干部。

咳喘多年，频繁发作。以往多是夏差冬剧，春暖缓解，现在几乎常年发病。发时先作咳嗽，咳甚即喘。痰多稠白，晨晚为甚。平时形寒背冷，喜得温暖；有时又自烦躁，气息急促。初时不妨眠食，近来发病即食减，多食易作胀，并不得平卧。4日前患者突然寒战发热，热高至39.5℃以上。急

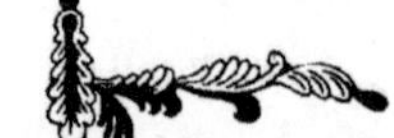

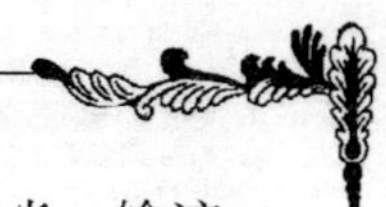

送医院，诊断为“老慢支”并发肺炎。经治用消炎、输液、给氧，三四日过去，其热仍未能解退，上午较轻，下午增高，尚在38.5℃以上。有汗尚然畏寒，咳喘亦甚，痰多气塞，欲得太息。咯痰不爽，痰多稠沫，夹有黄稠痰片。烦躁不寐，胸脘痞闷，二便不畅。脉浮滑而数；舌红，苔滑腻，罩浅黄色。分析病情，这是一派饮热互结，气痞不通之象。法当急与宣降为治，即祛邪以宣肺，蠲饮以降气，谨防喘急生变。方从厚朴麻黄汤加味。

姜川朴10g，麻黄5g（先煎），光杏仁（打）10g，桂枝10g，赤芍15g，生石膏30g（先煎），黄芩15g，姜半夏10g，细辛4g，干姜6g，五味子4g，茯苓15g，鱼腥草30g，金荞麦30g。（2剂）

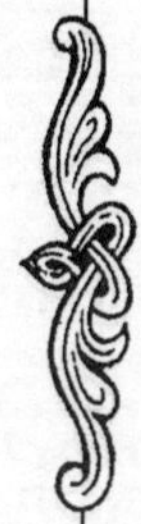

二诊：药后出了一身透汗，体温降至常温（36.5℃），咳喘大平，咯痰亦爽，并得安寐一晚上。诊时脉见缓滑，舌苔亦化薄白。药病相当，转机亦很快，这是值得告慰的；但不能忽视，饮病咳喘，根深蒂固，虽然表证易解，但不足旦夕可以了事，还当温肺化饮，巩固疗效，小青龙汤出入。

桂枝10g，白芍10g，炙甘草5g，干姜5g，细辛3g，五味子3g，姜半夏10g，姜川朴4g，茯苓10g，陈皮7g，鱼腥草20g，金荞麦20g。（5剂）

三诊：患者身尚有汗，但寒热已平。咳喘不甚，咯痰亦爽，痰中已无黄片，亦能平卧。胃欲纳，二便调，似已转入正常。效议调理善后。上方去川朴；加白术10g。（5剂）

此后即停药，一场风波，从此告平。

例三：朱某，男，54岁，干部。

初诊1996年10月：咳嗽多年，时发时平，近年咳甚又喘，痰稠壅盛，塞逆胸膺，气逆不能平卧。气逆甚时，兼见

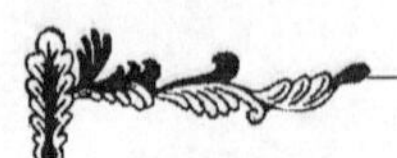

心慌，口唇发绀。畏寒喜阳光，四肢逆冷（屡经住院治疗，诊为“老慢支”“肺心病”）。

近来患者病又剧发，喘咳气逆，痰多泡沫，秽时即变清水。咯吐较易，但有时亦艰，稠黏咽舌，咯吐不净，更增喘咳。纳谷日少，不能饮冷，欲得温暖。小便少，但有时又自遗；大便不爽，无力努挣。行动气促，时自烦躁，额上汗冷，自感身重。脉细，不流利，间有歇止；苔滑，舌有紫气。分析病情，这是寒饮上逆，心肺脾肾俱衰，气不归原，又兼络脉瘀塞，病情多端，虚实错杂，纠葛一起，难分难解，势防有变！姑为回阳救逆，化饮纳气，参以通络。能得阳回气平，便为上上。方从茯苓四逆合小青龙汤加味。

茯苓 15g，制附块 15g，炙甘草 10g，干姜 10g，麻黄 4g，桂枝 10g，细辛 4g，五味子 6g，白芍 10g，姜半夏 10g，肉桂 6g（后下），桃仁泥 10g，红花 10g。（2 剂）

另：红参 7g，丹参 10g，另煎浓汤频饮。

二诊：药后自感暖和，正值深秋，人们纷纷加衣，而患者却不甚畏寒。小便畅利，喘咳得缓。疲乏欲睡，夜半欲得稀粥。观察病情，确有好转，心慌气急减轻了，额汗肢冷亦有些还暖。这是阳气来复的佳象，效议再进。（3 剂）

三诊：患者咳喘大减，周身暖和，稠痰亦减少，胸脘宽展，心慌亦平，知饥欲纳，尤其小便通利，并得大便，自感气平，上床即能平卧。脉见滑象，歇止显著减少；苔转薄白。据证分析，这是阳回气平，饮邪消退，心肺脾肾，俱有生机。效议出入，调理巩固。

茯苓 15g，制附块 10g，党参 15g，炙甘草 6g，干姜 7g，桂枝 10g，细辛 3g，五味子 5g，白芍 10g，姜半夏 10g，丹参 15g，桃仁泥 10g，红花 10g。（3 剂）

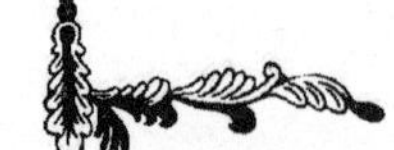

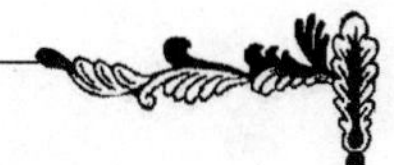

四诊：患者喘咳更轻，咯痰少而爽利，眠食均佳，心悸亦平。病情转机比较顺利，还宜慎起居，暖饮食，以防反复。上方去细辛；加炙紫菀10g，炙款冬花10g。（5剂）

五诊：患者喘咳几平，稀痰很少。起居眠食均佳。舌色见红活，口唇发绀大减。阴邪日退，气机流利，大势已平，再为善后调理。

茯苓15g，白术10g，党参15g，炙甘草4g，干姜6g，桂枝10g，白芍10g，姜半夏10g，五味子5g，炙紫菀10g，炙款冬10g，桃仁泥10g，红花10g，炙坎炁1条。（5剂）

此后又服5剂，转入正常，即停药。停药后，寒潮突袭，但病情仍稳定，甚喜。

按：咳喘病久，反复发作，每见口唇发绀，舌多紫气，甚至出现杵状指的。在病情上，除见阴寒邪盛，阳气日衰而外，有兼见气虚络瘀证候的。此时兼参通络活血之药，与温阳救逆药同用，每每能够增进疗效。此法从王清任的急救回阳汤得到启悟，屡屡获效，特为拈出，共享其成。

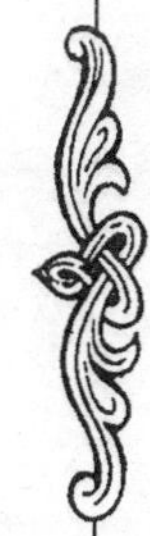

例四：问某，男，56岁，省轻工厅干部。

初诊1980年2月5日：咳喘多年，时发时平。最近天气骤寒，病又复发。先咳嗽，继之喘逆。同时，自感有气上攻，频欲作嗳气，咳喘多，嗳气亦多。如果欲嗳不出，则感气塞胸中，似欲气绝。因喘逆又嗳气，脘腹部亦作胀，不欲饮食，大小便不利，卧起不安。咳痰清稀，但有时又痰稠色白，粘于咽喉，咯不易出（可能支气管有感染）。病势急，发亦重，殊多忧虑。

肢面浮肿，亦已多时，但以往一宿后，晨起能减；现在下肢肿重，不能自减了。喘逆嗳气多，而小便反少；大便又频而不爽，殊感腹中不适。但如果能得失气，则咳喘嗳气均

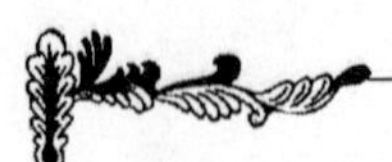

能随之减轻；或得小便通利，则诸症亦减。脉细弦；舌胖，苔腻（并不水滑）。分析病情，此为痰饮阻气，上盛下虚，虚中夹实，甚为明显，即是标本虚实错杂证候。从咳喘久病而言，必然肺肾两虚，肺虚则其气不能下及，肾虚则开阖不利，气又不能摄纳，所以气逆又二便失调。再从目前现状来看，痰饮乘肺，阻碍气机；而阴盛乘阳，冲气又随之上逆。形成痰与饮并存，邪气与冲气夹杂，上中下一身气机逆乱，标证亦够复杂的了。但观其能得矢气与小便畅利，则诸症均随之减轻，可知肾气的化机，在此又相当重要。综合各端论治，法当温肺纳肾，蠲饮降逆，两顾标本，尤重视于斡旋气机，或能取效。方从苓甘五味姜辛夏杏汤合肾气丸意出入。

茯苓15g，姜半夏10g，干姜7g，细辛4g，五味子4g，炙甘草4g，炙苏子（研）10g，姜川朴7g，补骨脂10g，胡芦巴10g，上肉桂7g（后下），熟地黄10g，怀山药10g。（5剂）

二诊：据患者述，服药至第3剂时，腹中突然气攻，雷鸣大作，连连得矢气，小便亦随之畅利，顿觉胸腹宽快，知饥欲纳，并得安寐了。一觉醒后，咳喘气逆大减，嗳气亦在不知不觉中渐消了，至今病已大有好转。斡旋气机的效果，在此发挥得淋漓尽致，殊为快慰。脉见滑象，舌苔薄腻。再从前方加减，巩固疗效。原方干姜减2g，肉桂改为桂枝10g。（5剂）

三诊：患者喘咳又减，咯痰爽利，眠食均可，二便并调，肢面肿亦见消。一场风波，渐渐平复。再为调理善后。

干姜5g，炙甘草4g，五味子4g，姜半夏10g，炙紫菀10g，炙款冬花10g，茯苓15g，桂枝10g，白术10g，怀山药10g，熟地黄10g，补骨脂10g，炙坎炁1条。（5剂）

四诊：诸症平复，这是近几年来最爽快的疗效。上方再

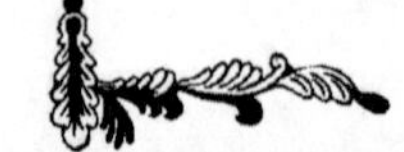

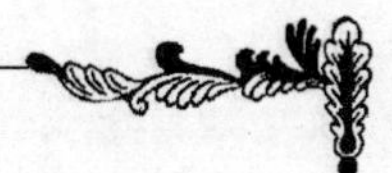

服5剂，以事巩固。

按：此证在冬季是常见病，因为痰饮咳喘，有它的季节性，每因外寒引动内饮而病发。但一般饮病，表里皆寒，温药和之，其病即退。而这里饮与痰兼见，外寒之伤又不甚，内伤为多，所以舌苔并不水滑；而且咳喘又见嗳气，比较特殊，这是邪气与冲气夹杂，上中下一身之气为之逆乱，病情甚为复杂。但观其欲得矢气，或者小便快利，诸症即见减轻，这是邪气欲求出路，阳气欲得流走的征兆。凭此一点，可见复杂急重病情中，有网开一面的机会。肾为气之根，又司二阴，二阴又是祛邪泄浊的尾闾。抓住这个关键，斡旋气机，定有效果。所以立方用药，即以干姜细辛五味，温肺化饮，甘草干姜，恢复胸中之阳，这是宣通肺气；半夏苏子厚朴，化痰降气，肃降肺胃之气。这种治其上，亦是治标的。又用补骨脂、胡芦巴，温命门而纳肾气；肉桂、茯苓，温下焦而化膀胱之气。更益以熟地黄、山药，补肾脾而纳气固本。这种重点治下，亦是治其本而恢复开阖功能的。如此治标顾本，斡旋一身的气机，并使邪有出路，所以能迅速见效，扭转逆势，转危为安，亦可以说是得其要领了。咳喘治气，在此又多了一个验证，推及其余，历年亦每能奏功。李冠仙云："知医必辨"，很有道理。

心　悸

结代数疾又迟缓　心悸病情有各款
气血心脾为要点　豁痰通络亦相伴

例一：张某，女，34岁，农村教师。

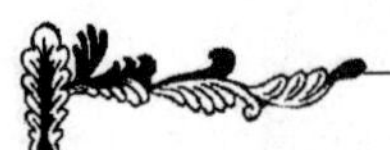

初诊1976年10月3日：时感心悸，胸闷憋气，已经半年余。病由一次感冒发热以后产生的。感冒虽愈，后遗心悸气短。近来患者胸闷心悸，已连续10余日不解（经检查，心电图示：T波稍倒置，有期外收缩，心率50次/分。外院诊断为病毒性心肌炎，窦性心动过缓）。伴有头昏，不能转动，睡眠差，疲乏身重，动则气短。畏寒，纳谷不香。大便艰行，七八日一解。若得解大便，则全身有轻松感；连得大便通顺，则胃纳亦香。咽中作干，但不欲饮。面色萎黄，精神不振，语言无力，气怯怕动。舌嫩而淡，苔薄腻；脉细而迟，间有歇止。分析病情，属于气阴两虚的心悸，尤其心气不足。治当益气养营，宁心安神。方用保元汤合苓桂甘枣汤加味。

党参12g，炙黄芪12g，炙甘草5g，桂枝5g，茯苓10g，大枣5个，当归10g，川芎6g，丹参12g，炒麦冬10g，夜交藤15g，佛手片10g。（5剂）

二诊11月30日：药后自感甚适，连续服用了25剂。心悸全平，胸闷亦几乎解除，惟在动作多时偶感微闷，但休息即和。大便逐渐通行，自感解时有力，近来每日一解，或间日一解，甚感舒适。纳谷，睡眠均随之恢复正常。面色微泛红，形体亦渐丰。舌色转红，苔薄；脉细，按之有滑意。病情大有好转，精神亦自兴奋。效不更方，原议再进。

党参12g，炙黄芪15g，炙甘草5g，桂枝10g，茯苓10g，大枣10个，当归10g，川芎6g，炒麦冬15g，佛手片10g。（10剂）

三诊1977年1月：患者诊前曾复查心电图：正常范围，期外收缩已除，心率70次/分。自感恢复很快，体气均佳，眠食正常，面色光泽，要求恢复上班。用人参养营丸调理

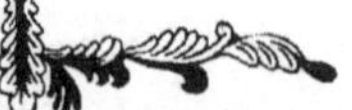

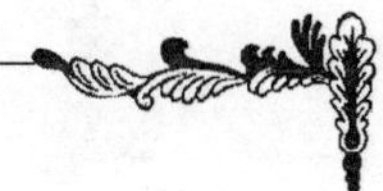

巩固。

按：病毒性心肌炎伴发心动过缓，见心悸气短，大多属于中医心悸病范围。此病初起，为外感时邪引发，常以客邪为主，未能及时疏解，其邪由表入里，侵犯于心，耗气伤阴，形成久虚不复之候。心气不足，所以心悸；气机不展，又致胸闷气短。病历半年余，舌嫩而淡，脉细而迟，显然已非邪实气痹为患了。只宜益气养营，宁心安神，补其不足，甘守津还，才能合拍。至于大便艰行，亦是由于气阴不足，脾胃失于煦濡，宗气不能下及之变。治宜遵守《内经》之旨，“实则治腑，虚则治脏”“虚者补之”，益气养营，煦濡脾胃，不用通下，而大便自然能解。这是中医整体观念的又一妙法，不可不知。

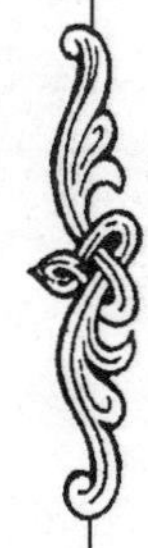

又，心悸病，临床每见大便艰行之症，病理变化，亦每由于宗气不足而致。不能作为实证处理，更不能轻易通下，曾见勉强努挣，因而暴脱致危的，特为拈出。

例二：金某，男，59 岁，中学教师。

患心肌梗死病（以下简称“心梗”）以后，患者经常心悸，头昏眩晕，住院年余，经中西医药治疗，始能维持，出院后 3 天，突然眩晕目黑，卧床不能起，起则头脑如空，耳鸣欲倒。瞑目畏光，欲得安静，短气不欲言，身如在浮云中，软散如瘫，畏寒。尤其心慌不安，似乎有空虚感。脉细而迟（心率 50 次 / 分），按之微弦；舌嫩少苔，隐显紫气。血压 90/60mmHg。心电图果恢复正常，左心功能不全Ⅲ度。

分析病情：“心梗”以后，气血两伤，气虚不能上升而眩，血虚不能养心而悸。同时，病发以前每有气郁，心伤以后，亦兼络瘀，实际是虚实错杂的病情。急者先治，治以益气升阳，养心复脉为法。方用生脉散、当归补血汤合川

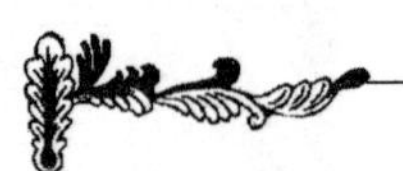

芎散。

西洋参10g（另煎浓汁频饮），麦冬20g，五味子5g，黄芪50g，当归10g，炙甘草7g，炙远志10g，石菖蒲10g，川芎7g，赤芍10g，柴胡5g，升麻10g。（5剂）

二诊：药后得熟寐，心悸眩晕均减。效不更方，再进5剂。

三诊：已能起床活动，眠食均佳。小其制调理。原方去柴、升；减黄芪20g，西洋参减量续服，加太子参20g。（5剂）

四诊：病情稳定，脉已有力（血压升至120/80mmHg）。法为固本，心脾肾同调。生脉散合黑归脾丸加味。调理月余，嗣后一直平善。

例三：金某，男，61岁，干部。

初诊1990年12月10日：患者心悸发慌，有恐惧感，间且胸闷隐痛，气短懒言，面色憔悴，不能多动，多动或起立，头晕飘浮，两脚无力，不能自主，欲得扶持而行，缓步稍适。下午脚肿，饮食尚可，但睡眠不安（病人患高血压已多年，血脂均高，心动过速呈阵发性，诊为“冠心病”，未加重视）。于1990年9月初，突然发生心肌梗死，危象丛生，确诊为心脏后壁、下壁心肌梗死。经抢救好转，住院治疗，病势稍定，但左心室功能不全，血压偏低。房性、室性早搏频繁，并见非阵发性交界性心动过速。缺血缺氧症状较明显。

病史清楚，属于心肌梗死引起，但恢复情况较差。脉细而迟（45~50次/分），结代并见，舌淡质嫩，有紫气紫斑，苔薄罩浮黄。分析病情，证为心悸，病由心脏损伤，神不守舍所致。而就其根本言，是肝肾先伤，风阳上逆，凌心

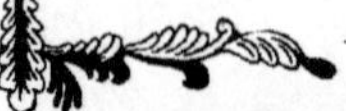

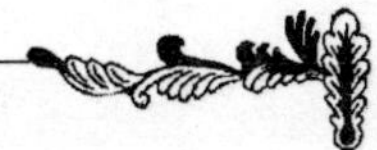

犯肺；但从目前见证论，又为心肺俱损，气虚血滞，是标本虚实错杂的病情。尤其元气大伤之际，预后如何，尚不易预料，须密切观察动静再商。治拟分两步走，急者先治，以益气宁心、养血复脉为法，得效以后，再图治本。主用生脉散合当归补血汤加味。

西洋参 10g（先煎浓汁频饮，参渣再入药同煎），麦冬 30g，当归 10g，五味子 5g（杵），炙黄芪 30g，炙甘草 7g，川芎 7g，赤芍 10g，降香 10g，茯苓 10g，炙远志 10g，独活 10g，菖蒲 10g，大枣 7 个。（5剂）

每日早晚各吸氧 1 次，每次 1 小时。

二诊：药后自感甚适，连续服用 2 周，心悸好转，心慌恐惧感几平，早搏亦明显减少。胸闷减轻，但在天气阴晦时尚见胸闷气短，睡眠亦好转。药已见效，无事更张，原方出入，再参顾本。原方去降香，减西洋参 3g；加太子参 15g，熟地黄 10g。继服 2 周。

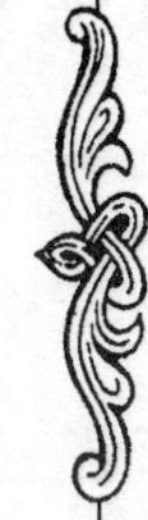

三诊：心悸又有改善，并得熟寐，气力亦见增强，情绪舒畅，已能独自活动，上下午在院中散步，天气虽寒冷，对病证尚无影响，亦未感冒，是顺利恢复的佳景。脉细，已见滑象，按之有力（心律齐，心率增至 63 次 / 分，歇止更少）；舌色稍红润，面有光华。惟大便艰难，不爽，嘱其切忌努挣，当俟元气来复。原方去川芎、赤芍，西洋参减至 5g；加丹参 15g，红花 10g，麻子仁 10g。继服 2 周。

此后患者症状更见改善，春节能够小有应酬，处方逐渐减轻麦冬、黄芪用量，去独活、麻子仁，加甘杞子，间用党参代西洋参、太子参，丹参、红花有时与川芎、赤芍交替用。如此调理 2 个月，自觉症状全部平复，为处清膏调理巩固，至今平善，行动自如，仅在登高时偶感不适、气短。

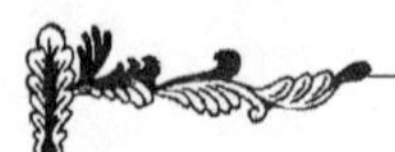

按：这种心悸病证，目前临床较为多见，处理时须注意几个问题。其一，首先明辨病情的邪正虚实。此例心悸，是由心脏损伤，神不守舍而致，属于脏病。元气大伤，是为虚证。它不同于气火上逆，或痰火上凌，有实邪为患，因此不能重用镇摄药，重摄无实邪，则心气反被遏抑，心动亦将更缓，病情亦更为险逆。其二，要分析药物与病情的相互关系。如阴柔养血药、辛香温通药，在临床上是常用的。但对此证，舌嫩质淡，心肺俱不足，阳微气虚，阴柔药呆滞，不利于阳运；辛香药走窜，亦易伤于正气。用时不能大意，应谨慎选择。其三，筛选最佳治疗方案。分两步走，先治心肺，再固肝肾，因为心病与肺与肾关系最为密切。心与肺同居上焦，心主营，肺主气，而且肺朝百脉，共司气血营卫的运行，未有心病而肺不病的。这里以益气为主，方取生脉散合当归补血汤，兼顾心肺，辛甘与酸甘相参，和润平稳，目的就是改善心肺功能，疗效亦是肯定的。但益气养血，亦要顾及心痹络瘀，虚中有实，其舌有紫气紫斑，并罩浮黄苔，就是明征。所以又参理气通络，有时更加瓜蒌、薤白。如此补泄通涩兼顾，更符于实际。曾见有些病例，兼患支气管病变，则邪正虚实更为复杂，而心肺同治亦更为需要。得效以后，进一步再治肝肾，如此则心肺相协，肺肾相生，心肾相济，才能涵木。对于冠心病、心肌梗死的治疗，以及善后，均能得其要领。如此多方考虑，对于心悸和类同证候，屡屡获效。

例四：丁某，男，68岁，南京汽车制造厂干部。

初诊1999年3月14日：病从2月11日开始，突然发现胸闷心慌，有早搏（血压110/75mmHg。心电图：速率71次/分，节律S+异位，频发室性早搏二联律，以后又见交

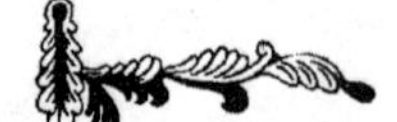

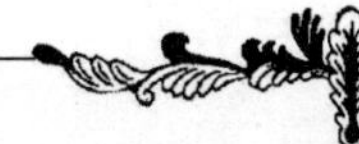

界性早搏。西药对症处理，如心律平、复降片、地奥心血康、硝酸甘油等，疗效不显)。

患者就诊时仍感胸闷，心悸不宁，头昏，自感疲乏，欲得安睡，手足凉。据述，病从聚会兴奋而致。脉较缓，有连续歇止，按之少力；舌质稍淡，苔薄腻。分析病情，此为气营先虚，心神浮越，而又暴喜伤阳，以致气机逆乱，所以脉多歇止，是为神不守舍。治当益气和营，宁神止悸。方从炙甘草汤出入。

炙甘草 7g，太子参 25g，五味子 7g，炙黄芪 15g，麦冬 25g，茯苓 15g，当归 10g，牡丹皮 15g，炒百合 15g，独活 10g，丹参 15g。(5 剂)

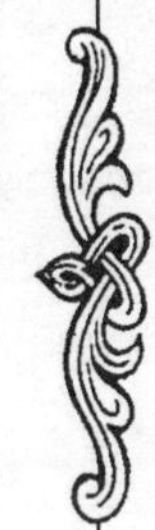

二诊 3 月 27 日：早搏依然，没有明显改善，亦时感胸闷心慌，大便艰解，纳谷亦差，脉见弦象。此为兼有痰浊凝聚，气机失于通降之常。原议复入瓜蒌、薤白，通阳泄浊。原方去当归、百合；加川芎 7g，全瓜蒌(杵)15g，薤白头 10g。(7 剂)

三诊4月4日：据述，早搏从3月30日即止，心律转齐，胸闷心慌完全解除。尤其大便通顺，殊感轻松。眠食均可，上药又服了 7 剂。脉转缓滑，舌苔薄白。这是气营见和，心神安宁了。病情大见转机，佳兆。效议调理巩固。

炙甘草 7g，太子参 20g，五味子 5g，麦冬 20g，茯苓 15g，炙黄芪 20g，炙远志 10g，牡丹皮 15g，丹参 15g，全瓜蒌(杵)15g，薤白头 10g，另含服洋参片。(14 剂)

四诊 6 月 3 日：药后诸症平复，并能半日参加工作。停药已 10 日。脉尚小缓，舌质亦小有隐紫气，不过眠食均佳(血压 130/80mmHg，心电图在正常范围)。再为调理善后。

黄芪 15g，太子参 20g，炙甘草 4g，远志肉 10g，茯

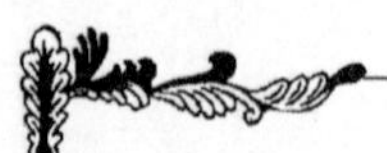

苓 10g，柏子仁 10g，麦冬 20g，五味子 5g，当归 10g，川芎 5g，牡丹皮 15g，丹参 15g，大枣 5 个，另含服洋参片。（14 剂）

例五：徐某，女，41 岁，常州潞城工厂职工。

胸闷心悸，甚时胸中隐痛，临晚症状明显，不能入寐，白天亦自烦胸闷，心悸不宁，已经年余。形寒疲乏，脚软不能登楼。情绪低落，纳谷不贪，谷入有时作胀，欲得嗳气稍适。大便艰解，面色晦滞。据述病由情绪拂逆开始，但自认没有芥蒂。叠经治疗不愈，顾虑日多。经过多种检查，并曾住院治疗，心电图尚可，仅追踪检查有室性早搏。诊为“心脏神经官能症”。患者对诊断不大满意，药亦欠效，出院转就中医。

患者就诊时症仍如上，面多愁容，情绪躁急。两手脉细，殊欠流利；舌苔白腻。分析病情，气机郁滞，痰湿相阻，类于胸痹心痛短气的病情。治当宽胸理气，兼和肝胃，参以宁心安神。同时要多加慰喻，讲明病情，自己了解究竟，可以解除顾虑，安心治疗。方从半夏厚朴汤合瓜蒌薤白半夏汤出入。

姜半夏 10g，厚朴花 5g，陈皮 7g，茯苓、茯神各 10g，嫩苏梗 10g，广郁金 10g，橘叶 7g，全瓜蒌（杵）15g，薤白头 10g，炒枳壳 7g，合欢皮 15g，玫瑰花 4g。（5 剂）

二诊：来电诉述，诊后回去，心情很好，自己觉得病无大碍，服药亦很平善，胸闷心悸日渐减轻，隐痛亦无了。原方已经连服 15 剂，惟睡眠尚差，要否转方？药病相当，效议再进，即使小有反复，亦是情理中事。

三诊：前方又服 10 剂，真的有些反复，又偶见胸闷心悸，但很快自平。闲得无事，自感症状大平，已去上班了。

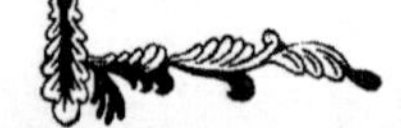

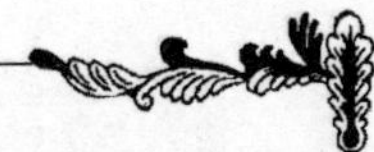

惟偶感头昏，食欲尚差，要求改方调理。原方去合欢皮、玫瑰花；加白蒺藜 10g，炒焦山楂、焦神曲各 10g。（5 剂）

例六：朱某，男，33 岁，中学教师。

初诊：心悸频发，已经半年余。发时心虚悸动，神思恍惚，多恐惧感。头晕目花，恶心欲吐，不能平卧，卧则胸臆如塞，似乎心跳欲从口中冲出。曾经休克几次，每次连续发作有数小时，至 10 余小时的，最重一次曾断续发作 3 天。心率甚时达每分钟 200 次左右。中西药治疗未愈。

据患者述，在大学读书时，曾因重感冒，突发心悸，数日不平，当时住院治疗，拟诊病毒性心肌炎。但愈后一直平善。在工作劳累，情绪紧张时，亦偶有心悸，但未加重视。这次，又突然发作，半年余反复不止。曾作心电图检查多次，诊为室性阵发性心动过速，亦诊为室上性阵发性心动过速。

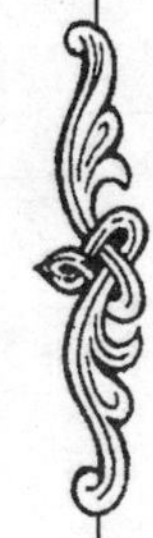

患者就诊时脉细数疾，不耐按；舌嫩红少苔。饮食尚可，但不能多，稍多则中脘如噎，欲得太息，心虚惊惕，悸动不宁，睡眠不安。面色浮白，两颧浮红。分析病情，证为阴血亏虚，阳浮心悸。治以养血宁心法。方取养血宁心汤（自拟方）意。

生地黄 10g，熟地黄 15g，当归 10g，麦冬 30g，炒枣仁（杵）15g，炙甘草 7g，远志肉 10g，茯苓 10g，太子参 20g，合欢皮 30g，法半夏 10g，橘皮 5g，橘叶 10g，五味子 3g，独活 10g。（3 剂）

二诊：服药 3 剂以后，即感困倦欲睡，得熟寐，醒后心悸已平。觉饥，吃红枣粥，甚适。并得小便畅利，胸臆已舒，腹中宽泰，颧红亦退。惟尚感神疲，懒不欲动。脉细，数疾大缓，舌润。效议出入再进。原方去生地、半夏、橘皮

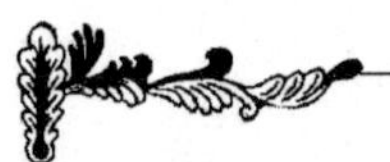

叶；加炙黄芪 15g。（5 剂）

三诊：诸症平善，心神安宁，纳香寐熟，调理巩固为法。

熟地黄 15g，当归 10g，麦冬 15g，炒枣仁 10g，远志肉 10g，茯苓 10g，太子参 15g，炙黄芪 15g，炙甘草 5g，五味子 3g，大枣 5 个。（5 剂）

此后心悸未再发作。

例七：周某，男，45 岁，省商业厅干部。

初诊：心脏“房颤”已 1 年余，反复发作。初发时心悸，惊慌，胸闷如噎，曾有昏厥。但以后自觉症状反而减轻，仅感胸中如热汤沸扬，心动不安，自知即为“房颤”发作了。四肢微麻，需得休息；有时工作紧张，亦能勉强应付，但劳累感明显，不欲多言。经上海、无锡等地住院、门诊多方治疗，迄今未能平复。

患者就诊时脉细数疾，至数摸不清楚，按之参伍不调；舌净嫩，罩薄白苔。自感气短，时欲太息。眠食较差，总有心神不宁的感觉。惟尚能在外活动，但行动语言乏力，兴趣不高，头轻脚重，身困易忘，多恐惧感。分析病情，此证已非一般心悸，而为怔忡，心肾交病了。治以养血宁心，补肾纳气之法。方从养血宁心汤（自拟方）加味。

熟地黄 15g，当归 10g，麦冬 25g，炒枣仁（杵）15g，炙甘草 5g，远志肉 10g，茯苓 10g，太子参 15g，五味子 7g，丹参 15g，独活 10g。（5 剂）

二诊：药后平善，气短见舒，睡眠亦稍安。为了摆脱工作烦扰，拟返乡孩子处小憩，安心调养。上药去丹参、独活；加山茱萸 10g，怀山药 15g。带药 20 剂。

前药服完，夫人专行来告，“房颤”已止，并能小活动。

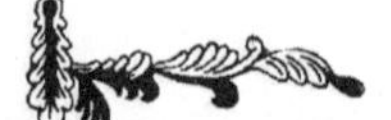

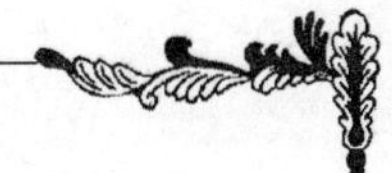

据述以往亦有颤止后仍复发的，要求调理巩固。原方再加枸杞子 10g。（15 剂）

以后即回单位上班，正常工作。观察半年余，未见复发。

按：心悸怔忡，目前临床较为多见，尤其进入老年之人，发病率更高；当然中壮年人亦有，但在病情上，同中有异，这是易于理解的。余在多见病证中，理出头绪，分为阴血亏虚和阳气虚损两类，分别组成两个方剂，在临床观察应用。

1. 血虚心悸，用养血宁心汤。其药为：

熟地黄 10~15g，当归 10g，白芍 10g，麦冬 15g，炒枣仁（杵）15g，炙甘草 4~7g，远志肉 10g，茯苓 10g，太子参 15g，五味子 5g，合欢皮 30g，独活 10g。

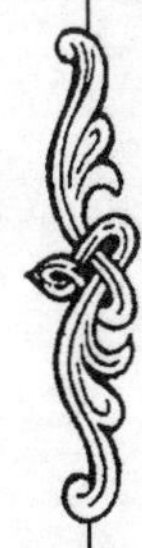

阴血亏虚心悸，每见火、风上逆的变化。如心悸而脉数，则脉数为火；心悸又每骤发而倏停，这是风象，善行而数变。但这是表象、标证，因为其本是阴血亏虚，是心肾交病，出现舌质嫩红欠润的主症。由于阴血亏虚，水火未济，而形成阴虚阳浮，风火相煽，才致心悸怔忡的。所以这里的火与风，实际是虚风虚火，非但不能与实火实风相比，更不能完全看作气病，应该重视血分阴精。水盛可以灭火，阴血旺则风亦自靖。论证施治，应抓住这种机理。

张景岳深悟此中枢机，尝谓："凡治怔忡惊恐者，虽有心脾肝肾之分，然阳统乎阴，心本乎肾。所以上不宁者，未有不由乎下；心气虚者，未有不因乎精。"其又谓："惟阴虚劳损之人乃有之。"(《景岳全书·怔忡惊恐》)

养血宁心汤用药，即本于三阴煎、定志丸、生脉散诸方药组合。其中重点是滋养阴血，交济心肾，并有甘以缓急，

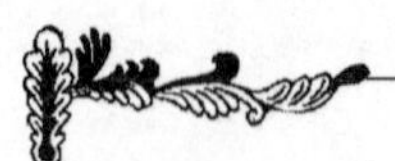

纳气归原之意。因为甘润酸甘，柔以润下，酸以敛涩，均有降逆气，收虚火虚风的作用。同时，亦含芍药甘草汤、甘麦大枣汤的甘缓；并佐以合欢、独活，静以治躁，搜风以制浮越之气，宁心安神的作用当更佳。

如果心悸而气逆亦明显，可加姜半夏一味，取麦门冬汤配伍之意，杂辛药于阴柔药中，静中寓动，下气而又能推动阴药的流动。

偶见心烦火旺的，脉数而弦，可权用牡丹皮、玄参各10g，加强养阴清火作用；甚时亦可改用苦参10~15g，苦寒坚阴，直折其火，但见效即止，这是个别病例。

此证脉数，大多按之无力，不能过用苦味清火药；脉来数疾的，亦不能多用重镇药。因此时此证，毕竟与实火实风尚有区别。

阴精亏损明显的，再参左归饮（地、药、萸、杞、苓、草）意，壮水又能摄纳。

心悸停止以后，每见脉细而缓，或无力少神，宜加炙黄芪10~15g，以防心肌劳损，即养血兼以益气。

2. 气虚心悸，用益气复脉汤。其药为：

炙甘草7~10g，桂枝10g，麦冬15g，炙黄芪30g，五味子5g，茯苓10g，远志肉10g，石菖蒲10g，川芎7~10g，生姜10g，大枣7枚。

另：红参10g，另煎浓汤频饮。

阳气虚损心悸的证候，常见心悸气短，呼吸微促，尤其不能登高，登高则胸闷气息不续，甚时出现心痛。畏寒喜暖，懒于动作，两脚发软。病情较重的，每每上为心悸，腹中脐旁亦有动气，筑筑跳动，似乎上下呼应。其脉多迟缓，间见结代，自感心跳有一时停搏，或有噎塞感。脉迟为寒，

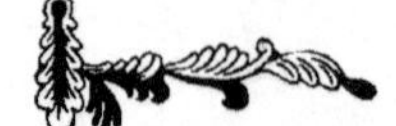

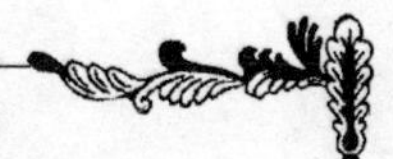

心阳不振，所以畏寒喜暖；寒则血行凝滞，络脉拘急，所以胸闷心痛。但这是一般解释，尚未抓到根本。其实这里的心悸气短，脉迟见结代，已是宗气外泄，而气虚则血行亦涩。这种气短，一方面是心肾阳气大损，同时又与肺肾有关，因为肺主气，肺朝百脉，心病则肺亦失去血气的煦濡，即见少气短气；而肾又为气之根，精之主。心病不能下交于肾，阴精元气亦不上承于心，则心悸、动气相应而发了。正如张景岳对怔忡之因所说："其阴虚于下，则宗气无根，而气不归原，所以在上则浮撼于胸臆，在下则振动于脐旁。虚微者动亦微，虚盛者动亦甚"(《景岳全书·怔忡惊恐》)。这种心悸，损伤在心，而肺肾亦病。

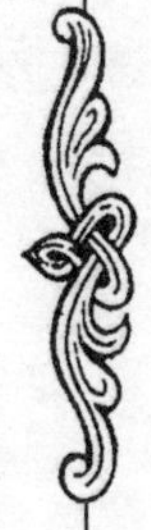

益气复脉汤用药，即本于炙甘草汤、黄芪桂枝五物汤、保元汤、生脉散、定志丸等方药组成。其中重点，是以益气复脉，治心而兼调心肾与肺肾的。方中加川芎一味，能调众脉，治一切心痛，亦是加速药效的。

如果舌有紫气瘀斑，胸闷隐痛，为气虚血涩（或瘀），可加重川芎用量，兼加红花 10g。

如舌色呆滞，或有动气的，为宗气肾气大伤，势防元气浮越，赶快以摄纳为主，去川芎的走散，加肉桂、熟地黄，纳气归原。

总之，这种心悸，本为气虚营亦损，阳虚精亦伤，现在每谓心功能损害，心脏供血不足。不能过用辛香温通药，防其耗气伤阴；亦不要过用金石重镇药，更使心气下陷。只宜益气扶阳，养血生精，以裕生化之源，使心肾肺有所养，而后心悸才能得宁。

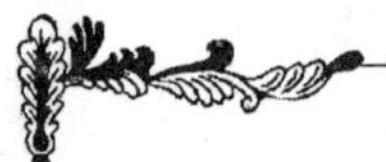

头　痛

正偏头痛多肝风　寒热实虚又每同
痰火上攻势最暴　本标缓急善擒纵

例一：杨某，男，50岁，无锡市工人。

初诊1993年5月29日：近来面赤升火，头痛。自感气急，有时呼吸亦似困难。性情躁急，胃部亦感不舒，时欲太息，得嗳乃适。夜寐多汗，小便臊臭。腿足发软，有时脚冷。脉弦硬；苔腻中厚，但不甚（有高血压病多年）。分析病情，此为风火痰浊上扰，火升气逆而肝肾两虚于下，形成上实下虚的病变。东方实，西方虚，泻南方，补北方。标本兼顾为法，仿镇肝熄风方意。

夏枯草20g，牡丹皮15g，黑山栀10g，生白芍15g，橘叶5g，橘皮10g，茯苓10g，泽泻15g，竹沥半夏10g，双钩藤15g（后下），生牡蛎30g（先煎），龙骨30g（先煎），磁石20g（先煎），怀牛膝10g，炒车前子10g（包）。（5剂）

二诊6月19日：上药连服15剂，升火症状大减，仅在耳部周围一片尚赤，并伴耳鸣轰热。脚冷脚软已见减轻，夜汗亦少。但尚感气急，是风火未靖。效议出入再进。原方去橘皮、叶；加玄参15g，旋覆花10g（包），代赭石15g（先煎）。（10剂）

三诊7月9日：火气大平，周身感觉轻爽，并得熟寐。尤其小便快利，大便滑爽，自感有火气下行，胃脘亦宽。舌中厚腻苔亦化。精神放松了。原议小其制，以为廓清。上方再去半夏、茯苓、旋覆花、代赭石；加炒生地15g。（10剂）

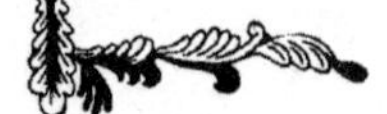

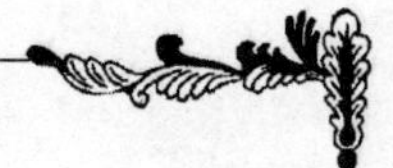

此后即停煎药，改用二至丸、桑麻丸调理巩固，下周即可去上班。

按：此证始终从重以镇逆，柔以制刚，抓住标本为法，是针对头痛脉弦硬，苔厚腻，考虑有卒中的风险，最后获得效机，幸甚。其气逆一证，临床比较少见，盖由个性暴躁，听不得半句逆耳之言，家属亦有微词。但个性亦爽直，每能事过境迁，气过亦泰然无事了。真是肝气肝火相连，火平气亦消散了。所以用药亦轻轻一拨，没有十分介意。中医常讲，看病要知人，心病要用心药医，颇有道理。医学是自然科学，但有更多的人文科学道理，不能不知。

例二：刘某，男，53岁，省直机关干部。

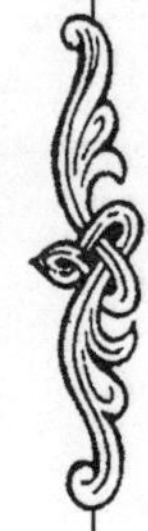

患病多年，先是慢性肝炎，后又见高血压、糖尿病、前列腺肥大等，检查出某病，即服某病的药，三四年来，病情日增复杂，神情有些紧张，亦不知如何是好，寝食不安。患者就诊时面色泛红，细看时底色晦滞。目睛混浊，眼角微黄。语声洪亮，但多言则气少乏力，口干吐沫。头昏痛冒火，意烦寐差。两胁不舒，时有隐痛，口干喜得凉润。小便次多量少等等，几乎一身是病，不知如何看法。曾服过清火中药，胃纳反差。两手脉弦滑，但重取少力，两尺尤差；舌红质暗，苔薄罩黄色。

分析病情，症状多端，殊为复杂，但病在肝肾两经，风火痰浊上逆，是有理致可寻的。这种本虚标实，气滞导致络瘀，左右升降乖常，在久延的疾病，往往可以遇到。目前是为肝阳有余，治以凉肝补肾，理气和络，标本兼顾，观效再商。方从六味地黄丸加减。

炒生地黄10g，女贞子15g，穞豆衣20g，牡丹皮10g，赤芍15g，白芍15g，生牡蛎30g（先煎），炙鳖甲15g（先

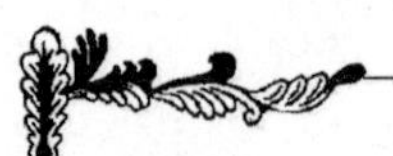

煎），广郁金10g，茯苓10g，泽泻10g，竹沥半夏10g，生山药15g，谷芽、麦芽各10g。（7剂）

另：雪羹汤（海蜇头250g，鲜大荸荠去荠尖打10个，煮至海蜇头烊化）每日1服，代茶。

二诊：药后自感相适，又服1周。头昏痛、冒火、意烦均减。惟头额筋脉掣引，自疑高血压不要引起脑病？分析病情，药后痰火之势已见减，不似中风预兆。以干地龙15g换穞豆衣，加强清火熄风止痉作用。（10剂）

三诊：头额清爽，小便畅利，而大便又偏干结。胁肋觉舒，很少隐痛。加重顾阴。上方去牡蛎、泽泻、谷麦芽；加制首乌15g，桃仁泥10g，怀牛膝10g。（10剂）

四诊：药后大便通顺，面色转泽，晦滞已去。目睛也见清明。胁痛全除，眠食均佳。病情已趋稳定，服药亦有信心。原议出入再进。上方去干地龙、广郁金，停服雪羹汤。（14剂）

五诊：经过复查，患者血压基本正常，血糖亦在正常范围，肝功正常，B超肝脏无明显异常，前列腺轻度肥大。患者看到检查报告，深得安慰，亦感轻松，不再忙于求医问药了。自此即停汤药，改用丸药调理巩固。二至丸10g，每日上午服；六味地黄丸10g，每日晚上服。

按：中医看病，擅用四诊八纲，了解病情，分析归纳，找出重点，辨证论治，可以取得疗效。如果有必要，亦有条件，作些实验室和仪器检查，亦是可以的，能够多了解一些病情。但决不能忘记自己的擅长和中医的临床特色，惟检查是论。像这位病员那样，毛病愈查愈多，治疗是杂药并投，最后是自己亦不知如何是好？！一个病人，见几种病情，在临床是常事，尤其上了年纪的中老年人。作为中医看病，不

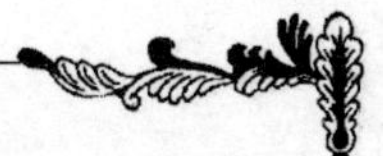

会不知道他有几种病，而是认为人具五脏，本来就能各自生病，并且“五脏相通，移皆有次”，又能病及多方面。但有病以后，生克制化，邪正虚实，亦有自己的补救修复能力；再加上各种方法，如同病异治，异病同治；东方实，西方虚，泻南方，补北方；以及分轻重缓急，分步骤处理等等措施，医疗调控作用亦是很多很好的。特别能够守经达权，圆机活法，中医处处有主动权，这是成功的诀窍，把各脏腑和医者的主观能动作用充分调动起来，补偏救弊，起死回生，这就是有名的中医传统。如果不珍惜这些成就，发挥自己的特长，连自己的立足点亦忘掉了，则技多反眩。创新当然是可贵的，但盲目追逐，亦难以有成。

例三：钱某，男，54岁，东南大学教师。

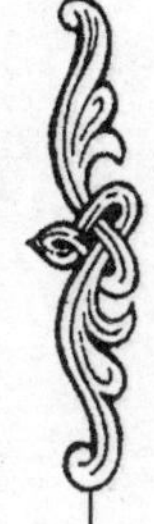

初诊1994年11月10日：头昏目糊，间或掣痛，耳鸣作胀失聪，时轻时重，已经年余。疲劳紧张，其症可以加剧，并感火气上升，筋脉掣引，自感摇晃不稳，两足发栗；能得休闲放松，见症亦能减轻。夜寐不宁，乱梦纷纭。饮食尚可，情绪易躁（曾经检查，有高血压、高血脂、动脉硬化等）。西药治疗，似有效，但病发依然。转就中医。

患者就诊时气色火旺，情绪紧张，头昏目胀时痛，耳鸣心烦，肉瞤肢麻，心惊胆怯。家住5楼，上下不敢独行。纳尚可，大便艰。脉弦左细；舌赤苔腻，罩浮黄色。分析病情，此为肝肾先虚，风火痰浊上僭，是上盛下虚的病变。而目前，肝阳偏旺，并夹痰火，邪势方张！法当先制其标，以防急变，后顾其本。用清肝泻火，熄风化痰。方从羚角钩藤合黄连温胆加味。

羚羊角粉6g（分2次调服），双钩藤20g（后下），干地龙15g，牡丹皮15g，黑山栀15g，川牛膝、怀牛膝各15g，

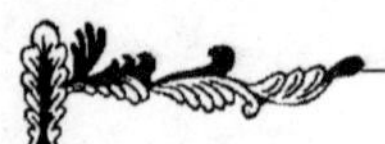

泽泻 15g，川黄连 4g，竹沥半夏 10g，橘红 7g，茯苓 10g，焦枳实 10g，淡竹茹 10g，石决明 30g（先煎）。（5 剂）

另：二至丸 20g，分 2 次吞下。

二诊：药后连得大便，并且滑润，甚畅，自感有火气下行，小便赤热，头目即见清爽，并得安寐。醒后心惊胆怯、肉瞤肢麻症状亦均有改善，殊感快慰。脉弦见缓，苔化薄腻。这是肝阳痰火，均已得到控制，邪势见缓，病有转机了。但不能疏忽，有年之疾，不易短期告愈，尚宜巩固疗效，原方加减再进。原方羚羊角粉减 2g，川牛膝、怀牛膝各减 5g，枳实减 5g；加生牡蛎 30g（先煎）。（5 剂）

三诊：前方甚适，连服了 10 剂。明显的症状已平，寐亦安熟。惟头耳目清窍，总似乎微风吹拂，或似处于嘈杂环境，欠于安静，性情亦易躁急，偶尔亦有肉瞤筋惕。但脉舌无大改变。据此分析，尚属原病余波，虚风虚阳未靖，阴不足而阳有余。应当转重顾本，养阴配阳，使阴阳以趋于平。

女贞子 15g，墨旱莲 15g，制首乌 15g，生地黄 10g，白芍 15g，冬桑叶 10g，钩藤 15g（后下），怀牛膝 10g，泽泻 10g，牡丹皮 10g，干地龙 10g，生牡蛎（先煎）30g，磁石 30g（先煎），陈胆星 10g，淡竹茹 10g。（10 剂）

四诊：药效很好，自感一切正常，心境舒泰，顾虑亦自消。嘱再服上方 7 剂，以资巩固。并嘱保存此方，每月服用 7 剂，作为调理善后，以防反复。此后一直平善。

例四：朱某，男，52 岁，干部。

初诊：自去冬工作劳累，连续 10 多天后，突然头痛脑动，目眩旋转，几欲跌倒，幸好旁人扶持，移时稍平，经休息治疗，又继续上班。患者工作积极能干，无分昼夜，但平时性情急躁，不肯让人，做事亦不愿稍缓。今春正在开会，

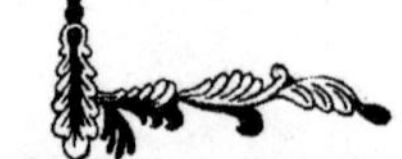

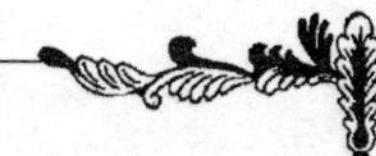

又突然发病，卧床不能起，起则天旋地转，泛恶欲吐，头痛如裂。本来体丰能食，大便时秘，近2天不欲进食，小便赤涩。两手脉弦滑数；舌赤，苔黄腻根厚。（原有高血压病，测血压190/110mmHg）

分析病情，此证属于风火头痛。风阳突然掀旋，夹痰火以上逆，清空之窍，被邪堵塞，气逆血逆，有卒中的危险！急则治标，泻火通腑，使邪有出路，可截断传变；但病根有年，邪势嚣张，其实是本已先拔，不能不预为顾及。方从当归龙荟丸取治，兼以顾阴。

龙胆草10g，黄芩15g，黛黑栀10g，川黄连5g，黄柏10g，生大黄10g，芦荟3g，竹沥半夏10g，制乳香10g，当归10g，赤芍、白芍各15g，炙甘草4g。（2剂）

另：六味地黄丸10g，晚分吞下。

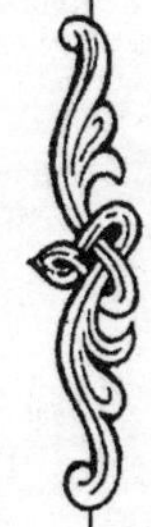

二诊：药后大便畅行3次，神倦入睡，得微汗出，醒后似觉饥饿，进稀粥一碗，自感甚适，头痛几乎全平，并能起床。坚强性格，似乎病已过去，亦不愿住院治疗。脉弦见缓；黄腻厚苔尽脱，见舌红稍暗，欠津（测血压140/90mmHg）。这是火去风靖，阴津损伤之象又显露了。转为养阴固本，清金制木，以消余焰。

牡丹皮10g，黑山栀10g，白芍15g，川牛膝、怀牛膝各15g，决明子15g，女贞子15g，墨旱莲15g，北沙参15g，麦冬15g，白术10g，茯苓10g，炙甘草4g。（3剂）

另：六味地黄丸10g，晚分吞下。

以后又续服5剂，调理而平。

按：此种头痛，中医称为风火头痛。其来势凶猛，甚时可能即为卒中。但此病还属初发，所以又能迅速平复。不过，反复剧发，总有危险性！其病理变化，真如《难经》所

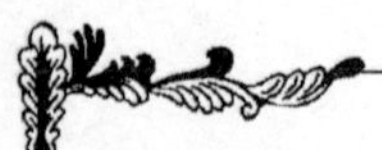

说："东方实，西方虚。"治宜"泻南方，补北方"。张子和亦说："泻火则木自平，金自清，水自旺也。"因此，该病治疗，是以泻火直折为主，兼顾其阴，疗效可佳。

此种病情，临床一般常用龙胆泻肝汤，大便秘结，则改用当归龙荟丸，去麝香，加乳香、赤芍，作为汤剂，并送服六味地黄丸。急病急攻，下手应猛。如果头痛眩晕，筋脉掣引为甚的，则是风火相煽，火甚风亦甚，加羚羊角粉 6g 分 2 次服，另调下；甚时一日可再增一二次。如再加石决明则更佳。目赤耳鸣，头痛偏半为甚的，加用牛膝 30g，钩藤 20g，柔肝熄风又引血下行。如见心惊不寐的，为肝火夹心火上窜，再加龙齿、牡蛎各 30g，重以镇逆。用药主旨，是以苦泻火，以柔制刚，重以镇逆，亦即泻南补北的方法。得效以后，改用丹栀、归芍、六君出入调理，因为苦味治火之后，一定要注意苦味败胃问题，所以常用甘药顾护脾胃。

例五：钱某，男，42 岁，河海大学教师。

初诊 1990 年 10 月 7 日：头痛已 10 余年，时发时平。凡遇异常，工作劳累，生活失慎，均易发作。发时每有预感，先觉头脑沉重，或似感受凉风，或有一阵寒凛，即随之头部胀痛。畏寒，欲得紧缚，或戴厚帽（平时亦常需戴上小帽，保暖防风）。愁眉触额，不能抬举，或两手捧头，欲得安静。如果得暖，或加捶击，就觉舒适。发作严重时，恶闻吵闹声，欲闭户独处。每发要 3~5 天才能缓解，过后疲乏欲寐，亦须一天才清醒。发作没有定时，但春季多风为剧。真是"春气病在头"，"风气通于肝"。

平时患者脾胃薄弱，受凉或食杂，易于便泄。但形体一般正常。脉来稍缓，按之微紧；舌色晦滞，苔薄腻。

据患者述，其父亲亦有此病，认为遗传，亦不过虑，但

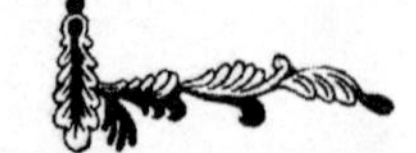

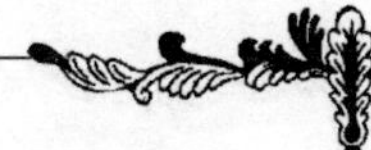

愈发愈频，引起注意（作过多种检查，血压正常，血脂亦在正常范围，脑血流图亦正常。胃肠道有过炎症，但病情不甚）。治疗经过：西药、中药、针灸、理疗，均用过，间似有效，但病发依然。诊时又在发病。

分析病情，此证当为头风痛。农村较多，常见有人两太阳穴贴个头风膏，即为此病患者。其发常为被寒风突袭，经脉拘急所致。其主症是头部胀痛，畏寒，欲得紧缚，或加捶击，这是寒束于表，络脉痉急的反应；舌色晦滞，亦为上部血涩，气失荣润的象征，所谓不通则痛。它与风火上壅的头痛，有寒与火的区别；与风痰僭逆的头痛，亦有血与痰的相异。而同时又有脾虚生湿，大便易泄，实际是肝脾两病。若论治疗，当肝脾两顾，祛风寒以和脉络，调脾胃以和中气，是为针对之治的大法。方取侯氏黑散，佐以通窍活血。

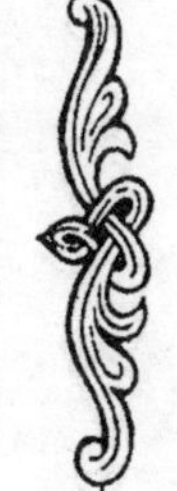

甘菊花 15g，防风 10g，川芎 10g，细辛 4g，桂枝 10g，当归 10g，白术 10g，干姜 6g，茯苓 10g，炙甘草 4g，赤芍 10g，红花 10g，桃仁泥 10g，葱白头（打）4 根，黄酒 20g，分 2 次冲服。（3 剂）

二诊：药后连得 2 次大汗，困倦入睡，10 多小时才醒，醒后头痛如失，知饥欲得饮食。第三剂药自已去掉葱白黄酒，服后头脑清楚，全无畏寒不适等症了。能够独自一个人来院复诊。据述过去从无得大汗而头痛消除，像这次病去的利落。所以能够如此转机的，正如张子和所云“风非汗不出”，得汗则荣卫脉络通和了，中阳之气亦得以升发，所以见效甚捷。脉转缓滑；舌色亦见活气，似微泛红。这又是寒风已去，脉络流利，血气通和的佳象。病情大有转机，再为调理巩固。

甘菊花 10g，防风 7g，川芎 7g，桂枝 7g，当归 10g，白

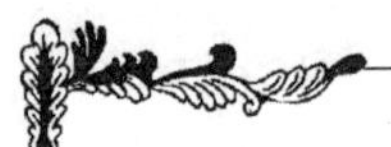

芍 10g，白术 10g，干姜 4g，炙甘草 3g，赤芍 10g，桃仁泥 10g，红花 10g，生姜 2 片。（5 剂）

三诊：头为诸阳之会，阳气上行，脉络煦和，寒风不能侵犯，所以头脑清楚，寐安纳香，一切恢复正常。头上常戴的帽子亦去掉了。但 10 余年的病情，并有遗传因素，不是一次见效，就能除根的。即便减少反复，保持平善，亦尚得一番善后调理工作，不能忽视。但可暂停汤药，改为处丸方，缓以持之。法承效议，适当扩充其制。如果有反复，亦不为怪，再以汤药调治。丸方：

甘菊花 100g，防风 80g，川芎 80g，细辛 40g，桂枝尖 80g，当归 80g，白芍 80g，独活 80g，白术 80g，党参 80g，干姜 40g，炙甘草 30g，茯苓 80g，陈皮 50g，赤芍 80g，红花 80g，桃仁泥（另研）80g，制乳香 80g，黄芩 50g，煅牡蛎 80g。

上药为细末，和桃仁泥。另用葱白头 30g，生姜 30g，同捣取汁，和入黄酒 30g，再和上 3 汁等量冷开水，调匀，泛丸，如梧子大。每日 2 次，每次 7g，温开水送下。争取在春初服完。如果开春头痛有反复，仍用第一次汤药煎方；如反复较甚，再就诊处理。

此例观察 2 年余，竟然未有大反复。

按：此例头风痛，又见脾胃薄弱，正符侯氏黑散用药大法，所以作为主治。药病相当，见效亦很迅疾。但以得大汗而病解，是出于当初预料的；不过亦在情理之中，黑散中的辛温走散，再加通窍活血，自具有发汗散邪的功用。

此后作为调理巩固，取丸药常服，理应用复方配伍方法。如加独活，以伍风药，是取散风与搜风相合；加白芍，伍桂枝、甘草，是在疏散中取调和营卫，有邪正兼顾之意；

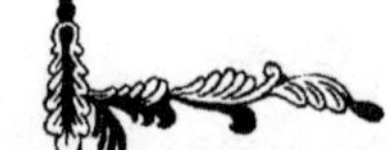

加党参（一般散痛方中不用），在此是与姜、术、草、苓为伍，是补益脾气，扶正固本的，在善后巩固很有必要。至于加用黄芩，是杂寒于温；黄芩亦治少阳、太阳头痛。加用牡蛎，是寓涩于散，亦是寓潜镇于升散，使用药成为有制之师，不致温升偏极。又加乳香，是增强活血化瘀，通经通络的作用。如此等等，都是侯氏黑散配伍精义的引申，亦是由汤药煎方，过渡到丸方膏方，要注意的变动，在调理善后，亦为必具的知识，在此顺为简介。

例六：秦某，男，36 岁，中学教师。

初诊 1994 年 4 月 10 日：头痛耳鸣，心悸少寐，已经年余。只要工作稍烦，即感头脑胀痛，耳闻嘈杂之声，欲得清静；不能多思考，否则心悸不宁，乱梦纷纭，整夜不得安寐。曾经医院检查，未发现明显病变，但父母均有高血压病。几经治疗，亦尚少见效。

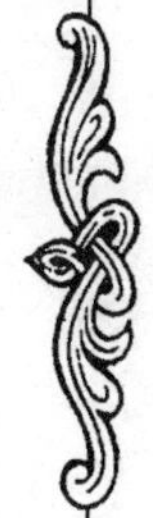

时面色泛红，神情欠舒展，常感口舌作干，欲得甘润。饮食尚可，惟大便偏结。脉之细弦略数；舌嫩少苔。分析病情，这种头痛耳鸣，心悸少寐，而见细弦之脉，舌嫩少苔。显为阴虚阳浮，心肝肾俱病了。治宜养阴柔肝，宁心安神。方从杞菊地黄合磁朱丸加味。

甘菊花 15g，枸杞子 10g，生地黄 10g，女贞子 15g，珍珠母 30g（先煎），生白芍 15g，茯苓 10g，炒枣仁（杵）15g，麦冬 10g，炙甘草 3g，泽泻 10g，牡丹皮 10g，怀牛膝 10g，磁朱丸 10g，另分 2 次吞服。（7 剂）

二诊：头病治肝，耳病治心，心病治肾，方法相合，所以药后甚适，感到头清目明，心神安稳，睡眠亦好转了。按脉数象亦减，确显疗效。原议再进，无事更张。原方汤丸药 7 剂。

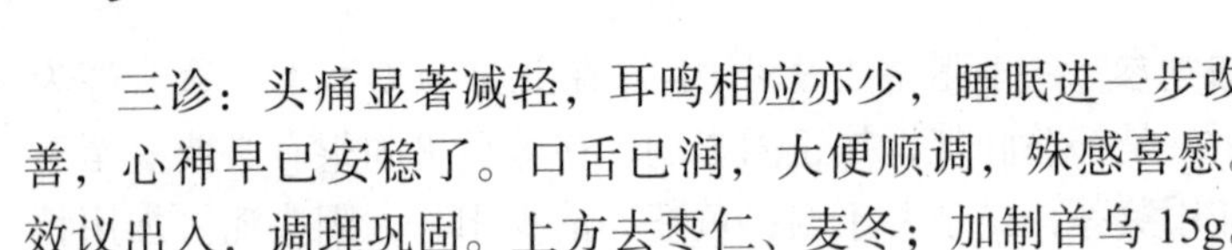

三诊：头痛显著减轻，耳鸣相应亦少，睡眠进一步改善，心神早已安稳了。口舌已润，大便顺调，殊感喜慰。效议出入，调理巩固。上方去枣仁、麦冬；加制首乌15g。（7剂）

四诊：诸症告平，自感精神舒适，改用丸药，调理善后。早服杞菊地黄丸10g，晚服磁朱丸5g。连服半月，停药。

例七：张某，男，46岁，金陵中学教师。

初诊：头偏左痛，已经三四年。初发时每年约三四次，因其母亲亦有此病，认为遗传，不甚介意。近年发作频繁，影响工作。每发大都先见耳鸣，脑中轰然，随之左半头面掣痛，血管跳动，不能伏枕。或时头额欲得紧缚，或加捶击，才似稍舒。目眶胀痛，目珠如欲脱出，牙齿亦作痛。烦躁不寐，大便艰行。每发一次，剧痛四五天，甚时10日左右方减（幼时有中耳炎，但五官科、神经科检查，无特殊病灶发现。曾拟诊血管神经性头痛）。针刺服药，西药镇痛，暂时缓解，但病发如故。诊时病势正旺，头痛昏晕，不能站起。不欲多言，意烦暴躁，或闻噪声，头痛更剧。大便3日未解。舌质赤，有火气；两手脉弦。分析病情，属于风火头痛。内火化风，上扰清空，气火逆升，筋脉偏急，形成偏头痛。治当“上者下之”，泻火缓急法。方从当归龙荟合牛膝芍甘加味。

当归龙荟丸20g（另煎），川牛膝15g，怀牛膝30g，赤芍15g，生白芍15g，炙甘草5g，制乳香10g，川芎5g，柴胡5g，决明子20g，牡丹皮15g，黄芩15g，干地龙15g。（3剂）

复诊：药后见效，得大便三四次。疲乏欲睡，微微汗

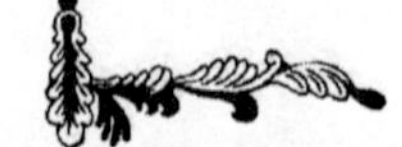

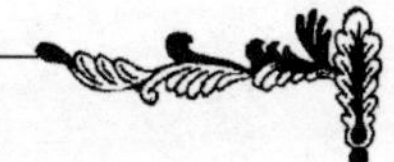

出。醒时头痛几平。患者很欣慰，从未有过如此爽快取效。转方用养血清肝方法，旋即痛止。

按：偏头痛病临床较多见，一般治疗，以水制火，以苦泄热，以通止痛，人们都很熟悉。但以柔克刚，以甘缓急，又为一个重要方法；尤其火郁发之，佐以宣通壅塞（余尝用乳香、川芎、柴胡、藁本等药）。与上述用药配伍，每能取得捷效。这是从五脏之间的整体考虑，调整生克制化关系，纠偏致平，较之见痛治痛，实为全面。例如此证，风火相煽，上壅头目。而风是从火所出，治火还是急则治标。若伍用柔肝缓急，以柔克刚，使阴阳相离而趋于阴平阳秘，才是治病求本了。至于熄风解痉，已为其次，因为火去急缓，阴阳相和，风亦无所附而自熄。这种机理和方法，余常用于临床，取得较好疗效。

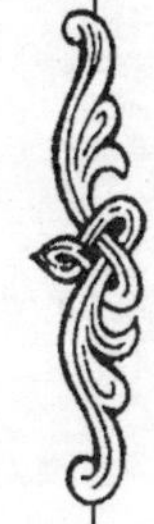

例八：章某，女，56岁，南京医科大学教师。

初诊1974年10月18日：偏头痛已20余年，频频发作，近年更甚。头痛以左侧为剧，大发作时，右侧亦觉痛。痛如锥刺，太阳穴筋脉跳动，夜分痛甚，局部不能触摸，不能着枕。烦躁失眠，眼冒火星。恶心呕吐，大便秘结。每次发作，持续2~3天，或4~5天，甚至10多天，才缓解向愈，困乏不堪。据述每次发病，大都是见这些症状，血压不高，但身体逐渐不能支持。经绝已7年（经各种检查，已排除五官和眼科疾患。医院诊断为血管神经性头痛）。经多方治疗，有时似能缓解，但终究还是发作。转就中医诊治。舌嫩而暗，苔薄黄腻；脉细而弦。性情急躁，声高气粗，面有火气，但有时又见气怯神疲，目前发病颇重。

据证分析，病属风火头痛。既有风阳上逆，肝火犯胃的症状，又有久痛入络，经络瘀阻的变化，所以头痛如锥

刺，筋脉跳动，恶心呕吐，大便秘结，相因而致；脉细弦而舌暗，苔黄腻，更证实了这一点。至于脉细而舌嫩，又气怯神疲，这是气阴早已暗伤，形成虚实错杂的病情。如此年久反复的疾病，一般多是“发时治标，平时治本”，应有计划、有步骤地处理。目前当然急则治标，缓解头痛为先，法为清肝熄风，和胃降逆，参以凉血散瘀。方用柴胡清肝散出入。

柴胡 10g，夏枯草 15g，川芎 15g，醋制香附 10g，钩藤 15g（后入），制全蝎 3g，牡蛎 30g（先煎），怀牛膝 24g，泽泻 10g，牡丹皮 10g，赤芍 10g，白芍 15g，姜半夏 10g，川黄连 3g，炙甘草 5g。（3 剂）

二诊 10 月 11 日：药后头痛显著减轻，但仍两太阳穴作胀，夜分更甚。恶心呕吐已止，并得大便。这是风阳见减，脾胃气和，病有转机。但营络未和，所以两额作胀。宜加强活血散瘀，疏通络脉。前方去柴胡、香附；加桃仁泥 10g，红花 10g。（5 剂）

三诊 10 月 16 日：头痛已除，头胀亦轻，并得小寐。但感头昏疲乏，胃不欲纳。黄腻苔已化薄白；脉弦亦和，转为细软。盖属标证渐去，而气阴之虚又见突出。药随病转，再为醒胃顾阴。前方再去全蝎、半夏，减川芎 10g；加女贞子 10g，墨旱莲 10g，川石斛 15g，炒谷芽 10g。（5 剂）

四诊 10 月 21 日：头痛头昏均止，精神亦振，大便通调，胃欲纳食。舌苔薄白，脉细软略数。邪去正气渐复，善后调理，着重治本。养阴柔肝，参以和络。方从杞菊地黄丸出入，熬清膏缓调。

甘杞子 50g，甘菊花 50g，炒生地黄 50g，女贞子 50g，炒山药 50g，牡丹皮 50g，泽泻 50g，怀牛膝 50g，赤芍 50g，白芍 50g，炙甘草 25g，川芎 25g，桃仁泥 50g，红花 50g，

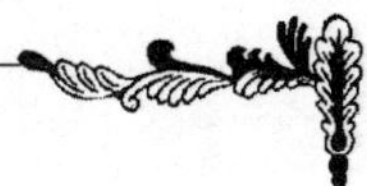

北沙参 50g，川石斛 50g，野黑豆（杵）50g，谷芽 50g，麦芽 50g。

熬清膏常服，以后又接服 1 料。

此例观察 2 年多，基本稳定，无大发作。中间偶有头痛，不甚，仍用第一次处方，一二剂即平。

按：血管神经性头痛，此证属于中医风火头痛的范围。在临床上比较常见，以妇女为多。一般所见，是由气、火、风痰，侵犯经脉，经脉之气壅塞，“不通则痛”，故卒然而痛。病位在于肝胃。治以降气、清火、熄风、化痰，其旨亦在疏通经脉之气，缓急舒筋，“通则不痛”了。这是一个总的病机治则。至于本案，尚有“久痛入络”，络脉瘀阻的变化，应加顾及。

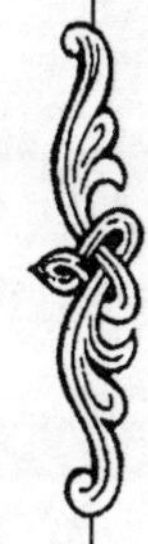

临床所见，气火有余的病情，大多为“阴不藏阳”所致。风阳屡屡上逆，阴虚亦日甚一日，虚实错杂的病情，又是此病的一个特点，而且是至关重要的。因此论其治法，首先要辨明标本缓急，从长计议，有步骤地处理。此案先标后本，急者治其标，先缓其痛；获得疗效后，再杜其根，养阴固本，终竟全功，是符合经旨的。

发时治标，用柴胡清肝散，合以凉血活血、散瘀通络，由气分兼及血分，即叶天士的“辛润通络”方法。这是治疗开手的重要一步，所谓散其壅，杀其势，力争扭转局面。所以药取柴胡、夏枯草，归经清肝。川芎、香附，散肝止痛；合以牛膝、赤芍，泄肝降逆。这种配伍，亦有升降相因，以疏风火之壅的作用。其中川芎、牛膝二味，一升一降，尤有确效，前者能治“中风入脑头痛”（《本经》），后者能“除脑中痛”（《别录》），成为此病的常用有效药。这是此方的主要方面。辅以芍药、甘草，取其缓急。钩藤、全蝎、牡蛎，熄

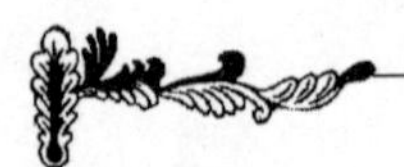

风潜阳，以遏其僭逆之势。牡丹皮、泽泻，是清肝的重复用药。半夏、川黄连，和胃降逆。合而成方，是符合病情的，所以能够取得疗效。

缓时治本，亦很重要，不仅可以巩固疗效，更期望于能够杜根。养阴敛阳，活血通络，具有很好的调补肝肾，濡润经络作用，杞菊地黄加味，属于大经大法。但另有一个方面，不能忽略，即调理脾胃。因为发时的气、火、风、痰，均能侮脾犯胃，耗气伤阴；后期的顾阴固本，亦需要气血生化之源的旺盛，才能营卫有继。而且此病气多火多，偏于升逆，在扶脾养胃中，亦要注意到这一点，所以在膏方中特意安排这一组药，收到良好效果，特为拈出。

例九：鄂某，女，36岁，纺织厂工人。

初诊：月经前偏头痛已经二三年，据述由一次人工流产后致病。每逢经前四五天即发作，偏头左半胀痛欲裂，甚时引及右半部，满头胀闷如塞，孔窍不利，两目亦模糊，影响睡眠；寐差头痛更甚。食欲差，并恶心欲吐。必待经行通畅以后，其痛才渐缓解，头额亦渐清楚。月经每次超前四五天，经行不畅，前两天量很少，3日以后才增多，但一二天后又淋漓不净，须延至六七日才净。经色暗，有血块，色紫带黑。但无乳胀，腹痛亦较轻，惟觉腰酸明显。如此头痛频发，经水淋漓，循环而至，几无宁日。而形体丰肥，无其他疾病，戴环亦正常。两手脉细，按之微涩；舌稍胖，苔薄腻。分析病情，属于气滞血涩，肝失条达，为经前偏头痛的特殊证候。治拟调肝和络，升降气机。方用清空膏出入。

柴胡7g，川芎10g，防风10g，羌活10g，炙甘草7g，酒炒黄芩10g，吴茱萸4g，姜半夏10g，茯苓10g，泽泻15g，川牛膝15g，怀牛膝30g，当归10g，赤芍15g，牡丹

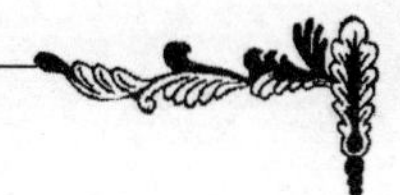

皮10g。

服法：月经前六七天开始服药，连服7剂，停药。下月再如此服用。第一个月平平，无任何改变。第2个月加用石菖蒲一味，见明显效果，偏头痛减轻大半。第3个月药后，头痛竟不发作，月经亦顺调。此后其病竟未复发。

按：李东垣清空膏（羌、防、柴、芎、草、连、芩、茶），本治“风湿热头痛，上壅损目，及脑痛不止”。其药能升清阳，泻阴火。此病风壅头目为甚，气滞血涩，是由冲脉之气上逆，而胞宫下行之血受阻，不通而痛，而且痛在经前，这就是此病的特点。所以药于原方中去黄连、茶叶之苦涩，而加用泄厥阴、和阳明、平冲逆诸味，为针对之治，使能气血和、升降利，则其痛亦自止。

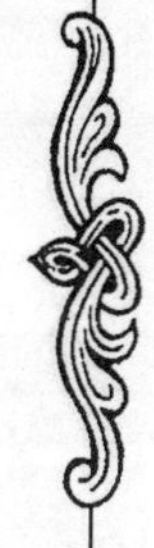

又，此例加菖蒲一味，而药见显效，这是取其“通九窍，明耳目”的功用。因为当时风壅头目，胀闷如塞，甚至头痛欲裂，不通已极，用此通之，并为诸药开道，竟然获得显效，这亦是一种巧思。

眩　晕

眩晕多风痰　虚实各不同

例一：佘某，男，56岁，老药工。

初诊：病经有年，但形体尚丰肥，春天以后，终日头晕，如在舟车之上，视物目不清明，常欲瞑目；瞑目则又易瞌睡，并大作鼾声，口角流涎。甚时小便滴沥，不能控制，晚分又每滑精。时自心悸，有恐惧感。睡眠不实，寐差悸恐感亦多。饮食尚可，但不能多食、暴食，否则亦易作吐，吐

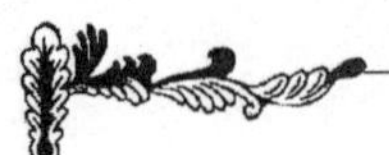

后又反觉舒适。有时心胸痞闷，脘腹气滞，自以指头探吐，吐出青黄水，亦觉宽畅。大便时溏，偶见粪便夹黏液。其脉两手弦滑，间有歇止；苔腻水滑，舌胖而暗。曾经多种检查，有高血压、胃下垂、慢性肠炎等。分析病情，主证属于留饮为患。饮病本在中焦，阻滞气机，则脘腹痞胀；饮邪上逆，则头目眩晕，并且作吐；饮为阴邪，遏抑阳气，所以瞌睡鼾声并作了。再从脉苔所见而论，全能证实上述病情。若论治疗，此证虽属久病，但留饮为实邪，饮病亦无补法。先为蠲饮和胃，得效再商。方处汤丸二法，汤剂淡以渗湿，丸剂苦以导饮。汤药从泽泻汤合苓桂术甘汤加味。

泽泻 20g，白术 10g，茯苓 15g，桂枝 10g，炙甘草 4g，姜半夏 10g，生姜 15g，防己 10g，炒椒目 10g，石菖蒲 10g，远志肉 10g。（5 剂）

丸药用控涎丹。制作方法：白芥子 100g，大戟 70g，甘遂 30g。上药各别为末，和匀，用枣泥 100g 为丸。（白芥子生用为末，亦有催吐作用，但治留饮，以控涎丹为佳。有时能买到成药）

用量服法：先用每日 5g，以后逐日递增 1g，最多增至 15g；而后再逐日递减 1g，减至 5g。每日清晨空腹 1 次服下，白汤送，服后 5~10 分钟，即行探吐，亦有自己能作吐的，吐后自能泻下。如果下利次数较多，即停药一二日，再服用原量，不要增加。

如此连服 20 余日，吐下十七八次。吐下后并不过于疲乏，反而头目转清，眩晕几平，瞌睡亦减少。愈吐下，纳食亦愈香。后以淡剂收功。入梅雨季节，天气阴湿，曾有小反复，仍用此法，见效很快。

佘君现尚健在，有时还能教人制药。

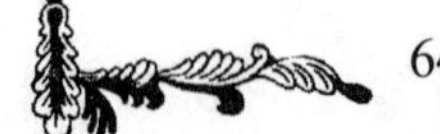

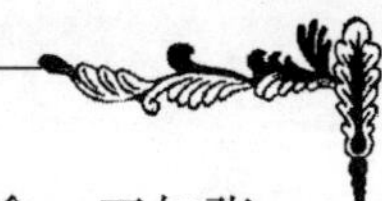

按：本例为痰饮上逆的眩晕，汤丸并进而见愈。正如张子和所云："饮当去水，温补转剧。"又说："陈莝去而肠胃洁，癥瘕尽而营卫昌，不补之中，有大补者存焉。"此论颇具深意，实践验证而更感亲切。常移用于胃下垂病之有积液潴留的，作眩作吐的，亦获效验。又曾以此治疗血吸虫病晚期肝腹水（除外有食道下端静脉曲张较重的），上为痞胀，下又二便失畅的，亦曾取效。又曾移用于精神分裂症，吐下去痰饮，亦取得一时疗效。

又，眩晕病有饮逆遏抑清阳为患的，亦有风痰僭逆上犯为患的，虽然均涉及痰饮，但两者病情迥异，不能误会。前者病本在饮，病位在胃，而且多为阴寒之变；后者病本在内风与痰火，病位在肝脾或肝胃，而且多为气火有余。两者阴阳相异，寒火各别，应该辨别。不过，病情属饮，邪实病痼，吐下是个妙法，预后好，危害性小，这又是一个特点。

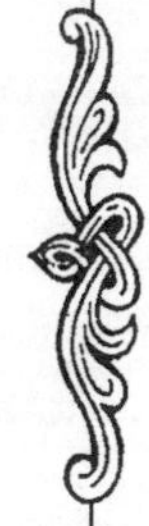

例二：张某，男，52岁，干部。

在50岁时，因患十二指肠球部溃疡、胃下垂、胃中潴留积液等，医药多年，仍然淹缠不愈，病情有增无减，怕其恶变，即行手术治疗。术后胃病基本好转，但形气大受损伤，至今未能恢复，却又发作眩晕。发时不能自主，曾经跌倒几次。平时行动，亦只能缓慢，动作稍快，或突然站起，亦时目黑头晕。纳谷尚可，但食量较少。自感疲乏无力，大便时结时溏。易于感冒，时自形寒，间有虚热。诊其脉细，不耐按；舌嫩少苔，气血两伤之证明显（曾复查胃肠，无明显新病灶，心率较慢，血压偏低；中度贫血）。分析病情，证属中焦受损，荣卫不足，这种眩晕，是清阳不能上升，虚风反易浮越，从其脉息舌苔看，均反映不足之象。所谓虚风，是阴阳形气俱不足，肝脾之气不能上荣头目，似乎风证

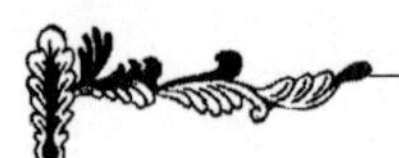

而实非风邪。病本在中焦，治宜培土植木，或者说为培土宁风。并宜用食药方法，适其胃喜（因病人喜食香燥之品，而畏汤药）。以《金匮要略》薯蓣丸主之。

山药150g，白术100g，党参100g，干姜40g，甘草50g，茯苓100g，神曲80g，大豆黄卷80g，当归80g，白芍80g，川芎80g，麦冬80g，柴胡40g，桂枝40g，防风40g，桔梗20g。

上药共为细末，炒微黄，有香气出。另用冻糯米，炒黄，有香气出，磨成细粉，与前药末等量，和匀，再上火微炒香，取出，去火气收藏备用。

服法：每日服2~3次，每次20~30g，用大枣15~20个，生姜10g，煎浓汤调服，或上火微沸，服后吃枣肉。

1料连服1月余，自感很适合，胃纳见香，眩晕减轻，次数显著减少。又连服2料，形气俱佳，病亦向愈，直至离休，身体尚健。

按：虚风眩晕，临床并不少见，尤其脾胃虚弱之体，最易患此。证情亦并不过于复杂，而治疗效果往往较差，并多反复。如此例，亦已1年多了，治而不愈。其症状见于头目，而病本实在中焦。用薯蓣丸为治，最称合拍。仲景谓其治"虚劳诸不足，风气百疾"，正合虚风病情。其方用药，补中升阳，两调肝脾，路子亦很清楚。主药薯蓣，即是山药，《本经》谓能"补虚羸，除寒热邪气，久服耳目聪明"。《别录》更谓"主头面游风，头风眼眩"。乃治虚风眩晕的妙药。配伍理中、姜、枣、茯苓、豆卷、神曲，调补脾胃，振奋中阳，升发营卫气血之源，是抓住根本的。同时用柴胡、防风、川芎、桔梗，引升清阳；桂枝汤调和营卫，能治虚寒虚热，并使升发之气大旺。更用当归、麦冬协同芎、芍，滋

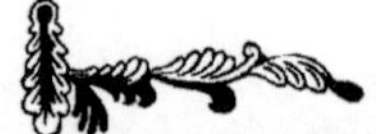

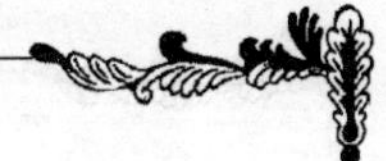

阴养血，使气行而血亦旺，肝脾得以两调，当然气虚得复，则虚风亦自靖。这种方法，是易学亦易用的。

处方在薯蓣丸中去干地黄、阿胶、杏仁，是嫌其阴柔油润，易于下行，有碍于升发阳气；白蔹亦去之，这里不需要。这是用药的“从权”之法，并非对原方的改变，而是更加突出此法的重点。

关于食药方法，寓药于食，以食运药，更能适应胃喜，获取疗效。余在临床，每用此法，取得病员配合，往往见功。此法在唐宋诸方书，早已开始运用，至于寿亲养老诸书，宫廷膳食，和儿科方面，元明更多采用，并演化为药膳一门学科，这在脾胃虚弱病，以及诸多慢性病，调理康复，是大有运用价值，而且确有疗效。顺此略释其义，以资推广。

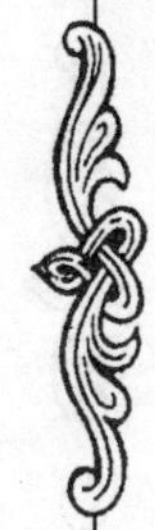

总之，眩晕是风病，责之于肝，一般常用平肝熄风，或益气补血，养肝与目，固然多数如此，临床亦有效；但须注意，眩晕亦不尽是风病，不全属肝阳，上文诸病例，即是明证，临床应该知常达变，灵活认证施治。《素问·至真要大论》云：“谨守病机，各司其属。有者求之，无者求之，盛者责之，虚者责之。必先五胜，疏其血气，令其调达，而致和平，此之谓也。”信乎确论，临床务须识此。

胁　痛

胁痛病情亦数端　精神形气各参半
疏通升降固常法　辨别异同细细观

例一：谢某，女，28岁，营业员。

初诊1987年10月：因工作疲劳，并多烦恼，心情不畅，

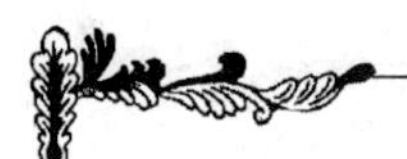

时感胁痛，两胁左右，无明显分别。经检查，各项指标均在正常范围，但症状依然存在。经过中西医治疗，时轻时重，不能向愈。诊时面颧色赤，自诉有灼热感。并且头昏乏力，懒不欲动，睡眠不实，纳谷乏味，时欲太息。两手脉细，按之弦；舌红，苔薄白。分析病情，属于肝郁气滞，络脉不和。治当疏泄肝胃，兼以和络。升降汤（自拟方）主之。

柴胡 5g，炒枳壳 7g，炙甘草 4g，广郁金 10g，青橘叶 10g，厚朴花 5g，佛手花 10g，炙枇杷叶 10g（包），牡丹皮 10g，黑山栀 10g，炒谷芽、麦芽各 10g（5 剂）。

二诊：上次就诊时，曾着意劝导，并得家属配合，药后自感适宜，症状有了改善。检查没有病灶，自己亦放心了。胁痛见轻，并得熟寐，纳谷亦见转香。原议出入再进。前方去橘叶、厚朴花；加女贞子 10g，墨旱莲 10g（5 剂）。后经调理而安。

按：胁痛病证，临床较多见，症状简明，而病情却较复杂，可以出现于多种疾病，因此，治疗方法亦是多种多样的。但扼其要领，亦确有理致可寻。胁位胸膺两旁，为一身的左右两侧。《素问·阴阳应象大论》云："左右者，阴阳之道路也"。左升右降，金木生成，则一身的生化正常，气机泰和，是为平人。如果有所怫逆，则升降乖常，生化不行，气机为之痞塞。而肝脉布于胁肋，肺主一身之气，该升的不升，该降的不降，肝肺气血俱为之病，为胀为痛，即由此而生。而且肝为刚脏，病多阳胜，易于化火生热；肺脏娇嫩，又易气逆，致胃亦失降，更增其痹阻升逆之势，这是最常见的病理变化。余制升降汤一方，即从此变化机理，围绕临床所见，以为配伍的。药用柴胡、枳壳、甘草，升降气机，升清泄浊，调和阴阳二气。伍以牡丹皮、山栀，柔肝泄热，亦

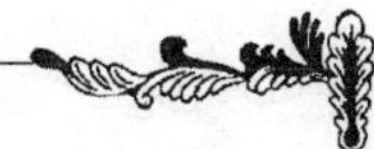

是截断化火生风的病源。郁金善通结气，辛香轻扬，疏气而不伐气；枇杷叶气薄微辛，能下气去肺热而和胃。合而用之，自能气行而肝肺亦清肃，胀痛随之而解。全方主旨，以疏通为主，偏柔制刚，偏清又避苦，治肝而顾及肺胃。方后加减诸法，亦是遵循左右气血的分证，邪正虚实考虑的，其间并及情志变化的影响，堪称周至。

加减运用：痛在右胁，加旋覆花、制香附各10g，辛通下气；痛在左胁，加川楝子、炒延胡索各10g，疏肝和络；痛时偏侧为剧，有掣引感，加独活10g，薏苡仁15g，解痉缓急。胁痛时有反复，每随情绪刺激而发作，加佛手花或佛手片、青橘叶各10g，疏气解郁；若见焦虑不安，失眠，加小麦、炒枣仁（杵）各10g，宁心安神。胁痛反复，并见口燥便坚，胸腹痞滞，加杏仁泥、桃仁泥各10g，理气润降。胁痛兼见血虚证，加当归、白芍或柏子仁、细生地各10g，交替运用，养血柔肝。此方亦能治肝胆道疾病，如为胆囊炎症，右胁痛、大便溏泄的，去牡丹皮、枇杷叶；加川芎7g，焦神曲、黄芩各10g，胆胃同治，清化湿热；如果舌红苔白腻，湿郁生热，改用黄连4g，黄芩10g，炮姜4g，苦辛宣泄。病为慢性肝炎，或肝炎后遗症，胁痛、纳呆、大便时溏的，原方加砂仁末4g（后入），炒白术、茯苓各10g，醒胃健脾。如肝炎尚有活动及乙肝患者，加虎杖30g，茵陈10g，或与土茯苓30g，秦艽10g交替用，清热利湿。肝胆失于疏降，而见恶心干呕、纳呆化迟的，加姜半夏、焦枳实各10g，炒竹茹5g，泄胆和胃。

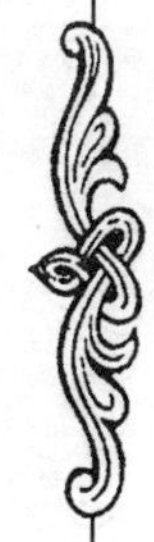

例二：陈某，男，31岁，干部。

初诊1991年2月22日：因工作劳累，情绪拂逆，自感腹里拘急，两胁肋作胀作痛，欲得叹息，但气至胸脘，又欲

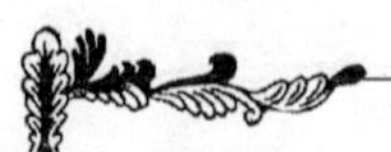

嗳不得，自感气塞。纳谷无味，二便不爽。神识默然，间又躁怒，常欲独卧，已经3个月，治疗尚无好转。据家属讲，病人个性本较开朗，工作亦很积极，因人际关系比较复杂，不善处理，蒙受委屈，不能解脱，遂见精神抑郁，又无从发泄，而致此病。开始疑为肝胆道疾病，检查无明显异常。又经精神神经病院检查，亦无明确诊断。诊其气色，尚属正常，惟神情抑郁，不欲多言。舌苔薄白，质红尖赤；两脉弦而带涩。分析病情，郁怒伤肝，气脉失和。所见症状，既有疏泄失常，又有伤阴化火趋势，因为怒易气逆，气郁又易化火之故。法当升降气机，清肝和络。升降汤加味。

柴胡5g，炒枳壳7g，炙甘草7g，广郁金10g，佛手花10g，牡丹皮10g，黑山栀10g，泽泻10g，全瓜蒌10g（杵），川黄连3g，橘叶10g，橘络10g，鲜枇杷叶10g（去毛，包）。（10剂）

动员家属多做劝解工作。

二诊：药后胸腹略舒，并得转气，大小便亦见爽利。小有见效，无事更张，前方去瓜蒌、川黄连，继进7剂。

三诊：得嗳与矢气，快然如衰，胁肋拘急胀痛均减，神疲欲寐。此为肝气条达，阴阳升降复常的佳兆。舌转红欠润；脉弦细略数。阴伤之象又著，盖气滞络脉失润所致。再为顾阴和络。

柴胡5g，炒白芍15g，炙甘草7g，广郁金10g，旋覆花10g（包），橘叶10g，橘络10g，黑山栀10g，牡丹皮10g，柏子仁10g，炒麦冬15g，桃仁泥10g，谷芽、麦芽各10g。（7剂）

四诊：胸腹胁肋宽舒，胀痛全除，纳香寐安。随着精神状况的改变，亦感到自作多情，幼稚可笑。脉细舌嫩，调理

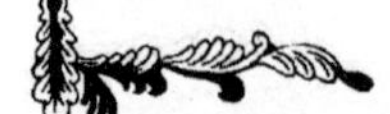

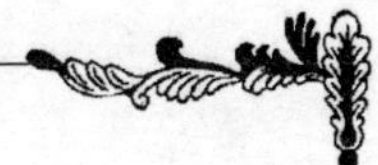

善后。

柴胡 3g，炒白芍 15g，炙甘草 5g，炒麦冬 15g，柏子仁 10g，牡丹皮 10g，黑山栀 10g，橘叶 10g，玫瑰花 2g。（5剂）

诸证平善，此后即停药。

按：升降汤是自拟方，专治胁痛病，原方只柴胡、炒枳壳、炙甘草、广郁金、牡丹皮、黑山栀、枇杷叶七味，着意调和肝胆肺胃气机的，可以随着各种病因加味而治。

此证郁怒伤肝，气失条达，为拘急，为胀痛，病情本较易认，问题是情怀失畅，拘执不化，药石无情，故难见功。处理时注意动之以情，辅之以药，双管齐下，而用药又力求清灵，升降气机，清肝解郁。因为郁怒伤肝，不得发泄，是最易化火伤阴的。在理气之时，少犯香燥，恐其反而耗气；清肝之时，亦避苦泄，因苦味亦能化火。先和其气，以疏解郁结，亦制其火；再调其营，以柔制刚，亦安其络。最后气调络和，获得满意疗效。

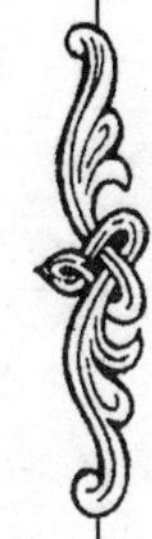

例三：陈某，男，63岁，南京市元件三厂干部。

青壮年时参加地质队工作，绝大部分时间是野外作业，跋山涉水，患了两足丹毒，已经30余年，抓痒流脂水不愈。因饮食生活不正常，又患慢性胆囊炎，亦已10多年。回城以后，此病仍时常发作，发时胁肋疼痛，不能转侧，胃部作胀，食入胀加。大便时溏，甚时发热。每次治疗，中药效果最佳，曾为诊治，用疏肝和胃、开化湿积方法，5~7剂，病即缓解，珍存处方，作为保健良品，亦已多年了。这次又发病，来势颇剧，脘胁胀痛，不能饮食，坐卧不适，不能入寐。诊其脉，弦而滑；舌苔厚腻而板。仍属肝胃不和，湿浊阻滞之象。治以疏理气机，开化湿浊。方从四逆散、平胃散合方加味。

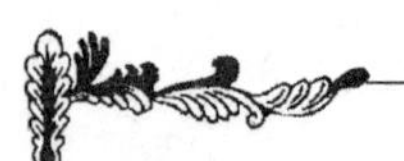

柴胡10g，炒枳壳10g，姜川朴7g，苍术10g，陈皮7g，石菖蒲10g，茯苓10g，黄柏10g，黄芩15g，赤芍15g，牡丹皮10g，姜黄12g，金钱草30g。(5剂)

二诊：药后即觉脘腹开通，嗳与矢气频仍，胁肋亦舒，痛、胀几平。能进饮食，寐亦稍可。舌苔板腻见松，但尚厚。湿浊已有化机，效议再进。原方5剂。

药后患者胁肋脘部胀痛全除，胃纳睡眠亦可，病即缓解。

例四：王某，男，44岁，省商业厅干部。

初诊1972年5月：患者先有十二指肠球部溃疡，并胃下垂，经胃次全切除术。数年后，又发现胆结石病，频频发作，再次手术治疗，切除胆囊。但经年以后，又出现右胁上腹部胀痛，时作恶心欲吐。医院检查，诊为肝胆管残余结石，不能再行手术了，建议中医药治疗。

患者就诊时右胁上腹部胀痛，甚时绞痛，时常发作。恶心欲吐，胃不欲纳，谷入胀加。嗳气矢气多，但均不畅。大便失调，或结或溏；便溏时胀痛见缓，便结则纳差痛加。烦躁寐差，并见低热。舌苔厚腻，中后罩焦灰色，舌质呆滞；脉弦右滑。分析病情，属于湿积阻滞，升降乖常，病在胆胃，腑气失于通降所致。治以理气化浊，利胆和胃为法。方用黄连温胆汤合硝金散。

姜川黄连4g，制半夏10g，茯苓10g，陈皮5g，青皮5g，姜川朴5g，焦枳实10g，石菖蒲10g，矾郁金10g，炒川楝子10g，醋炒玄胡10g，金钱草30g，姜竹茹10g。(5剂)

另：火硝4g，炙鸡金粉4g，分2次，开水或药汁调服，连服5日。

二诊：药后上腹部胀痛显著减轻，恶心亦减。效议再进，无事更张。(原方5剂)

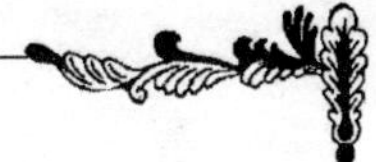

三诊：烦躁睡眠均有改善，知饥欲纳。舌苔已化松薄，罩焦灰苔已退。但上腹部总感不适，大便亦解而不爽。此证当为湿浊略化，而腑气未畅。再为原议出入治之。原方去川朴、菖蒲、竹茹；加全瓜蒌（杵）15g。（5剂）

四诊：药后嗳气矢气均畅达，大便亦通顺，上腹部亦随之舒适，胃纳亦香，这是通降复常，胃气有权的佳象。但舌色转红，并觉口干鼻干，动则易汗，出现气阴两虚之象。又当减少理气之药，参以护阴。上方再去青皮、枳实、瓜蒌、火硝；加北沙参15g，川石斛15g。（10剂）

五诊：病情向愈，自觉症状全除，精神亦振。但舌苔中后尚较厚，不过是松浮苔，毋用过虑。因患者畏汤药，即用火硝、炙鸡内金粉，每日各2g，金钱草15g，煎汤调服。作为善后调理。坚持半年余，一直平善。中间亦曾有过小反复，即用第一次方出入，服几剂汤药，很快亦平。

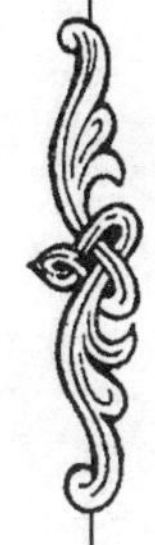

按：上述火硝炙鸡内金粉，用金钱草煎汤调服，名硝金散。硝石能利胆化石，鸡内金能助运化谷，金钱草能清利湿热，三物相伍，能利胆而排石，这是自拟方。法从《金匮要略·黄疸病脉证并治》硝石矾石散而来。对胆石症有很好疗效，尤其多服利胆化石大黄制剂，出现胃寒泛清水的病例，疗效更佳。现在这种病是越来越多了，我亦患此病，亦服过此药，对改善症状，可以说是确有把握的。服此药而到现今尚健在的，亦有其例，尚未见到服此药而引发癌变的。但自药学家提出，火硝是致癌物质，不能应用以后，用者服者均已止步，噤若寒蝉（此下医案，均是过去的事，读者注意）。但弃之实在可惜。大家知道，砒霜是要毒死人的，而上海同道，却用此治好了白血病，轰动世界。最近南京八一医院又首创用砒霜治愈原发性晚期肝癌。在中医历史上，用石药、

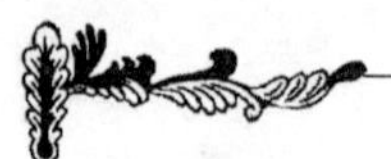

毒药治病，可以说是常事，特别《千金要方》《千金翼方》《外台秘要》等记载用这类药的方剂很多。《内经》上还专门列出规矩，“大毒治病，十去其六；常毒治病，十去其七”（《五常政大论》）云云。我们有志同道，能否在这些地方研究一下，虽云有风险，但肯定有惊人的成果在等待着你去摘取。上海的同道，已经在这方面为我们打开大门了，希能紧紧跟进，为研究中医中药，做点有意义的实事。

例五：姚某，女，40岁，中学教师。

初诊1971年3月：确诊慢性胆囊炎伴泥沙型胆石症已经2年余。经常右胁胀痛，放射右肩背。自感右胁内灼热，背部烘热。恶心口苦，胃纳乏味，尤其不能吃油腻或油炸过的食物，否则亦能引起胁痛，胃中板滞不适，泛泛欲吐。时见突然寒热，平时下午亦有低热。大便时泄时秘；便秘则胀痛低热加甚。就诊时正值发病，胁痛口苦，大便4日未解，脘腹痞闷。面黄肌瘦，睡眠很差。

去年开始，患者月经常见推迟，经量亦少，经前乳胀腹痛。其脉弦细略数；舌尖赤，苔黄腻根厚。

曾经屡用抗生素、亮菌甲素片，利胆化石药等，一时有效，而病情反复依然。分析其证，还属湿热中阻，胆胃两病。所以胁痛作胀，出现寒热错杂症状，盖由感染，湿热阻滞气机使然。恶心欲吐，口苦纳差，大便秘结，亦是胆胃失于通降，浊气反而上逆的现象。从其脉象、舌苔变化，充分证明病机的分析。治以疏泄和降为法。大柴胡汤合硝金散。

柴胡10g，赤芍10g，焦枳实10g，黄芩10g，大黄10g（后下），姜川朴5g，姜半夏10g，陈皮5g，矾郁金10g，炒川楝子10g，醋炒延胡索10g，六一散30g（包），金钱草30g。（3剂）

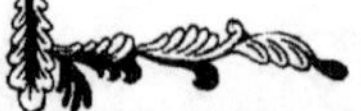

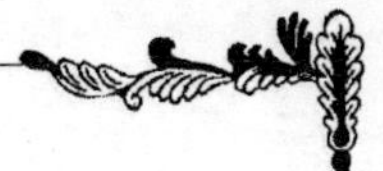

另：火硝4g，炙鸡金粉4g，分2次调服，连服3天。

二诊：此证是胆胃病，“六腑以通为用”。治以疏泄和降方法，其效之快，真是如响斯应。药后肠鸣矢气，连连得大便，两三天已解八九次，大便先干后稀，几成泄泻。自感从脘胁至腹部通畅舒适，痛胀全去，很有点破涕为笑的味儿。清淘大便，看到很多小粞米大小的褐色结石。因药效较佳，原方减轻大黄，又服3剂。

三诊：舌苔化为薄黄腻，脉转细滑。脘胁舒适，寒热全除，知饥欲纳，效议出入。原方去川朴、川楝子、延胡索；柴、枳、大黄，用量减半。（5剂）

四诊：大便又不通，脘胁亦感作胀，并有低热，病情似有反复。再与第一次方3剂。

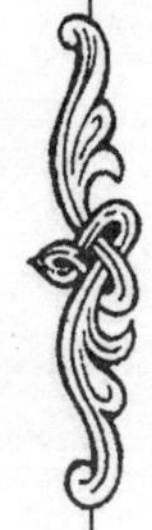

五诊：大便又通畅，诸症亦减。从大便中又清淘出很多小结石。再与三诊方5剂。

六诊：病情又有变化，右胁板滞，钝痛，欲得温按。胃不欲纳，口泛清水。大便虽通，量少不爽。时当初夏，反而形寒。脉转细，苔变薄滑。分析病情，当是屡用苦寒，损伤中阳了。阳虚则阴寒自生，所以出现上述诸症。这里，一方面胆胃湿浊未净，另一方面又见中阳受损，成为寒热虚实错杂病情。腑宜通，脏宜藏，通塞两碍却又宜兼顾，出现棘手病情。即于前法复入温脾汤意，邪正寒热两顾，观效再商。

柴胡10g，桂枝10g，赤芍10g，焦枳实5g，黄芩10g，大黄5g，陈皮5g，茯苓10g，六一散15g（包），金钱草30g，制附块15g，干姜5g，党参10g。（5剂）

七诊：药后病情得到改善，大便通畅，脘胁亦舒，知饥欲纳，形寒泛清水等症均除。脉见细滑，苔布薄白。湿浊得化，中阳来复了，殊为佳机。从大便中又淘出不少小结石。

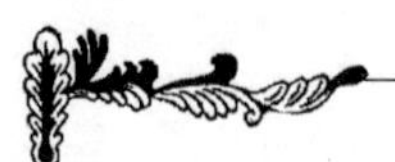

原方小其制，调理得安。此后并坚持服用硝金散 2 个多月，观察很长时间，无大反复，精神形体恢复很好。

按：此例反复较多，关键都在一个“通”字上。如何通法，很值得研究。这种变化，是个活教材，如能细细琢磨，定有临床如何应变的启发。

例六：韩某，女，40 岁，家庭妇女。

初诊 1976 年 8 月：患者于 1973 年夏，因胆结石病剧发，手术治疗，切除胆囊。过了年余，胁痛脘胀又发作，而且愈发愈剧，每发一次，都得医院急诊才平。医院复查，诊为肝胆管残留结石。不能再做手术。

患者这次发病，是由于一时兴奋，又吃了猪油拌面，迅即脘胁胀痛，痞闷拒按，欲嗳不得，欲吐不吐，已经二三天，不能进饮食，少纳即更加痛胀。口干唇焦，时寒时热，身热而又肢凉，烦躁不寐。大便不通，小水赤涩。面容憔悴。脉来弦滑有力；苔厚腻而揹，舌色呆滞。

分析病情，此属积阻气滞，胆胃两病。伤食者必恶食；食与石俱阻，当然气机不通，为胀为痛了。胆胃为腑，失于通降，所以上为痞闷，欲嗳欲吐，下为二便秘涩，甚至身热而肢凉，这是一身之浊气，都痹窒不通，反而上逆了。脉息舌苔，亦证实这一点。急为行气通腑，疏泄胆胃。以平胃散合大柴胡汤。

苍术 10g，姜川朴 10g，陈皮 5g，柴胡 10g，黄芩 10g，焦枳实 10g，赤芍 10g，姜半夏 10g，生大黄 10g（后下），焦山楂、焦神曲各 10g，矾郁金 10g，六一散 30g（包），金钱草 30g。（3 剂）

注意服药法，每一煎药汁，都要分 3 次缓缓服，重药轻投，亦防止寒热格拒，反增吐逆。

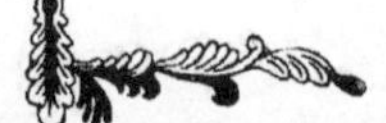

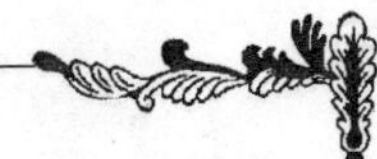

二诊：据述服第一剂药，仅略得肠鸣失气，服至二三剂药，才得大便畅行，小便亦利，黄而气臭，脘胁胀痛，亦随之减轻。寒热亦退，并得安寐。但尚不贪食，舌苔并有化燥之象。效议出入再进。原方去苍术、大黄；枳、朴用量减半；加川黄连3g，玄明粉5g，冲服。（3剂）

三诊：大便续通，量多，嗳与矢气俱畅，脘腹觉舒，胃稍欲纳。脉转缓滑，舌苔化松。病势大定，议为廓清。上方去楂、曲、玄明粉；加炒竹茹5g。（5剂）

四诊：诸症均平，精神亦振，脉滑，苔薄白。余邪已退。患者畏汤药，即改用硝金散，调理月余，平善无反复。

例七：单某，男，38岁，曙光机械厂工人。

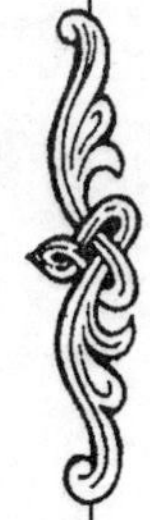

初诊1977年7月：以往有胃痛病史。前天突然右胁上腹部酸痛，呕吐发热，出现黄疸，在医院急诊室观察检查，诊断为胆石症伴胆囊炎急性发作，急须手术治疗。患者有顾虑，转中医为治。

诊时上腹部阵发剧痛，并且拒按。胸痞欲得太息，恶心呕吐，发热（38.7℃）心烦，有汗不解，面目发黄（黄疸指数35单位）。腹胀，大便不通。口苦嗌干，不能饮食，食入作胀作吐。脉弦滑而数；舌赤，苔黄腻罩灰。分析病情，此为湿浊阻碍气机，少阳阳明合病，兼有暑秽湿浊，属于阳黄。湿浊中阻，气机郁滞，所以为胀为痛，烦躁不寐。湿热郁蒸，熏发于外，所以面目发黄，寒热往来，有汗不解。胆胃之气俱逆，失于通降，所以恶心呕吐，大便不通，亦相应而致。其脉弦滑而数，苔黄腻罩灰，均反映为邪实有余之证。治以理气化湿，通腑泄热法。方从茵陈蒿汤与大柴胡汤相伍，参以辟秽泄浊。

柴胡10g，茵陈30g，六一散（包）30g，金钱草30g，

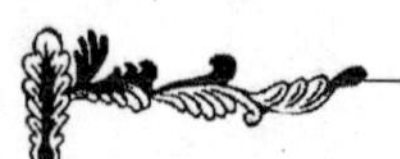

黄芩15g，大黄10g（后下），姜川黄连3g，赤芍15g，枸橘李10g，广郁金10g，姜半夏10g，竹茹10g，鲜姜汁5滴（冲）。（2剂）

另：玉枢丹2支，每剂药前，先用开水调服1支。

二诊：药后大便畅通，胁下脘腹胀痛顿减，恶心呕吐亦平，并得微微汗出，发热亦退（37.6℃）。从几次大便清淘中，看到大小结石许多，大的如小黄豆大褐黄色结石三块，小的如小粞米大无数。舌苔罩灰色亦化。药病相当，效议再进。原方去玉枢丹、姜汁、竹茹；大黄减半；加赤苓15g。（3剂）

三诊：胀痛全平，寒热全退，黄疸亦退大半。大便顺畅，小便增多，知饥欲食。脉见缓，苔转薄腻。病势大定，廓清余邪，以防反复。上方再去大黄、枸橘李、赤苓；加白术10g，茯苓10g，炒枳壳7g。（3剂）

四诊：黄疸全退，小便亦清，纳便复常。但因天气炎热，汗出较多，神疲乏力，舌红少苔，有暑伤气阴之象。转为调理巩固。

青蒿10g，黄芩10g，六一散15g（包），茯苓10g，柴胡5g，炒枳壳7g，白芍10g，北沙参15g，川石斛15g，生扁豆15g，糯稻根须20g。（5剂）

此后即停汤药，改服硝金散，观察至9月，一直平善。

胃　　痛

土内四气　胃病最杂　其于升降二字　尤为紧要

例一：俞某，男，58岁，煤球店会计。

初诊1975年8月28日：胃痛已七八年，时发时平（曾

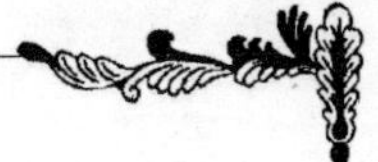

经上消化道X线钡剂检查，诊断为胃下垂)。近半月来，胃脘胀痛不已，痞闷不舒，自感气阻于胸脘，欲嗳不得。胃中有振水声，时吐苦浊，吐浊后仅感稍适。大便不通，已经1周。每当胃痛发作之时，总伴见牙痛齿浮，不能咀嚼。不欲纳谷，尤其不能吃稀粥，稍纳即吐清冷水，有咸味。形体消瘦，面色晦滞。四肢清冷，形神疲乏。脉左弦右濡；舌苔滑腻。分析病情，此由中阳衰微，阴寒内盛，病属寒饮胃痛。同时，土虚则木侮，所以又见肝气夹浊阴上逆之势。治拟温中暖肝，化饮降逆法。方从理中汤合桂苓吴茱萸汤出入。

党参10g，干姜5g，炙甘草5g，桂枝10g，吴茱萸5g，茯苓15g，白芍10g，炒川椒3g，炒小茴香3g，生姜3片。(5剂)

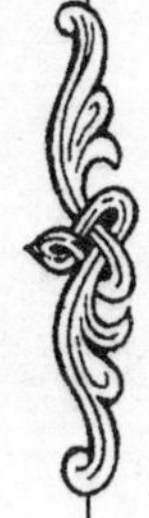

二诊9月4日：据述服第2剂药后，即能转气，嗳气矢气畅行，胃脘痛胀顿减，小便多，大便亦顺解。继续服药，出现奇迹，牙痛竟然自止，以往从无这样见效。胃稍欲纳，腹中亦觉暖和，滑腻舌苔亦化。这种转机，真如《金匮要略》论气分之病，“阴阳相得，其气乃行，大气一转，其气乃散，实则矢气，虚则遗尿”。药病相当，效不更方。原方再进。(10剂)

三诊9月18日：胃痛基本平复，纳谷亦香，二便顺调，吐浊吐水全止。惟尚有嗳气，遇寒偶有腹胀，这是气机未尽调畅，原议加味。原方加陈皮6g，青皮6g。(5剂)

四诊9月25日：胃痛止，嗳气减而矢气多，自谓脘腹均舒，二便顺调，纳谷亦干稀均适，精神清爽。惟近日有些感冒，咳嗽气逆，夜尿次多，但胃痛并无反复。脉转弦，左细右滑；舌苔薄滑中腻。盖又感外寒，触动内饮，由脾侮肺。转为表里兼顾，改用苓桂术甘汤合桂苓五味姜辛半夏

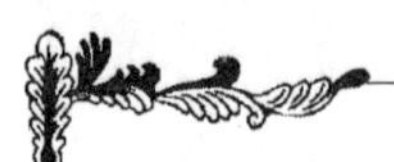

汤，并加款冬花10g，补骨脂10g，党参10g。服药5剂，诸症痊愈。

按：本例胃痛，是寒饮所致；而寒饮之生，实际是由中阳虚衰，阳不化津而成。同时，中阳不振，必然招致肝木乘侮，气机逆乱，即为胀痛，为吐水，形成目前局面。概括此病变化，主要是虚、寒、饮、逆四个字。即中焦阳虚，肝气夹寒饮上逆。前者为本，后者为标。病位在肝胃。中阳式微，所以四肢逆冷，面色晦滞。饮逆则吐清水咸冷，牙痛齿浮；阳微饮阻，气失宣通，故上为胃脘胀痛，欲暖不得，下则大便不通。种种见症，要之为阳微饮逆，中虚木侮。治拟温中暖肝，化饮降逆法，是从通盘考虑的。方用理中、桂、苓，温中化饮，以为之主。配以萸、姜、椒、茴，暖肝泄浊；同时椒、茴二味，又能温胃肠，治牙齿浮痛。芍药一味，在此既能合桂枝甘草调和肝脾，又是刚中寓柔，防止大队辛温药的僭逆，亦可以说是药中的反佐。理中不用白术，是嫌其呆守，不利于痛胀。如此斟酌配伍，是符合病情的，所以疗效较佳。

这里的便闭、牙痛二症，最易使人疑惑，是实证、火证？显然不符整个病情；其实亦有属于阴寒饮逆，胃气被浊阴痹阻为患的。所以在此用温阳泄浊方法，应手而效，大便通顺，牙痛竟止了。“治病求本”之论，要牢牢记住。

例二：凌某，男，51岁，南京市蔬菜公司发酵厂会计。

初诊1976年8月11日：据述1975年春节前突然胃痛，开始时饥饿作痛，得食缓解。二三个月后，虽纳谷亦不能缓痛，并且谷入作胀，隐痛不止。时嗳气，不泛酸，但进粘食甜食，即有醋心。（怀疑有器质性病变。曾检查：大便隐血试验，阴性。作X线摄片，诊为胃窦炎。又作纤维内窥镜检

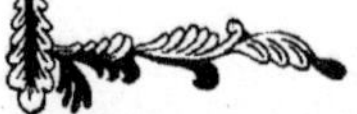

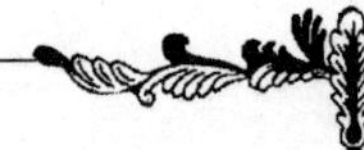

查，诊为胃部浅表性炎症）

目前胃痛频仍，以剑突下偏左方为甚。其痛虽不甚剧，但隐痛不辍，不喜按。时嗳气，得嗳略松。纳谷日少，谷入脘，左作梗，不易顺下。大便尚可，但常夹有不消化食物。口苦，以晨晚为甚。脉细，按之弦；舌质稍淡，苔腻满布（此时当为湿阻气滞现象）。病员有些紧张，因其父辈有患此病去世的，担心会传及自己。分析证候，属于木郁土中，湿阻气滞，尚为多见病情，可以不必过虑。治拟疏肝和胃，理气化湿法。方从柴胡疏肝饮合戊己丸出入。同时加以劝谕开导。

柴胡 5g，苏梗 10g，青皮 5g，陈皮 10g，制香附 10g，姜半夏 10g，茯苓 10g，佩兰 10g，厚朴花 5g，姜川黄连 3g，炒白芍 10g。（5 剂）

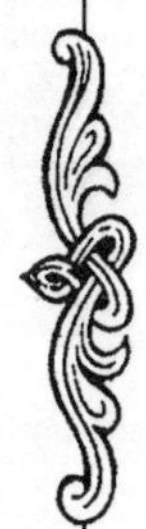

二诊 9 月 10 日：服上药较适，心情亦觉平和，自己连续服了 25 剂。胃痛几平，食入作梗感亦除。口苦减，饮食增加。但受凉后容易大便溏泄，次数亦增多，而苔腻已化薄，舌已露边；脉细濡。据证分析，此乃气滞已解，而脾阳虚候又接踵而至，为实转虚之象，盖由痛久伤气，与脾胃薄弱有关。治宜转从顾本。前方去青皮、香附、半夏，避其辛香苦燥；加炮姜 7g，炒山药 10g，温脾益气。（10 剂）

三诊 9 月 22 日：胃痛全平，大便正常，纳谷香餐，但不能多食。口中觉干，饮喜甘润。舌苔薄净，脉细略数。病久正虚，气阴均感不足，又当药随病转，阴阳兼调，巩固疗效。上方再去厚朴花；加党参 10g，川石斛 15g。（10 剂）

药后诸症悉除，精神爽快，眠食均佳，甚感欣慰。观察 3 年，虽遇严寒，胃痛从无反复（1977 年 5 月 6 日胃镜检查，示胃窦黏膜皱壁有陈旧性出血点，同于前年。未见充血水肿

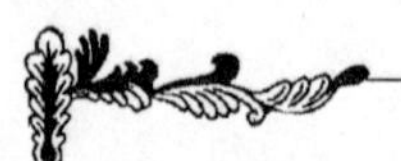

及糜烂面和红白相间现象)，恢复很好。

按：胃脘痛病情，属于肝胃两病的，初期多见气火有余，因为肝郁则气逆，气郁又易化火。同时，胃失和降，则饮食不化精微，反易生湿郁热。本例正反映了这种病理变化。故适宜用疏肝和胃、理气化湿的治疗方法。但病情每每有两种传变：一是脾胃薄弱，一旦气滞解除，气虚又接踵而至（在某些病例，过用辛香苦燥之药，理气亦能耗伤其气），此时应药随证变，及时予以温脾益气，亦即由治标转向顾本。二是多用辛香苦燥之药，产生副作用，或者痛久入络，又容易伤及肝胃之阴，出现阴津受伤见症，在此又当及时顾阴，配伍甘润之品，特别"甘守津还"一法，每见效机；力避阴凝重浊之药，防止阻碍脾胃的升运功能。这些都是肝胃病常见的证候，及其始末变化，临床应有预见性和全盘考虑。

例三：刘某，男，27岁，职工，南京秦淮区。

初诊1997年11月13日：胃痛脘痞，得嗳宽舒，间或吐酸，喜得温饮。病由辛劳饮食不节而起，纳谷不香，谷入气滞。夜寐不实，时见遗精。病已年余，经治欠效，转就中医。诊其气色郁滞，情绪紧张，常欲太息，似乎有难言之隐。舌红、苔薄黄腻，两手脉弦而涩。分析病情，肝郁犯胃，气滞有郁热之象。先为理气和中，辛开苦降。方从半夏厚朴，泻心、吴茱萸合参。

老苏梗10g，厚朴花5g，陈皮10g，炒川楝子10g，黑山栀10g，川黄连4g，炮姜4g，淡吴茱萸4g，茯苓10g，广藿梗10g，焦山楂、焦神曲各10g，炒合欢皮15g。（5剂）

二诊：药后得嗳与矢气，胃痛脘痞宽缓，纳谷转佳，亦不吐酸。多方劝导，心情亦见开朗，惟尚遗精。效议加减再

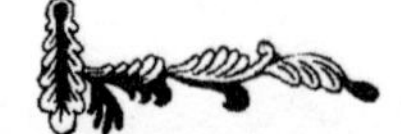

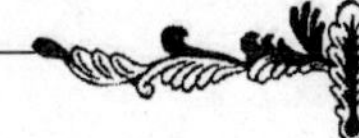

进，复入封髓丹意。原方去焦楂曲、广藿梗；加黄柏 10g，砂仁 4g（后入）。（5 剂）

三诊：胃痛几平，遗精亦减，效议巩固之。前方再去厚朴花、吴茱萸，5 剂。以后即停药，病亦向愈。

按：本病实由劳碌郁怒而致，年轻人经不起受挫折，以致劳郁伤肝胃，上为脘痞作痛，下为遗泄，多是一气之拂逆。处理先与理气解郁，后入封髓法，坚阴泻火，药病合拍，所以迅能见效。年余之病，得其诀窍，从此就愈，亦为快事。

例四：刘某，女，40 岁，纺织工人。

胃脘痛病已经 6 年，反复发作，医药欠效，多方检查，亦未发现明显病灶，难以确诊。据述病由情绪失畅引起，厌恶其本身专业，但又不易找到称心工作，渐至脘痛时发，饮食受凉，每为诱因，生气受屈，更能随时作痛，胁肋胀，欲得嗳与矢气，否则闷胀气郁，手足厥逆，卧床不起，多次送医院急诊。饮食无味，大便不顺，月经亦愆期。经用疏肝和胃止痛方药，初颇见效，痛能缓解。但以后屡用此法，反见胃脘胀痛更甚，恶心兀兀，欲吐不得，胸脘自感躁热，烦不安寐，口涩便艰。脉弦，舌红，苔薄黄腻。分析病情，证属肝胃两伤，升降乖常。肝失条畅而气郁化火，胃失顺降而湿浊上逆。气机逆乱，所以产生多年的脘痛胀闷，纳差便艰，月经愆期等症。前用疏肝和胃止痛，尚属对证，为什么始效而后又失效？分析其因，盖有三点未加注意：①升散之药，用之过多过久，会出现副作用，反伤气阴；②徒求止痛，未合机宜，亦违“痛随利减”的精神；③虽屡更方，用药总是升多降少，乖于“升降相因”的圆机。

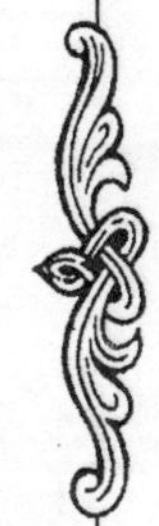

基于以上认识，改用疏泄通降方法。以黄连温胆汤为主

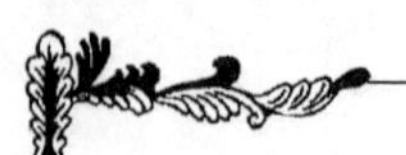

方，顺降胃气，所谓“逆者折之”，“上者下之”，首先挽转逆上的邪势。再加薄荷叶伍黄连，疏泄心肝之郁火，亦寓“实则泻子”之意。另用桃仁、蒌仁（玄明粉5g同打）、旋覆花、白芍，和肝之络，敛气之逆，通降胃气，亦是以咸苦寒之药，补救过用辛香之弊，且能润大肠而泄浊气。如此疏肝和胃，升降相因，适应病变，争取效机。

姜半夏10g，陈皮5g，茯苓10g，焦枳实10g，黄连4g，炒竹茹5g，薄荷4g（后入），旋覆花10g（包），白芍10g，桃仁泥10g，瓜蒌仁10g，玄明粉5g（同打），玫瑰花4g（5剂）

同时动员家属，多做开导解释工作，讲明病情。

二诊：药后颇得效机，嗳气多，矢气频仍，大便通顺，胸脘宽舒，胃痛大减。效不更方，原议再进。（5剂）

三诊：痛几平，纳谷香，寐亦安熟；但顾虑会否反复。以后稍为出入，巩固疗效，病亦向愈。

按：临床上时遇胆囊炎、胆结石病人，呈胃痛，肝胃气滞证候的，常仿此法，加重疏泄通降之药，亦屡获效。

例五：王某，男，41岁，工人。

本初诊1990年12月2日：胃痛多年，时发时止，近五六天来，发作频繁，卧床不起。平时形寒，怯冷，少气乏力，食少化迟，尤其不能吃粥，吃粥则泛清水。亦不能多食油腻，否则嗳腐作胀。大便溏结无常，以溏便为多，甚时并见肛门下坠。病发脘胀作痛，引及两胁，自感有气攻冲走窜，但又不得嗳气；气坠则欲大便，但大便又不爽。若得温运按摩，摩至肠鸣矢气，则快然如衰；如得小便畅利，亦感适意。不能多站，站久则脘腹坠胀。痛甚气胀，又不能按，亦不能高声语言。恶动喜静，动则头晕目黑（曾经多种检

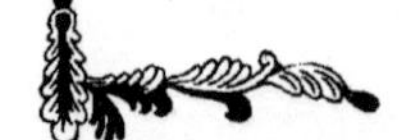

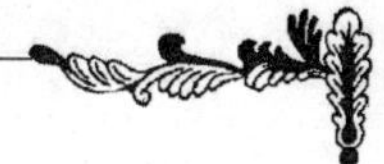

查，拟诊慢性肥厚性胃炎、轻度胃下垂、贫血等）。这次复发，是由受寒引起，痛甚较剧，诸药欠效，怀疑恶变，顾虑甚多。

病人气色晦黄虚浮，唇淡微肿，满面愁容，应对少神。舌苔厚腻微黄，质稍胖暗淡；两手脉濡。证为湿浊中阻，升降失常，气机痞塞，阳气不展，以致不通而痛。从其体质而论，多年之病，显为内伤中虚；而从目前症状言，则湿浊有余，痛属邪实。故本案为虚实错杂之候，而且为久病。法当遵《内经》之旨，先标后本，分步骤施治。先以升阳泄浊，斡旋气机。方从升阳除湿与五苓出入，以观效机。

柴胡 7g，升麻 5g，川芎 7g，藁本 10g，制苍术 10g，白术 10g，陈皮 5g，桂枝 15g，茯苓 15g，泽泻 10g，炒白芍 10g，上肉桂 5g（后下），草豆蔻 10g（杵，后入）。（5 剂）

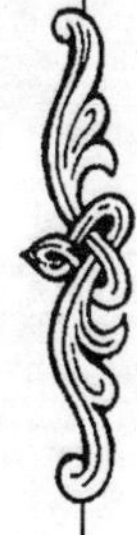

二诊：前方升阳生发引胃气，化气通阳泄湿浊，从上下内外分消，恢复中焦升降功能，药病相当，服后甚适，服至第二剂时，即感药入如有一股暖流，脘腹雷鸣，频频得嗳与矢气，小水亦畅行，一身轻松，脘痛随之几平。但又感疲乏，欲得安寐。舌苔根腻已松，前半化薄微黄，脉转有力。方药见效，无大更张，邪有去路，略参顾本。原方去藁本，减草豆蔻 5g；加党参 10g。（5 剂）

三诊：正喜胃痛迅能见效之时，讵料冷空气突然南下，连日阴雨，病情又有变化，真是天人相应的道理，惟有内伤病人感受最深。脘痛又起，但痛无以前之甚，气胀亦轻，而腹脘阴冷，四肢微厥，泛溢清水，食又化迟，小便亦少。形寒畏冷，懒不肯动。舌苔转滑，脉见弦象。此属寒水为患，遏抑中阳，与湿胜气滞病情又有间，再复入温中散水，兼御外寒。

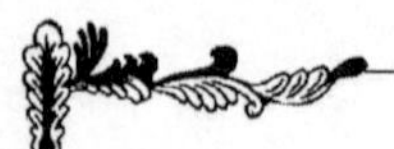

柴胡7g，升麻5g，藁本10g，制苍术10g，白术10g，陈皮5g，桂枝15g，茯苓10g，草豆蔻10g（杵，后入），淡吴茱萸7g，炒党参10g，生姜5片。（5剂）

四诊：脘腹温和，胃痛又平，小溲见长，泛水亦止，这是阳和气化的佳象。舌苔转为薄白腻；脉濡，少力。邪气日退，转为扶正，补中益气，培其根本。

柴胡5g，升麻5g，白术10g，陈皮3g，桂枝10g，茯苓10g，干姜5g，炒党参10g，黄芪10g，炙甘草3g，砂仁末4g（后入），生姜2片，大枣5个。（5剂）

五诊：小试甘药补中，能够适应，未见碍运，纳谷亦可。惟大便尚未结实，间且腹滞肛坠，天阴即感畏寒。从此分析，虽为中焦胃病，实多中下气虚，荣卫亏损已久，中气亦难一时恢复。腑宜通，脏欲守，再从通补中调理。前方去砂仁末；加炒防风10g，煨木香7g，焦神曲10g；党参、黄芪各加5g。（10剂）

六诊：病情大见好转，脘腹温和，全无痛感，气力亦较前为壮。饮食恢复正常，吃粥亦不泛水。大便成形，间日一解，亦无肛坠之象。年关将至，已经前去上班，尚能胜任。面色略见光泽，舌苔薄白，惟质尚稍胖略暗；脉虽细，但耐按有神。多年胃痛，月余向愈，甚感满意。时届新春，生阳之气来复，可以借此东风，乘胜康复。拟丸方调理，巩固疗效。从补中益气、桂苓理中加味。

丸方：柴胡30g，升麻30g，白术60g，陈皮35g，炒党参120g，川芎60g，炙黄芪120g，炙甘草25g，红花30g，桂枝100g，茯苓100g，干姜80g，炒白芍60g，焦神曲80g，防风80g，炒当归60g，新开河人参30g。

上药共为细末，用生姜、大枣各50g，煎浓汤泛丸，梧

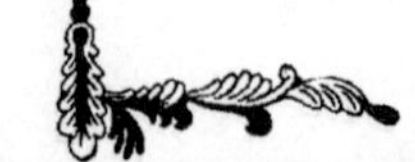

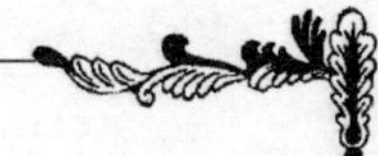

子大，每早晚各10g，温开水送服。（丸方连服2料，随访至今，胃痛未复发）

按：胃痛是常见病、多发病。痛则不通，气滞血涩，湿食相阻，多为实证。此病湿盛饮逆，湿阻而气滞，为痛为胀；饮盛则中寒，阳气不化，水反上逆，亦为实邪。但见食少便溏，并见肛坠，中气已经下陷，是病不仅在于胃，兼夹脾虚，已为虚实错杂之证。尤其小水畅行，其痛即减，是与太阳膀胱的气化有关，又左右着此病的臧否。如此则不仅病在中焦，且亦涉及下焦，成为中下两焦俱病。此等病情，绝非一般的行气止痛、见痛治胃所能解决问题，必须升引清阳，降其浊阴，使升降复常，才能气行而湿化，湿化而痛止。所以处方，以升阳除湿与五苓相合，从上下内外分消，着重斡旋气机为法。

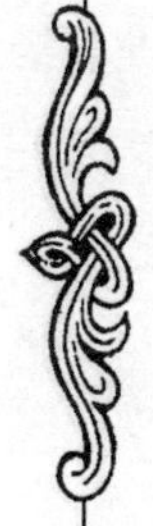

再论此病之湿，属于内湿，是由脾胃气弱，水谷不化精微而生湿浊，徒治其湿，尚属治标，必使脾胃健运，谷消水化，才是治湿之本，亦是治痛的根本。何况前人尝说："治湿不利小便，非其治也。"只有网开一面，使邪有出路，才是妥当方法。所以于五苓方中，重用桂、苓，化气通阳，亦即泄浊。甚时水从上溢，外寒与内寒交迫，复加干姜、吴茱萸、生姜，温中祛寒，并以散水，亦是更加增强桂、苓化气通阳之势。药后能见效，证明辨证立法是符合病情实际的，确能转逆病情。

由于病因重点在湿在饮，又兼脾虚，所以始终未以行气止痛为法，即苦温燥湿、辛香理气，亦未敢多用，恐其反能耗气。因为气滞而湿胜，所见脉细，舌质稍胖暗淡，有中虚宜补，血涩宜消之处，但在初中期，不敢多用甘药，亦不敢多用血药，即便补中益气方中的当归，宁可改用川芎，这

是提防甘药的满中，血药的阴柔，反助其湿，多生枝节。最后在阳升胃醒，调理善后之时，加而用之，一举成功，深感“治病求本”“审因论治”，是临床的法宝，亦是对待任何疾病更能取得成功的诀窍。

例六：魏某，男，64岁，离休干部。

胃痛多年，确诊是慢性萎缩性胃炎亦已4年。近年又患慢性降结肠炎。时常胃脘作痛，脘腹痞胀，喜得温按，口作干，纳尚可，但乏味，大便艰行；惟得大便后，则脘腹痛胀。均减。前医用养阴和胃止痛方法，药后胃痛见轻，但脘腹作胀依然，嗳与矢气不畅，大便仍然艰行。舌质嫩红，无苔；脉见细滑。分析病情，证属胃气郁滞，脾约津伤，虚中有实，升降失调的变化。治以通降法，行气顾阴，取六腑以通为补之义。方从脾约、麻子仁丸加味，改丸为汤，荡涤中焦。

火麻仁泥10g，桃仁泥10g，白芍15g，制大黄5g，川朴5g，焦枳实10g，北沙参15g，麦冬15g，陈皮5g，炒川楝子10g，醋炒五灵脂10g，炙蜣螂虫10g。（5剂）

二诊：药后平平，又服5剂，嗳与矢气畅行，脘腹胀减，又进5剂，其间得大便顺下，甚畅，胃痛大减，纳谷转香，自感一身轻松。舌布薄白苔，口中亦和，效议出入。原方去大黄、川朴、陈皮，枳实减5g；加炙甘草4g，全瓜蒌（杵）15g，炒青皮5g。（5剂）

三诊：服完上药，自觉平善，停药数天，又加小劳，旧病复发，胃痛腹胀又至，大便不行。再服第一方，连用1周，诸症均解，并得熟寐，痛胀全除，再为调理巩固，康复出院。

按：胃痛诊断为慢性萎缩性胃炎、胃窦炎，临床日见增

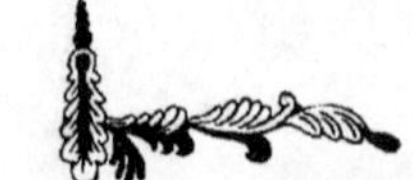

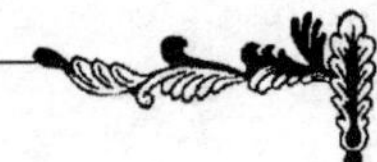

多；而并发慢性降结肠炎，并不多见。此证抓住升降失调，治以通降法，兼顾行气养阴，取得疗效。方中以脾约丸为主，减朴、黄之量，是缓其攻势；增沙参、麦冬，是资水行舟。又加陈皮、川楝，是行气利其升动；五灵脂、蜣螂，是活血助其下降（因为多年痛胀，气滞必有络瘀，所以参用活血药；杏仁亦改桃仁。同时血药多，亦能润下）。总之，还是在脾约的养阴与通降两个方面设法的。此例病经反复，用此方仍然获效，足证方药是符合病情的。

胃痛一经检查诊为慢性萎缩性胃炎的，临床常用养阴和胃止痛方药，有效有不效；不效的，大多是套用成方，欠于过细的辨证选药；而养阴又多取甘凉和酸甘之药，反而遏抑胃气，病情亦见复杂。即使宜用养阴之药，余每先虑阴柔凝重之嫌，多伍以辛通和降之药，取阴凝非阳不化，胃气非降不通之义，较为妥当。总之，治疗胃痛，要考虑以通为补，胃气以下行为顺的大原则。

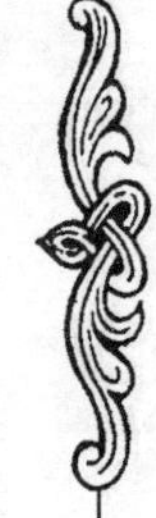

例七：何某，男，35 岁，干部。

初诊 1988 年 5 月：胃痛多年，反复发作，形体消瘦，倦怠乏力。经过多次检查，诊断为内脏下垂，慢性胃炎。多方治疗，时轻时重，难以痊愈。近来天气阴湿，胃脘痛胀骤加，不喜按，坐卧不安。纳谷不香，尤乏滋味，时欲嗳气，又嗳不透；得嗳则痛胀均减，脘腹宽展。大便溏薄，日一二次，甚时欲遗尿。大腹小腹有坠胀感，坐卧不适，小便滞涩；如果得小便畅利，则腹中舒适，大便亦能成形。舌苔厚腻；脉濡微弦。分析病情，中阳不运，湿阻气陷；湿胜则又气滞，所以为胀为痛。这种胃痛，实际是脾胃两病，虚实错杂为患。病程有年，非旦夕可以求功。治为升运中阳，化气化湿。升阳和胃汤（自拟方）加味。

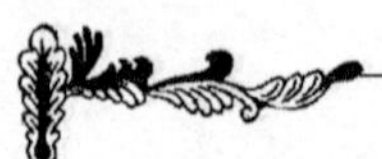

柴胡5g，川芎7g，藁本10g，苍术10g，炙甘草4g，炒麦芽15g，焦神曲10g，陈皮5g，广藿香10g，桂枝10g，茯苓10g，泽泻10g。（5剂）

二诊：药后自感甚适，身中有暖和之气，连得嗳与矢气，尤其小便畅利，痛胀随之减轻，自己又服5剂。诊时舌苔已化薄白，知饥欲纳。效议再进，无事更张。（原方5剂）

三诊：痛胀几平，纳香，大便亦渐成形。自感身轻，脉见滑象，效议出入。原方去苍术、藿香、泽泻；加炒党参10g，白术10g。（5剂）

以后仍从原方加减调理，胃痛便泄均安，虽逢黄梅阴湿气候，病亦无大反复。

按：此种病情，临床往往可以遇到，虽然内脏下垂的不多，而中阳不运，湿胜气滞，为胃痛便泄兼见的，实属不少。胃痛由于气滞，气滞由于湿滞，人皆知之。而湿滞为中气下陷，清阳不升；下焦之气不化，湿浊没有出路，考虑到此的较少。再说治疗，理气止痛，苦燥化湿，固为常法；而长年久延的病体，多用理气，又能伤气，多用苦燥，亦能劫阴，在此实应避忌。这是处理内伤久病的必要知识。只有李东垣看透了这一关，提出升阳、通阳方法，以治内伤湿胜气滞的证候，他是从此病的根本着眼的，大能阐发《内经》精义；余亦是从临床实践中体会到这一点的。并本此认识，自制“升阳和胃汤”一方，专治这种胃痛。用药是柴胡5g，川芎7g，藁本10g，苍术10g，炙甘草4g，炒麦芽15g，炒神曲10g，桂枝10g，茯苓10g，泽泻10g，共10味，水煎服。主要功用是升阳化气，和胃助运。其中柴胡、川芎、藁本、苍术、炙甘草，是辛甘发散，升阳气，散湿滞，消痛胀。伍以麦、曲，助其运化。张洁古以藁本、苍术二味治胃痛，李

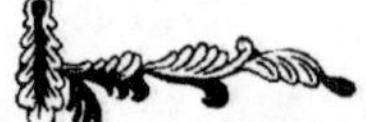

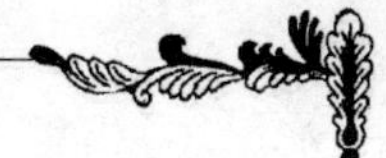

时珍以川芎、麦曲二味治湿泄，并盛赞其功效，都是深知此种病情而用药的先驱。再合以桂枝、苓、泽，含有五苓用意，通阳化气，使湿邪有个出路，真如叶天士所说："通阳不在温，在利小便"(《温证论治》)。合以为方，自有适合病情，治痛治泄的功用。

一般胃痛，气多上逆，为恶心，为呕吐，为哕逆，而这里是反见大便泄泻，明白可知，是为中气下陷的证候。痛胀得嗳与矢气即宽展，得小便快利更腹中舒，泄泻止，真是木郁土中，气化不行的明征。治法用升阳化气、和胃助运，为最合拍的了。

服药法，在汤药煎成以后，分作二三份，少量热饮。少量则易化气，不助湿邪；热饮则有利于升阳，通阳气。凡属胃湿、留饮等病，都应如此服法。即便饮食，亦应少吃多餐，多干少稀，多温忌冷。因为温热之气，对中焦阳运有好处。

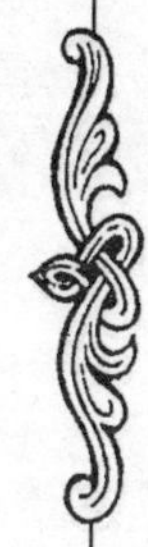

加减运用，如为受寒饮冷而发病的，加用草豆蔻7~10g，陈皮5g，祛寒温中。如脘痛畏寒腹亦胀，加干姜5~7g，益智仁10g，温中醒脾。如果口泛浊腻，或甜或酸，食入胀甚的，加姜川朴5~7g，姜半夏10g；或用吴茱萸4g，姜川黄连4g，苦辛通降。如药后胃脘痛胀均减，纳便复常的，是为最佳的疗效，以胃苓汤和香砂六君丸出入，调理巩固，以防反复。

例八：陆某，男，35岁，武进焦溪农民。

初诊1992年7月15日：胃痛多时，食后为甚，冷热均感不适，风吹胸脘，亦能作痛，喜温按。纳谷尚可，但因食后痛加而畏食，大便干结。舌质红，色深，苔黄腻罩灰滑；脉细左弦（曾经胃镜检查，诊为食管充血、胆汁反流、十二

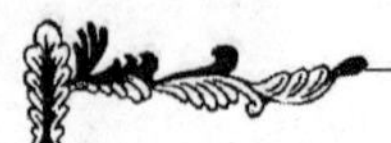

指肠球部炎症)。已经多种治疗，暂时能得止痛，但其病未见好转。

分析病情，目前是暑湿积滞伤中，湿热郁蒸，三焦气滞，兼伤营络，不通而痛。法为苦辛通降，理气和络，参以泄浊。方从泻心出入，兼解暑秽。

青蒿梗10g，佩兰10g，川黄连4g，炮姜4g，焦枳实7g，黑山栀10g，陈皮5g，茯苓10g，牡丹皮10g，降香10g，桃仁泥10g，炒竹茹5g。(5剂)

二诊：上药服了10剂，胃痛势缓，但仍如前发作，曾一次痛甚，似乎胸闷不得息。特别不能饮冷(喜温按恶饮冷，其中定有气滞络痹之处)。舌红苔黄腻；脉细，按之微弦。湿热郁蒸，气机未和，原议损益。原方去青蒿梗、炮姜、降香；加炒川楝子10g，醋炒延胡索10g，白蔻仁(杵，后下)4g。(10剂)

三诊：药效渐著，痛缓，大便亦通顺，特别食后作痛大减，舌苔亦见化。效议再进。

川黄连4g，吴茱萸4g，焦枳实7g，白芍15g，牡丹皮10g，丹参15g，川楝子10g，醋炒延胡索10g，陈皮5g，茯苓10g，广郁金10g，炒竹茹5g。(10剂)

四诊：胃痛又减，纳、便均可。黄腻苔已化薄，舌红亦减。再为廓清。

川黄连4g，吴茱萸4g，焦枳实7g，白芍15g，牡丹皮10g，丹参10g，陈皮5g，茯苓15g，醋炒延胡索10g，广郁金10g，佩兰梗10g，炒竹茹5g。(10剂)

例九：陈某，男，48岁，武进市芙蓉乡农民。

初诊1993年5月29日：胃痛多年，食入作胀，口中苦腻，曾经几次见黑便，近日又见便泄。脉细，舌尖赤，苔腻

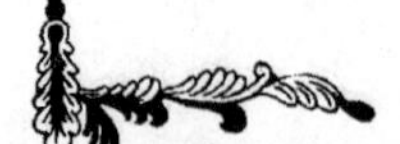

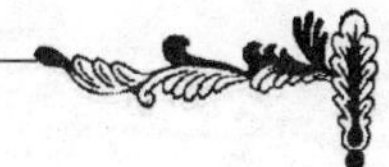

罩浅黄色。分析病情，湿积郁热，阻滞气机，兼伤营络，以致肝胃失调，升降乖常。治以苦辛通降，兼为安络法。方从泻心、左金加味。

姜半夏10g，炮姜4g，川黄连4g，炒川楝子10g，醋炒延胡索10g，陈皮5g，茯苓10g，白芍10g，吴茱萸4g，焦山楂、焦神曲各10g，炒谷芽、麦芽各10g，失笑散30g（包）。

另：三七粉6g，分2次调服。（5剂）

二诊6月10日：药后胃痛见减，大便泄泻渐止。但仍腹胀。脉不弦而濡。苔不黄腻而湿润，仍属湿积未化之象。原议出入再进。（胃镜检查：诊为浅表性萎缩性胃炎，胆汁反流）

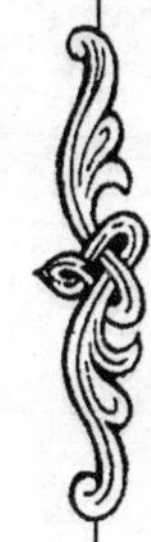

姜半夏10g，陈皮5g，茯苓10g，焦枳实7g，川黄连4g，炮姜4g，吴茱萸4g，白芍10g，炒川楝子10g，醋炒延胡索10g，广藿梗10g，炒竹茹5g。（5剂）

另：三七粉6g，分2次调服

三诊6月17日：痛胀均减，纳谷稍增，口腻亦有好转。效议小其制。原方去川楝子、延胡索。（5剂）

四诊6月24日：痛胀几平，纳便复常，舌赤亦减，苔薄白腻。和中以为善后。

姜半夏10g，陈皮5g，茯苓10g，焦枳实7g，炒竹茹5g，川黄连3g，炮姜3g，白芍10g，佩兰梗10g，炒谷芽、麦芽各10g。（5剂）

例十：时某，男，36岁，行政干部。

初诊1998年11月11日：胃肠病多年，反复发作。先有胃痛，已八九年，时作时止。发作剧痛，不能触摸，但得嗳与矢气即宽缓，得温熨亦舒适。中西药治疗，仅得暂时缓

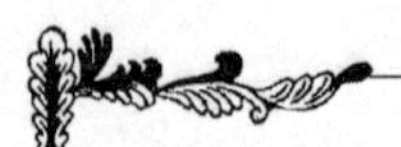

解，以后仍然发作。以后又患泄泻，大多突然而至，与饮食不节、气候变化有关。肠鸣矢气多，不能吃油腻冷食，否则泄泻加甚；甚时更引及胃痛并发，胀痛泄泻，有时上吐下泻，必得急诊才缓。近时胃痛小缓，但经常便泄。夜寐多汗，饮食不香。脉濡，苔黄腻。分析病情，还属肝脾两病，兼夹湿积。治为土木两调。方从痛泻要方合萸连桂芍。

陈皮10g，青皮10g，炒防风10g，木瓜10g，白术15g，川黄连4g，吴茱萸4g，炮姜6g，桂枝10g，炒白芍15g，姜川朴5g，炒川楝子15g，炒延胡索10g，玫瑰花5g。（5剂）

二诊：上药服后较适，连续服了15剂。胃痛明显减轻，便泻次数亦减少，但大便未能成形。晚分出汗已少，纳谷亦较佳，舌苔化薄。药病相当，再为效议出入。原方去川楝子、延胡索、川朴、玫瑰花；加紫苏梗、独活各10g，焦山楂、焦神曲各10g，炒车前子10g（包）。（5剂）

按：

1. 胃痛证治，应同中求异，脾胃兼论。胃脘痛，病在胃，主症为痛。胃宜和降，痛随利减，人们都很熟悉。但探讨病理，却很复杂。复杂在何处，就是同中有异。因此，论治胃脘痛，必须同中求异，脾胃兼论，才能使此病的诊治，有一个全局观念。胃痛一病，大多是脾胃两关，不可须臾或离的。但变化不同，脾乃胃之柔，胃乃脾之刚。一脏一腑，相应而为表里。胃痛之所以有外感内伤，阴阳虚实，或逆或从，落脚处多在这里。

胃脘痛之从外感来的，发病骤急，风寒为多，临证最常用李东垣的草豆蔻丸（加减）。此方在《兰室秘藏》中有二首方剂，病情简单的，用脾胃虚损论草豆蔻丸方（炒盐、干姜、生姜、青皮、橘皮、麦芽、苓、夏、神曲、草蔻、枳、

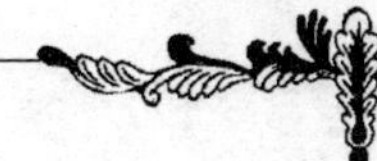

术）；较复杂的，用胃脘痛门方（神曲、柴、姜黄、归、青、芪、参、草、桃、益智、萸、陈、蚕、泽、夏、麦芽、草蔻）。二方解表止痛，顾护胃气，确有疗效。用时改为汤剂，用量可较原方用量重一些。病从内伤而致的，常见虚实两证。实证以食伤饮冷较多见，一般消导温运能效。虚证较复杂，又可分为阴阳两类。阳虚的，脾胃不足，病势不剧，但胃中阴冷，缠绵反复，时发时愈。理中汤加益智仁是个妙方，药简效宏，屡能建功。药后胃中舒暖，得肠鸣转气，其痛即缓。近年时遇脾胃不足的人，入夏饮冷，尤其进入冷气房舍，胃中即阴凉不适，痛牵心腹，甚则大便薄泻，用理中汤加小量草豆蔻、桂枝多效。如果又胃痛，又困乏，周身瑟缩，似感冒状，汗出不透，是非节之寒，遏抑卫阳，虽在夏月，亦应用桂枝汤加草豆蔻、橘皮、香薷，药后温浴取汗才解。

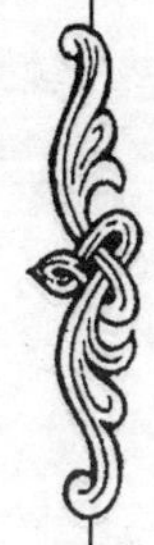

最棘手的是胃阴虚证，尽管酸甘养阴，甲己化土，药符病情（对目前常见的慢性萎缩性胃窦炎，人们已作为常法），但效果不一定好。在临床中，不宜随意套用。病属阴虚的，必见舌嫩苔微，质红少津，或见舌尖红，涎唾少，口干涩，脉细弦略数。尤其胃不思纳，谷入无味，是胃阴虚的主要证候，用之方能合拍。如果舌质光而口尚润，欲得温饮，这是阴伤而阳气亦虚，前药不尽适用，用之亦不应效，甚至药后反而胃中不适的。如舌面光，质稍暗，津润有涎的，已不是阴虚，而为胃中有痰饮，或夹有瘀滞，均勿养阴，否则更增其病。以上三种病变，均可出现舌光尖红，但决不可凭此即断为胃阴虚。真属阴虚，质多嫩红；气阴两虚的，质多稍胖；痰饮为患的，质胖而色较淡或稍暗。而最主要的一点，即辨其有津与无津。临床以酸甘养阴大队用药，其效并不理

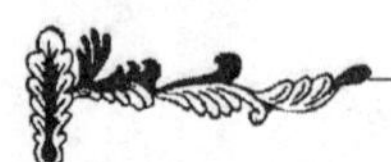

想的，潜心观察，有两个问题易被忽略，即脾运与通降。养阴方易流于呆板，这从吴鞠通已露端倪。用时宜参入生谷芽、生麦芽、橘饼、蜜生姜、炮姜、法半夏、建兰叶等1~2味，流通气机，助其运化；如胃痛明显的，另加玫瑰花、佛手花、茉莉花、代代花、桂花、苏梗嫩枝等1~2味，因诸花皆散，有利于止痛，用之常效。

能擅通补，先识升降。"脾宜升则健，胃宜降则和"，以脾主运化升清，胃主顺降浊阴之故。清升浊降，上下通泰，何痛之有？所以不通而胃痛的，多是碍其升降之机使然。前人强调"脾胃之病，虚实寒热，宜燥宜润，固当详辨，其于升降二字，尤为紧要"(《临证指南医案》)，胃痛并不例外。亦有对于胃痛，从胃气以下行为顺，以通为补立论的，强调通降一面，固然是突出重点。但病程有久暂，体质有强弱，有必要的时候，还得善于用补，补其正亦是助其升降。叶天士治胃痛，善于在辛通药中，加一味人参，从而取效，最堪师法，这就是所谓"实则阳明，虚则太阴"。不过这里的通和补，并不是一般的"实者泻之，虚者补之"，而是在于升清降浊，流动气机，解决痛与不通的问题，要善于运用通补之法。

升清降浊，通补兼施，以治胃痛之不通的，首推《金匮要略》的枳术汤，能使大气一转，痛势乃散。张洁古、李东垣更能推演其理，尝谓甘温补脾胃之元气，苦味除胃中之湿热；并新创许多枳术丸方，以调整升清降浊为最根本之处，这是临床上最常用的。

胃脘痛的，痛多兼胀，或痛而泄泻。一般认为，胀由气滞，泄为湿胜，理气则用辛散，治湿则用分利。孰知辛散亦能耗气，而辛药更上行，以致反而噫为哕为呕的，并不少

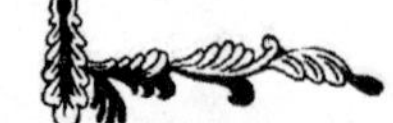

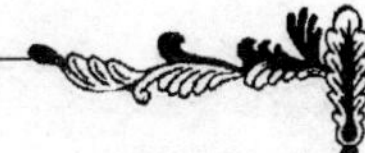

见；分利则更下渗，而利药亦能伤阳，以致降令太过，气化不行的，亦时有之。临证对比，前者注意一个“浊”字，一个“上”字，气滞由于浊气上逆，常用黄连温胆汤加吴茱萸，和胃以泄浊阴；而其中黄连与吴茱萸、枳实与竹茹，降浊最为理想。后者注意一个“清”字，一个“下”字，湿胜是为清气下陷，宜用胃风汤（蔓荆、生姜、草蔻、柏、羌、紫、藁、麻、归、苍、葛、芷、草、升、枣）出入加减。此证实际宜治脾，而用风药升阳，能如此治胃痛的，亦唯李东垣最得其详。如此均可获得临床疗效。

2. 寒热喜恶，问其所便。胃痛病情，寒热虚实，往往可以通过问诊从病人的主诉中确定，《灵枢·师传篇》指出：“临病人问所便”，至今仍有实用价值。例如中热则喜，中寒则喜热。胃中热则消谷，令人悬心善饥，脐以上皮热。胃中寒则腹胀，如再参以脉息舌苔，则病情已经了然在目。胃寒脘痛，寒多凝涩，气闭不通，用理中汤合良附丸，温中散寒；胃热脘痛，热则散越，能够迫血，用《金匮要略》泻心汤，通降泄热。临证体会，为寒为热，主证明确，方药应该集中一点，不要过于支蔓。即便病情复杂，亦宜分清主次以为治，不能偏仗止痛药。药出多门，看似全面，终非善策，违反了急病急攻的原则。

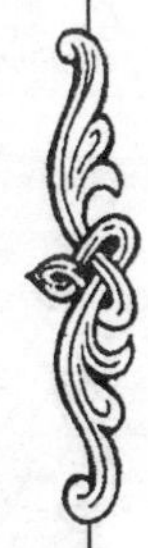

临床所见的寒热错杂证，是寒热互结，阻碍气机，不通则痛，实际多是脾胃两病，尽管寒热可有轻重，见症亦能差异，《伤寒论》的五泻心汤，为不二法门。苦辛通降，升清泄浊，随遇而宜，临证每去参、草，加金铃子散获效。

按之痛者为实，不痛为虚。脘痛拒按，手不可触，定有食积，或者还可能是胃穿孔出血；脘痛喜按，尤喜温暖，每为虚寒，亦有可能是血虚。饥时痛作，得食痛缓，其病多

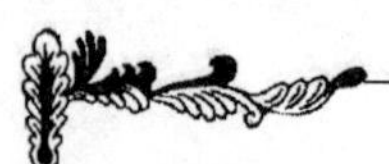

虚；食入痛加，饱胀不堪，病多属实。这些都是从病人的喜恶中了解病情，有很大的可靠性。实者宜消，保和丸、越鞠丸，加减出入；虚寒宜温补，黄芪建中汤、内补当归建中汤，亦是基本之方。用这些药的指征，舌苔每可参考。实证苔厚而腻，这是常见的，有时暴实尚无苔，不能拘执；苔黄少润的，已从热化，上药便不尽合用；有时苔如积粉，白厚无津，病非一般，加之舌绛而暗，其病情就很值得推敲，不能轻易认为实证，迳情直往。至于虚寒证，较为易认，多质嫩稍胖，苔薄而湿润。

胃痛尽管多实证，但一般不宜用吐法。临证亦多复杂情况，有虚证而为实病的，曾见胃下垂病人，脘痛欲得抚摩，而且喜暖，温运数百遍，得腹鸣矢气则宽。亦有一种病，忌吐反而宜吐。其人胃痛作胀，脘腹水声辘辘，据述得吐反快，明显是胃中停饮，即潴留物多，可用控涎丹治之，乘其逆上之势，药后先令吐，以后作泻，吐泻后顿觉爽快，能平安 10 日半月，过时再用此法，仍然有效，曾叠用几近半年，病情反见好转。常掌握一点，即脉来有神，无其他败症，然后谨慎用之。亦有虚证不宜进补的，如虚证病人，不是口和味淡，而是泛酸水，不能纳稀粥，吃粥则多泛清水，不喜甜食，吃甜则作吞酸，或见舌苔滑腻的，均属虚不受补之证，宜另想别法。尚有明明是实证，为食积、为气滞，而正治就是不应，攻之其症反剧，这样正治不效，改弦易辙，缓取之，轻取之，其病反有得效而愈，亦时有的。

3. 气血痰食，随证调理。胃脘痛由内伤而致病的，主要是气、血、痰、食郁滞，阻碍气机，不通而痛。

气郁胃痛，常见两种病情，一种是胃气本身郁滞，失于通降；另一种是情志因素，肝郁犯胃。前者多猝发，见气机

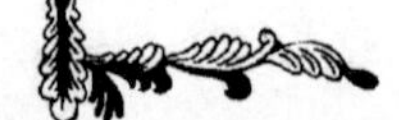

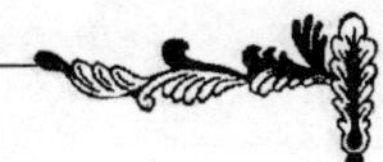

上逆，胃痛不能食，哕噫或呕，嗳出浊气，胸膈胀满，大便不通。常用黄连温胆汤加味，并分析其血、气、燥、实，用汤剂调服小量大黄粉或槟榔粉，或玄明粉等，针对治之，着眼于泄浊，不大用理气止痛药，而重视和降，从通、降中争效机。后者病情较缠绵，或轻或重，或缓或急，每随心情畅抑为转移，人们常谓胃气病，喜用《脾胃论》的散滞气汤（当归、红花、甘草、柴胡、半夏、陈皮、生姜），寓和营络于理气之中，最有法度。其中柴胡一味，对肝胃病情不尽适用，嫌其上升，每易以嫩苏梗、川楝子、玫瑰花、合欢皮、柏子仁等1~2味，调肝和胃，怡悦养神，轻清流动。此病不需用重药，亦不必专治其痛，需要的是开心悦目，反本求真。

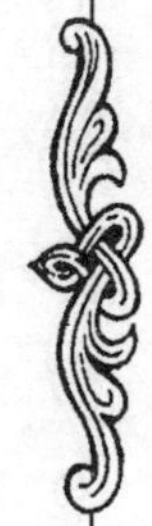

胃痛波及血分的，常见的亦有两类情况：一类是胃穿孔或溃疡出血及痛久入络的瘀血。而痛势缓急大异，前者暴而后者缓，每为隐痛。另一类是出血后的血虚及寄生虫病性贫血。两者痛势都不剧，而且每喜温按。家传一方，以鲜荷叶捣汁频饮，或炙灰调服，用治急性出血。另一方以大黄（生）15g磨汁，调服炮姜末3~5g，曾治血吸虫病肝硬化食道下端静脉出血，获效。小量失血及其前后血，失笑散（要精制）实是一张效方，每以黄酒或醋，调服其末，治痛又止血活血。病急时以童便调服。痛久络瘀，叶天士的辛润通络，虫蚁搜剔法，止痛祛瘀，两擅其长。不过，毋求急功。有些病例，舌紫瘀斑，有终身不退的，值得研究。至于后一类贫血，胃中隐痛，归脾丸还是常药。如加用炮姜、川芎更好；若嫌其温燥，再加熟地、白芍。此药亦不宜丸药，最好用膏滋，较易消化吸收。

痰饮胃痛，痛亦不剧。胃寒喜温，头眩泛恶，病较顽

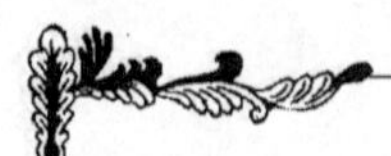

固。检查多诊为慢性胃炎，尤其肥厚性胃炎、胃下垂等。苓桂术甘汤加泽泻、半夏、陈皮、生姜，通阳蠲饮，是为常法。后取李东垣意，加羌活、藁本、桃仁、红花，升阳通络；以后又曾用控涎丹（见上方）先吐后利，去菀陈莝，都能见功于一时。

临证体会，对食伤胃痛，不须止痛，全在消食。暴积易治，久积难除。

4. 生克制化，曲尽传变。“五脏相通，移皆有次；五脏有病，则各传其所胜。”因此，必须研究生克制化，才能曲尽胃痛的传变之机。就其最常见者而言之如下。

胃与肝的关系，木旺克土，成为肝胃两病，大多肝火胃逆俱甚，痛而上冲，见症多急，是为实邪。叶天士的泄厥阴，和阳明，亦是常法。临证体会，病虽属实，尽可能少用苦寒直折，因胃气已伤，虑其苦寒更加败胃。如果土虚招木侮，亦为肝胃病，但实际是土虚而肝亦虚，此症多见于久病伤中。王泰林的缓肝之法亦很好，缓肝之急，又甘以缓中。但须注意，有虚不受补，甘多反酢酸的，这是夹有湿热，虚实错杂之证。

胃与肺的关系，本属母子。临床有胃痛气逆，治胃不应，兼治其肺的，即借肺气之肃降，从而顺降胃气，这在胃阴伤的，甚为多用，而且阴伤亦易化燥，所以运用甘凉濡润方法，药从肺胃两经着手。不过这里亦有个问题，阴凝之物，非阳不运，痛证郁滞，非辛不通。曾从麦门冬汤中得到启发，为什么七升麦冬，配以一升半夏？就是解决上述问题。所以在用甘润药时，参以辛通之味，殊见效机。

胃与肾的关系，本属相克。但在胃寒甚的，中阳闭塞，须得命门阳气，才能开化，因此温肾燠土，附桂理中丸、大

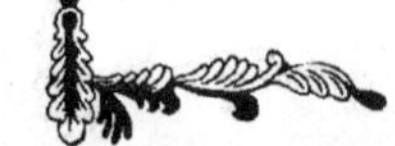

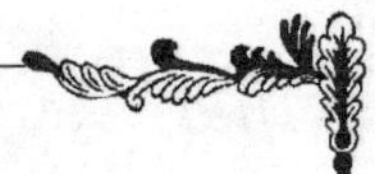

建中汤，亦属常用。临证体会，辛热能够救急，但只可暂用；甘温扶阳，才是治病求本的，宜相机运用。

胃与心，虽属母子，似乎相关较少，李东垣具有灼见，提出“安养心神，调治脾胃”(《脾胃论》)，在临床实有用处，对肝胃气痛，气机郁结的，可用肝病治心，胃病治心的方法。

胀　满

胀满由气痹　通（温）阳泄浊效无比

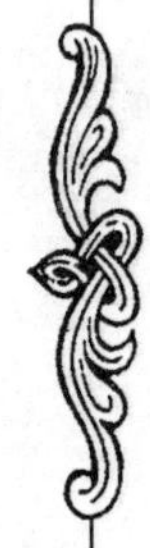

例一：仇某，男，42岁，工人。

初诊1990年4月7日：腹部胀满，时轻时重，已经2年余，腹胀阴天为甚，受寒饮冷亦加重。须得肠鸣矢气，才觉宽快。小便快利，亦感轻松。腹胀欲得宽带，否则闷塞不舒，短气不得平卧，引及腰痛。腹胀甚时，伴见腹痛，但痛不甚剧。测量腰围，略大，但不十分显著，形体亦大约相称，不甚消瘦怯弱。腹部皮肤无异常，但欠柔和，按之无明显包块，亦无喜按拒按差异。饮食不多，多则胀加，但无嗳腐伤食见症，大便始终不爽，似乎排泄不尽。据述病从一次食后，劳动过度，脱衣受寒引起。叠进中西药，偶见效，但始终不愈。近因连日受寒，其症加重，腹胀见痛（曾经多方检查，肝脏、胃肠，均未发现明显病变，亦无血吸虫病病史，怀疑腹膜结核，但未确诊，B超检查，无腹水）。诊其面色晦滞，语声重浊，口有臭气，按皮肤凉湿。舌苔浊腻罩灰，质淡稍胖，脉弦，按之微涩。分析证情，是为湿浊中阻，阳气痹窒，气不流行，所以为胀为痛，观其欲得肠鸣矢

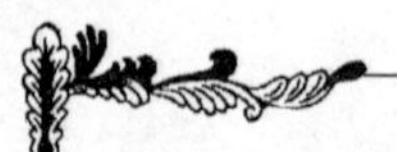

气，小便快利，即感轻松，可以证明。此属湿胀、寒胀病情。法为通阳泄浊，参以解秽。取《备急千金药方·卷十六胃腑方·胀满第七》大半夏汤（夏、枣、姜、草、附、归、参、朴、桂、苓、枳、椒）出入。

姜半夏10g，姜川朴10g，炒枳实10g，炒川椒5g，干姜7g，石菖蒲10g，大腹皮10g，桂枝15g，茯苓15g，生姜5片。（5剂）

二诊：药后仅得矢气数次，余无动静。自感形寒身困，坐卧不安。考其能得矢气数次的见症，说明药病相当；而无动静的，盖由天气阴雨不解，寒湿外困，表里气窒所致。加重通阳化湿，希望获得转机。原方去大腹皮；加麻黄4g（先煎），制附块10g，苍术10g。（5剂）

三诊：分析病情，符合实际，用药亦有力（在此参用麻黄附子甘草汤和麻黄加术汤意）。服至第2剂时，一阵烦躁，周身发热，汗出蒸蒸，湿透被褥，汗黏且有腐臭气，约及2小时，神困入睡，竟然连睡六七个小时。口渴欲得温饮，晨起进稀粥一碗。又服第3剂药，腹中自感有气转动，渐即肠鸣如雷，嗳与矢气俱至，并得大小便畅行，脘腹顿时宽泰，神疲欲睡，又睡四五个小时，才觉神情清醒，腹胀几乎若失，正如《金匮要略·水气病脉证并治》所云："阴阳相得，其气乃行，大气一转，其气乃散"，属于气分之病。而通阳泄浊的功效，于此亦反映得最为具体而灵验了。刻诊脉弦已去，转为濡弱；灰腻浊苔全化，布薄白苔，露边。神气见困乏，而身体自感轻适。这是阳气通，邪已退，但又显正气不足之象。再参扶正，以事廓清。前方去麻黄、苍术、石菖蒲；余药减量三分之一，加炒党参10g，炒当归10g。（5剂）

四诊：饮食二便正常，脘腹宽泰，但神困欲睡，喜得温

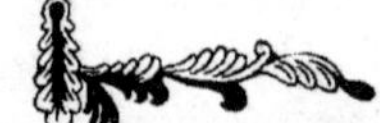

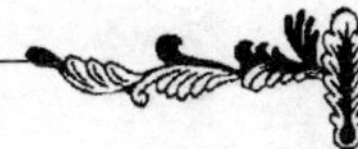

暖。2年多的腹胀，从此获得转机。再为调补荣卫，兼顾脾肾。桂枝理中加味。

桂枝10g，炒白芍10g，当归10g，炙甘草4g，炒党参15g，白术10g，干姜7g，茯苓10g，制附块7g，益智仁7g，生姜3片　大枣5个。（5剂）

五诊：药后甚适，自己连服10剂。天气阳和，精神明爽，并应亲戚之邀，至无锡小游2日，亦不感甚累。饮食生活起居正常，面色转亮，脘腹宽和，午后欲得小睡。舌苔薄白，质嫩稍胖；脉小浮弱。荣卫之气未全恢复，中气亦未壮，还当扶元培本，巩固疗效。仍从脾肾着手。前方去制附块；加炙黄芪15g，菟丝子15g研。（10剂）

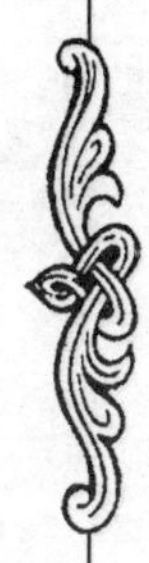

此后病人即上班，因其畏药，便停服。观察3年多，一直平善。

按：寻此病例，脏腑并无实质性改变，而腹胀竟达2年有余，其中机理，很值得研究。观其或轻或重，久久不已，又未变坏，可知其病仍在气分，郁久痹塞，始终不得开化。再究以前用药，香砂枳术、胃苓、中满分消等，亦不为大谬，然不能愈，盖是徒治其标，理气化湿，亦属较轻一等，未能触及根本。此病湿浊的凝聚，是由于太阳膀胱气化不行，邪无出路；而阴霾之气为胀，亦是离照不能当空，阳不胜阴，以致重阴无阳，聚而不散，为胀为痛，缠绵不已。执其要领，用通阳泄浊方法，开其痹塞，通其卫阳，疏其下流，使阳能破阴，表里气化流通，所以一举而病得转机；而第二诊的用药，是尤为得效的关键一着。

此病本为气实，但一得效机，反见气虚，探其原因，可能与多用苦温燥湿，辛香理气，耗气伤津有关。长时间表面的为胀为痛，实际隐藏着正气日虚的真情。另有一点，病情

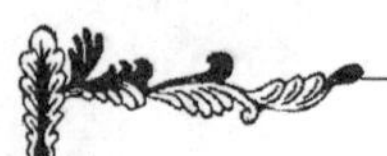

转机后，较多地出现荣卫不和的症状，这与久久腹胀的气道痹涩，阴阳两伤，经络荣卫，脏腑内外，瘀浊较多有关。虽然气化来复，而荣卫之行涩，叠用桂枝理中方法，温中阳以达于表，化太阳以和于里，推动荣卫之气宣行，最后获得成功。于此可知，久病恢复，廓清调理的一番工作，亦很重要。

例二：刘某，男，38岁，建设银行职工。

初诊1993年3月15日：病由去年秋季，一次饭后恼怒引起。当时即感食停心下，噎塞不舒。情绪遏抑，病情日渐发展。上为胸脘痞闷，欲嗳不畅；下则腹满作胀，二便不爽。似乎上中下一身之气不通。食不得下，谷入胀加。寐亦不安，平卧更似气塞。急去医院就诊，做全面检查，肝、胆、肠、胃，均无明显病灶。血象偏低，亦不能反映什么问题。中西药并进，似有好转，但过几天又仍然如故，为痞为胀，不能饮食，形神日见萎疲，心事重重。延至目前，仍以胸脘痞闷为甚，气塞腹痞，大便不行，仅似有浊气上逆，眠食不安。两手脉弦滑，舌色晦滞，苔腻罩灰。

分析病情，虽经半年有余，尚属邪实为患。从脉息舌苔合参，定有痰湿浊邪郁滞，与气互结，成为胀满之病。这是留气结在胸中，浊气又加上逆，以致气塞不通。法当宽胸下气，化痰泄浊，以通治塞。枳实薤白桂枝汤加味。

焦枳实10g，姜川朴10g，桂枝7g，薤白头10g，全瓜蒌（杵）15g，姜半夏10g，川黄连4g，陈皮7g，茯苓10g，嫩苏梗10g，生萝卜片100g。（5剂，缓缓服）

二诊：药后较适，自感脘腹有气转动，得嗳与矢气，小便亦见爽利。药病相当，效议再进。（原方5剂，缓缓服）

三诊：上得嗳气，下又二便畅利，胸脘日见宽舒。知饥

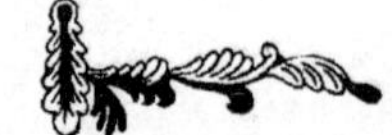

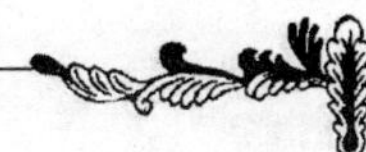

欲纳，竟然吃了一碗稀粥，能安然入寐。舌色转活，苔灰腻已化薄。仅吃了10剂药，病情大见好转，情绪振奋了，向愈有希望。再为效议出入，廓清余邪。原方去苏梗、萝卜片；枳实、川朴各减3g；加炒谷芽、麦芽各10g。（7剂）

四诊：胸脘通泰，痞闷全除，腹中亦自觉安适，饮食渐趋正常。脉弦滑亦减，舌色转红，苔亦薄白。气顺痰化，调理善后。

炒蒌皮10g，川百合10g，炙甘草3g，炒于术10g，茯苓10g，厚朴花5g，焦枳实5g，陈皮5g，炒谷芽、麦芽各10g。（7剂）

此后即停药，以炒谷麦芽、玫瑰花，泡汤代茶，理气和胃收功。

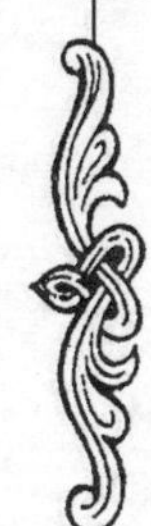

按：此证原本是小病，不过一时郁怒，食不消化，是个伤食病。但由情志转伤脏气，即无形有形相纠葛，成为结气胀满之病。壮年血气盛，气郁成疾，亦易成为实证。所以脉来弦滑，舌色晦滞，苔见灰腻，一派邪实有余之象出现了。针对这一病情，用枳实薤白桂枝汤，药力亦是较猛的。但药病相当，见效亦很迅捷。所以经方之用，只要对证，效果是很好的。

此证前医作为肝胃气病，用疏肝和胃方法，不能见效。这里实际似是而非。观其病位在胸脘胸腹，而不是脘胁；主症只有为胀为满，没有胁痛脘痛。更明显的，这里的脉息舌苔，一派痰气结实之象，是肝胃病中所没有的。所以疏肝和胃之药，几个月都不能奏效。而改用治结气胀满之药，实邪实攻，10剂就扭转了局面。于此深深感到“辨证要细，施治要准”，前人的告诫须要记取。

例三：周某，男，32岁，武进芙蓉乡农民。

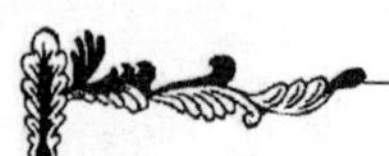

初诊1993年8月25日：病已二三年，开始是两足发冷，有时麻木。逐渐向上发展，延及两小腿，两膝，两大腿，肌肉冷湿发木，作胀。肤色晦黄，按之强硬，无凹陷。更向上及于小腹，现已及脐腰部。自感腹中胀满，时有一股冷气上窜；甚时胃中吐清水。冷气还有向上发展势，殊感焦急。

患者年轻时即以养鱼苗为副业，一年要有半年时间下水塘中，搞养鱼作业。自知感受水寒之气太深，中水毒了。目前纳谷尚可，但日渐减少，吞咽慢，似乎有冷气顶着。大便时溏，不爽，小便涩少。一年四季常畏寒，夏季尚需棉裤袜，夜卧尚须盖棉被。近年已不能下水，穿着皮衣裤尚觉冷。行动迟缓，举步沉重，身重，但疼痛不显著。已经四五年无房欲。曾经多次去医院检查，心、肺、肝、肾无明显病变。中西药都用过，但不见效。

患者面色晦滞，似乎虚浮。表情迟钝，亦多忧虑。脉细而涩，舌苔滑腻。分析病情，此证湿从下受，逆而上行。似乎脚气，但无风毒；亦似湿痹，又不身体疼痛。病的重点在身半以下，是为湿聚三阴，阻气为胀，属于湿胀。如果阳气不能化湿，湿浊再向上攻（其实已有浊阴上逆之势），则三焦之气俱为痹塞，胀满更甚，预后堪虑。急以温阳化湿为法，理苓汤加味。

干姜10g，白术10g，炙甘草3g，桂枝15g，茯苓15g，泽泻10g，公丁香4g，炒川椒4g，吴茱萸4g，槟榔10g，木瓜10g，姜川朴7g，陈皮7g，生姜15g。（5剂，缓缓服）

另用大灰袋一个，做垫褥，卧身下，1日1换。灰用草木灰。又用小灰袋一个，其灰先用香醋拌湿，在铁锅中炒热，炒至稍干，灌入袋中熨小腹，揉抚至腹中热，转气，或得大便或小便，或微汗出，均为见效。灰冷再炒热，约半小

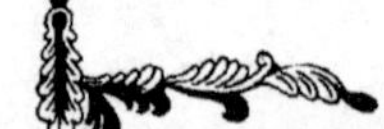

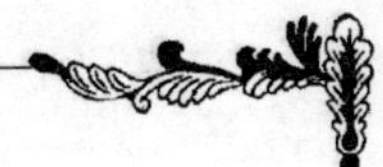

时，再卧于身下，1日1次。

二诊：前方以理中汤温中阳（因舌苔滑腻，暂去人参）是治湿之本；五苓散（暂去猪苓）化膀胱之气，是开通去湿之路。丁香、川椒、吴茱萸协同理中汤，温三阴而降湿浊；槟榔、木瓜、川朴、陈皮，行气滞而祛湿邪；更佐生姜，散水去满。合成温阳化湿之剂，以治湿胀。回去连续服用了半月，一切按医嘱，很见效，肠鸣大作，大便小便随之通行，颇感轻松。上攻的冷气和清水，都减轻了。胃纳亦转顺。如此顽重之病，初见效机，说明药病相当，乘胜再进。原方加炒党参10g，再服半个月。大小灰袋继续用。

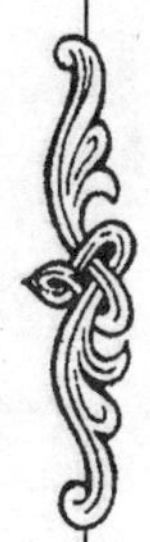

三诊：服药1个月，效果大显，竟然畏寒大减，能够脱掉一件皮衣。据述汤药入口，感到有一股热辣气直往小腹，随之肠鸣有响屁，热气又下注大腿两内侧，得小便畅行，腹中胀满，似乎尽去，是几年来从未有过的快感。小灰袋温熨，虽然麻烦，但其醋香温暖之气满被窠，一身舒畅。最近几天，上半身竟能微微汗出，起身亦不如以往那么畏寒，天晴时就不必再套上皮衣了。观此很兴奋，病愈有希望。纳谷渐趋正常，大便亦已能成形。气色转亮，步履较前灵活。按之腹软，皮肉亦不像以往冷湿。脉转细滑，苔化薄白。阳气已渐来复，湿寒亦随之见化，是为佳机。但有年之疾，不同暴感，见效欲其巩固，非得培本不行。渐撤标药，转加扶正。原方去川椒、生姜、槟榔、泽泻；加生黄芪15g，川萆薢15g，大腹皮10g，再服半个月。

大小灰袋暂撤，改用热水袋2个，温熨腰腿足两侧，时时上下移动位置，自己多翻身几次。水袋温度不能太烫。

四诊：畏寒之症进一步好转，中午能够脱掉棉裤。从腰腹以下肌肉逐渐放松，按之冷湿感大减，自感伸缩行动亦转

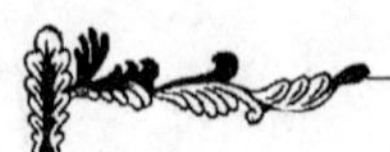

便利。被窠亦觉温暖，纳食、二便几近正常。舌质亦见红活。重视扶阳固本，提防秋冬风寒再袭。上方再去川朴、吴茱萸；党参、黄芪加一倍量，白术加 5g。另加胡芦巴 10g，当归 10g，白芍 10g，再服半月。

热水袋继续用。并嘱在有人照顾下去温浴。

五诊：第一次降温经受住了，能照常出门活动。腹中亦觉宽和，胃口较好，出现奇迹。穿了棉鞋，两脚丫作痒，很高兴。原有脚湿气病，已经三四年不发。今天作痒，一方面说明阳气已经通达于脚下；另一方面亦是久蕴之湿，有了一条下泄的出路。身半以下肌肉，亦确实温软了。温阳化湿的疗效，至此已经显著。再为脾肾两顾，温阳益气，调和营卫，通和表里，调理巩固，促其康复。

黄芪 30g，党参 20g，白术 15g，炙甘草 4g，干姜 10g，桂枝 15g，白芍 15g，胡芦巴 10g，巴戟肉 10g，当归 10g，川萆薢 15g，木瓜 10g，陈皮 7g，茯苓 15g，生姜 10g，大枣 7 个。（再服半个月）

农村开始劳动忙碌，秋收秋种，全家动手，服汤药有些不便，嘱在汤药服完以后，再摄 10 剂，改为煮散，分作 20 日服。

六诊：据述忙季没有停药，煮散亦较方便。中间并能 2 次参加割稻子劳动，忙得周身汗出淋漓，并不过累，这是三四年来第一次参加农业劳动。面色气色已亮，形态亦较活利。新米粥饭，胃口特好，棉裤棉鞋亦脱掉了，能够单独来宁复诊。舌苔脉息，基本恢复正常。效议出入，力争早日康复。上方去萆薢、木瓜；加炒杜仲 10g，怀牛膝 10g。撮药 10 剂，制为煮散，分作 30 日服。服完可以停药。

按：这种三阴寒湿病，在渔乡不为少见，盖与养鱼作业

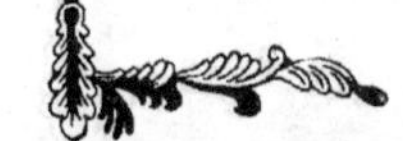

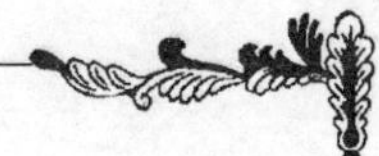

和水湿环境有关。了解这些情况，治疗亦易对路，所以见效亦较快较好。过去检查条件较差，检查亦难说明问题，似乎是一种职业病。中医主张因时、因地、因人制宜，在此很有用处，是实践经验的总结，要能善于发挥自身所长。

方中灰包熨法，出自北宋韩祗和《伤寒微旨论》，用以治疗腹中阴寒之病。临床屡用屡验，可以推广运用。

此例曾在1年多以后，得便追访，患者完全康复，其妻亦已怀孕了。

腹　痛

腹痛病情多变化　轻重缓急大相差
寒凝气滞多留瘀　辨证施方均可瘥

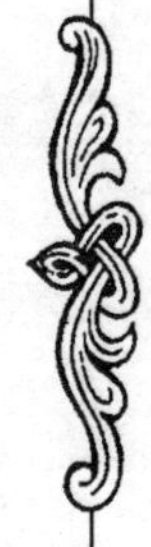

例一：刘某　女，26岁，已婚　工人。

初诊1976年6月20日：突然腹痛作胀，呕吐便闭，认为系月经来潮（原有痛经病）所致，初未就诊。后因症状日益加重，才送某医院急诊。经检查，体温38℃。血象：白细胞12050/mm³，中性粒细胞比87%。胸腹透视：膈下腹腔有多个气液平面。诊断为急性肠梗阻。经中西药治疗两天无效，转中医治疗。

诊见腹痛近5天，有增无减，痛在脐周及少腹，阵阵剧发，不能按触，自感胀闷欲裂，大便不通。前天服泻下药，大便仍不通，肛门坠胀转甚，小便亦涩。身热，烦躁不寐，口渴喜热饮，饮入胀加。干恶，欲嗳不得。脉弦滑，苔白厚腻，满布舌面，舌尖红，但不燥。分析病情，此为三焦郁滞，升降气窒，形成肠痹腹痛。治拟升降气机，开上通下。

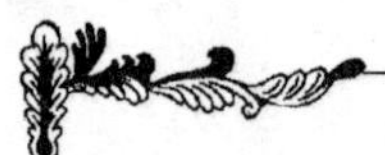

方从小柴胡与通幽各半汤加味。

柴胡 10g，姜半夏 10g，黄芩 10g，枸橘李 10g，赤芍、白芍各 10g，升麻 3g，槟榔末 5g（冲），紫菀 10g，杏仁 10g，石菖蒲 10g，蜣螂虫 15g。（2 剂）

二诊 6 月 22 日：药服至第 2 剂，才稍觉胃气转动，先得嗳气，续得矢气，腹部痛胀略减。得矢气后，肛门坠胀转松，小便亦较爽利。但腹痛尚存，大便亦未通，口渴欲饮。苔转黄，舌尖有化燥之象，脉弦滑。据此分析，前药见效，气机稍展，但有邪积渐聚阳明之势。再合调胃承气汤意。原方去紫菀、杏仁、半夏、升麻；加羌活 10g，生大黄 10g（后下），玄明粉 10g（冲），六一散 20g。（2 剂）

三诊 6 月 24 日：药后腹痛大作，续得矢气，随之大便亦通。两天来得大便接连 3 次，量很多，气异臭，腹痛胀大减。但神疲欲寐。舌苔前半和舌边均化，中后部有苔一块，如刀切豆腐干贴在舌面，色黄，脉转缓滑。这是邪积渐去，正气亦露虚象。再为祛邪顾正，原方缓其制。

柴胡 5g，枸橘李 10g，羌活 5g，制大黄 5g，黄芩 10g，白芍 10g，六一散 15g（包），北沙参 15g，鲜石斛 20g，炒竹茹 5g。（2 剂）

四诊 6 月 27 日：24 日诊后返家，神疲欲寐，整整睡了一昼夜，濈濈汗出，身热尽退，续得大便（上方大黄未用），腹痛全除，知饥欲纳。舌中后一块厚苔全脱，布薄白苔，舌质红润，脉缓滑。此为正胜邪却，转与扶正养胃，以期康复。

北沙参 15g，鲜石斛 20g，炒白芍 10g，炙甘草 3g，炒当归 10g，茯苓 10g，柴胡 3g，枸橘李 5g，糯稻根须 30g。（3 剂）

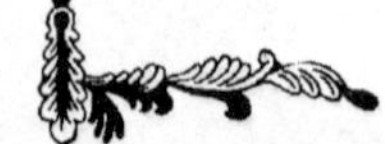

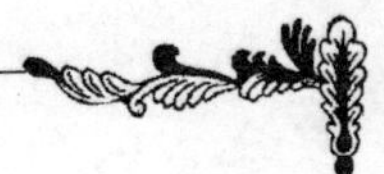

患者药后食欲增加，精神亦振，病告痊愈。

例二：夏某，男，68岁，工人。

初诊1978年9月15日：脐腹持续作痛，阵发性加剧已4天。伴恶心呕吐，大便不通，额汗，神疲。经某医院急诊室观察，检查体温38℃。血象：白细胞12000/mm³，中性粒细胞比85%。胸腹透视：膈下无游离气体，膈腔呈少量积气，腹腔有一小气液平面。钡灌肠：回盲瓣不通。诊为急性肠梗阻，疑由肿瘤引起，主张用手术治疗，因家属不同意，乃用对症和支持疗法，病情有增无减，转中医治疗。

诊见腹部胀痛拒按，不得转气，大便不通，胸痞欲得太息。胃不能纳，烦躁不寐，神情疲乏，时寒时热，渴喜热饮，饮入腹胀加甚。脉弦滑，苔浊腻而厚，满布舌面。分析病情，此乃湿积阻滞于少阳阳明，为肠痹腹痛，升降气窒。治拟升降气机，苦辛开泄。方取四逆散合香连丸化裁。

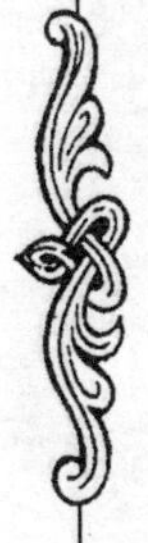

柴胡10g，枸橘李10g，白芍10g，姜川黄连5g，广木香5g，炒莱菔子（研）10g，槟榔10g，石菖蒲10g，蜣螂虫20g。（2剂，缓缓服）

二诊9月17日：药后腹鸣大作，上得嗳气，下得矢气。自觉脘腹稍宽展，痛胀均见减轻。这是气机得展的佳象。但烦渴欲饮，大便仍然未通。前议略放，进一步追击。原方加玄明粉10g，冲。（2剂）

三诊9月19日：药后矢气频仍，连得大便3次，腹痛腹胀大减，胃稍欲纳，有汗，体温降至36.5℃。浊腻苔尽脱，见光红舌质，有裂纹，脉转缓滑，有歇止。此乃邪积已去，气阴损伤，尤其胃气受伤，由实转虚的现象。改用顾阴养胃为主，辅以升降气机法。

炒蒌皮20g，川石斛10g，炒白芍10g，炙甘草3g，冬

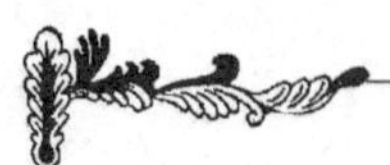

瓜子 15g，茯苓 10g，柴胡 3g，枸橘李 5g，姜川黄连 1g，广木香 2g，糯稻根须 30g。（3 剂）

四诊 9 月 22 日：腹胀痛全平，纳谷增加，大便亦顺，睡眠安熟。但近加咳嗽（原有“老慢支”），胸微闷，有痰。舌两边布白点片苔（这是胃气来复之象），脉滑，仍有歇止。气阴渐趋恢复，但宿饮窃发，效方增损调理。原方去柴胡、枸橘李、川黄连、木香；加法半夏、矾郁金、白前、前胡。调理而安。

按：1. 临床诊治本病，多用辨病与辨证相结合的方法。而在中医方面，要抓住辨证施治，不能简单地以病套证，更不能呆板地以病套用几个方。如以急性肠梗阻作为中医学的阳明病，这是可以的，但急性肠梗阻的病情较复杂，其所致的腹痛便闭，可以属于阳明病，但不完全同于伤寒传变的阳明燥实证。如见发热的，很少见太阳阳明证，亦不完全同于正阳阳明（有些病例并不发热），而更多见的是少阳阳明证候。从其常见的腹痛、腹胀、呕吐、便闭等几个主症来看，大都反映三焦气机郁滞，而不是邪聚阳明，成为燥实。但为时较久，不能通利，发生变证，却又能涉及三阴经。这些变化，都应仔细分析，才能抓住重点，达到辨证施治的要求。有人认为，可援《伤寒论》少阴病三急下证，用以分析其病，当然有他的见解，亦可能有相应的病例，是可以参考的；但不能忽略，少阴病急下的具体所指，是否与此相同？曾见急下失当，其气相激，反而腹痛加甚，其气上逆，病情加重的，不可不察。

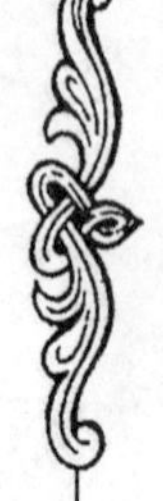

2. 急性肠梗阻属于中医的六腑病，尤其是阳明之腑。六腑以通为用，用通下法通其不通，原则亦是对头的。但中医的通法，在具体运用时有多种多样，不仅是承气方法，更不

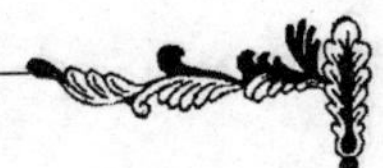

是从始至终就用一个方法。如开通三焦气机，亦是通；疏肝降胃，亦是通；升降气机，辛开苦泄，亦是通。上述病例，用升降气机，开通三焦气滞之法获效，总的来讲，亦是运用通法。但因为肠痹腹痛，虽然属于阳明实证，而不能漫用承气方法，正如《伤寒论》指出的，“伤寒呕多，虽有阳明证，不可攻之”，“阳明病，心下硬满者，不可攻之”；“阳明病，面合色赤，不可攻之”；“外未解也，其热不潮，未可与承气汤”等等。特别是温病学发展以来，对舌苔的研究，有更多的成就，如攻下证，要舌苔见黄、燥、聚等，有很多讲究。如何深入探讨，能够恰如其分，就更能提高疗效。

3. 余对此病，常以升降气机之法治之，效果良好。《灵枢·平人绝谷篇》说：“胃满则肠虚，肠满则胃虚，更虚更满，故气得上下，五脏安定，血脉和利，精神乃居。”表明中焦的升降，主要在脾胃。从谷入于胃，消化吸收，到大便排泄，就是一个升降浮沉的过程。脾胃升降之气正常，一身之气亦通泰。而脾气之能够上升，还有赖于少阳之气的升发；胃气之能够顺降，亦须有肺气的清肃，气机才能左右上下，循环自如。《素问·阴阳应象大论》说：“左右者，阴阳之道路也。”这里的左右，即指少阳（胆）之气上升，太阴(肺）之气下降，阴阳升降，它有助于胃肠道的通降复常。急性肠梗阻，在一定阶段，主要表现为中焦气室，升降失常。用升降气机法，颇有针对性，可使肝脾肺胃之气协调，上下气机通畅，则肠道梗阻，亦从而得以消除。这就是用升降气机法治疗急性肠梗阻的机理。

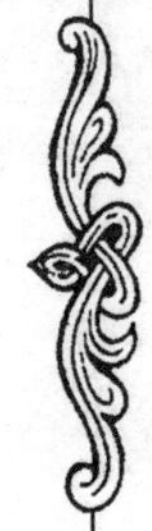

升降气机法适用于急性肠梗阻，是因气机痹阻，升降失常，但尚未见有邪聚胃肠，成为燥实，需用急下法的。其表现以气滞腑实为主，证见腹胀肠痹，腹痛拒按，时形寒热，

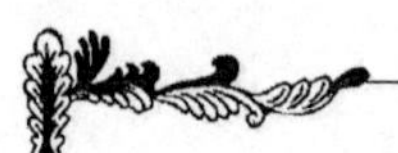

脘痞，恶心呕吐，大便闭塞。尤其舌苔垢腻满布，但并不黄老化燥，是其最佳时机。

4. 升降气机法常用的方剂是四逆散、小柴胡加芒硝汤、香连丸、厚朴三物汤、通幽汤等。其中，柴胡配枸橘李（代枳壳），升降肝胃；柴胡配白芍、甘草，调和肝脾。黄连配木香，通降肠胃；升麻配槟榔、羌活配大黄，升降脾胃，为最常用的。时形寒热一症，与太阳表证的寒热不同，大都是由于气机郁滞，变化而生，所以不需专用解表方法，而取小柴胡汤之半，斡旋气机，以退其热。如果积滞结实，热从燥化的，加用芒硝，是出入于小柴胡加芒硝汤和大柴胡汤之间，从少阳阳明以取之。腹胀痛而气逆的，取厚朴三物汤，破气导滞方法，常加用莱菔子、槟榔等，兼以肃肺降气。至于芒硝、大黄的使用，一般宜谨慎，须有化燥之势的才用，这是竭力避免下之不应，通塞相激，反而上逆，所以宁愿先用石菖蒲与蜣螂虫等，化浊开窍，通其肠痹。

5. 此病得通以后，在善后调理方面，有两点是必须注意的。一点是尚须廓清余邪，不能急与补益，特别是益气温中之药，更要慎用，即使对于下后气虚，甚至出现气虚生寒之象的，亦不可漫用补益之品，而以甘药守中，略参辛通为宜。笔者曾遇一例，因早进红参汤，脘腹痞胀顿加，导致病情反复。亦有气阴两伤，而偏于阴津损伤的，则以甘凉濡润，清养肺胃为法。

另一点是，饮食力求清淡，千万不能早进油腻炙煿之类。笔者曾几次，遇到患者因早食牛奶，即见腹痛腹胀，矢气频频，恶心，胃呆，不欲食等症，虽不是病有大的反复，但却影响病情的顺利恢复。

例三：陈某，男，40岁，江苏省水利厅干部。

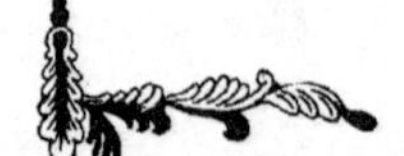

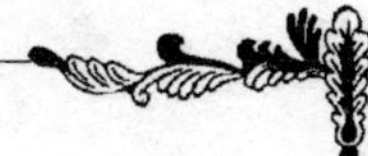

腹痛反复发作，已经多年，发时来势凶猛，腹中如绞，不能大息；甚时腹胀板急，额汗淋漓，周身拘挛，不能动弹，诊时正在发病。据述在36岁时患急性阑尾炎，连续开刀2次，术后发生肠粘连，经常腹痛，并曾发作不全性肠梗阻多次。至38岁时，初春一次下乡工作，又突发胃穿孔，在当地医院急救，因并发腹膜炎，又回城再行手术治疗，但延误时间，恢复不好，腹痛发作更频。经多次检查，确诊为肠粘连腹痛，动员再次手术，因体气怯弱，尚未住院而腹痛又发。

患者重病容面貌，表情痛苦，腹痛阵发，自感腹中有气块，上下窜攻，不能触摸。额汗肢凉，身体蜷曲，不能伸展，大便不行，小便亦少。脉细弦紧，舌暗，质萎嫩，苔薄滑腻。肠粘连腹中有疙瘩，病情类似癥瘕，而临床表现，主要为腹痛拒按。据证分析，病由痈疡创伤（手术开刀）而起，营血早已大虚，络脉更加受伤，以致经脉瘀阻，阴寒凝滞，气机不通，所以腹痛反复发作，而且病变已经固结成形，成为虚实错杂的病情。又复纠缠多年，事非一般。论治当辨别标本，分清缓急，从长计议。目前只能急则治标，先治其腹痛，用行气缓急、和营通络方法，得效再商其余，以图根治。方以芍药甘草汤合桂、苓、菔、乳为法。

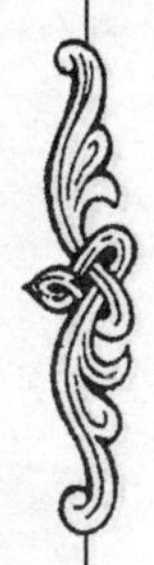

生白芍30g，炙甘草12g，当归10g，淡苁蓉10g，制乳香12g，桃仁泥10g，炙地鳖虫10g，炙九香虫10g，桂枝尖12g，茯苓12g，炒防风10g，独活10g，炒枳壳10g，炒莱菔子（杵）10g。（3剂，2天服完）

二诊：据述服第二煎药，因为腹痛正剧发，药入口即被吐出，至第三煎入腹，才觉胃中温和，腹中转动，并得嗳与矢气。全部煎药服完，脘腹稍舒，痛势亦缓，已无大阵痛发

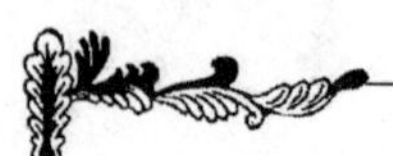

作，惟尚感腹中拘急。分析服药经过，这种先吐后矢气，应视为佳兆，是气机已能升降的反应，亦是络脉能够松动了。药病相当，效议乘胜追击。原方加鲜姜渣 3g，增强辛通开胃之力，以行药势。（3 剂）

三诊：药后连得肠鸣矢气，大小便亦随之通利。腹痛大定，并能熟寐，微微汗出，按之腹部已软，消瘦形体，肠粘连疙瘩很易摸到，亦不拒按。知饥欲纳，神情安舒。脉见弦缓，舌色转润。腹痛如此迅速缓解，还是第一次，喜出望外。调理巩固，并为杜根，连处煎丸二方。

煎药方：承前方，小其制，并去防风、独活、莱菔子、鲜姜渣；加炒青皮 5g，炒谷芽、麦芽各 10g（5 剂），以后接服丸药。

丸药方：兼调气血，通经活络，缓消癥瘕。

白芍 100g，炙甘草 70g，当归 60g，淡苁蓉 60g，制乳香 60g，炒枳壳 60g，桃仁泥 60g，红花 60g，醋炒三棱 60g，醋炒莪术 60g，炙地鳖虫 60g，炙九香虫 60g，炙蜣螂虫 60g，炙山甲片 60g，生鳖甲 60g，桂枝尖 80g，茯苓 80g，独活 60g，秦艽 60g，生薏苡仁 100g，黄芪 100g，党参 80g，生山药 100g，焦山楂、焦神曲各 60g。

上药为细末，和匀。另用伸筋草 100g，生姜 60g，大枣 60g，煎浓汤泛丸，为梧子大，每日 2 次，每次 7~10g，淡盐汤送下。

四诊：丸药连服 3 个月，自感肠胃通和，饮食二便正常，中间曾见几次黑便，便后腹中舒适，从未发生腹痛。气色转润，形体亦壮。腹部按之柔软，但重按仍有疙瘩，不过已显著缩小，并可移动，腹肌亦较前丰厚，脉弦缓滑耐按，舌质尚见紫气，苔薄腻，一切均趋正常。多年腹痛，能够 3

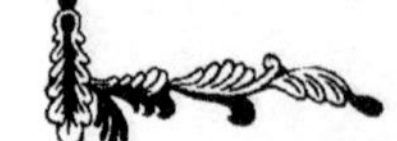

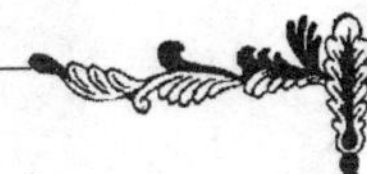

个月不发病，而且形气日佳，疗效显著，再剂以杜其根。原丸方药再进1料。观察2年余，腹痛竟未复发。

按：肠粘连腹痛病情，近年发现日多，新久轻重，差别很大。新病、轻症，行气化瘀，一般能够见效；如果腹胀便闭，则行气通腑，亦能转机。久病、重症，就比较复杂，如上述病例，顽固频发，成久腹痛，须多加研究，从标本缓急，分步骤论治，才能获得全功。

急则治标，以解除腹痛为先。如第一方，行气缓急，和营通络为法。药取芍、草、归、芡，与乳、桃、二虫相合，养血活血。养血能营润经脉，通顺脏腑，活血则疏通络脉，去瘀生新，合成缓急止痛的作用。因为这种腹痛便秘，不全是腑实为患，与气闭亦有异，而是营络脉急，脏器粘连，气血痹阻，不通而痛，要照顾血分，所以选择上药为主，这是根据病理变化决定的。止痛亦有阴阳、气血、虚实之辨，应该过细分析，并不能一通可以了事，不可不知。又取桂枝、茯苓，通阳化气，因为舌暗脉急，是阴寒与瘀阻交织，阳气不通，所以治血又需通阳；同时协同养血活血药，又能煦濡经脉，协调阴阳。佐以防风、独活，升阳行气，祛风解痉，更增进桂、苓的行阳气作用；而且风药解痉，更能够松解肠粘连，又为治疗阵发性疼痛的要药。更用枳壳宽肠，莱菔子下气止痛，《直指方》即以莱菔子与乳香二味，治小儿盘肠气痛，颇有针对性。在此与升阳药为伍，特有升降气机的妙用。如此和合为方，有主有辅，共奏养血活血，行气缓急，以解腹痛的功效。

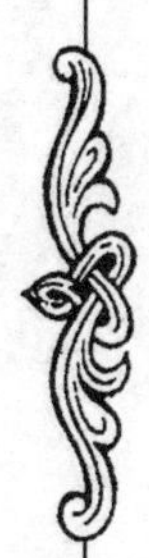

缓则治本，第二方以消癥瘕为主（实际是肠粘连和手术疮疤），拔除病根。此方在第一方的基础上，加强了四个方面的用药。①补中益气，以为善后，因脾胃为后天之本，气

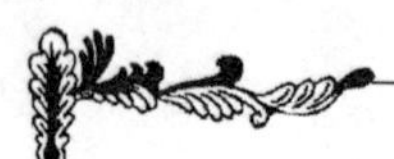

血生化之源，所以用参、芪、山药、姜、枣配伍养血药，调补气血，扶正固本，促其康复。②活血破坚，集合桃、红、棱、莪、山甲、鳖甲同用，使经久的粘连成块，得以软化破结，亦得孙思邈所谓“重复用药，药乃有力”之意。③虫蚁通络，地鳖、九香，再加蜣螂，使瘀阻的络脉，能够消融疏通。④宽肠助运，以枳壳、山楂、神曲为之消导，以行药势。如此伍而用之，共成调气血，通经络，消补兼行的用药方法。又其中，地鳖虫与山甲片，尤能消除瘢痕疙瘩。枳壳与蜣螂虫，大能宽肠行气；伍以苁蓉、桃仁，更能增进润下通腑的功效。薏苡仁、伸筋草，是缓急良药，并能治腹中久积。山药能长肌肉，化痰涎，润皮毛，消肿硬；鳖甲能补阴消瘀，去痞块癥瘕。如此伍用，对肠粘连的久腹痛病情，各显神通，又协同作战，故能起到预期效果。

以上缓急二法，对如此肠粘连和类同病情，治疗屡经获效，并曾推广用治妇女盆腔炎后遗症之癥瘕等，亦取得良好的效果。

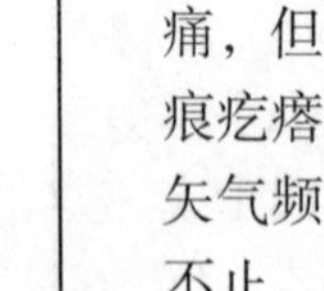

例四：金某，女，35岁，武进联华超市总经理。

初诊1996年12月21日：据述于1982年因突然被汽车冲撞，腹部软组织大受损伤，脾脏破裂，进行抢救，手术切除脾脏。以后又经怀孕生产，遂发作粘连性肠梗阻，经常发病。1987年医院摄片检查，又确诊为小肠低位机械性粘连性梗阻。发病时多为突发性、阵发性上腹部疼痛，腹胀，恶心呕吐，吐出多为胃内容物、黏液。腹部平软，脐上有压痛，但无反跳痛和肌卫症，亦未能触及包块。而上腹部有疤痕疙瘩，较硬较大，压之作痛，发病时气撑扛痛更甚。必得矢气频转，大便通行，其痛才能平复。直至现在，腹痛反复不止，形神憔悴，瘦弱无力，勉强上班，遇劳、遇寒、遇饮

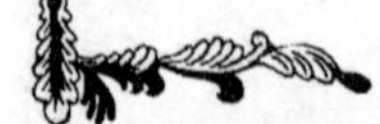

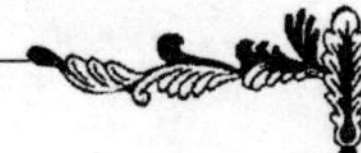

食不适，旧病即复发，殊感苦楚。自腹痛之后，月经亦涩少而色暗。

诊时是在发病之后，神气怯弱，语言无力，但胃纳尚可，惟量很少，大便偏干，脉细，苔薄腻，舌质较暗。分析病情，属于突然创伤，气血大受损伤，又复切割缝合，肌肉脉络，粘连疙瘩，脏腑升降，必然受阻，而气血的运行，亦为之涩滞，真是“不通则痛”，成为肠痹腹痛之证。但10年之伤，未易朝夕见功。目前治疗，先为两调肝脾，理气活血，观效再商。

柴胡10g，炒枳壳10g，白芍15g，陈皮青皮各10g，茯苓10g，乌药10g，炒防风10g，白术15g，炙地鳖虫10g，炙蜣螂虫15g，赤芍15g，牡丹皮15g，焦山楂、焦神曲各10g，醋炒莪术15g（5剂）。

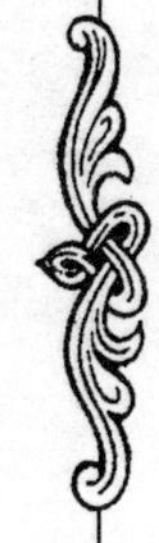

二诊1997年2月21日：药后甚适，连续服了30余剂。2个月来，腹痛竟未大发作。偶劳受寒，亦有小痛，但按摩揉抚，即能过去。大便转正，胃纳亦可，月经亦有改善。惟夜寐惊。梦多。脉细，按之稍有力，苔化薄，舌紫气见减。效议出入再进。前方去牡丹皮、赤芍、焦楂曲；加炙甘草5g，桂枝10g，炙九香虫10g，炒薏苡仁20g，当归10g（加药用意，是重视缓解粘连，消除疙瘩）。

三诊1997年4月16日：上药又服30余剂。中间曾因食后用力抬举重物而旧病突然复发，上腹胀痛，呕吐，后经急诊，并得大便畅通而缓解。这说明粘连性肠梗阻尚未能得根治。近日眠食均可，月经亦基本正常，气色亦转光亮，病情有好转。脉细，按之尚有涩意，舌苔中腻泛黄，这是余湿余积未尽化，痰瘀亦有互结之象。再为汤丸兼进，以杜其根。

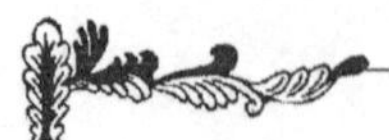

1. 汤方：柴胡7g，桂枝10g，炒枳壳7g，姜半夏10g，陈皮10g，茯苓10g，炙九香虫10g，炙地鳖虫10g，炙蜣螂虫10g，川芎7g，炒当归10g，炒白芍15g，白术15g，炒防风15g，乌药10g，炒谷芽、麦芽各15g。

2. 丸方：炒党参150g，白术150g，茯苓150g，炙甘草30g，当归100g，赤芍、白芍各100g，川芎70g，陈皮、青皮各70g，醋炒三棱100g，醋炒莪术100g，制大黄15g，姜川朴70g，枳壳、枳实各70g，乌药100g，上肉桂70g，桂枝70g，柴胡30g，生薏苡仁150g，制半夏100g，炙鳖甲100g，炙地鳖虫100g，炙九香虫100g，炙蜣螂虫100g，焦山楂、焦神曲各100g。

上药为细末，和匀。姜枣汤泛丸，梧桐子大，每日2次，每次10g，开水送下。

上二方，汤药每周服2天，丸药每周服5天。如果病发，停丸药，单服汤药。二方用药，主旨相同，两调肝脾，理气化瘀。其有所异：汤者荡也，药较峻快；丸者缓也，标本兼顾，扶正祛邪。理气作用，是理顺肝脾气机，恢复肠胃升降之常；化瘀目的，是疏化瘀滞脉络，使能缓解粘连，消除疙瘩。这些都是前人的成功经验，在此亦定会同样见效。问题是10多年的病痛，紊乱已堆成积聚，只有缓以持之，慢慢来，以时间换取疗效；假如性躁，有快捷方法，当然更好，如果嫌涉主观，就不足取了。总之，这亦是针对肠痹腹痛的一种升降方法，是调整肠胃气血升降的。

四诊1998年8月22日：汤药丸药均按医嘱坚持服用，丸药已服2料，病情大有好转，纳便均已正常，尤其大便，一直顺畅。形体转丰，腹部亦柔和。今年工作繁忙，亦能适应。惟近来月经超前，经血色深，兼有乳胀腹滞。脉见细

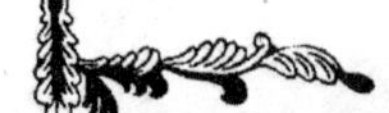

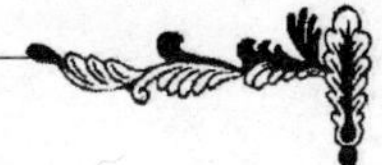

滑，苔薄腻。尚属气滞血涩的余波，调理肝脾巩固之。丸药可以停服，再用汤剂，1周服二三剂可已。

柴胡7g，当归10g，赤芍、白芍各15g，牡丹皮、丹参各15g，陈皮、青皮各10g，炒川楝子10g，醋炒延胡10g，姜半夏10g，茯苓10g，炙九香虫10g，炒防风10g，炒合欢皮15g。

五诊1999年1月13日：生活一切正常，容嫩体丰，轻健活跃。创伤瘢痕疙瘩柔和了，惟缝合两端，尚有些触硬，但并无异感，肠胃一直调和。曾经一次因饮食受凉，腹痛突发，但经治即平。善后调理为法。上方去牡丹皮、丹参、延胡索、半夏、合欢皮；加白术10g，焦枳实5g，炒谷芽、麦芽各15g。每周服2剂，1月后可停药。

例五：李某，男，32岁，江苏海安县农民。

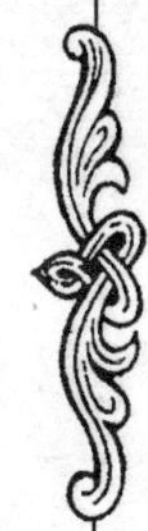

1979年秋，患者突然腹痛，痛时重点在脘腹之间，其痛来势很猛，伴以呕吐，先吐食，继吐青黄苦水。又随之气坠，有欲解大便之意，但没有解出大便。腹痛按之无益，亦不拒按。发作一次，约二三小时，偶有连绵四五小时的。不发热，痛过仍能饮食。其痛发多突然而来，病去亦是肠鸣连得矢气即止。几乎每天或间日发作，上下午不定，连续3个多月，形体尚无明显变化。既往无显著病史，仅在病发前，曾因事与人有过争吵，但亦事过境迁，不甚介意。经过南通、上海各地医院检查，并短期住院观察，全消化道钡剂X线检查、超声波肝脾检查，以及实验室检查，均无明显异常发现，亦无寄生虫病。怀疑肠胃痉挛、癔病，亦未确诊。转来南京，又经全面检查，亦未发现明显异常。一般对症处理，亦未见病症有何改善。

初诊1979年11月：诊时正值病发，腹痛骤作，坐立不

安，蹲下稍适，自感腹中拘急，几如脘腹皱瘪，立不能直，屈不能伸，不欲按，亦不拒按。开始呕吐，诊时已不作吐，但气坠欲大便，又并未得便，亦无矢气。自感周身发寒，额上汗出。脉细紧弦，舌胖苔水滑。

分析病情，证属脾肾阳虚，寒凝气滞，似为寒疝腹痛的类证，临床殊为少见。痛在脘腹之间，病位属脾肾。阳虚则寒甚，络脉为之绌急，所以拘急腹痛，不能舒伸。寒凝则阳气下陷，卫外失护，所以在外则恶寒身寒，额汗亦冷；在内则气陷，时有大便之意。脉细紧弦，舌苔水滑，亦正反映这种病情。法为温肾通阳，缓急止痛。方从天真丹出入。

沉香5g（后下），炒小茴香3g，制乳香10g，巴戟肉10g，胡芦巴10g，补骨脂10g，肉桂7g（后下），炙甘草10g，炒白芍30g，当归10g，炙九香虫15g。

另，黑白丑（牵牛子）10g，青盐炒，去盐，研取头末，琥珀5g，和匀，黄酒调，分3次服。（3剂）

处方用意：天真丹，为《医学发明》方，补下焦之火的。这里去杜仲、萆薢；加乳香、归、芍、草、九香虫。用意是以肉桂、巴戟、补骨脂，温肾通阳。沉、茴、乳香、胡芦巴、九香虫，温肝脾肾而行气止痛；合以归、芍、草，和营缓急止痛，使阴阳之气协调。更佐牵牛子下气达命门，琥珀安心通小肠，为行气的先导。如此行气有柔药制之，则走窜不至于散越；和营缓急而有刚药为先行，则破除阴凝亦无碍于阴血。这是刚柔相济，通摄兼行，重点在中下焦，以通止痛，是符合病情的。

二诊：药后腹中觉暖，肠鸣如雷，连连得矢气，小便畅利，顿觉周身轻快，这是阳气来复的佳兆。腹痛尚作，但痛势大减，痛时缩短，仅半小时至1小时即平。痛时仅作恶

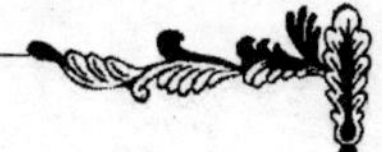

心，已不吐，但仍有腹中下坠欲便之意。效议再进，略参升阳举陷之意。原方去黑白丑（牵牛子）、琥珀；加防风 10g。（5 剂）

三诊：腹痛几平，纳、便正常，寐亦安熟，惟腹中尚感微有拘急，腹皮亦急，欲得温按。脉转细缓，舌苔已转薄白。病情已经稳定，原议再进，待其恢复。（原方 5 剂）

四诊：腹痛全平，行动如常，自己亦觉得换了一个生活环境，想出门看看。改用当归建中汤参暖肝煎意，调理而安。兴冲冲地回乡了。

按：这种腹痛很少见。病由寒气凝滞，络脉绌急，人皆知之，但如此之猛急，每虑措手不及，发生突变。而此症又 3 个多月的剧发，却无危象，亦出于一般的想象了。重视温阳行气止痛，突出重点以为治，见效又如此之快之好，亦是喜出望外的。不过，究为什么病？痊愈了尚留下一个疑问。但有一点是可以肯定的，此病此治，是合拍的。亦获得了天真丹的用药经验。

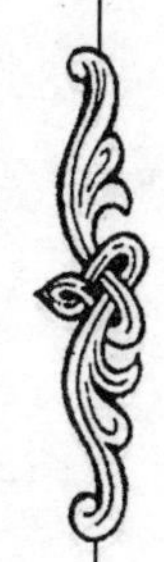

痹　证

温热风寒成痹证　痹邪入脏要扶正
祛风除湿固常法　活络温经亦相应

例一：朱某，女，50 岁，工人。

初诊：患关节痛已 10 余年，时剧时缓，反复发作，日趋严重。刻正发病，时在夏季，关节疼痛，畏寒恶风，不发热，遇风遇寒，似乎钻入骨节，疼痛如掣。自汗多，汗冷肤凉，虽在溽暑，不敢用冷水，不敢乘凉，独处密室。时头

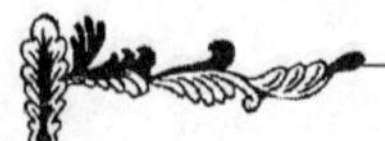

晕，下蹲起立，几欲跌倒。饮食尚可，但乏味，时有烦躁，觉骨髓中热，手足心热，时又眼目生火。面目虚浮，脉细而弦，舌淡，苔薄腻。分析证候，病为痛痹。三气杂至，留连筋骨，虽经多年，已成久痹，但在目前，仍是寒气偏胜，并兼有阴火，病呈邪正错杂变化。治以温经除痹，参泄阴火，亦为“时药”。方用乌头汤加味，合潜行散。

制川乌、制草乌各 5g，制附块 10g，羌活 10g，桂枝尖 10g 细辛 4g，干姜 5g，黄芪 20g，炙甘草 4g，白术 10g，茯苓 10g，白芍 15g，当归 10g（7 剂）。

潜行散（丸）10g，分 2 次吞服。

二诊：因药后尚适，连续服用 2 周，畏寒恶风见减，关节痛亦略缓。效议再进。原方加炒党参 15g。（14 剂）

三诊：恶风寒大减，汗出亦少，关节痛已缓解。中间曾因阵雨，躲避不及，淋雨身湿，病情亦未反复。燥热少，两目转清，再从原方出入。原方去细辛、羌活；加川芎 7g，红花 10g。潜行丸减半。

四诊：天气转凉，恶风寒之症反解，燥热亦平，关节不痛，自感周身轻适。因事出差 1 周，生活亦如常。据述，往年夏季，尚无如此剧发，发作亦无如此之快即得缓解。要求调理巩固，以防天寒复作。治为标本兼顾，扶正祛邪。

桂枝 10g，整麻黄（不去根节）5g，独活 10g，赤芍、白芍各 15g，当归 10g，川芎 7g，红花 10g，黄芪 15g，炒党参 15g，白术 10g，炙甘草 5g，茯苓 10g。

每周服 3~4 剂，至 12 月初，一直平善，天气暴寒，亦无影响，改用膏滋调理。

膏滋方：即于原煎方加巴戟肉、淡苁蓉、熟地、山萸肉、肉桂，熬膏。药后甚适，连服 2 料，迄今无大反复

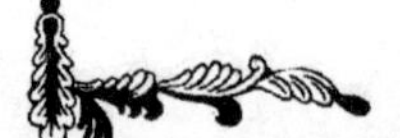

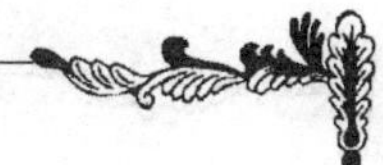

例二：张某，男，32岁，农民。

初诊：周身关节肿痛，疼痛如掣。皮肤薄泽，恶寒壮热，汗出如雨，汗多而寒热不解，烦渴引饮，干恶欲吐，已经第5日，检查确诊为急性风湿性关节炎，转请中医诊治。诊时脉弦而数，苔薄白腻，舌红。病为湿热痹证。桂枝白虎汤合桂枝芍药知母汤主之。

桂枝尖10g，整麻黄（不去根节）5g，石膏60g（先煎），知母15g，芍药15g，甘草5g，制附块15g，白术10g，茯苓10g，防已10g，薏苡仁30g，生姜皮10g，粳米一撮。（3剂，2日服完）

二诊：关节肿痛见轻，恶寒发热亦减，但汗出尚多。原方去麻黄，加黄柏10g。（3剂，2日服完）

三诊：肿痛大减，热退汗亦少，惟尚烦渴，大便数日未解，脉见弦细，舌红欠润。这是热退而津伤之象又著，转为顾阴。原方去石膏、附块、白术、姜皮；加秦艽10g，细生地10g，赤芍10g。（3剂）

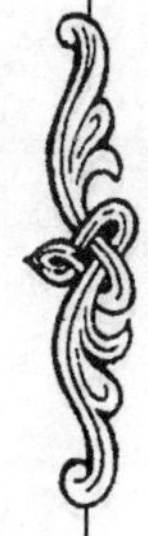

四诊：关节痛几平，但肿未全退。得大便，热亦除，欲得食，并能起床活动，惟时感头晕。湿热已退，阴气未复，再为养阴廓清。

生地黄10g，黄柏10g，赤芍、白芍各15g，知母10g，甘草5g，麦冬10g，桂枝10g，秦艽10g，薏苡仁15g，白术10g，野桑枝10g，连皮茯苓15g。（5剂）

后调理数日即安。

例三：袁某，女，48岁，工人。

据述关节痛已20余年，开始关节肿痛，寒热并作，经治热退痛解，但自此以后，频年发作。近3~4年，痛势略轻，但关节逐渐变形，举动步履均受限制，出门乘车，上

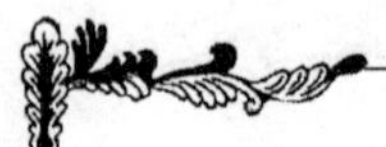

下须人扶持。周身关节作响，动多响声更大，不动周身又僵硬。多方治疗少效，苦楚不堪，欲寻短见。

患者就诊时面色萎黄，形体瘦弱，皮肉干着，月经40岁即断绝。间有心悸，胸闷短气，饮食尚可，但乏味，大便干燥，脉细而弦，按之尚有力，偶见歇止，舌质淡，隐紫气，乏华，苔薄白。（在外院诊治多年，曾诊断贫血、风湿性关节炎、风湿性心脏病，但诊断资料不全）

分析病情，此病始由风寒湿三气痹闭，血脉不能畅通流行，以致邪郁生热，三气均从燥化。筋膜干涩，关节不利，宛转摩擦，所以作响。至于骨节肿、身体僵硬，乃气血痰瘀交阻，络道不利，当然痛肿无宁日了。综观其病情，痹久入脏，心肝肾俱亏，血不养心，肝肾不能荣养筋骨，气血不能煦濡关节，内外交困，实属顽症。所幸胃气尚存，消补兼施，攻邪已病，尚有凭借。议为濡润以通络，益气以行气，从通润中开其痹闭，丸剂缓以图之。

早上服：大黄䗪虫丸、指迷茯苓丸各5g，粥汤送下。

晚分服：六味地黄丸10g，淡盐汤送下；大活络丹1粒，研碎黄酒调下。

连续服用3个月，渐见效机，自感身体较前轻灵，活动亦稍便利，大便顺，肌肤略温。时入冬令，转为膏丸并进。

膏滋方：六味地黄加巴戟肉、淡苁蓉、红参、麦冬，大黄䗪虫丸、指迷茯苓丸均全方，用量按前方比例，熬成膏滋，每日晨晚各服1匙，开水冲服。另：大活络丹每日1粒，黄酒化服。连续服用3料，疗效大见，行动轻便，能生活自理，关节声响亦很小，骨节亦不作痛，眠食均佳，面色光泽，肌肉温润，但骨节块瘰尚难复原。天气渐暖，再改丸药调理，仍用第一方。前后治疗1年余，诸症均退，形体增

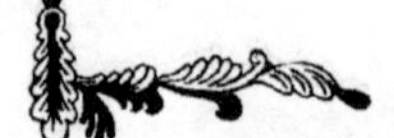

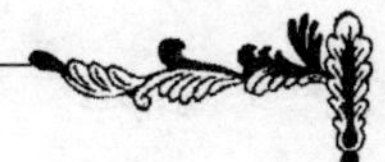

肥，惟变形骨节尚未复原。再用膏滋以善其后，加重六味地黄合还少丹，心肝肾同调。又治年余，基本康复。

按：痹证辨治，既易，亦难。言其易，是皮肉筋骨脉，病有定所；言其难，是因风寒湿三气杂至，五体五脏错综为病。试就痹证的常见症状而论，亦比较复杂。如痹证的恶寒身体痛，似乎表证，但与一般表证的身痛又不同，它主要痛在关节，而且反复发作，经年不愈，甚至数十年不解，痛久关节变形。又如发热，病由三气杂至，当属外感无疑，但与阳气怫郁在表，腠理闭塞而发热的，亦不相同。其热可以反复发作，高热而仍恶寒恶风，多汗而其热亦不解。并无六经的传变，亦无营卫气血的层次可分。及其病久，又或兼虚热、低热或手足心热；亦有不发热的。又如汗出，痹证初发，往往多汗，甚至大汗淋漓。有汗而身热的，为烦热汗出；有汗而肤凉的，遇风寒如彻入骨髓。它与伤寒表证的得汗病解不同，与阳明的热盛汗多者亦不同，与三阴亡阳汗出的更有所异。又如痹证之肿，既非风水，肿起头面，蔓延全身；亦非五脏之水，肿自脚起，上行腿髀少腹胸膈。而是身肿而重，关节肿痛，似水而实非水病。痹证肢体顽麻的，与气虚之肢体麻木亦不同，非益气所能见效；与大风之皮肤顽厚的更有异，并无须眉坠落，皮肤搔之不仁。主要是皮肉木强，知觉不灵，身体重着，甚时关节亦板滞，活动不利。如此等等，都反映痹证的特殊性，六气中不是一气独为病，而是多相兼为病。更有痹证关节痛久，转动不利，动则作响，亦是痹证所独有，前人记载不多，良由关节病久，三气转从燥化，筋膜燥涩，骨骼变形，骨膜粗糙，摩擦发声之故。刘河间云："物干则涩滞，气强攻冲，亦犹鼓物之象，所以动则作声"，属于燥象。

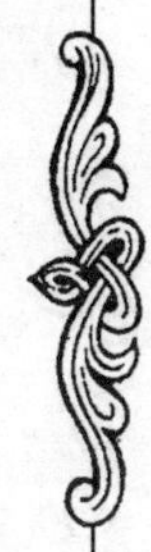

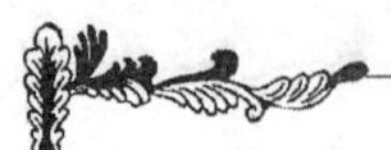

明白痹证病理的特点，治疗才能方向明确。前人许多经验，更有参用价值。如治风湿，《金匮要略》已经指出，风湿相搏，一身尽疼痛，固然可以发汗，但如汗大出者，风气去，湿气在，其病不能愈，必须微微似欲汗出者，才能使风湿俱去。其余寒湿、湿热之治，当然亦可以类推。三气中“湿”字是个重点。疏风，祛寒，清热，都不能径情直往，要考虑到濡滞之湿；何况“痹者，闭也”，邪气痹闭于一处，岂能一散可解，一温即通，一清热退。李东垣亦深有体会，他治痹痛，敢于突破用药常规，重用麻黄或苍术，但并不专事于走散，而是采取“复煎”方法（犹如目前以某药煎汤代水），如麻黄复煎散、苍术复煎散。复煎则药熟，药熟则气钝而行缓，但药力更强。亦含散中寓守之意。《名医别录》云：“利汤欲生，补汤欲熟”。这是很有针对性的，既散邪，又缓以持之，则其病可以渐解。

综合几个主症而论，如治其痛，应该注意一个“通”字，邪气痹闭，非通不能止痛。桂枝的通络疏邪，麻黄、乌、附的通经止痛，最为常用；痛者寒气多，药取辛温，亦最合拍。所以如上数味，无论风寒湿热，新病久病，均可相宜而用。但须了解，治痹不能专于走散。《金匮要略》早已指出这一点，故前人每每伍以白术、芍药、甘草等，走中寓守，散中有敛，最合治痹法度。至于羌、防、威、艽等药，祛风胜湿，似很理想，亦为多用，但作用毕竟略差一筹，不如前者的效确。

痹痛不已，必及内脏，持治其标，不顾其本，未为恰当，因此养血益气，煦濡筋骨，标本兼顾以治痛，又为要着。痹痛不已，关节不利，甚至变形，掣痛不可屈伸，乌头汤能够治痛；如兼关节肿的，桂枝芍药知母汤亦有效。如

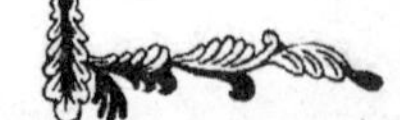

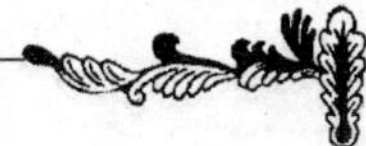

久痛入络，湿郁生痰，痰瘀交阻，三邪痹闭又深一层，则须大活络丹、控涎丹等，但这里已不仅是治痛问题，宜消补兼施，图其根本。

又如痹证发热，初病治标，久病（虚热）治本，这是一般方法，易于理解。但治标尚须分别寒热，如风寒湿痹能发热，湿热痹痛更能发生高热。前者辛温解散，参以化湿，麻黄加术汤、桂枝附子汤，是为典范；后人有许多衍化方，均可参考。这里应掌握一个要点，痹证是三气“杂合”为病，临证处理，应着眼于此。后者清热化湿，潜行散、二妙散，寓有初病治经，久病治络之意。夹痰的，轻则指迷茯苓丸，重则控涎丹（须反复应用）。

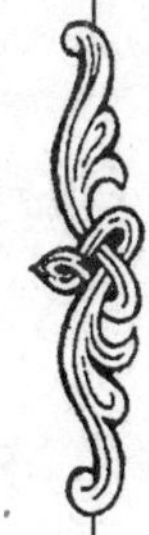

痹而肉顽，久痹多见。其因有二：一为邪气痹着，另为气血不营。蠲痹汤（羌、防、姜黄、芪、归、赤芍、草、姜）比较简要，但须扩充用药。《本事》薏苡仁散方（苡、麻、桂、羌、防、独、乌、茵芋、姜、参、术、草、归、芎），可斟酌用之。曾以黄芪桂枝五物汤加归、芎、桃、红、麻黄、萆薢获效。此证比较顽固，用药亦须缓以持之，酌加黄酒、葱、姜同煎更好。

痹证燥化，关节作响，滋补肝肾为最要。是从营养筋骨，润以滋燥，图治其本；同时，虫蚁搜剔，化痰通络，亦须兼进，这些固属治标，但去瘀可以生新，痰去气化自清，亦是相辅相成的。

例四：王某，男，25岁，安徽宿县芦岭镇。

初诊1986年6月：患者十五六岁即下煤矿井下工作，劳动七八年，累得一身是病，疲惫不堪。本当年轻强壮之时，却已累得变成颤颤巍巍的老人了！到处求医问药，不见好转。天已暑热，尚然一身棉装，头戴棉帽，足登皮棉鞋，

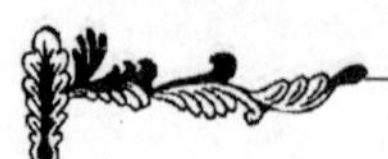

表情淡漠，行动迟缓，看到时真为之一惊！哪有如此25岁的身形？！据患者述，目前最苦楚的是一身无阳气，如生活在冰窖中，外面阳光很好，亦不能解其寒。饮食很少，一天只吃羌饼一角。不能碰一点冷饮食、水果，二便亦少。整日夜睡在被窠中，只觉怕冷，不敢出门活动。脉之两手细小无力，按之全身肌肤凉湿。舌质淡，苔薄腻水滑。

分析病情，这是生阳生发之气，全被井下阴寒湿浊之气所遏抑，真气内损，阳痹不通，属于寒痹、湿痹的类证。但身无疼痛，元气大伤，是为相异。病到这种地步，若论治疗，虽不能说回天乏术，但求效却非易事。总之而言，应当有计划，分步骤，逐渐设法，实际上只能走一步，看看动静为谋了。姑先为通阳益气，重剂轻投，观效再商。方从麻黄附子细辛汤、四逆汤合保元汤加味。

麻黄4g（先煎） 制附片7g 细辛4g 干姜7g 炙甘草4g 桂枝尖7g 茯苓10g 黄芪10g 党参10g 上肉桂4g（后下）（嘱服半个月复诊）

二诊：过了近2个月才来复诊，似乎没有多大改变，天气大暑热，而一身棉装仅换单薄一些。据述，服药第1个月，未见什么动静，不好亦不坏。至第2个月，略有好转，出门时棉帽棉鞋要换单的，棉衣要换绒线衣，但回到家里，仍是旧装。洗过2次澡，要用热水。胃口有些好转，有食欲了。脉稍耐按，舌苔薄腻。原方既略见效，似属对路，加量再进。

麻黄7g（先煎），制附片12g，细辛7g，干姜12g，炙甘草7g，桂枝尖15g，茯苓15g，黄芪20g，党参15g，上肉桂7g（后下）。

另：黑锡丹每日6g，分2次吞下。（嘱服1个月复诊，

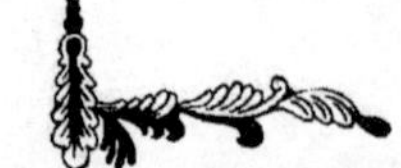

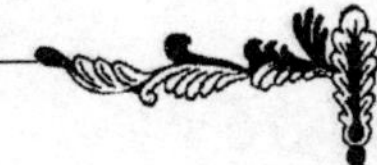

饮食有胃口，多增加营养）

三诊：又过2个月复诊，病情已有转机，畏寒减轻，入睡被中稍觉暖和，并似微微得汗。药后能得肠鸣、嗳与矢气，腹中觉舒，这是几年来所没有的。小便亦见长，尿后腹中亦宽。知饥欲纳。真是阴阳相得，其气乃通，阳前通则小便，阴后通则矢气，是为佳兆。惟体力虽然较差，无劲动作，动则气短。病从阳气发动得到转机，这是最理想的，阳气即是生机。再为加重温阳，乘胜追逐阴邪。上方去麻黄、细辛、黑锡丹（附近药店均用完，买不到了）；加丁香5g，胡芦巴10g。（减去轻浮走表药，加重扶阳，以固脾肾之本）

另：净生硫黄30g，初服每日0.6g，在晚饭前嚼服，慢慢咽下，随即以晚饭之。以后每2日加0.2g，加至每日2g为止，连续服用1个月。

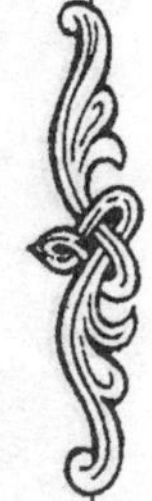

四诊：就诊时已经春节前了，据述在农忙时曾停药将近1个月，余均按方服药。畏寒之症又减，并能参加一些小秋收劳动。两次降温，均经受住了，白天亦不要进被窠，胃纳亦可。药店师傅讲，此药很热很重，不能多服，但自己不觉得过热，棉衣裤还是不能完全脱掉。自从参加些小劳动以后，发生滑精，腰酸。脉见细弦，按之有滑象，舌嫩少苔，舌面润。据此分析，阴寒稍减，而阴阳俱虚的病本显露了。法当标本兼顾，重视顾本，温阳益气，兼以固精。方从理中、肾气合参。

党参15g，黄芪15g，白术10g，干姜10g，炙甘草5g，制附子10g，上肉桂7g（后下），熟地黄15g，山茱萸10g，怀山药15g，茯苓10g，煅龙骨20g（先煎），煅牡蛎20g（先煎），砂仁末4g（后下）。

生硫黄粉继续服用

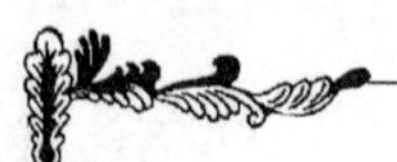

五诊：1987年4月：穿戴已比较合时，气色亦已转润，行动亦见活利，真是旧貌换新颜，有点小伙子气息了，相见甚欢。在家已能搞点小副业，养鸡、养鸭、养兔，并能搭帮去蚌埠、徐州上市场转转。惟体力尚差，容易疲劳，饮食尚可，滑精未能全除。前药一直坚持服用，惟在生活忙时，1剂药作2天服，但不是多数。以往服任何热药，不觉有异，现在觉得药味热辣苦甜了，有时觉咽燥，入睡咽干，小便时见热辣刺激，舌质嫩稍胖，苔薄。仍属阴阳两虚病情，再与培本，注意由刚燥转为温润。上方减干姜5g，去附子、肉桂；加巴戟肉10g，淡苁蓉10g，五味子5g。

生硫黄粉停服。

六诊1987年6月：诊治整整一年，棉装总算脱掉，但绒线裤还得穿上。三阴证的顽痼，这里可说是个活典型了。温阳药的效用，这里亦获得新的认识，回阳要猛，寒痹湿痹要有韧性，而黑锡、硫黄，亦不是浅尝即能见效的（亦可能与这里用量比较谨慎有关）。现在生活比较正常，亦能参加轻劳动，惟尚不能过累或者生气，否则易动怒，并感腰背胁下有一阵火热之气窜动，面时升火，夜时滑精，咽干寐差，饮食二便正常，脉细滑，舌嫩苔薄，这是阴气未充，虚阳易浮的征象（亦可能是刚药之后，急须柔药制之）。再为阴阳兼调，巩固善后。

党参15g，炙黄芪15g，白术10g，炙甘草4g，陈皮7g，茯苓10g，巴戟肉10g，淡苁蓉10g，熟地15g，山茱萸10g，怀山药15g，牡丹皮10g，穞豆衣15g，女贞子15g，煅龙牡各20g（先煎）。（1剂药作2日服，连服1个月）

此后大都是两三个月来宁或通信一次，病情稳定，但恢复比较慢，似乎营养亦跟不上。又约一年时间，以阴阳兼调

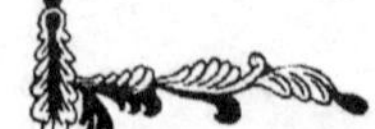

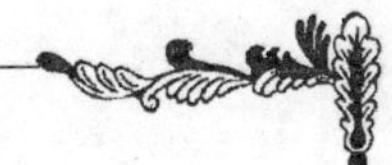

方法，才逐渐趋于正常。以后四五年一直保持联系。当时分析，此病是正在发育时期受伤的，真是俗谚所说致命伤，其危害性很大，有终身之累！所以病虽有药，见效实非易事。童工的危害，尤其是矿井下的工作，应引起领导部门重视，多多保护，严加制止。

历　节

痛风历节多顽症　两病本标本不胜
专药重任暂缓解　劳筋壮骨法能凭

例一：严某，女，36岁，南京机床厂工人。

初诊1974年3月：痹痛多年，确诊为类风湿性关节炎亦已三年余，两手足指掌关节已变形。近来病又复发，从感冒发热开始，旋即周身骨节剧烈疼痛而肿，身重不能活动，足肿不能步履，日夜号叫，烦渴不寐，已经10日。

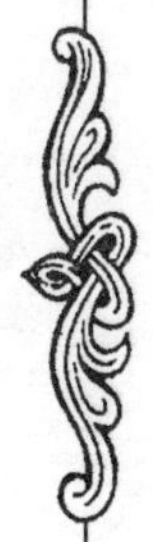

诊时面目微肿，恶寒身热，有汗不解，皮肤按之发凉，胃不欲纳，二便热涩，两手脉弦滑，舌红苔黄腻。分析病情，属于历节痛发作期，风寒湿邪郁而化热，但风湿为甚，阻碍气机，气滞络亦瘀，形成风湿热瘀交阻的复杂病情。治以通阳化气，清热通络方法。从桂枝芍药知母汤加减。

桂枝尖15g，麻黄6g，苍术10g，白术10g，制附块15g，黄柏10g，知母10g，防己10g，生薏苡仁30g，连皮茯苓15g，白芍15g，生地黄15g，红花10g，桃仁泥10g，甘草5g。（5剂）

二诊：药后身热得微汗而解，二便畅利，关节痛肿大减，并得安寐，舌苔黄腻亦化薄。这是气机通行，邪有去

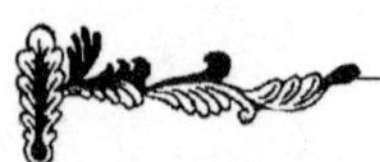

路，病情转机的佳兆。再为邪正兼顾，效议出入续进。原方去麻黄、知母；加黄芪 15g。（5 剂）

三诊：关节痛肿几平，能下地活动，眠食均可。病情如此迅速好转，据述是多年来最见效的。改用白术附子汤、黄芪桂枝五物汤、四妙散，加化痰、活血药，调理而安。

例二：刘某，男，40 岁，南京市属机关干部。

类风湿性关节炎复发，关节剧烈疼痛，肢体强硬，活动不利，疼痛时经脉掣引，手不能触，肢凉麻木。甚时冷汗出，肌体亦冷，不能见风寒，否则冷痛彻入骨节，只能温被卧床，不得活动，动则头眩欲吐，已经 1 周，诸治不效。

诊时两手脉细弦紧，舌淡胖，苔白，面色皖白。分析病情，证为历节痛，风寒湿痹着筋脉关节，三阴俱病。治以通阳蠲痹，乌头汤加味。

制川乌、制草乌各 10g，制附块 15g（上 3 味药先煎 1 小时），麻黄 6g，桂枝 15g，细辛 5g，白芍 15g，甘草 5g，当归 10g，红花 10g，制乳香 10g，黄芪 15g，白术 10g，干姜 10g，生姜 5 片。（3 剂）

羚羊角粉 6g，早晚分服。

二诊：药后痛势大缓，且能起坐，身温，恶风寒亦减，并欲饮食，面色亦有好转，惟脉尚细弦。效议增损再进。原方去麻黄、细辛；加茯苓 10g。（3 剂）

三诊：疼痛又减，肢体已能活动。再从效方出入。前方川、草乌头、干姜、羚羊角粉各减半药量；加熟地 10g。（5 剂）

四诊：关节痛已很轻微，并能独自活动，身和微汗，眠食均可，面色舌色亦转润，苔薄白。阳气已经流通，筋骨脉络亦渐见和。再为调理巩固。前方再去川乌头、草乌头、干

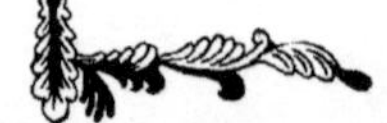

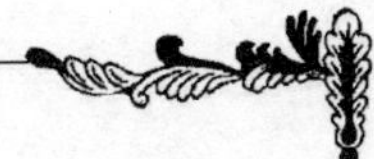

姜、生姜、羚羊角粉；加雷公藤10g，川芎7g，炙地鳖虫10g。（5剂）

此后着重顾本，调理肝肾筋骨，兼和脾胃，病即向安。

例三：刘某，女，38岁，纺织厂工人。

初诊1996年5月15日：历节痛风已10余年，反复发作。今又发病，开始有发热，经治发热已退，而关节仍然剧痛。骨节早已变形，行动不便；动则关节作响，掣痛更甚。骨里作冷，但有时又躁热，烦不能寐，二便热涩，口干不欲饮，饮食尚可，但痛发气逆欲吐，不敢多食。月经已受影响，量少经迟，转无定期。形容憔悴，神气疲乏，通经医药，有效有不效。刻诊脉细而弦，舌色暗红，苔薄罩微黄。分析病情，此证已属久痹，风寒湿热燥与痰瘀虚俱全，交相为患，标实本虚，已成顽疾！姑为补肝肾、通经络，扶正祛邪，能够遏其发作之势，再商其余。仿姜春华先生药法为治。

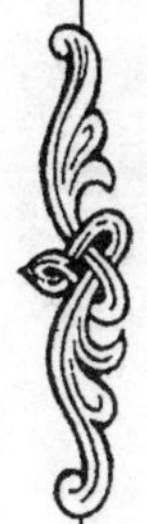

生地60g，白芍15g，当归10g，怀牛膝15g，制附块10g，制川乌、制草乌各10g（上3味先煎1小时），姜南星10g，防己15g，桂枝15g，干地龙15g，黄柏10g，桃仁泥10g，红花10g（5剂）。

另：羚羊角粉6g，分2次调服。

二诊：疼痛大减，躁热几平，并得安寐。但大便滑利，舌转光绛，这是阴伤之象。而刚药与柔药，均宜有所节制。效议出入再进。原方去牛膝、黄柏；川草乌、桂枝各减5g，羚羊角粉减3g；加炙甘草5g，川石斛15g。（5剂）

三诊：疼痛几平，眠食均可，而关节尚然不利，但活动作响，已见轻见少，亦感身轻。这是病情有改善了，转为顾本，希能减少反复。

生地黄60g，白芍15g，当归10g，川芎7g，赤芍15g

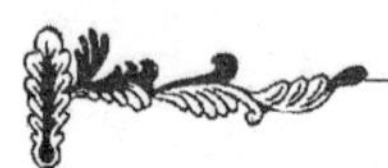

红花 10g，炒川续断 15g，桂枝 10g，防已 10g，制附块 7g，姜南星 7g，薏苡仁 20g，炙甘草 4g，川石斛 15g（7 剂）。

此后历节疼痛已缓解，停汤药，嘱服猪脊髓、牛筋胶，调理善后。

按：中医讲的历节痛，包括类风湿性关节炎。较之一般的风湿性关节炎，痛剧而病变顽固，尤其小关节损害，屈曲突出畸形，甚时亦累及大关节。病情多为风寒湿燥痰瘀，并深入肝肾筋骨。临床多见两类证候，急性发作（或复发）和缓解期。在急性发作时，又大多有两种变化，一种是风寒湿燥都从热化，关节红、肿、热、痛俱见；另一种是风湿从寒化，关节疼痛为剧，肢凉麻木，身重僵硬。缓解期，则疼痛减轻。而关节变形，随着病情的反复发作，日趋加重，由指（趾）关节，向掌、腕（踝）及肘（膝）关节发展，甚至累及肩、胯、脊柱的。骨节突出，筋膜干涩，肌肉萎缩，活动不利，累及大关节，可致整个躯体屈曲强直。这样，它与风湿性关节炎的不同，就更显然了（风湿性关节炎痛久，亦有关节变形的，但无此典型，而且往往累及心脏）。当然，还是两种病的本质有不同，所以《金匮要略》一则编入痉湿暍病篇，以湿病出现；一则编入中风历节病篇，以风病出现。这是大可寻味的。

此病治疗，与风湿性关节炎，亦有同与不同之处。其同，外邪的风寒湿热相似；其异，类风湿性关节病，在内的脏气先损，抗病能力已差，尤其脾胃肝肾怯弱，是此病的特点。因此，其治始终宜顾其根本。在发作期，要注意养血益气，养血可以熄风，养血可以清热，养血可以通脉，养血可以养筋；而且养血还须配伍活血祛瘀，祛瘀可以生新，祛瘀可以通络。这样，对关节筋脉的养护和修复，就大有益处。

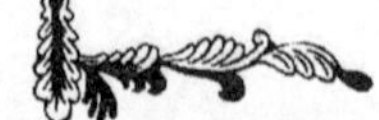

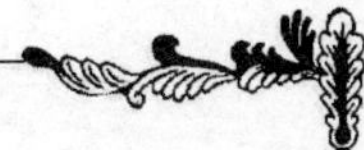

至于益气，可以增强辛温除痹止痛作用，亦可以助其温煦关节。在缓解期，更要重视填精补髓，荣养筋骨。总之，通经脉，壮筋骨，这是重点所在。至于祛风胜湿，清热止痛，都是治标之计，可以暂用，不能久任。而且处处顾正，还能增强治标的功效。

具体方药，热化之证，从桂枝芍药知母汤加减。需要通阳祛风寒，用麻黄、桂枝，或加羌活、防风。除痹止痛，用白术、附子；掣痛甚时，加羚羊角粉、独活。亦有用蜈蚣、全蝎的。筋脉拘急，重用芍药、甘草，或加鸡血藤，或加青风藤，或加忍冬藤，或加伸筋草，助其缓筋通络。清热泻火，用知母、石膏，或黄柏、木通、虎杖。利湿消肿，用薏苡仁、防己，或用苍术、连皮苓，上下分消其湿。须解表和中的，用生姜、陈皮。开化痰湿，用姜半夏、姜南星；痰从热化的，改用竹沥和以姜汁，清火通络。亦可用指迷茯苓丸，或控涎丹间断服，以消凝结。如此出入为方，寒温杂合以治。

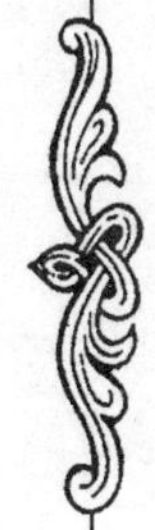

寒化证，从乌头汤加味。除痹止痛，以川乌头与草乌头合用，再加制附块，或雷公藤，或姜南星。掣痛甚时，加羚羊角粉、制乳香，或与蜈蚣、全蝎交替用，熄风止痉。并伍重剂芍药、甘草，或薏苡仁。温通表里之阳，用麻黄、附子、细辛；寒甚加干姜、肉桂。

治本以养血活血，桃红四物汤是基本方，鸡血藤、丹参、炙地鳖虫、山甲片、蜂房、僵蚕、怀牛膝、苁蓉，都可选用。益气温阳，保元汤、四君子汤、金匮肾气丸是基本方，巴戟、胡芦巴、补骨脂、骨碎补、鹿角霜、乌梢蛇、蚂蚁，亦可选用。

但须指出，热化、寒化，是一般而论，初时可分，对于

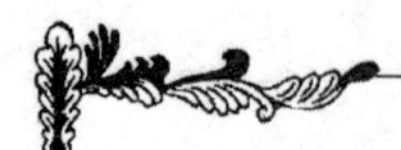

病久淹缠，反复发作的，很难截然分清，大多是寒热虚实，错杂为患了。亦有是先为热证，后又寒化，或先为寒证，后又热化。因此，临床处理，必须随机应变，守经达权，充分显示出中医辨证论治的特长，才能收到较好的疗效

另外，此病发作期，用煎药较好，比较灵活，可以随时变通，适应病情。至于缓解期及善后调理，以丸剂或膏滋药较佳，缓以持之，待其正气来复，以收全功。但实言之，这种病，缓解尚可，杜根实难。

先父对此病的调理，常用两种药，一种是猪脊髓，一种是牛筋胶，颇有疗效。①猪脊髓，每日一二条，去外膜，用黄酒淹没，生姜一片，在饭锅上蒸熟，细嚼细咽，作为下饭小菜。或再用猪、羊骨，击碎熬胶服，更佳。②牛筋胶 30g，烊服，每日 1 次。自己制备，全牛筋一具，洗净切块，用黄酒、白水各半，加生姜 150g，煮化成胶，去生姜，收入瓷缸中，逐日分服。

转　筋

寒伤经脉风伤筋　转筋病候特殊证

例一：金某，女，41 岁，纺织女工。

初诊 1983 年 10 月 5 日：两小腿转筋，已经多年，遇寒过劳即发，多方治疗，尚欠改善。近日晚出受凉，转筋剧作，腓肌痉急，不能触摸，痛楚不堪，艰于行动。形寒畏冷，腰腿更寒，此次发作最甚。纳便均可，脉细见弦紧，舌质较淡，苔薄白。此为外寒引起宿疾，表里俱寒，寒则筋脉肌肉拘挛。治为表里两顾，温煦筋脉。麻黄桂枝合芍药甘草

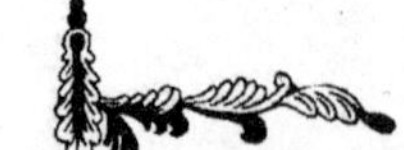

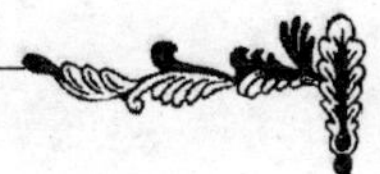

附子汤。

麻黄 4g（先煎），桂枝 10g，防风 10g，白术 10g，白芍 15g，炙甘草 7g，制附子 7g（先煎），生姜 5 片，大枣 7 个。（5 剂）

二诊 10 月 13 日：药后连日得微汗，自感周身舒适，温暖及于两腿，转筋遽然放松，没有再发，睡眠甚佳。脉见滑象，舌色亦转红活，因为药效较佳，自己已连服 7 剂。转为顾本，效议出入。原方去麻黄、附子；加怀牛膝 10g，炒川续断肉 10g。（7 剂）

春节来贺岁，据述服完改方 7 剂后，其病如失，即停药，此后一直平善，虽冬令严寒，亦未复发，喜出望外。

例二：钱某，男，52 岁，江宁湖塾农民。

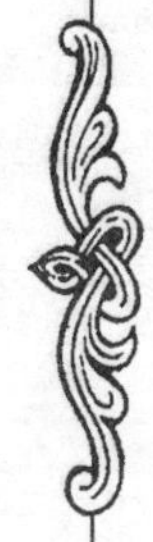

初诊 1996 年 10 月 11 日：劳动农民，兼营小贩，终年多劳碌，形体已老而瘦了。近年自感身体拘强如缚，行动不利，尤其两脚木强，频频转筋，痛楚殊甚。自述由于常年早出晚归，受寒忍饥，筋骨受伤了。以往日行五六十里，习以为常，现在跨不开步，近地行动，亦很艰难。视之面色黝黑，肌肉湿冷木强，两腿经脉怒张，屈伸不利。转筋先从足趾开始，逐渐移至小腿，现在有时引及大腿。初起因寒因劳，偶尔发作，现在已成经常性，甚至连续抽筋，掣痛不能坐卧。饮食尚可，大便艰燥，睡眠亦尚可，而不能转动，否则伸缩都能触发其病。脉来弦滑（原有高血压，自己不介意），舌质红，苔糙少津。分析病情，此症从主诉和表面看，是为转筋，局部为病。但从整体考虑，实有肝阳化风，风木克脾土之象，因为身困如缚，两足难于步履，联系脉息舌苔，这是一般转筋病所不具备的（其实是病在于足，而病源却在于脑）。大多是由肝肾先亏，阴精不足，筋脉失养，变

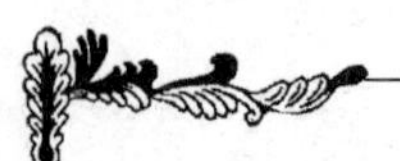

柔为刚，加之风火化燥，更铄筋脉，所以转筋日甚一日，而且身困脚硬，不利行动了。实际这里已有风阳突变的危机在窃动！见微知著，希多重视！兹先养阴潜阳，舒筋活络，遏其方张之势，期能转机，得效再商。方从六味地黄、二至加味。

生地黄 15g，山药 15g，生白芍 15g，女贞子 15g，墨旱莲 15g，牡丹皮 10g，泽泻 15g，珍珠母（先煎）30g，制乳香 10g，川牛膝、怀牛膝各 15g，木瓜 10g，芦荟 3g，双钩藤 15g（后下），羚羊角粉 6g（分 2 次调服）10 剂。

另：晚蚕沙 1000g，炒热，喷醋湿润，分作两小袋，交替温熨腿足。蚕沙两三天换一次。

二诊：内服药、外敷熨，均按医嘱进行，自己亦加重视了。药后两脚感到有暖气，入睡安稳，转筋显著减少。大便通顺，纳后亦香。复诊能乘公交车来城，亦很欣慰。舌苔之糙象已转薄润。药病相当，略有转机，佳兆。效议再进。原方去芦荟，减羚羊粉 2g。（10 剂）

三诊：近来竟能 3 天不转筋，自感身体轻快，农村劳动忙，能够稍为照顾，服药敷熨，从未间断。自认苦了一辈子，要安闲一下了。大便通顺，服食更佳，脉来弦象见减，舌红火气亦敛。风阳渐退，阴气日长，药效已显，再为调理巩固。上方去乳香、羚羊角粉；加制首乌 15g，当归 10g。

四诊：已能一个人来城复诊，自感服 10 剂后活动自如了。既喜亦担心："万一路上出了事怎么办？"毕竟是个老年病人。据述只要不抽筋，万事如意了。真是农民的纯朴精神，可敬。转筋已止半月多了，纳、便、睡眠均好，身体轻快。步履亦活，脉弦滑而缓和，舌红苔薄润。这是阴阳调和，肝脾相协，病情见好转，调理巩固。

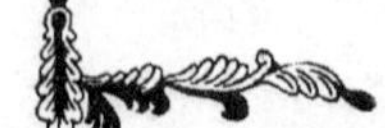

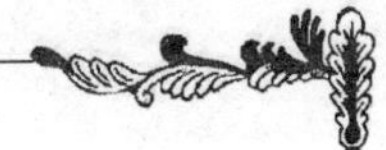

生地黄15g，山药15g，白芍15g，女贞子15g，墨旱莲15g，牡丹皮10g，泽泻10g，怀牛膝10g，川断15g，桑寄生15g，白术10g，陈皮7g，炙甘草4g。(10剂)(蚕沙温慰停用)

五诊：诸症均平，精神兴奋，气色亦见明润，似乎年轻了。很健谈，表示能够养老了。为处二至丸、归芍六君丸两种，调理半月停药。

按：此例转筋，比较特殊，初发仅属偶然，这是多劳之人常有的。但以后愈发愈重，几至无有安日，这就很少见了。当时分析，有肝阳化风之象，夹杂其间，事非一般，治疗亦标本兼顾，节节见效；病员亦略知其竟，能密切配合，所以迅即向愈。但事过境迁，病员失于惊惕，终于在1998年春节后突然中风了！于此深感，临床工作，能够见微知著，这是可贵的。但要能追踪善后，防患于未然，何等重要，却很难为。

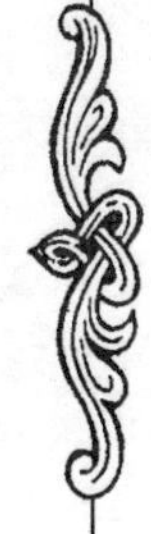

泄　　泻

泄泻湿证本易晓　热寒虚实时相扰
气虚下陷最缠绵　除湿升阳有确效

例一：严某，男，53岁，教师华东水利学院。

初诊1980年9月11日：晨泄13年，据述由于下乡劳动，睡卧湿地，开始泄泻。最初病呈发作性，受凉受湿即泄泻，保暖得止，并无一定时间。以后转为晨泄，定时而作，无分冬夏。病发先作肠鸣，其响如雷，随之暴注下迫，必须立即如厕，否则遗遍床第，但腹痛不甚，少则一二次，甚则可以

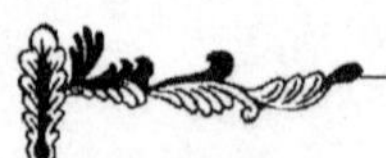

三四次，才得稍安。胃纳不香，不能稍吃异物，不慎则其病立发。形体微肿，身重节痛，面色萎黄，疲乏少力，脉细微弦，苔薄白。分析病情，显属风木陷于土中，脾虚湿胜的证候。治当升阳举陷法。东垣羌活胜湿汤加减。

羌活 5g，独活 5g，炒防风 5g，平藁本 5g，川芎 3g，升麻 5g，葛根 5g，苍术 5g，白术 10g，陈皮 5g，益智仁（杵）5g，炙甘草 3g，猪苓 5g，生姜 3 片，大枣 5 个。（7 剂）

二诊 9 月 19 日：药后常得微汗，自感轻快，肠鸣大减，大便急迫亦缓，但大便尚然稀泄，胃稍欲纳。效不更方，原议再进 7 剂。

三诊 9 月 28 日：肠鸣又减，急迫感已除，大便转成溏软，偶尔亦能成形，便后腹中舒适，胃纳较香。但尚感疲乏，形寒畏冷，时自汗出。这是风湿之邪见退，而气虚之象又见。转为益气升阳法。

炙黄芪 10g，炒党参 10g，炙甘草 3g，炒白术 10g，陈皮 5g，益智仁（杵）10g，炮姜 3g，炙升麻 5g，炒防风 10g，独活 5g，藁本 5g，桂枝 5g，炒白芍 10g，生姜 3 片，大枣 5 个。（7 剂）

四诊 10 月 6 日：大便已经成形了，但腹鸣尚存，不过能得矢气，腹中宽展，这是阳气来复之象，佳兆。小便亦较前为多，身肿节痛已退，胃纳正常，形寒亦减。原议调理巩固之。前方去独活、藁本、益智仁；加川芎 5g，红花 5g。（7 剂）

五诊 10 月 13 日：症状基本平复，精神亦振，面色转润而亮，脉见滑象，舌色泛红。中气恢复，阳生阴长的佳象，效议巩固之。原方去防风；加当归身 10g。（7 剂）

此后又服前方 2 次（14 剂），改用补中益气丸调理收功。

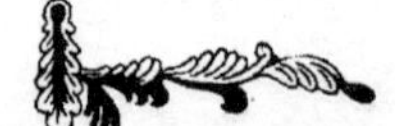

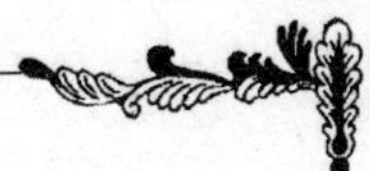

例二：尉某，男，56岁，职工　江海航运公司。

初诊1981年2月24日：清晨泄泻，已经10余年。泻前先见肠鸣腹痛，不能安寐，急迫如厕，泻后腹中仍有微痛，平时亦肠鸣矢气多。据述，病从一次肠炎泄泻引起，当初时发时止，并无定律，以后经常发作，尤其半夜以后至于天明一段时间，泄泻一二次，久延至今。叠用中西药多方治疗，有时亦能短期见效，但又反复，迄未治愈。刻诊两手脉弦滑，但按之无力（有高血压病史），苔薄腻。证为肝脾泄泻，风多湿亦多，而又中气下陷。治以升阳止泻法。方从升阳除湿汤加减。

柴胡5g，羌活10g，独活10g，炒防风10g，藁本10g 苍术10g，焦神曲10g，炒党参10g，炒白术10g，炙甘草3g，炒白芍15g，川芎5g，红花5g，猪苓10g。（7剂）

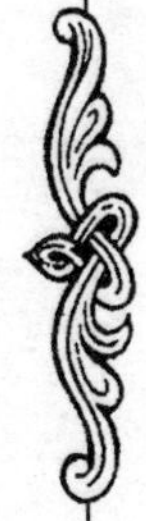

二诊3月3日：服药7剂，夜半后的腹痛大减，并能熟寐，大便亦能控制，但解时粪便尚呈喷散状，来势较急。据述右少腹痛先减，大便后腹中已觉宽舒，惟矢气尚多。脉弦滑已减，舌质稍胖。再步效议进治。原方加炒小茴香3g。（7剂）

三诊3月13日：腹痛基本平复，晨起时大便已转成溏便，亦无急迫感，但便后腹中尚似不爽，能得肠鸣矢气，腹中才觉宽舒。这是佳象，脾阳有来复之机。惟近感头昏脚软，似有燥热，晚分盗汗，舌苔薄，微黄。此盖元气之虚，微有阴火上乘之故。原议出入，略参“甘寒泻火热”。原方去羌活、川芎、小茴；加炙黄芪10g，陈皮5g，炒黄柏10g，姜川黄连3g。（7剂）

四诊3月20日：大便已能成形，急迫下坠感全除，腹痛亦平，仅余左少腹尚微有不适。晚分盗汗已少，行动多后

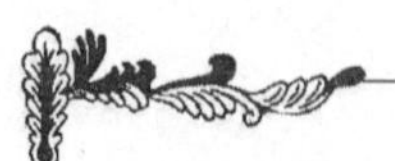

有微汗出，并感畏寒。而其脉已见缓滑，舌苔薄，根微黄色。中阳已升，阴火未靖，原议再进。原方7剂。

此后症状全平，调理巩固而愈。

例三：隋某，女，50岁，新华船厂会计。

初诊1981年3月20日：晨起腹痛泄泻，已经20余年。病从一次痢疾未能全除后引起。当时年纪尚轻，忙于工作，未加重视。但嗣后即时发泄泻，尤其天气阴寒，或饮食不节，则泄泻次数更多，并且似有规律，每发多在平明时分，人们还称许患者起身都很早，不知是因患了晨泄病，真正有点啼笑不寻。特别有事出门，弄得患者很为紧张。腹痛多在少腹，其来亦很急。迨至近年，患者泄泻又见加重，甚时小便亦能随之大便而出。粪便夹有黄色黏冻，并有后重解不尽意，泄多肛门作坠。平时面目易肿，四肢发麻，关节酸痛。头昏失眠，胃纳不香，脉濡，苔薄。分析病情，证属脾虚气陷，而湿积尚然逗留，此虚中夹实，错杂为患。治以升阳益胃方法，兼参枳术丸意。

柴胡5g，羌活10g，独活10g，防风10g，白芷10g苍术10g，炒党参10g，白术10g，炙甘草3g，炒白芍15g，陈皮5g，焦神曲10g，焦枳实5g，姜川黄连3g，广木香5g。（7剂）

二诊3月27日：药后微微汗出，自感爽适。腹痛几平，肛坠亦减，但大便仍稀，矢气多，胃纳转香，脉来微有滑象，苔薄白腻。这是阳气渐能上升，所以纳谷运化亦渐恢复。原议加减为治。原方去羌活；加炙黄芪10g。（7剂）

三诊4月3日：大便已经每日一次，转入正常，便后舒适，但时间尚在晨刻。腹痛已平，饮食正常，自感一身轻快。不过矢气尚多，偶尔腹中似有胀感，肛门又有下坠之

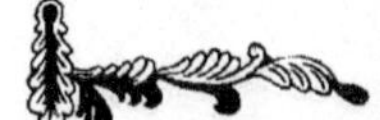

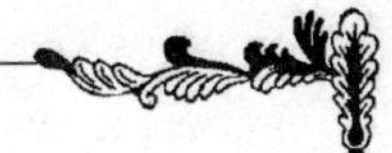

意。这是近来连日阴雨的影响，但病情并无多大反复，假如以往逢此天气，症状必然加剧。脉细，按之滑，苔薄白，效议巩固之。原方去枳实、神曲、木香；加炮姜3g。（7剂）

四诊：原方继进。（7剂）

五诊4月22日：症状几全平复，大便成形，并能自己控制时间，眠食均可，精神明显改善。但舌质正红，苔薄，微呈气营交伤之象。升阳加味，兼护其营，调理巩固之。

炙黄芪10g，炒党参10g，炙甘草5g，炒白术10g，陈皮5g，柴胡5g，防风10g，炒白芍10g，当归身10g，炒山药15g，白扁豆15g，红花10g，大枣5个。（7剂）

此后又原方连服14剂，一切平善，疗效很巩固。

按：晨泄又名五更泄，亦称肾泄。前二者名称，是以发病的时间为名，后一名称，是以病理变化命名。此病在临床不少见，一般认为，病由肾阳不足，命门火衰，而阴寒独盛所致。因为肾司开阖，主前后二阴。肾阳不足，关门不固，所以在子丑五更之后，阳气未复，阴气极盛之时，即令人洞泄不止。因此，前人治疗，每用椒附丸、五味子散、四神丸等，温肾固涩。

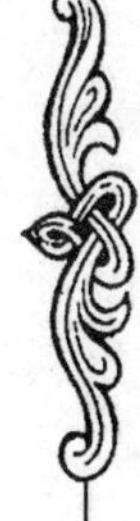

但在实践过程中，用上述方法治疗，效者固多，不效的亦复不少。其故何在？曾读李东垣书，他论泄泻，认为是湿病，脾虚的，是“湿寒之胜，当助风以平之”，亦是“下者举之，得阳气升腾而愈矣”（见《脾胃论》调理脾胃治验），深受启发，对部分疗效不佳的病情，改用升阳方法，并多加风药以升清，大显功效。无论病程久暂，凡属脾虚湿胜，清阳下陷的病情，近期远期，疗效均佳。曾治10多年、20多年的晨泄病例，均获良效，观察多年，亦很巩固。后读《儒门事亲》，亦有启悟。书中有一段记载，用发汗方法治疗泄

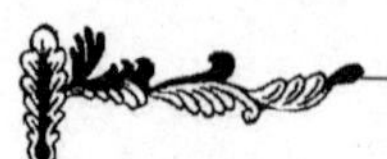

泻。如一患者腹中雷鸣泄注，水谷不分，小便涩滞，皆曰脾胃虚寒故耳，用温药涩药皆不效。诊其两手脉息，俱浮大而长，其身表微热，用桂枝麻黄汤，以姜枣大剂煎服，连进3剂，大汗终日，其病至旦而愈（见《儒门事亲》卷二）。其中脉息浮大而长，是表示有风邪。腹中雷鸣，更是风行地中之象，所以用发汗散风见效。回顾晨泄，亦多腹中雷鸣，脉息亦不尽是沉细、沉迟，而每见弦象。因此，亦可以诊断为风木郁于脾土之病。这种证候，不符合“肾泄”病情，就不能望文生义而用温药。其实，晨泄病情，亦较复杂，不能仅责之肾阳虚一端，前人亦有解释为肝脾病的。因为病发于晨，时在寅卯，本该肝木当旺，阳气上行，但脾土不及，少阳生发之气不能上升，清气反而下陷，真如李东垣所说：“乃生长之用，陷于殒杀之气”（见《脾胃论》卷下）。所以清晨必泄泻几次，不能自止。这种解释，于理亦通。

经过多年的摸索，体会到晨泄而谓之“肾泄”的，一定见有肾阳虚的证候，如身寒畏冷，腰脊酸痛，脚软冷疼，阳痿不育，夜尿频多，舌质淡滑或胖，脉沉迟或微弱等等，虽不必悉具，但总要有一些相应症状，然后运用温涩方法，才能见效。现在有些晨泄病例，阳虚的证候并不多见，而脾虚湿胜病情，却较突出，如肢体困重，倦怠嗜卧，不耐劳动，动则气短，面色萎黄，舌苔白腻或薄白，亦有体征并无明显改变的。这样，是病在脾而不在肾，宜用升阳法以治之。

升阳方法的用药，余常以羌活胜湿汤（羌、独、藁、防、草、蔓、芎）加味为基本方，其药如羌活、独活、藁本、白芷、升麻、葛根、苍术、白术、白芍等。目的是“下者举之”，使清阳上升，挽回中气下陷之势。所以用风药品味较多，但用量则轻，一本东垣之旨，使升清而微微得汗，

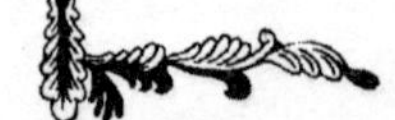

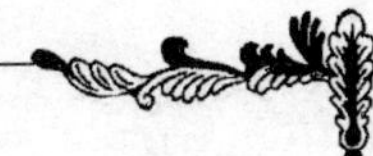

则阳气升腾，脾气来复，泄泻亦可愈。如果泄泻水多，小便亦涩，这是湿胜而气化不行，略参升阳除湿汤（升、柴、羌、防、草、陈、益、夏、苍、麦、曲、猪、泽）意，选用泽泻、猪苓、桂枝、陈皮、神曲、益智仁等一二三味，升降脾胃而上下分消其湿。如果大便夹有黏液，腹中痛而便后仍不宽舒的，这是兼有湿积阻滞气机，虚中夹实之证，略参升阳益胃汤（羌、独、防、草、芍、陈、泽、苓、夏、术、连、芪、参、柴）意，选用黄连、白芍、陈皮、半夏、木香、白芷、吴茱萸等味以佐之，苦辛通降，以去湿积。如药后腹痛已缓，黏液亦除，困倦乏力的，即用升阳益胃汤去泽泻、半夏调理之。亦有阳气下陷，而虚火上冲，见头晕目眩，两脚发软，晚分盗汗等症，这是热（阴火）伤元气之故，舌上必罩薄黄腻苔，脉亦见滑象或数或大。此时不能纯作虚证而加重补药，应仿除风湿羌活汤（羌、独、防、藁、草、芎、陈、猪、泽、升、柴、苍、连、柏、芪、苓）意，加用黄柏、黄连等苦寒坚阴，以泻阴火，其热即退。这种方法，一般旬日左右即能见效，一月左右已见显效。

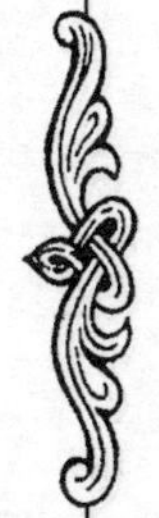

如果病情已经稳定，晨泄全止，但腹中微痛尚存，肠鸣矢气减少而未全止的，即用升阳汤（升、柴、芪、草、陈、益、归、红花）巩固善后。此方肝脾两顾，益气兼以和营活血，颇有深意。因为晨泄久延，不独气虚下陷，血亦随之损伤了，每见血虚、血瘀之变。调理善后，应该考虑周到。此方屡用效佳，余常加党参、白术、白芍，以川芎改用当归，加强疏肝补脾，益气又活血的作用。此病需要兼用养血活血药，是从东垣补中益气方法悟出的。他常提到“阳生阴长”的道理，因为脾胃居中土，是气血生化之源，营卫之所自出。脾病而仅为气虚的，固然有之，但更多的是气虚血亦

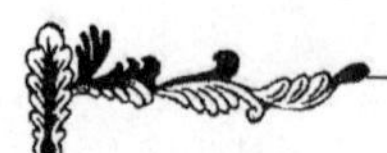

伤。因此脾病而仅用益气升阳，还只能讲知其一半，必须配伍养血活血，才算得照顾到全面。所以补中益气中用当归，羌活胜湿汤中用川芎，升阳汤中用当归、红花，均是为“阳生阴长”而设，这是东垣用药的独到之处，不要轻易略过。余用此法于晨泄，屡屡见功。何况红花能治诸风，腹中血气刺痛。李时珍更赞赏川芎、麦曲治湿泄之功，足证此法有良好疗效，前人经验是很宝贵的。

同时，此病调理，应该顾及血分，但不宜多用熟地、当归等阴腻滋润之药，否则又能引起滑泄；即甘温益气，用量亦宜轻，否则亦有壅气增满之患。这是因为本病毕竟属于湿胜下陷之变，即使病情好转，但久病之体，脾健阳升，尚须有一个恢复巩固的过程，如不注意及此，反应是比较敏感的。这是临床实践中的一些体会，用之殊感应手。总结多年所治病例，最快的 1 个月左右即愈，最长的亦不出 3 个月；一般愈后都较巩固，少数亦有几次反复，但再进原方，亦能很快向愈。

例四：刘某，男，44 岁，中学教师。

病从患痢疾后开始，治痢未痊愈，转为泄泻，已经 20 余年，生活稍有不慎，泄泻病即发作，肠鸣腹痛，随即水泄如注，泻后腹中反觉舒适。如此时作时止，时痛时泻，不能向愈。一发即腹中肠鸣辘辘，肛门窘迫，立即如厕。便中时夹白冻，神疲乏力。有时又如晨泄，天明发作，甚时要连泻二三次，才能宽缓。纳谷尚可，但总有不消化之象。面色萎黄，似乎虚浮。舌稍胖，色淡，有紫气，苔薄黄腻，脉濡少力（曾几次检查，诊为慢性肠炎，结肠有过敏激惹，余无明显病变）。分析病情，属于脾虚久泄，尚夹湿积。因为中气已经下陷，积阻又复气滞，病久亦多络伤，虚实错杂为患。

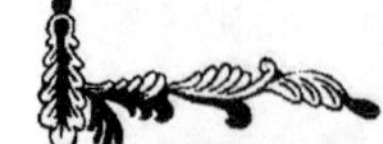

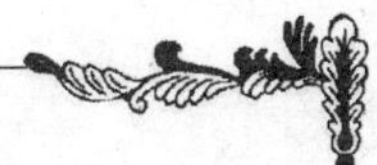

论治当先与升阳益胃之法。方从升阳除湿汤出入。

升麻 5g，柴胡 5g，防风 10g，羌活 10g，藁本 10g 白芷 10g，苍术 10g，黄连 3g，白芍 10g，党参 10g，白术 10g，炙甘草 3g，陈皮 5g，煨益智仁（杵）10g。（7 剂）

二诊：服药甚适，连服 2 次（14 剂），痛泻大减，小便增多，自觉腹中安稳，肠鸣减少，并能矢气，肛门已无窘迫之感。纳谷有味，苔转薄白。效议出入再进。原方去黄连；加川芎 7g，土炒当归身 7g。（10 剂）

三诊：痛泻均平，时得微微汗出，寐安神旺。脉来已见滑象，舌色泛红。再为调理巩固。原方再去升麻、白芷、益智、苍术；加黄芪 10g，红花 5g。（10 剂）

此后又调理 1 周而安，观察 3 年，无大反复。

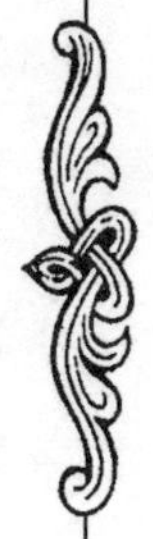

按：临床遇见此证不少，大都用此法调治，每能获效。带教实习时，例案亦较多，学生感兴趣，觉得易学、易用、易见效。逐渐放手，让他们锻炼，亦能熟悉处理，照样有效。曾专门为此辅导，称“升阳止泻用药法。”首要能抓住辨证，如脾虚、下陷、湿胜、气滞、络瘀等病情。主证明确了，用药配伍即有条理。如首先是升阳法，所谓“下者举之”，扭转脾虚下陷之势，药如升麻、柴胡、葛根、防风等，随宜选用几味，升其清阳，即少阳、阳明生长之气。其次是风药胜湿，因为病是脾虚湿胜，湿多成濡泄，药如羌活、独活、藁本、白芷、荆芥、蔓荆子、川芎、苍术等。在此细分，又有三种作用：①风药是上行的，多能升阳气，与上述升阳药，相辅相成，能加强作用；②风药多辛散，品味多，力量大，能够散湿；③风药多温燥，又能燥湿。如此则湿气分散，不再下溜，可以改变湿泄的下注之势，这就是“风药胜湿”的用意。同时要补脾益气，顾其根本，药如党参、白

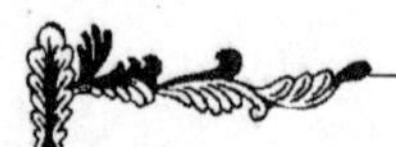

术、炙甘草、陈皮、黄芪、益智仁等。与上述二类药配合，是标本兼顾，亦是相辅相成。这里还有一层意思，风药易于走散，见效快而消失亦快，欠于持久，一定要伍以益气生血之药，使走守相合，散收与共，则作用持久，其效亦更佳

又其次是肠鸣，在此是风行地中之象，所谓“肝木克脾土”。仍然主用风药，风靖则肠亦不鸣了。不过，肠鸣亦有虚实之异，肠鸣属虚，其鸣不甚，得暖则缓，得矢气而腹宽，又为阳气来复的佳兆；属实的，肠鸣与腹痛相连，肠鸣为泄注的先行，特别矢气奇臭，必定有湿积阻滞，或者是湿热郁积，要用导滞清化之药。

腹痛情况亦较复杂。①常见的亦为风木克脾土，其痛来去迅疾，痛而腹中拘急，往往腹痛随之即泄泻，泻后腹中反舒，时痛时泻，反复不止。亦是主用风药，佐以安中，痛泻要方（防、术、陈、芍）是为典型用药，而风药很多是有解痉止痛作用的。②另一种是其病夹有湿积，大便中见有冻垢，甚时并有后重现象。这是积阻气滞，不通而痛（尽管泄泻，仍有湿积不化，阻碍气机的），药用焦山楂、焦神曲、焦枳实、青皮、白芍、木香、白芷等，后重则选薤白头或槟榔。如果积滞郁热，再选川黄连、黄芩、赤芍、黑山栀等1~3味。亦有腹痛不甚的，湿泄如水注，小便短少，食物不化，是为湿盛，又当以风药与分利药同用。此病本来不宜分利药，用了有“降之又降”的嫌忌，但在湿盛之时，适当选用泽泻、猪苓、茯苓等，取五苓之意，东垣称为上下分消其湿。适逢天气阴雨，外湿与内湿相应，亦用此法，称为内外分消法，这些多是内伤病中的变法。③还有一种虚痛，其痛不甚，隐痛，欲得温按。便泄亦不甚，多大便稀溏，甚时似乎不能自控。此证每每是气虚生内寒，一般是取归脾丸意，

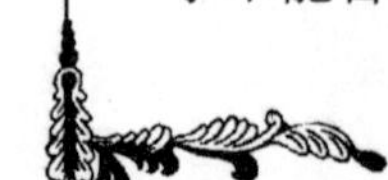

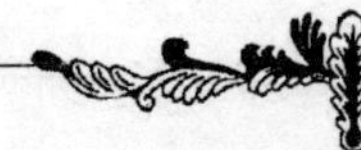

加少量风药合炮姜，或益智理中、桂枝理中加减，见效较快。更有属于血虚或血瘀的，观其脉症，气虚而血亦虚的，如补中益气汤中用当归；气虚而又血瘀，或久病入络，常选用川芎、红花、苏木、桃仁、赤芍等一二味。这里须加注意的，本身是脾虚而中气下陷，血药多阴柔，容易滑肠，东垣在此用血药，是很谨慎的。

再如中虚气陷，而又阴火上冲，出现燥热，虽然较少见，但亦偶尔有之，一般在主要方药中，加用黄柏一味，苦甘寒合治，其热即退；假如中下焦夹有湿热或积滞，则须用川黄连、黄芩、栀子等，才能清其热。不过，总是甘温或风药的配伍，主次要分清楚。

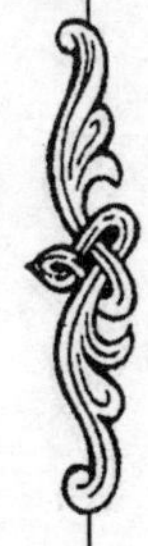

总之，病情简单的，用药可集中一些，突出重点，取效较快。病情较复杂的，用药品味可多些，照顾多方面，但亦要有个重点，分清主次轻重。年深久病，要有计划，分步骤，一点一点来，不能操之过急，杂病之难，就在这里，牢牢守住中焦，终有康复之日。以上就是升阳止泻法用药的大略。

例五：吴某，男，42岁，南京汽车制造厂工人。

初诊1983年5月21日：泄泻已六七年，自诉因一次下乡劳动患急性肠炎，治疗未清彻，遂遗留泄泻证（慢性肠炎）。频年发作，久久不愈（曾经钡剂灌肠和肠镜检查，未发现明显器质性病变，但结肠有过敏痉挛现象，结肠、直肠有充血水肿）。在以往诊治时，每每止泻则大便秘结，通便又大便泄泻，通塞两碍，多方治疗，效果不佳。症见左少腹痛，肠鸣，欲得矢气，大便亦遂之泄泻。日一二次，甚时日三四次，多为溏便，有时水泻，便后腹中仍有不适感，喜得温暖，大都在上午发作。有时又便秘，粪结块如栗，表面夹

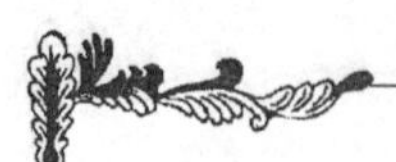

有少量黏液。形体瘦弱，面晦虚浮，纳谷不香，不能用油腻或冷食，甚至不能在低温环境下工作，否则立见泄泻。两手脉弦，按之软，舌苔薄腻，根部较厚微黄，舌质暗，有紫气。分析此病，属于肝脾泄泻，兼夹积滞，虚实错杂，燥湿互见，且已病久入络，殊多棘手。治疗方法，重在脾胃，执中州以运四旁，使肝脾调，气血和，则燥湿亦能互化。方从东升阳益胃汤加减。

黄芪10g，党参10g，甘草3g，苍术、白术各10g，陈皮5g，柴胡5g，炒防风10g，独活10g，炒白芍10g，川黄连3g，焦枳实10g，茯苓10g，泽泻10g，红花5g。（10剂）

二诊6月3日：据述，服药5剂，泄泻即止，腹痛亦减；惟中尚腹中作胀，欲得矢气。继服5剂后，1周来大便仅解3次，反似燥结，食欲仍不振。目前病情，泄泻虽止，仅是表面现象，脾胃升降之气仍未调，湿积反从燥化，还是旧病轨迹。治仍原议出入。前方去防风、独活、茯苓、泽泻；加桃仁泥10g，当归10g。（5剂）

三诊6月9日：药后胃纳转香，大便亦调畅，每日或间日一行，粪便色正常。精神见振，面色亦较润泽，虚浮之象已去。舌苔薄白，但舌质仍暗，脉见滑象。这是胃气来复，升降清浊渐趋正常，佳兆可喜。再和气血，促其康复。

黄芪10g，党参10g，炙甘草3g，炒白术10g，陈皮5g，柴胡5g，炒当归10g，炒白芍10g，川芎5g，红花5g，茯苓10g，干荷叶1方。（7剂）

四诊6月24日：上方药未服完即因公出差，因食物不慎，又天气转阴，连日下雨，泄泻复发，经用西药治疗，大便又坚燥如栗，二三日一解，腹中气滞，阵阵作痛，频频矢气、口觉苦腻，胃纳不香，自感有时燥热，小便亦黄。脉细

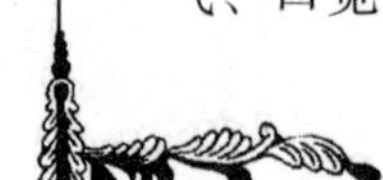

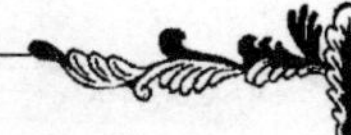

弦，舌苔中部黄腻，微罩灰色，质暗。分析见症，又属胃强脾弱，湿积不化，气滞转从燥化，阴火亦因而上冲，病情又转复杂。治为消补兼行，理气和络。方从枳术丸加味。

炒白术 10g，焦枳术 10g，川黄连 3g，黄柏 10g，炒白芍 10g，苍术 10g，桃仁泥 10g，陈皮 5g，茯苓 10g，姜半夏 10g，柴胡 5g，炒竹茹 5g。（5 剂）

五诊 6 月 30 日：药后病情迅又转机，大便顺，腹中舒，胃纳香，腻苔亦化，口亦不苦腻了。惟脉尚见弦象，自感疲乏，易于汗出。中气已振，但未复原，虚阳亦易上浮，再为补中益气法，调理巩固。药用第三诊方，去川芎、荷叶；加川黄连 3g，炒黄柏 10g，防风 10g。（7 剂）

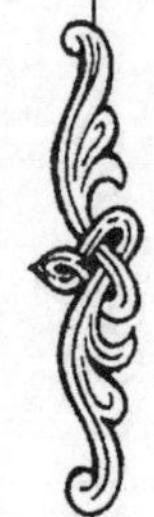

患者药后病情日趋平善，因天气转热停药。随访观察多年，病未复发

按：慢性肠炎，临床较多见，其症往往长年累月，类似中医的肝脾泄泻证候，属于久泄。但在具体病情上，又略有差异：一种是以脾虚湿胜为主，泄泻反复不止；另一种夹有积滞，气郁又易化燥，大便溏结无常，此例即属于后者。临床处理，余常用东垣方法，对前者以升阳除湿汤为主，重视升阳，得阳气升运，则湿化泄止。后者用升阳益胃汤为主，补中兼以化滞，往往以治湿开始，治燥收功。因为久泄不同于暴泄，大都为过于下降之病，脾胃虚弱，阳气下陷，这是主要病机；不比暴泄或湿泄，可以用分利方法，分利清浊，则其泄自止。假如误用于此，则为“降之又降”，预后更坏了。从检查亦可得到启示，此病有结肠过敏痉挛现象。中医属于风证，治以升阳风药，亦是甚为合拍的，疗效亦能证实这一点。

还需提出的，后一种病情，很多见有舌质紫暗之症，

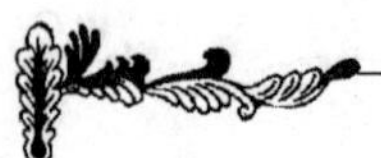

是否与肠道的充血水肿有关？待进一步研究。中医认为是“病久入络”，治疗佐以调营和络之药，活血化瘀，效果甚佳。

又，此病见有大便燥结，不能竟用通下，一通就变泄泻，泄泻以后，仍然继之大便燥结。余常用和营活血药，润肠与升阳兼行，恢复脾胃升降之常，屡屡获效，特为拈出。

例六：徐某，女，58岁，工厂医务室医生。

确诊胆囊炎、胆结石病已六七年，常见胁痛，大便溏结无常等症。在3年前手术治疗，切除胆囊。术后未见平复，却又转为腹胀，并有下坠感。肠鸣如雷，伴以泄泻，每日八九十次，甚时肠鸣矢气亦遗屎，要立即如厕，泄后腹中有时反觉舒缓，口乏味，力疲神萎，经中西药治疗，不能向愈。近来常时畏寒，却又时见燥热，疲乏不堪，右胁仍然作痛，痛泻亦时发作，虽然较前为轻，但不能根除，脉细，舌苔白腻。综合见症，诊为肝气郁滞，横逆犯脾，土木不和，虚实错杂之病。治以升阳健脾，理气和中。多年之疾，亦只能步步为营。

柴胡7g，防风10g，紫苏10g，陈皮10g，白术15g，炙甘草4g，焦山楂、焦神曲各10g，炒车前子10g（包），枳壳7g，川芎7g，广郁金10g，炒麦芽15g。（7剂）

二诊：服上药见效，连续服用近50剂。初服5剂，即胁痛减，腹胀松，肠鸣便泄大为改善。至今大便最多时日仅3次，一般日一二次，大便转为先成形，后稍溏，纳谷见香，食入并不腹胀，惟便物偶见黏滞少许。睡眠安熟，精神见爽，又健谈了。脉来耐按，舌嫩少苔，证为脾气来复，肝气条达之象，殊为佳兆，再为顾本，以期康复，效方出入。前

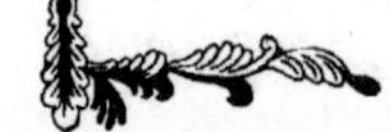

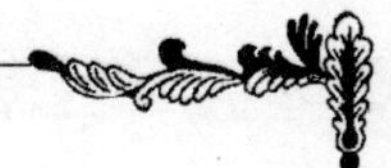

方去紫苏；加党参15g，白芷10g。（10剂）

久　痢

久痢宜攻去宿积　中虚气陷当另释
升阳除湿杂寒温　护膜更加效大益

例一：董某，男，42岁，工人。

初诊：泻痢3年余，时剧时差，反复发作。发时多因气候变化，或饮食不当而致。腹痛泻痢，腹痛以左少腹为甚，不欲按，肠鸣矢气，即欲如厕。便中冻垢多，兼夹脓血，甚时见鲜血，并有后重不爽之感。纳谷不香，特别不能吃厚味油炸，或冷饮，如果不注意，其病能够立即发生。平时亦多肠鸣辘辘，欲得矢气，神疲乏力，但又时见燥热，舌苔薄黄腻，脉弦。（此病经过多次检查，直肠乙肠镜、X线钡灌肠造影、纤维肠镜检查，诊断为慢性非特异性溃疡性结肠炎）

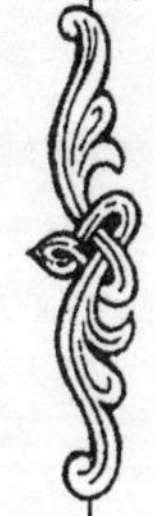

综观病情，属于久痢的类证。已经有年，泄多中虚，而湿积仍然阻滞，迫于气血，形成通涩失常，虚实错杂的病变。这种中气陷下，而又阴火僭逆；气血两伤，仍然宿积不化，处理颇多掣肘。姑为升阳除湿，寒温杂合以治。方从东垣升阳除湿汤，兼参外科疮疡护膜之治。

柴胡5g，升麻5g，苍术10g，防风炭10g，白芷10g，陈皮5g，茯苓10g，乌梅肉10g，黄连4g，黄柏10g，焦枳实10g，桔梗5g，当归炭10g，炒白芍15g，金银花15g。（5剂）

另：蜡矾丸10g，分2次饭前吞下。又另：鸦胆子仁42粒，用桂圆肉包，每包7粒，分作6包，早上空腹一次吞下，

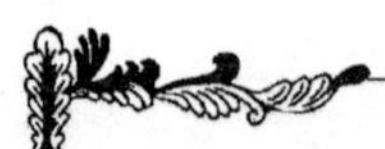

以早饭压之。3 日服 1 次，连服 3 次。如果痢久体弱，有滑脱现象的，则用量减半。

二诊：药后症状改善，腹痛见缓，泻痢次数亦少，脓血大减，后重已除。效议出入再进。原方去桔梗、银花；加炙甘草 4g。（5 剂）鸦胆子仁，按上法继服；蜡矾丸继服。

三诊：腹痛泻痢均除，大便成形，但粪便上尚附有少量脓冻。胃纳转香，亦无躁热。而腹中仅喜热按，中虚之象更著。苔薄白，脉细弦，此为湿积见化，虚象踵至。转为升阳补中，巩固疗效。原方再去茯苓、乌梅、黄柏、枳实；加用炙黄芪 15g，炒党参 15g，炮姜 4g，蜡矾丸继服。（7 剂）此后煎药停服，蜡矾丸再服半个月。

以后 9 个多月未复发。偶有大便变化，仍用上法，见效更快。此后凡遇此证，即以此法治之，大都获效。

按：慢性非特异性溃疡性结肠炎的泄痢，属于中医的久痢类证。不是濡泄，而为久泄痢后的中气下陷，是胃气不能上升，水谷不化的病情，所以不宜用分利方法以止泻，亦不是理气导滞所能止痢。大便中的冻垢脓血，虽说是积滞，实际是肠中溃疡病灶的产物，似痢而非痢，从今天所知来看，要兼参外科疮疡证治取法。李东垣的升阳除湿法，结合他的疮疡治验（见《东垣试效方》），似较适合。如果证见湿热积滞，有燥热的，伍用梅、芍、芩、连、柏、枳等，但不必全用，亦不可久用；冻垢多的，伍用白芷、枳、芍、桔梗，具有排脓之意；脓血多的，须用蜡矾丸，生肌止痛，护膜解毒，可多用一段时间。此药李时珍亦很欣赏，尝谓“此药不惟止痛生肌，能防毒气内攻，护膜止泻，托里化脓之功甚大”（《本草纲目 · 蜜蜡》）。如见鲜血的，加用防风炭、荆芥炭、炒银花。见腹痛甚的，不必用止痛药，应用升阳风药，

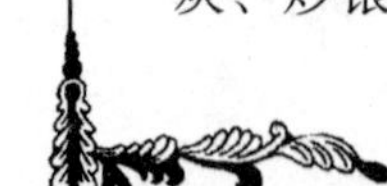

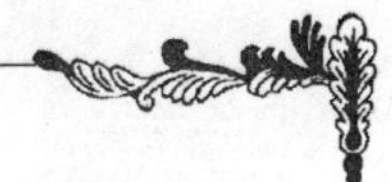

风药能搜风解痉，于土中植木，有些风药，还能排脓止痛，生肌敛疮。再略伍甘药缓中，则其痛自止。滑泄又寒气凝聚的，震灵丹（禹余粮、紫石英、赤石脂、代赭石、乳香、没药、五灵脂、朱砂）是有效药物，而且寒证较湿热证见效为快。总之，此病宜“下者举之”，不能过用导滞，更不宜兜塞。但见效以后，大便反见干燥的，又宜润燥互用，减少风药，伍以润药，如桃仁泥去油，或当归或郁李仁等，见效即止，否则又将泄泻。

又，此病改善症状较易，杜根较难，所以经治大便已转正常，而病灶尚未根除，肠鸣隐痛，粪便附有少量冻垢脓血，久久不净，成为常事，这实在是其病反复的根萌。善后是个大问题，应坚持调理，治愈亦有可能，这是个人的体会。

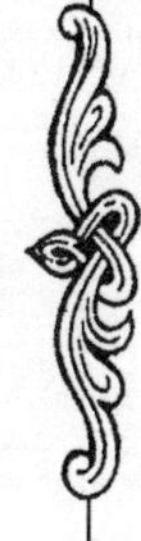

例二：张某，男，36 岁，中学教师。

泻痢多年，先是反复泄泻，以后变成腹痛滞下，见冻垢脓血，时发时止。延至近年，后重之症已减，反见滑泄之势，而腹痛依然不除，脓血又见晦暗，偶有少量鲜血。自感下腹部有疙瘩，怀疑病情恶变（多次检查，诊断为“慢性非特异性溃疡性结肠炎”，肠管有纤维化瘢痕。排除恶变）。

患者形体较瘦，畏寒喜暖，面色萎黄，疲乏无力，纳谷乏味，多食不适，舌稍胖，色暗苔薄，脉细，按之弦。分析病情，久泄气陷，阳虚湿胜，而又气滞络瘀，成为气血虚实错杂之证。治以升阳胜湿、两调气血法。方从升阳除湿汤合震灵丹。

柴胡 5g，炙升麻 5g，苍术 10g，藁本 10g，防风炭 10g，白芷 10g，独活 10g，炒白芍 15g，当归炭 10g，陈皮 5g，茯苓 10g，红花 10g，炙甘草 4g，炮姜 5g。（5 剂）

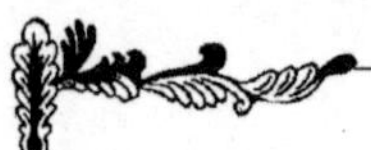

另：震灵丹10g，分2次，开水或药汁送下。

二诊：药后泻痢腹痛已减，胃稍欲纳。效不更方，原方再进5剂。

三诊：当前痢症已平，而大便又见干燥，但尚不能说病已向愈。这种病情，反复是多见的，要重视调理巩固。原方去独活、炮姜；加黄芪5g。（5剂）

此后临近暑假，工作较忙，吃汤药不方便，改服丸药。丸药仍用前方，再去苍术；加党参10g，白术10g，焦枳实5g，桃仁泥去油10g，撮药10剂，为末，姜枣汤泛丸。每日2次，每次7g，荷叶煎汤代茶送药。

另用蜡矾丸10g与震灵丹10g，间日交替服，连服1个月。观察半年余，其病未见反复，而下腹部痃瘩见软未消。

便　　秘

便秘常为腑实　体虚老年未必
气血升降滑窍　考虑周全莫失

例一：鲁某，男，55岁，水利厅干部。

初诊1989年10月11日：肝阳头痛多年，习以为常（血压高，药物控制在150/90mmHg上下），一般夏秋较适，冬春则剧，头痛升火，少寐心悸，自己亦摸出病情，注意调摄，但因工作繁重，亦放松不了。近年大便常秘结，二三日一解，甚至四五日才解，解时颇感困难，需要很长时间，努挣才下，挣至头昏目黑，几乎不能站起来，深以为苦。如果偶得大便通顺，则身轻舒适，眠食均佳。听说高血压病影响心脏，便秘是个危险讯号，心情有些紧张，故一般通便药都

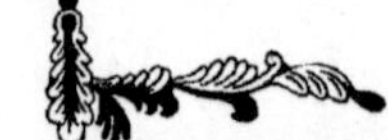

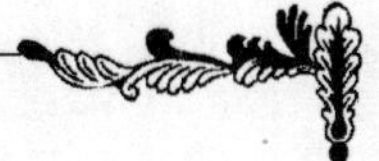

用过了，始效一时，总不能改变病情。

诊时，面赤气粗，急躁多言，既烦工作，又恼便秘，希能一药即解决问题。两手脉均弦滑，左按之较细，偶有歇止，舌红而暗，苔薄黄腻。分析病情，肝肾阴伤，风阳僭逆，这是总的病机。而舌暗脉结，心血又有瘀阻；大便不通，亦属于血燥热风便秘为患。治仿李东垣通幽汤（归、生熟地、草、升、桃、红）方法，标本兼顾。

炒生地黄 10g，当归 10g，生白芍 15g，羌活 10g，桃仁泥 10g，红花 10g，川牛膝、怀牛膝各 10g，泽泻 10g，牡丹皮 10g，夏枯草 15g，珍珠母 30g（先煎），芦荟 3g。（5 剂）

二诊：药效喜出望外，已得 2 次顺利大便，心安寐熟，如释重负，要求调理巩固。观其神情安舒，眠食均佳，脉较平和，薄黄腻苔亦化。效议再进，无事更张。原方 5 剂。

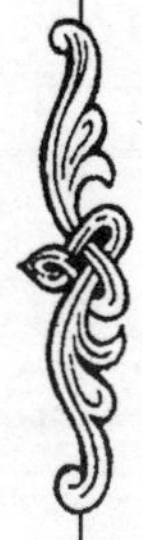

三诊：大便通顺，顾虑自释，余症亦有改善，再为调理巩固。嘱原方去芦荟，每隔一天，服药 1 剂，连服 5 剂。再隔二三天，又服 1 剂，连服 5 剂，停药。

此例观察 1 年多，平善无反复。

例二：罗某，男，40 岁，中学教师。

初诊 1994 年 4 月 10 日：平时身体尚可，惟不耐烦劳。备课讲课任务较忙，即感不能胜任。曾经有过胃病，治疗已见改善。饮食睡眠均可，但总似缺乏兴趣，懒得多动。近年有个隐疾，大便秘结，解时甚为困难，粪便并不干硬，就是后重，粪阻肛门，解不出来。努挣无力，甚时一次大便，要几次如厕，才能得解。粪便大多先结后溏，有时粪块很大，亦不坚硬。一次大便，曾经汗出淋漓，似乎得病一番，需得卧床休息。有种特殊现象，便前如得肠鸣，连连矢气，或者小便畅利，腹中即觉宽展，大便亦能较为顺利。几经求治，

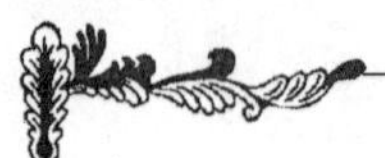

未见效果。不能吃通便泻下药，否则大便即随之泄泻，不能自控，而泻后仍又秘结。

视之气色晦黄，行动亦迟缓，常自畏寒，饮食喜温，两手脉细，按之少力，似有涩象，舌稍胖，边有齿印，苔薄腻。分析病情，此例比较复杂，一方面是畏寒喜温，气色晦黄，行动迟缓，加之脉细而涩，舌胖有齿印，这是一派气虚现象。另一方面，又是便秘后重，大便先结后溏，特别欲得矢气，欲得小便畅利，又是湿阻气滞，气迫陷下之证。综合而论，这是虚中有实的病情，与肠道燥实的便秘，是有区别的。观其不能用通便泻下药，亦与一般便秘，病情相异。在此应从气虚下陷，而又湿阻气滞的复杂病变处理。治以补中益气为主，配伍通阳化气，升降气机，亦即虚实兼顾方法，观效再商。

升麻 7g，柴胡 5g，黄芪 15g，党参 15g，炙甘草 4g，白术 10g，陈皮 7g，当归 10g，桂枝 10g，茯苓 10g，防风 10g，枳壳 10g（花槟榔细末 3g，调服）。（7 剂）

二诊：前方用升降气机法，颇相适应，药至第 3 剂时，即腹中转动，上得嗳气，下又连连矢气，小便亦畅行。已经大便 2 次，后重感大减，便解亦较顺利，效议再进。前方去槟榔末。（7 剂）

三诊：身温得微汗，眠食均佳，便秘现象又有好转，大粪块已无，大便成条。效方巩固。（上方 7 剂）

四诊：便秘之症已除，气色大见改善，自感一身轻松。脉见滑象，舌色红活，这是气机周流，营卫调和的佳象。调理巩固善后。补中益气丸 125g，归芍六君丸 125g。每日 2 次，每次各 5g，开水送下，服完停药。

按：便秘一证，看似简单，病情却很复杂，内科讲义，

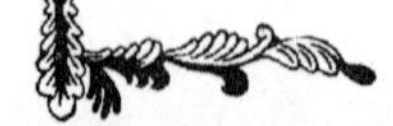

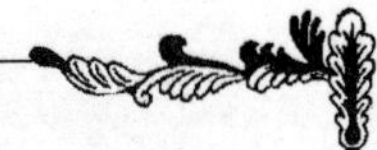

为此分型分证，讲得很多，但具体应用，尚待深入，上述二例可供参考。近年对老年人便秘，所遇又多，并有因大解困难而气竭突变的，不能忽视。曾制简便方3张，作为调理之剂，取得疗效，介绍于下。①气滞便秘（大便不燥结），用升枳煮散。升麻7g，枳壳7g，芦荟3g，合为1日量。药为粗末，煮沸二次，煮时加生萝卜30g，打碎。下午、睡前各服一次。二三日即能见效，最快的一二日即见效，大便通顺。②血虚津伤便秘，用芝麻糊。黑芝麻炒香，研粉10g，桃仁去皮，炒，研碎5g，怀牛膝，炒，研碎7g，合为1日量。三物和匀，作小食，分3次细嚼缓咽。或用炒香大麦粉，或元麦粉，或荞麦粉，或燕麦片均可，一羹匙，和药末水调，煮沸缓饮，下午或睡前服，二三日即见效。平时亦可服用。③心脑血管病人血气上壅，升多降少，而大便艰解的，用乌桃糊。首乌粉炒香10g，桃仁去皮、炒香，研碎5g，三七粉3g，芦荟研碎3g，合为1日量。服法同芝麻糊，二三日即能见效。平时亦可服，但去芦荟。这些病人，平时要多吃青蔬菜，如苋菜、紫谷菜、芹菜、麻油炒菠菜、木耳、萝卜和芋奶、北瓜，以及鸡、鸭、猪血等。能促进肠蠕动，容易排便。张子和最有实践经验，大力推广运用，称谓“滑以养窍”方法。

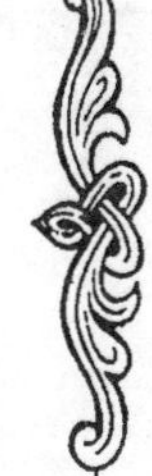

水　肿

水肿不难诊　变多易不振
伤阳又耗阴　把握肺脾肾

例一：刘某，男，36岁，省卫生厅干部。

初诊：1976年秋，因慢性肾炎水肿，反复不退就诊。诊时肢体浮肿，腹胀（超声波检查，有少量腹水）。自感一身肿重，小便涩少，纳谷无味，谷入腹胀加甚，气短而促，欲得温按。腹中转气稍适，得大小便亦适，但就是腹中痞滞，二便不爽，不得改善。面浮色白晦滞，下午又面发红光，似乎娇嫩（曾长期服用激素）。脉沉细，按之弦，舌胖苔滑。分析病情，阳惫湿阻，近似实脾饮证候，但肌肤按之发凉，腹亦不硬，是肾阳虚惫，而气化不行所致。一般温阳化水之药，都已用过，疗效不显，改从天真丹出入，温肾纳气，通阳泄浊。

巴戟天10g，淡苁蓉10g，胡芦巴10g，破故纸10g，熟地10g，茯苓10g，炒小茴香4g，肉桂5g（后下），炒杜仲10g，制川乌、制草乌各3g。（5剂）

另：沉香粉6g，琥珀粉6g，黑白丑（牵牛子）10g（青盐炒，去盐），研取头末，和匀，分3次调服。

二诊：药后竟得腹鸣转气，小便亦稍增，是为药病相当，阳气有生发之机，乘势加强温阳泄浊作用。原方加金液丹6g，早晚分服，以食压之。黑白丑（牵牛子）加重6g。（5剂）

三诊：药后腹鸣矢气大作，大小便均见爽利，腹胀减，肿亦见退。这是病有转机，加强扶正，略缓泄夺。原方去琥珀、黑白丑（牵牛子）；加用川牛膝10g，炒车前子包10g。金液丹继续用。（10剂）

另：红参，每日5g，炖浓汤频饮。（10剂）

四诊：小便通利，周身暖和，身肿几乎全退。下午面泛红光亦大减，脉见滑象，舌转薄白苔。病情日见改善，再为加重益气健脾，采用脾肾双补之意。前方去金液丹、牛膝、

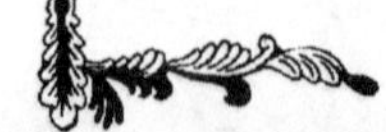

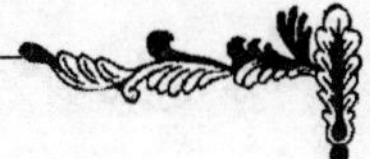

车前；加炙黄芪10g，白术10g。服10剂，肿退而安。

例二：张某，男，32岁，附属医院职工。

初诊：肢面肿，身肿，时减时剧，面色少华，形寒疲乏，腰膝酸软，纳呆乏味，白天小便少，脉细，按之弦，舌淡胖，苔薄白。[此病确诊慢性肾炎已年余，经治尚少改善。最近检查，贫血，蛋白尿(+++)，管型亦多，血压稍偏高]

分析病情，证为阳虚阴盛，脾肾两伤。治以温阳化水，益气养血，图本顾标，不能见肿治肿。方从黄芪桂枝五物汤合济生肾气丸出入。

黄芪30g，桂枝10g，炒白芍10g，炒熟地黄10g，巴戟肉15g，淡苁蓉10g，炒山药20g，砂仁末4g（后下），泽泻15g，茯苓10g，白术10g，怀牛膝10g，炒车前子15g（包），陈皮5g。

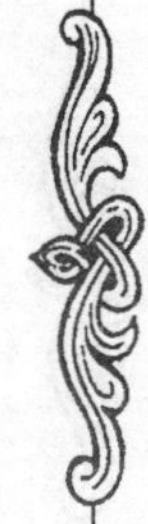

另服煨乌鱼、猪肾（方附于后）。（10剂）

二诊：药后小便增多，肿势亦减，形寒已解，胃纳转香。惟大便次数较多，可能与润药有关（复查小便：蛋白+，颗粒管型亦少）。效议出入再进。原方去牛膝、车前；加山萸肉10g，炒党参15g，姜3片，枣5个。（10剂）

三诊：身肿几平，腰膝步履轻健，精神亦振，原议再进。前方再去泽泻；加炙杜仲10g，桂枝改肉桂5g（后下），停服煨乌鱼。（10剂）

四诊：肿退身健，面色转泽，脉见细滑，舌色泛红，苔亦化。已能参加轻活（复查：贫血有改善，血压正常，惟小便尚有少量蛋白、管型）。时值冬令，改服膏滋调理巩固，方从黄芪桂枝五物汤、巴苁地黄丸、保元汤三方相合，去甘草，加砂仁、白术、湘莲子、炒川续断、炒杜仲，熬膏服，至春后临床症状向愈。

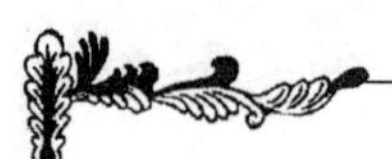

按：此类证候，余常配用两张验方：①煨乌鱼，治水肿。取乌鱼1尾，重500g以下，去肠杂，不落水，腹中入黑白丑（牵牛子）头末10g，川椒1.5g。扎紧泥封，厚1指许，炭火煅裂，去火气，敲开吃鱼肉，每日1尾，连服5~7日。肿退，改用乌药末10g，益智仁6g，纳入鱼腹，煅食如上法，能治蛋白尿。（此方系家传验方，原名消肿鱼）②煨肾汤，治腰痛。取猪腰子2只，一破两片，去脂膜血筋。每只纳入骨碎补末5g，小茴香3g，砂仁末3g，相合扎紧，加入葱、姜，文火水煨至腰子酥，去药，吃腰子与汤，每日1只，连服10只。配合应用，能增进疗效。

例三：姚某，男，13岁，初中学生。

初诊：幼年曾患急性肾炎，经治而愈，近年又反复，诊为慢性肾炎急性发作，经治未愈。诊时面目微肿，晨起明显，下午两足肿，咽红燥痒，作干，微咳，唇红口干。下午有低热，有时亦不发热，但见两颧泛红，皮肤瘙痒，晚分更甚。常诉头昏无力，小便黄、赤、量少，纳谷不香。舌红，苔薄黄腻，脉细略数而弦（尿检：脓细胞、红细胞、管型、蛋白均有，不严重）。分析病情，证属肺肾两伤，脾胃不和。治以养阴清热，健运脾胃。方从沙参麦冬汤（自拟方）与六味地黄丸出入。

北沙参15g，麦冬15g，蝉蜕10g，地骨皮15g（以上为沙参麦冬汤减炙甘草），炒生地黄10g，怀山药15g，牡丹皮10g，泽泻10g，茯苓10g，白术10g，陈皮5g，炙桑白皮15g，炒黄柏10g，炒谷芽、麦芽各15g。（7剂）

另服煨乌鱼，煨肾汤。

二诊：药后症状明显改善，头面足肿几平，小便增多，低热亦少、咽红干痒亦减。特别吃了煨乌鱼，胃口好。效议

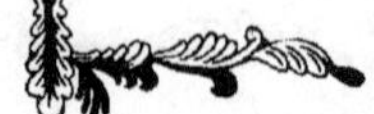

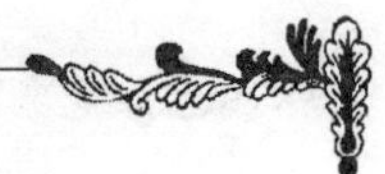

再进。原方去桑皮、黄柏。7剂。煨乌鱼，煨肾汤继服。

三诊：肿全退，纳食增，咽痒皮肤痒均减，兴致好，自己主动做作业了。苔腻已化，脉弦亦减（复查小便，红细胞、蛋白微量）。效议复入益气固本。前方再去北沙参、泽泻、谷麦芽；加黄芪15g，炒党参10g，糯稻根须20g。10剂。乌鱼，煨肾汤再服。

四诊：诸症均平，改用滋药调理巩固。膏方以六味地黄加北沙参、麦冬、蝉衣、地骨皮、黄芪、党参、白术、陈皮、糯稻根须，轻糖收膏。服完停药，至今已25岁，从未反复，身体较壮。

按：慢性肾炎，临床较多见，而多数病例，病情又很复杂，特别是拖的时间很长，反复亦多，很难一手观察到底，亦很难拘守一法。就一般而言，人们多认为是阳虚阴盛的病情，但这仅是从水病身肿立论的。其实，此病有时并不身肿，呈虚劳证候，有的亦很少见症。因此，其病有见阳虚的，亦有见阴伤的。病至后期，则阴阳气血俱虚，而又正伤邪恋，错杂为患，往往令人捉襟见肘，穷于应付。再向后发展，就不堪设想了。

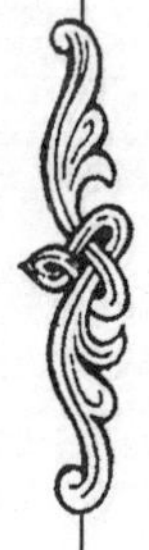

就个人临床大体而言，着重在肺、脾、肾三脏。见阴伤的，侧重肺肾，清水之源，又抓住肾与胃，主以自制的沙参麦冬汤合六味地黄丸，再配用异功散。见阳虚的，侧重脾肾，制水化水，又兼顾肺气，主以黄芪桂枝五物汤合巴苁地黄丸，再配伍保元汤。如果证候参差不齐，再随证加减用药。这亦是就其多数见症约略而言，并参合各地宝贵经验，综合运用。其实，中医的治法很多，只要博采众长，对此病定能打开思路，作出更多成就。例如我运用煨乌鱼和煨肾汤两个验方，收到很好效果，无论阴伤阳虚，都可用此见效。

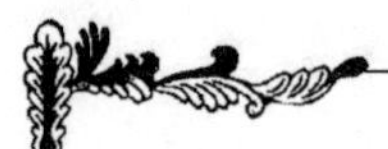

又，此病运用西药激素制剂以后，虽然能够取得疗效，症状改善。但运用时间长了，有时几近滥用，亦会出现副作用，不仅见症更趋复杂，再用其他诸药，疗效亦受影响。这是个人所看到的，不知同道经历如何？希能加以研究。

尿　　血

尿血由于膀胱癌　补肾清利兼托毒

例一：潘某，男，69岁　常州市潞城镇水庄底农民。

初诊1997年8月10日：腰周围寒冷，已经5载，今年尤甚，逐渐延及右脚足跟，酸软无力，不利上下楼，并出现低热，小便呈黄酒色，甚时见血色，纳谷、大便尚可，脉滑，苔薄腻，舌质晦暗。分析病情，肾虚膀胱热，似为易见，但以舌质看，尤其如此年龄，病非一般，暗藏危机！姑为壮腰清利安络。嘱去医院检查，进一步明确病情。

独活15g，桑寄生15g，炒生地20g，赤苓15g，瞿麦15g，萹蓄15g，六一散20g（包），怀牛膝15g，蒲黄炭15g（包），土贝母15g，当归10g，绵马贯众30g，白花蛇舌草30g，鲜车前草5株（打）。（5剂）

又，如见血尿，小便涩，另用鲜牛膝草连根500g，鲜车前草250g，打汁，略温，一日服尽，连服三五日，小便利，血止为效。

二诊：上药连续服用20剂，诸症平稳，要求改为丸方，便于农忙继服。丸方：

独活100g，桑寄生150g，炒川续断100g，怀牛膝

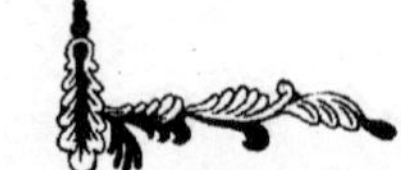

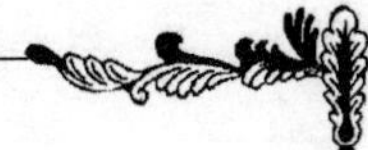

100g，大生地150g，当归100g，女贞子150g，墨旱莲100g，血余炭150g，蒲黄炭100g，牡丹皮100g，黄柏100g，赤苓100g，阿胶珠100g，飞滑石100g，莲蕊100g，太子参150g，麦冬150g，车前子100g，陈皮100g。

上药共为末，另用白花蛇舌草、绵马贯众各150g，煎浓汤泛丸。

三诊11月18日：上药服完，诸症见轻，低热亦退，小便亦无赤色，纳谷睡眠均可。医院检查：肾脏无明显异常，但确诊为膀胱癌。病员情绪尚稳定，为处煎丸二方。

煎方：独活15g，寄生15g，炒川续断15g，炒生地黄20g，当归10g，生黄芪15g，赤苓15g，瞿麦15g，萹蓄15g，六一散20g（包），蒲黄炭10g（包），怀牛膝15g，炙杜仲15g，象贝母（因无土贝母）15g，白花蛇舌草30g，石见穿30g。（5剂）

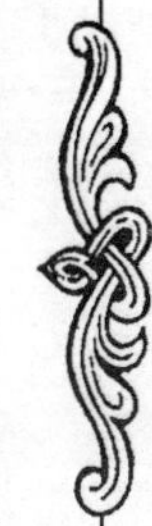

丸方：独活100g，桑寄生100g，炒川续断100g，怀牛膝100g，炙杜仲100g，川芎70g，当归100g，炒大生地150g，生山药150g，黄芪150g，党参150g，白术100g，炙甘草50g，炒阿胶珠100g，鹿角片100g，蒲黄炭100g，飞滑石100g，赤苓100g，陈皮70g，炒黄柏70g，血余炭100g，石见穿200g，白花蛇舌草200g。

上药共为末，另用野黑豆150g，焦神曲150g，煎浓汤泛丸。

1998年7月25日：小便骤然见血，已连续两三天，来电询问是否病变了，如何处理？其余尚然平稳。嘱用牡丹皮20g，益元散包30g，失笑散30g，三种药浓煎另服，并以此汤送服丸药。后又尿清、血止。

病员至今尚健在，没有恶化。1999年2月11日来函贺

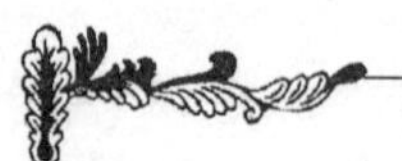

春节，录其一段话，很有意思，可知近况。“去年7月25日骤然小便见血，幸在电话中得到处理办法，那3种药（即牡丹皮、益元散、失笑散）真灵，当天煎服，4小时后即见奇效，小便清澈。共服8剂，小便完全恢复正常。从初诊到现在为止，煎药已经服用190剂；丸药已经泛7料，每料5斤。土牛膝草、车前草汁，服过2斤多。现时还在服用丸药，从不间断。腰周围寒冷症状，已经减去一半，小便（除有几次出血外）基本正常。膀胱部位亦无不适。身体状况，胃纳尚佳，睡眠充足，精神愉快，从未有过感冒发热等；惟在体力上较差一些而已”。

2000年5日：家属来宁就诊，据述潘老尚在继续服用上药，生活起居亦可。

癃　闭

癃闭由阳惫　通阳泄浊病能瘥

例一：罗某，男，62岁，中国银行职工。

初诊：1978年秋，突然小便不通，小腹胀急，不能触近，已经第2天。气息短促，不能平卧，烦躁不寐，时作干恶。心腹胀闷，不欲饮食，小便涓滴不畅，赤涩刺痛，大便不解，偶得矢气，腹中稍舒。据述，春初此病已经发过一次，确诊老年性前列腺肥大，引起尿闭，因导尿感染，发热尿闭，住院月余才愈。生怕再蹈前辙，不愿住院治疗，要求改服中药。平时血压偏低，尿频，夜尿亦多。

患者就诊时形寒怯冷，自感一身上下寒热不调，上为口舌干燥，但不欲饮，中脘胸腹觉冷，下为小便涓滴，灼热赤

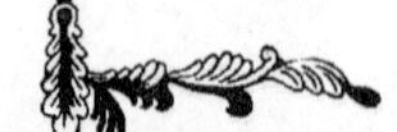

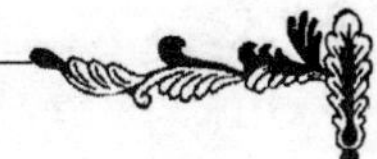

涩。脉细，按之弦，舌胖，苔水滑。分析病情，证属肾虚阳惫，气化不行。阳虚则生寒，所以脉细舌滑，胸腹冷而形寒。气化不行则水道不利，浊气郁于下，为小便癃闭；逆于上则小腹胀而气促，口舌燥而不欲饮。然关键之处，还在阳气不化，升降气窒。治以温肾化气，通阳泄浊。方从天真丹加味。

炒小茴香3g，胡芦巴10g，补骨脂10g，巴戟肉10g，杜仲10g，怀牛膝10g，茯苓10g，肉桂5g（后下），炒黄柏10g。（2剂）

另：沉香粉6g，黑白丑（牵牛子）10g，青盐炒，去盐，研取头末，琥珀粉6g和匀，用黄酒调，分3次，药汤调下。

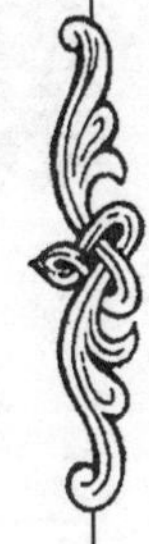

医嘱：4小时服尽1煎，缓缓服。连服2个头煎，而后2个药渣再煮1煎，热服。1日夜服完。

服药经过：服第一煎药后，即自觉有一股暖气，从胸中直至腹部，腹中似有一个翻动，得矢气，较适。接服第二煎，有气直走前阴，小腹胀痛不可忍，额上冷汗出，就在这时，小便突然涌出，射满床褥，顿觉轻快。而形神已很疲乏，得熟睡三四小时，又得小便1次，量亦多，并感爽利。续服最后1煎，又得熟寐。

二诊；小便已能自解，胸腹冷感亦除，这是阳气已能通行，佳兆。但大便未通，下腹部尚似不适，然已欲得饮食，脉亦缓滑。效议再进，略加出入。原方去黄柏、黑白丑（牵牛子）；加当归10g，淡苁蓉10g。（3剂）

三诊：温阳行气，小便得通；温润下焦，大便亦行。这是肾阳来复，腑气得通，升降复常，诸症亦随之平安，病员甚喜。既不愿手术，但又怕再有反复，要求调理巩固，老年

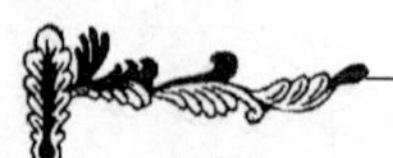

能够过得舒坦些。即用天真丹原方（沉香、巴戟、茴香、萆薢、胡芦巴、补骨脂、杜仲、牵牛子、琥珀、肉桂）去萆薢；加茯苓、苁蓉为丸服。坚持2年余，病未复发，1990年尚健在。

按：下焦阳惫之证，临床不少见，尤其老年人，往往可以遇到，余常以天真丹为治（参阅腹痛李某案），获得迅效。特此介绍。又，此案第一诊方中用黄柏，似乎不伦，但病员口舌干燥，渴不欲饮，小便涓滴而赤涩刺痛，这在阳虚病中是少见的，然而现在错杂出现了，盖由气郁生热使然（今天来理解，可能是前列腺肥大，对尿路有障碍性刺激，或炎症性刺激），所以借用滋肾丸意，用黄柏伍肉桂，作为反佐，竟然效果很好。于此深感，临床工作，要多思多艺，即圆机活法，不能拘泥。

前人论癃闭，李东垣认为是“邪热为患，分在气在血而治之，以渴与不渴而辨之”。在气主肺，宜清肺而滋其化源，用清肺饮子。在血主肾，宜气味俱阴之药，除其热，同时化其气，泄其闭塞，用滋肾丸。张介宾认为，癃闭其因有四：火邪结聚小肠膀胱，致水泉干涸，所以没有小便；热居肝肾，败精膏血阻塞水道，闭而不通。气闭分虚实，气虚有下焦水火不济和中焦气陷、升降不利，如此等等，可见论证详悉了。但像本例的病理改变，前人是不可能了解的。但从临床症状和卒急发病观察，是能推知其病原因和处理意见的。这是下焦之病，又见阳虚证候，尤其是老年人。肾阳虚惫，气化不行，很快就能得出尿闭的成因，败精膏血阻塞（前列腺肥大梗死），尿路不通，浊气不能下行，所以猝然小便不通。有了这样的认识，则温肾化气，通阳泄浊的治法，亦就相应成熟了。用天真丹最为合拍，其中有大队温肾化气

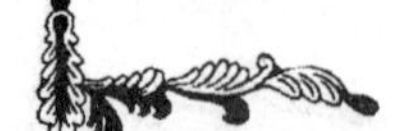

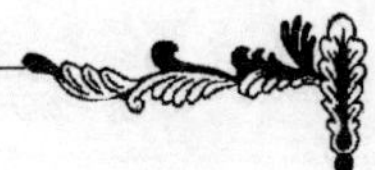

之药，配伍琥珀、牵牛子，通窍泄浊。琥珀能消瘀血，通五淋；牵牛子下气，利小便，并能除气分湿热，三焦壅塞。所以其温肾化气，通阳泄浊，标本兼顾，开通癃闭的疗效很好。李时珍对这种用药，亦推崇备至。如云："牵牛能达右肾命门，走精道，人所不知，惟东垣李明之知之。故明之治下焦阳虚天真丹，用牵牛以盐水炒黑，入佐沉香、杜仲、补骨脂、官桂诸药，深得补泻相兼之妙"（《本草纲目·牵牛子》）。

石　淋

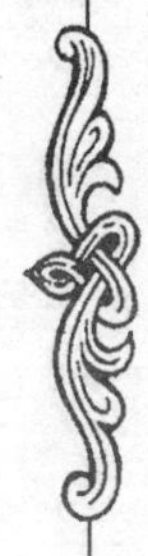

证为石淋较易认　病情体质辨宜慎
温通清化可排石　腑气畅行神自振

例一：朱某，男，38 岁，南京市公交公司驾驶员。

1977 年 4 月，因突然剧烈腹痛，小便淋涩，怀疑急性阑尾炎，送医院急诊。经检查，确诊右侧输尿管结石，对症处理，一周而安，但结石并未排出。以后患者了解此病，即常服排石冲剂。初时很适宜，腰痛腹痛减轻，小便通利。但服药时间长了，即感胃中不适，纳谷无味，时泛清水，欲得温按，大便溏而不爽。怀疑可能是此药久服，苦寒伤胃阳的缘故。特别不能冷食或吃油腻，并自感头昏疲乏，但仍服前药未停。

1978 年 3 月，患者又突然腹痛腰痛，右则为甚，痛至在床上翻滚，恶心作吐，小便不利，体温下降，浑身冷汗，送医院急诊，根据病史所述，拟诊输尿管结石，检查亦证实此病，动员手术治疗。患者有顾虑，转服中药。诊时

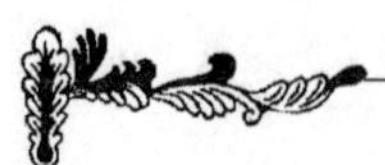

腰痛腹痛尚然阵发，放射至小腹，小便淋沥不爽，形神委顿，重病面容，肤凉汗冷，脉沉细而紧，舌胖，苔水滑，有紫气。

分析病情，证属脾肾阳虚，寒凝气滞，是石淋而兼气淋为患。阳虚则阴甚，所以内外皆寒，脉沉细而紧，舌苔水滑，有紫气。阴凝则气滞，所以腰痛腹痛，小便不利。症状很典型，有结石梗阻亦很明确。治以温阳行气，排石通淋。方从天真丹合六一散。

炒小茴香 3g，制乳香 10g，胡芦巴 10g，补骨脂 10g，巴戟肉 10g，杜仲 10g，肉桂 5g（后下），六一散 30g（包），茯苓 10g，虎杖 20g。（2 剂）

另：沉香粉 6g，琥珀粉 6g，黑白丑（牵牛子）10g，青盐炒，去盐，研取头末和匀，用黄酒调服，分两三次，与煎药同服。

服药经过：服第一煎药，因腹痛剧发，气逆作吐，药汁都吐掉了。以后接服第二煎药，即感有暖气入腹，肠鸣并转矢气，随之小腹急胀，小便略通，但仍淋沥不畅。再调服药粉一份，右腰腹部突然胀痛，直向下放射，膀胱急胀，小便随之而解，但又忽然中断，小腹急胀殊甚，旋又冲出结石一小块，椭圆形，如小绿豆大，小便随之畅解，腹部亦顿感舒适。4 天来的痛苦，令精神疲乏不堪，竟入睡五六个小时，小便续通，但茎中刺痛，尿色泛赤，口渴欲饮。

二诊：腹痛基本平复，胃中亦适，并欲饮食，但小腹尚感拘急，小便利而尿后茎中灼痛，脉转细滑，苔薄腻。阳气得通，结石排出，但气阴亦已受损，而且耗气动血。原方略减辛通，参以兼顾气阴之药。原方去乳香、补骨脂、肉桂、黑白丑（牵牛子）、六一散；加怀牛膝 10g，当归 10g，蒲黄

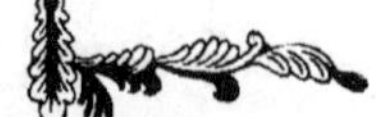

炭包 10g，炒党参 15g，炙甘草 3g。（3 剂）

三诊：药后小便清利，大便亦调，长期的溏便，至此竟能成形，脘腹均舒，饮食复常。稍事调理即安。

例二：霍某，女，37 岁，会计溧阳。

初诊 1999 年 2 月 23 日：右肾结石，经 B 超、肾盂造影报告，结石已经移至右输尿管上段，阻塞不得下，肾盂积水。症见腰痛如折，不能动弹，上逆作恶心呕吐，下涩为二便不爽。从腰痛开始至今，已经 1 周，并有低热，胃不欲纳，烦不能寐，脉细，按之滑，舌苔黄厚。湿积中阻，气化不行之象明显。治为行气化湿，通腑排石。

桑寄生 15g，炒川续断 15g，川萆薢 15g，醋炒延胡 10g，制乳香 10g，赤芍、白芍各 15g，姜川朴 7g，炒焦枳壳、焦枳实各 10g，生纹军 7g，姜半夏 10g，六一散（包）30g。（3 剂，2 天服完）

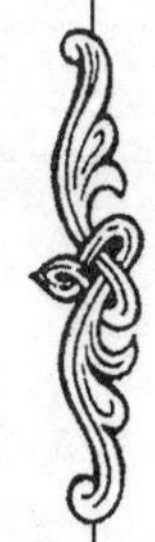

嘱煎药分多次频饮，防其痛剧药汁吐出。

二诊 2 月 25 日：药后腹部腰背俱痛甚，不得大便；第二剂大黄加至 10g，当即腑气得通，大便畅行，腰背痛即减。自感右腹急胀，突然有异物冲出，尿道刺痛，结石如矢射出，极汗一身，顿时如释重负，破涕为笑，安然入睡，几天来实在困乏之极了。结石色黑，如米粒样。以后又陆续排出混浊尿，似有砂粒。恶心呕吐全止，今天已经能食了。但仍感有些腹胀，似乎腹中有积气，当为结石移动，损伤腹中软组织的缘故，即络脉损伤了。但发热已退，脉细见滑，苔黄已化过半。再为原议出入，理气化湿，廓清余邪。（X 线摄片复查报告：输尿管通畅，膀胱未见异常，仅右肾显影迟缓）

中药从前方去半夏、枳实，大黄减半；加陈皮、青皮各

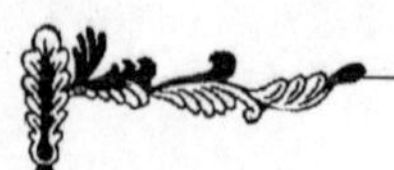

10g，广藿香 10g。（3 剂）

三诊 2 月 28 日：据述此次发病，与 1992 年 10 月发病一模一样，实际这次已是第 2 次发尿结石病了。上次发病缓解后，亦后遗发热，腹痛气胀，多时才平。腰尻痛尚未全除，腹中仍有胀感，欲得矢气乃宽，大便不爽，但小便通利了。脉细滑，苔黄腻未尽化，舌见中芤。昨天又发热，今晨又退了，发热似有起伏，参用四逆散意。

柴胡 10g，青蒿 10g，广藿香 10g，黄芩 10g，赤芍、白芍各 10g，鸡苏散（包）25g，陈皮、青皮各 7g，乌药 10g，炒枳壳 10g，白术 10g，泽泻 10g，谷芽、麦芽各 10g（3 剂）

嘱带药回家服。注意保暖，防感冒。从回家以后至 3 月 2 日起，左肾又发病，证候与 2 月 16 日发病时一个模样，B 超、肾盂造影报告亦与上次相同。腰痛腹胀，大小便不利。经服 2 月 23 日中药方，又排出结石，大小便爽利，后遗发热起伏，腹胀，至本月 21 日全部平复。

四诊 3 月 22 日：诸症均平，但后遗左腹股沟淋巴结炎，结块如白果样大，按压有痛感，左脚步履亦似牵掣，不平稳，小便亦似有些刺激不舒，苔薄，脉细。再治肾与膀胱，养阴利尿，廓清余邪，以为善后。

桑寄生 15g，独活 10g，炒川续断 5g，瞿麦穗 10g，萹蓄 10g，炒青皮 10g，赤芍、白芍各 15g，当归 10g，象贝母 15g，川牛膝、怀牛膝各 10g，牡蛎 30g（先煎），六一散 25g（包），谷芽、麦芽各 10g。（5 剂）

服 3 剂，左腹股沟淋巴结即消，痛平，步履亦轻便，5 剂服完，诸症全愈。

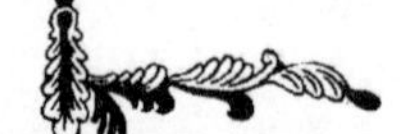

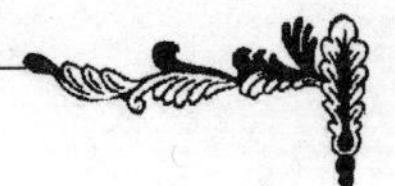

白　浊

白浊病生精窍　瘀痰湿热稠缪
心脾肝肾兼顾　初易久延难调

例一：刘某，男，27 岁，中学教师。

婚后夫妻双方感情很好，但 1 年余尚不育，患者出现心情急躁，下午低热，少寐多梦，遗精早泄，尿道不适，尿后有脓样分泌物滴出，并且逐渐加重。小便较频，尿意不尽，会阴、精索、睾丸不适，作胀，间有抽掣痛感。患者情绪紧张，自感头额昏胀。面色赤，眼目有火气，手足心热，但足膝又感发冷。脉细弦略数，舌红，苔薄黄腻（医院检查，诊断为慢性前列腺炎）。分析证候，病属阴虚火旺，湿热下注，是为白浊病。治以养阴敛阳，清化湿热。知柏地黄、薏苡附子败酱散合参。

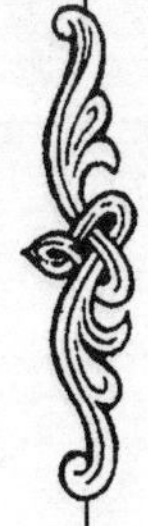

炒生地黄 15g，牡丹皮 10g，泽泻 10g，茯苓 10g，炒山药 15g，女贞子 15g，炒知母 10g，黄柏 10g，制附片 7g，薏苡仁 15g，败酱草 30g，白芷 10g，石菖蒲 10g，莲子青芯 5g，夜交藤 15g。（10 剂）

二诊：药后虚火症状见减，头目亦觉清楚，足膝温和，下部亦稍适，白浊减少。药病相当，继服原方。

前后调治经 3 个月，病情向愈。1 年以后，追访平善，其妻已经怀孕，甚喜。

例二：胡某，男，39 岁，干部。

患者中年丧偶，抑郁寡欢，常感疲乏，尿后有黏液滴出，旋又变为脓样分泌物。体力更差，夜寐不安。自感前后

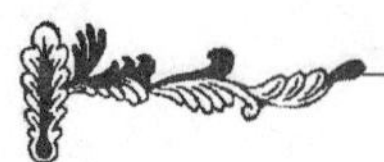

二阴时有坠胀，欲得畅尿或矢气乃快（去医院检查，诊为慢性前列腺炎）。病经年余，多方治疗不愈。气色较滞，神情欠振。两手脉濡，微见弦象，舌嫩，苔薄白。分析病情，此为白浊日久，心脾肾俱怯，属于虚实错杂病情。法为治本顾标，妙香散加味。

黄芪 15g，党参 15g，炙甘草 4g，木香 5g，茯神 10g，远志 10g，山药 15g，炒熟地 10g，山茱萸 10g，制附子 5g，薏苡仁 15g，败酱草 20g，白芷 10g，巴戟肉 10g。

另用麝香 0.3g，临睡黄酒调服，连服 7 天。

上药连服半月，精神见振，尿后分泌物明显减少，睡眠亦佳。原方加减，又服 2 月余，病症渐愈。

例三：钱某，男，54 岁，水利厅干部。

初诊 1992 年 10 月 2 日：据述，先有前列腺炎，不甚，又见前列腺肥大，已经三五年，去年复查，又发现前列腺有结节，按之微痛，不能坐硬板凳。并见腰部酸痛，小腹坠胀，小便迟涩不爽，尿后有白浊，曾几次引起尿秘。中西药治疗不愈。最近因工作劳累，前症突然转剧，腰部酸胀痛如折，坐卧不适，小便迟涩而少，小腹作胀，坐多不易起立，如厕则小便不下，阴中觉酸胀，欲得肠鸣矢气稍适。脉弦，舌红，苔腻，根稍厚。

分析病情，证为白浊。而腰酸小腹胀，欲得肠鸣矢气等症，是一般病情所少见的。此证当为标本两病，一方面肝脾肾俱伤，气化不行，而另一方面，气滞血瘀，又兼湿热下注，形成正虚邪恋的复杂局面，而目前气滞湿瘀，尤为显著。治为标本两顾，扶正以化气，利尿以泄浊，以通为主。方从独活寄生汤出入，合用琥珀散。

独活 10g，桑寄生 15g，炒川续断 15g，川牛膝 10g，当

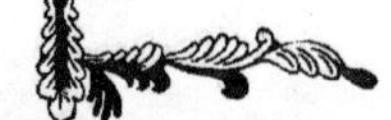

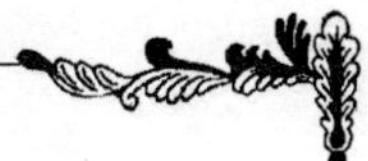

归 10g，白芍 10g，茯苓 10g，乌药 10g，炒川楝子 15g，荔枝核 10g，桃仁泥 10g，红花 10g，王不留行 10g，盐水炒黄柏 10g，败酱草 20g。（5 剂）

另：琥珀粉 20g，沉香粉 20g，蟋蟀 6 对，炙为末，三物和匀，分作 6 包，每日早晚各 1 包，淡盐汤调服，3 日服完。

医嘱：①多卧少起，食不欲饱；②汤药在食前缓缓服。

二诊：药后肠鸣矢气多，腰酸痛、小腹胀顿觉宽快，小便亦随之爽利且量多，阴中酸胀感几平，甚喜。脉气稍缓，厚腻苔亦化。病情有所转机，效议减味再进，以求巩固。上方去琥珀、沉香、蟋蟀、荔枝核；加白芷 10g。（5 剂）

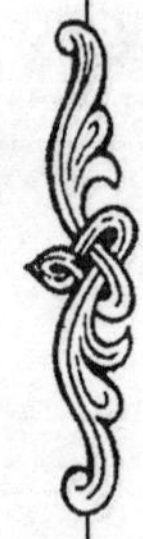

三诊：寐熟纳香，腰酸腹胀几平，小便通利，白浊显著减少，一场风波告平，已能正常活动。舌色淡红，苔薄腻，脉弦和缓。法为顾本，调理善后。

独活 7g，小桑寄生 15g，炒川续断 15g，熟地 10g，当归 10g，怀牛膝 10g，茯苓 10g，炒青皮 7g，炒川楝子 10g，桃仁泥 10g，红花 10g，醋炒莪术 10g，白芷 10g，败酱草 20g。

另：琥珀蜡矾丸 10g，早晚分服。

汤药每周服 5 剂，丸药每日服，二药连服 1 个月

四诊：生活正常，坐卧自如，小便通利，白浊更见减少。再为廓清善后。汤药用上方，每周服二三剂；丸药用上方，每日服用。再服 1 个月。

此后一直平善，退休后尚健康。

按：慢性前列腺炎，在男科是常见病，属于中医的白浊病范围。在中医文献中，有两个资料，最具代表性，亦最有临床指导意义，可以一读。如《素问·痿论》说："思想

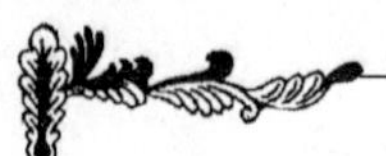

无穷，所愿不得，意淫于外，入房太甚，宗筋弛纵，发为筋痿，及为白淫”。筋痿，即为阳痿；白淫，即尿后的分泌物。王冰注谓“白物淫衍，如精之状，因溲而下”，讲得更明白。后人称为白浊。又如《证治准绳·杂病·赤白浊门》说：“溺与精，所出之道不同。淋病在尿道，故《医学纲目》列之肝胆部；浊病在精道，故《医学纲目》列之肾膀胱部。今患浊者，虽便时茎中如刀割火灼，而溺自清，惟窍端时有秽物，如疮脓目眵，淋沥不断，初与便溺不相混”。这又是把中医病名、病理和鉴别诊断，都讲明白了。

此病的病本所在，已如上文所述，主要在于心肾与肝肾之间，前者是从精与神的关系讲的，后者是从精与筋痿的关系讲的，而实际是心、肝、肾三者，密切相关而不可离。时有及于脾的，气虚或夹湿。其总的病理变化，又可归纳为阴虚阳旺，本虚标实。前人或谓湿热，或谓有痰，或谓伤气，或谓伤血，或谓虚劳，或谓虚冷，或谓疮疡等，都是此病整个过程中的一个侧面而已。

余在临床，抓住“标本”二字。因此病为慢性过程，本元先虚，非急切所能获愈，但又有慢性炎症病灶，属于痈疡，所以采用“治本顾标”的方法。常以《良方》辰砂妙香散（朱、芪、药、苓、神、远、参、草、桔、木香、麝）或六味地黄丸治本，薏苡附子败酱散或知柏顾标，这是基本方药。其中二味药值得注意：一味为麝香。因为此病病灶在隐奥之处，非用麝香，不能走窜，透达病所，而且它“能蚀一切痈疮脓水”（孟诜语）。对一些久病不愈的病例，临睡前用黄酒调服 0.3g，连服五七天，就能见效。有时用石菖蒲代之，疗效较逊。另一味是附子，它有治“痈疽不敛，久漏冷疮”（李时珍语）的作用，而且气锐能冲开道路，还能引药

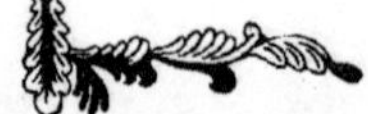

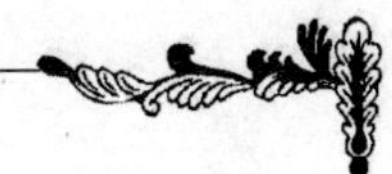

入下焦，并有引火归原的功用，屡见疗效。如果阴中痛，腰腹酸胀，加用萆薢分清饮（萆薢、石菖、益智、乌药），温下行气。脓样分泌物多，阴中作痒，或脐腹冷痛，由败脓血所致，佐以白芷排脓丸（宗奭：芷、红蜀葵根、芍、枯矾，蜡丸），排脓蚀疮。或琥珀蜡矾丸，兼能解毒护膜。

具体加减：如果见湿重的，加重白芷，并用苍术；见阴伤的，以威喜丸易茯苓，通涩兼顾。如尿道作痒，有烧灼感，加当归、贝母、苦参，去山茱萸。寐差多梦，加莲子青芯、夜交藤，并可与茯神、远志交替用。兼遗精、滑精，加金樱子、芡实，亦可与煅牡蛎、煅龙骨交替用，但有湿热的不宜。如果见气虚症状明显，疲乏少神，纳谷不香，基本方去牡丹皮、泽泻、知母、桔梗，加黄芪、党参、砂仁或益智仁。兼阳痿的，加五味子、枸杞子、巴戟肉、淫羊藿，温肾壮阳。小腹痛，加乌药、延胡索。检查有前列腺增大或结节，有炎性浸润，须加行气活血药，如川楝子、青皮、荔枝核以疏肝气，王不留行、丹参、赤芍，或与桃仁、红花交替用。如果增生结节变硬，并有压痛，加醋炒莪术、醋炒三棱，或与炙山甲片、昆布交替用。但为时较久、反复不愈的，疗效亦差。

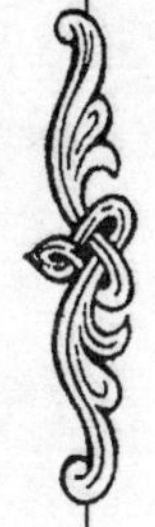

斑　疹

痛泻紫斑为阴证　升阳益气最相应
风疹小恙亦烦扰　热毒风虚各自胜

例一：唐某，男，21岁，大学生。

初诊1984年6月：下肢几次出现紫斑，初时并未介意，

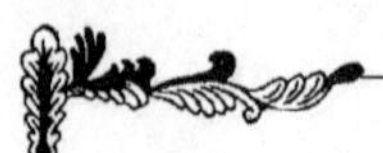

一次春游后，感到全身不适，关节酸痛，微肿，发热。又突然腹痛，恶心呕吐，大便连续泄泻、下血，几至虚脱。送医院急诊，经检查，诊断为“肠型过敏性紫斑病”。收入病房抢救治疗，半月后病情好转出院，回家休养。未及一个月，其病又复发，两小腿、足踝出现紫斑，腹部绞痛，泄泻下血，症状很典型。

患者就诊时面色苍黄，形体畏寒，脉细略数，按之弦而少力，舌质淡，有紫气紫斑，苔薄滑，胃不欲纳，形神疲乏。分析病情，此证属于阴斑下血。因为虽是血证，而脉舌和见症，都是阴象。盖由脾胃内伤，元气先虚，清阳下陷，气不摄血所致。治以升阳益气，化斑摄血法。方用升麻葛根汤合升阳除湿汤出入。

炙升麻 10g，葛根 15g，荆芥 10g，防风 10g，羌活 10g，独活 10g，苍术 10g，白术 10g，炮姜 6g，茯苓 10g，炙甘草 6g，黄芪 10g，党参 15g，白芍 15g，陈皮 6g，荷叶半张（扯碎）。（3 剂）

二诊：药后得微汗，身温和，腹痛下血均减。但紫斑尚有出现。效议出入再进。原方去羌、独活，炮姜改干姜；加绵马贯众 20g。（5 剂）

三诊：病势大定，腹痛泄泻下血均止，紫斑亦隐退稀少，并知饥欲纳，寐亦安稳。以后减少风药，增加益气养营药，调理而愈。并每年冬季服膏滋药 1 料，仍用上述方药。观察至大学毕业，没有复发，身体发育良好。

例二：陈某，男，34 岁，武进市农民。

初诊 1988 年 3 月：病从 1987 年 7 月发作，突然两小腿疼痛，不能站立，不能行走，并发现足背上有紫斑。过几天后，又见腹部疼痛，泄泻，病情转剧。当时未能确诊，对

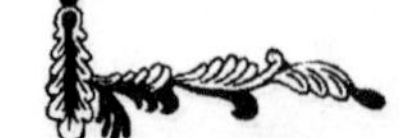

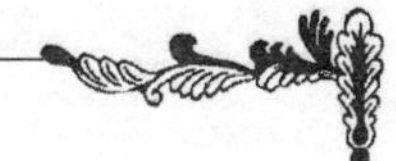

症治疗，1 周后症状缓解。但仅过几天，其病又发，浮肿少尿，检查小便，发现肾炎，病情复杂了。小腿痛减，移至大腿，其痛更甚，下肢又有紫斑，治疗不减。晚上突然腹中绞痛，大便泄泻，出血不止，1 小时内连续泻血 3 次。急送常州医院就诊，经抢救好转，检查血、尿，并 B 超、肠镜等，确诊为“肠型过敏性紫斑病”。此后又出现血尿，复转苏州医学院血液科求诊，检查证实病情同上。经多方治疗，时差时剧，延续半年余，病情尚然不能向愈。

患者就诊时下肢尚有紫斑，虽不多，但腹部作胀，有压痛，大便溏，有时如酱色，小便时赤。头晕眼糊，全身轻度虚浮，两手又作痛，两脚沉重。纳谷不香，睡时惊惕。面色形体都呈苍黄色，时自畏寒。脉细弱，按之有弦象，舌质淡胖，有紫气紫斑，苔罩薄黄腻。分析病情，此证病史比较复杂，但紫斑与腹痛便泄出血并见，主症又是明显的。从气色、形症、脉象、舌质看，病属阴斑，亦无疑义。因为脾胃兼病，中气下陷，外不营于四肢，内不能统摄于血，所以肢节痛而出紫斑，腹痛便泄又便血，特别多次出血，元气大虚，形神萎疲了。但从溲赤、头晕、苔罩薄黄腻而论，中气下陷，又夹阴火上冲，不能不予以兼顾。治以升阳益气，摄血化斑法。方从升阳除湿汤出入。

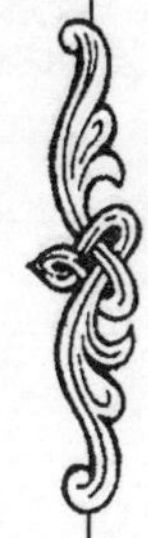

炙升麻 10g，荆芥 10g，防风炭 10g，羌活 10g，独活 10g，苍术 10g，白术 10g，泽泻 10g，益智仁（杵）10g，炙甘草 5g，白芍 15g，黄芪 10g，党参 10g，炒黄柏 10g，青荷叶半张（扯碎）。（5 剂）

二诊：药后自感平和，连服 10 剂。知饥欲纳，腹中转气，并得微汗，夜寐安熟，身感轻快，舌转胖嫩少苔，这是阳气来复，而肝脾得和，但气营交伤的病本显露了。转为顾

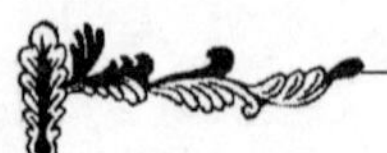

本，于升阳益气中伍以养荣法。原方去羌活、泽泻、苍术、黄柏；加熟地黄10g，砂仁末4g同打，炒当归10g；黄芪、党参、炙甘草各加重一半量。（10剂）

此后日见好转，仍以上述方法调理收功。

按：此病在临床上，有的证候典型，如下肢发现紫斑，全身不适，或见发热，并有肠胃道症状，腹部绞痛，恶心呕吐，泄泻便血，则较易认识。但有的较为复杂，如先突然腹部绞痛，上吐下泻，形似急腹症，而后下肢、臀部出现紫斑；如果紫斑仅在臀部，因部位隐蔽，又易被忽略。有的发病形似急性风湿病，发热，关节痛，或手足浮肿，散见紫斑，而后腹部疼痛，泄泻下血。有的并发急性肾炎，发热腰痛，少尿浮肿，又关节疼痛，又腹痛下血等等，这些就易被误认了。但出现紫斑，同时腹痛泄泻下血，抓住这几个主症，亦就可以知为“肠型过敏性紫斑病”了。

此病主症，是肠胃道症状，中医作为脾胃病。斑疹亦多为阳明病。病发紫斑为过敏性，过敏症状多来势急，变化多，又称为风象，正如《素问·风论》所说的“风者善行而数变”。既腹痛泄泻，又发紫斑为过敏性，可概括为风行地中之象。

其紫斑多在下肢或臀部，而且对称出现，两下肢都有，大小多少不一，可以分批先后出现，或反复发作，为紫红色。如开始伴有高热的，易被误认为热毒侵入血分，热迫血溢，但只要抓住上述几个主症，并且在发展过程中，发热渐转为低热，或不发热，斑色亦见淡紫或紫暗，就可以了解，此斑非由于热，而为阴斑，是由于脾胃气虚，不能摄血所致了。

其病腹痛，多在脐周围及下腹部，痛势较剧，而且拒

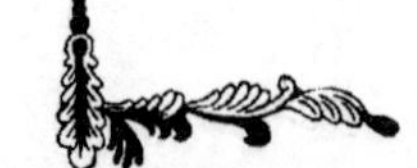

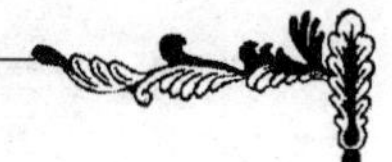

按，亦易误认为急腹症。但见紫斑出现，大便泄泻下血，就可以知其为阴络受伤（肠道黏膜水肿，充血病灶所引起），亦属中气受伤，风木克土，肝脾失调的证候。

其病下血，多为鲜血，间见紫暗，与泄泻俱下；有时腹痛一阵，泻血一阵。无滞下，无垢积，甚时粪便亦很少，并无湿积伤中见症。而为肝失藏纳之权脾无统血能力，以致清气下陷，血不归经的变化，所以中医称为内伤。

患者舌质多淡，或嫩红，或有紫气，或多紫斑，这与皮肤紫斑是相一致的。其脉多细或弦，亦为气血受损，而风木不靖的征象。

根据以上认识，此病为阴斑下血，由于脾胃元气先虚，风木侮土，气不摄血的病情。治以升阳风药，益气摄血方法。方从李东垣的升阳除湿汤（见《兰室秘藏·妇人门》）为主，随症加减。处方用药，升麻、柴胡升清气；荆芥、防风、藁本、独活、羌活等，大力升举阳气，又搜风邪，这是“陷者举之”之义，又伍苍术，则风燥药能胜阴湿，同时亦能急挽胃气的下陷，而救血液的暴下；黄芪、炙甘草、当归（泄泻多改川芎；腹痛甚改白芍）益元气，补血摄血。合而用之，具有升阳除湿，补气摄血的功效，与病情是相合拍的。

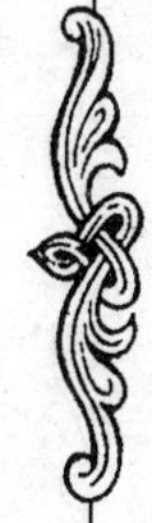

紫斑为血病，大便下血更是血证，治疗为什么不重用血药？这是易于产生的疑问。其实，这里是因为“血随气行”，“气虚不能帅血”，所以血不归经，渗溢而为斑为下血的。论治就必须先治其气，使清气上升，则气能帅血，气能生血。清气复常，而血有所归，紫斑下血，亦不用血药而其症自平了。这是一般中的特殊，识见为超。同时，以升阳风药治紫斑、下血，还有一层深意。《灵枢·营卫生会》云：“血之与

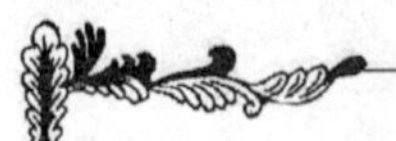

气，异名同类焉。故夺血者无汗，夺汗者无血”。此时用升阳风药，辛甘发散，亦具有“夺汗”作用，使营卫之气，循经而行，上行外行，则可逆转脾胃下陷之气，截住血液渗溢为病之势，而紫斑下血，亦可以从此向愈。所以用升阳风药，能得微微汗出，为其病得愈的最佳效机，其理即在于此。如果此时径用血药，见症治症，固为便易，但血药的甘润滑利，苦寒下行，不但有“寒中”之嫌，而且亦犯“降之又降”（李东垣语）的弊病，非但无益于病情，更有害于中阳的振复，变端随起，预后堪虑了。何况升阳风药，不仅有升阳益气的功能，还有兼理血脉的作用，细读《本草》，自多启发。

此病的腹痛，与受寒脉急，或化热肉腐，亦均不同，不能用温通或寒泄之药，因为已经泄泻而且下血了；只能重用风药，它有祛风（包含抗过敏）解痉，调和肠胃的佳效，能升清降浊，最为适宜。在此还值得注意一味药，东垣在用升阳风药时，往往特意配伍白芍药。白芍能够治“邪气腹痛”，“通顺血脉”，“泻肝，安脾肺，收胃气，止泻利”。合甘药能缓急止痛，扶脾和肝胃；合风药有刚柔相济，兼顾阴阳的意义。

当然，治疗亦有步骤，在此法见效，病情缓解以后，宜着重培本，补益脾胃元气，增强机体抗病能力，可以防其反复，亦是加速康复。其用药，即是在补气升阳中，加以养营药，使阳生而阴亦长（参阅泄泻刘某、崩漏陈某两案按语）。

例三：王某，女，30岁，南京化学纤维厂女工。

患荨麻疹多年，几乎每月发作数次，经多方治疗无效。其发作，每先腹痛拘急，随之泄泻，而后疹块遍体，瘙痒难忍。疹色先白后红，最后紫暗。轻时一二天可退，重的要

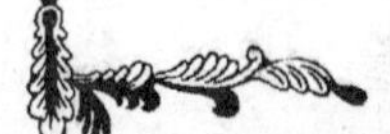

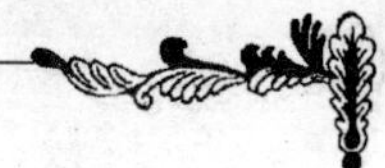

四五天，或更长时间，有时并见恶寒发热。瘆块之退，亦每腹痛泄泻为止，而后瘆块随之消失。前医曾作血虚生风之证，用养血祛风方法治疗，无效。

诊时，面色白，时形寒，饮食乏味，晚分每有烘热，寐中盗汗，脉细弦，按之软，舌淡苔薄，视之有紫气。分析病情，属于脾胃不足，中气下陷，而又阴火上冲。中气不足，则卫外不固，易招风邪，所以遍体发风瘆；气虚血亦涩，因此瘆色由白而红，最后紫暗。风邪入里，更伤脾胃脉络，腹痛泄泻，亦随之而至。这种证候，犹如风泄，或谓痛泻，中气下陷之体，更易出现。细弦之脉，舌淡薄苔有紫气，都能反映这种病情。重点是中气下陷，应当益气升阳为主，搜风活血，作为辅助；再参降阴火，堪称全面照顾了。风瘆属虚，又是此病的特殊之处。补中益气汤加味主之。

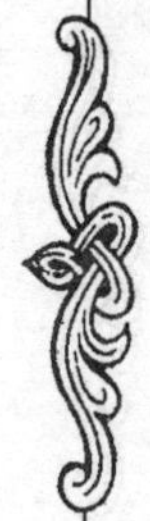

黄芪 15g，党参 15g，白术 10g，炙甘草 5g，陈皮 5g，升麻 5g，柴胡 5g，川芎 7g，白芍 10g，桃仁 5g，红花 5g，苏木 5g，防风 10g，蔓荆子 10g，炒黄柏 10g。（5 剂）

二诊：药后平善，形寒减，烘热除，效议再进。原方去黄柏。（10 剂）

三诊：近 20 天来，风瘆仅发作 1 次，症状亦减轻，病情大有改善。原方再服 10 剂。

四诊：疗效显著，昨日小发 1 次，仅上半身有些瘆块作痒，并无痛泻，舌质泛红。自感周身舒适，寐中微微有汗，入浴一次，一夜熟寐，胃纳亦转香，效议出入。原方去蔓荆子；黄芪加 5g。（10 剂）

嗣后将上方药改作丸剂，姜枣汤泛丸，坚持服三四个月，此后从未发作过。

例四：邵某，女，42 岁，武进市工人。

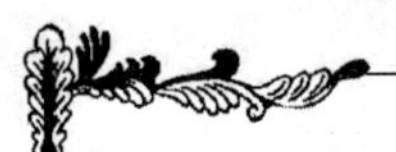

初诊 1979 年 10 月 13 日：患风疹块病已历 10 余年，以往都发生在冬季，气候转冷，有时出门，或骑自行车上班，冒受风寒，手脚部位就起风疹块，天暖后渐渐消散。从去年秋天开始，发作就频繁了，无论遇风吹，下冷水，或漱洗，都会起风疹块。今年又更严重，夏天稍乘风凉，或遇冷，脸部上下肢就起疹块，入秋更甚，遍身疹块，瘙痒难忍，睡眠亦受影响。但饮食二便月经又较正常，脉浮，苔薄腻。（几次去医院检查，并未发现有明显病变。中西药及偏方难见疗效）

分析病情，证为营卫气弱，肺脾两虚，防护不固，感受风寒邪侵所致。亦属一种过敏之病。法为调和营卫，搜风和络。麻黄桂枝各半汤加味；辅以三豆汤，益气和营，清热解毒。

麻黄 4g，防风 15g，白术 15g，陈皮 10g，炙甘草 5g，川芎 7g，桂枝 10g，白芍 10g，桃仁泥 10g，杏仁泥 10g，焦枳实 10g，露蜂房（炙）7g，制天虫 10g，紫背浮萍草 15g，生姜 2 片，大枣 4 个。（5 剂）

另：黄豆 10g，绿豆 10g，赤豆 10g，生甘草 4g，煮烂，连汤带渣，每日 1 剂。

二诊：药后得微汗，自觉肌肤有蚁行感，初认为风疹又起，但并非风诊，而是皮肤有些脱屑，并感轻快。又以前方继续服用近 3 个月，症情日渐见轻，以后竟得痊愈。并以此方传送病友，亦能见效。

例五：仇某，女，40 岁，农民。

初诊 1996 年 4 月 10 日：先有恶寒发热，无汗，继而周身连发红疹，上半身疹点多，下半身连片成块，似乎丹毒，奇痒，火辣作痛，夜晚尤甚，已经 3 天，尚在发展（曾

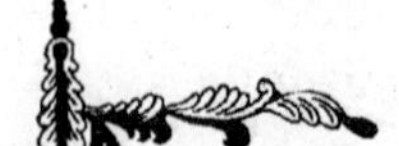

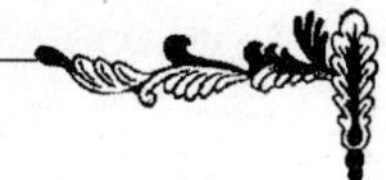

经医院检查用药，原因待查，西药、涂敷药均欠效）。患者就诊时面色泛赤，尚畏风发热，烦躁不寐，不欲饮食，二便均涩，脉浮而数，舌赤苔薄白。分析病情，此为风疹。由于风邪外袭，又夹热毒，表气不能宣发，热毒无从外泄，反而由气伤营，所以发为红疹，又痒又痛。刘河间云："诸痛痒、疮疡，皆属心火"。法当宣风和营，表里双解。方取连翘败毒散之意。

连翘 20g，黑山栀 10g，黄芩 15g，赤芍 15g，紫草根 15g，柴胡 7g，升麻 7g，羌活 10g，防风 10g，牡丹皮 10g，小生地 10g，鸡苏散 30g（包），生大黄 7g（后下）。（3 剂）

二诊：药后得汗热减，二便通利，自感有火气下行，溲便均热。红疹似已得到控制，痒痛均减，并且得寐。但疹点尚有起伏，有些已见隐退，有的又起鲜红，并作痒痛。发热亦未退尽。此为余邪逗留，尚待廓清。原议出再进。原方去羌活；加荆芥 10g，淡竹叶 15g。生大黄改为制大黄，同量，同煎。（3 剂）

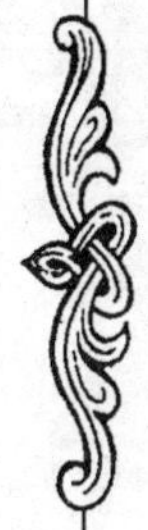

三诊：诸症渐平，发热已退，红疹大部分隐退，亦无新的发生，痒痛全除，眠食亦可，脉数亦平。这是邪气消退，血热告平了，调理善后。

炒荆芥、炒防风各 5g，升麻 5g，连翘 10g，黄芩 10g，赤芍 10g，牡丹皮 10g，生地 10g，六一散（包）15g，炒竹茹 5g。（3 剂）

例六：金某，女，44 岁，常州。

风疹块连续发作已 4 年，每年春夏气暖病发，入秋天凉隐退。遍经检查，并未发现特殊病，中西药并进，时效时不效，总未能改变发作之势。目前已届夏末初秋，往常情况，应转机病退了，今年特殊，疹发更甚，周身上下，红疹密

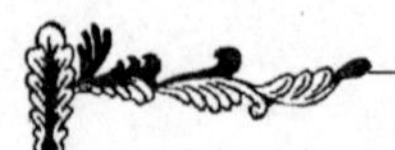

布，后背及下半身，成块成团，皮肤燥痒难忍，手搔不能稍停，白天尚可，有些打杂，可以分散注意力；晚分人静，瘙痒难受，坐卧不安，彻夜不能入寐。并感肌肤轰热、心烦意躁。视之疹块色鲜红，抚之肌肤亦热。饮食不甘，口干不欲多饮，溲热小解尚利。舌深红，苔薄，脉细滑。分析病情，尚属血热风邪为患，而如此之顽剧，甚为少见。治以凉血泄风，清热解毒。方从血风汤出入。

生地黄 30g，玄参 15g，赤芍、白芍各 15g，连翘 15g，长紫草根 15g，地骨皮 20g，牡丹皮 15g，六一散 20g（包），荆芥、防风各 15g，白术 15g，焦枳实 10g。（7 剂）

人工牛黄粉 15g，每日 2 次，每次 1g，药汁调服。

另：虎杖 30g，蛇床子 30g，食盐 15g，明矾 15g 煎汤，滤清，湿毛巾抚擦皮肤止痒，1 日 1 剂。

药后见效，疹点稀疏细小，大块团均已隐退，肌肤燥热亦减，并得微汗，已能安寐。惟肌肤尚有少数如疙瘩，有些轻微作痒。再为善后调理。上方去玄参、虎杖、牛黄粉，加净蝉衣 7g，制僵蚕 10g（5 剂），此后渐平。

虚　热

虚热证候　内伤多见　升阳益气　功效明显

例一：邱某，男，28 岁，中学教师。

初诊 1975 年 7 月：患者于 1975 年 1 月，因发热心悸，肢面微肿，就诊于某医院，诊断为心肌炎，病因未明确，住院治疗 2 个多月，症状改善出院。但出院以后，持续低热不退（37.3~38℃之间），劳累即心悸易汗，早上面目微肿，下

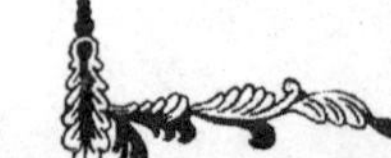

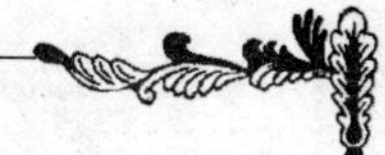

午足背亦肿。纳少乏味，胸腹觉闷，欲得温暖略舒。大便时溏，解不爽利，小便时黄。身困疲乏，气短懒言，面色微黄，下午即两颊赤热升火。脉浮细少力，苔薄腻，舌稍胖。

分析病情，证为气虚湿阻，心脾两伤。诸如气短懒言，身困疲乏，动则心悸易汗，面色微黄，都是心脾气虚之象。脾虚则生湿，暑天又多外湿，湿滞不化，则胸腹作痞，纳少便溏，肢面微肿等症，亦相应而致。阳气不化，湿郁生热，必然出现低热，下午颊赤，小便时黄，这是东垣所谓“阴火上冲”了。其脉浮细而少力，苔薄腻而舌稍胖，亦正反映了上述病情。治以益气化湿，兼调心脾。时当夏令，用东垣清暑益气方法。

黄芪 10g，太子参 15g，白术 10g，苍术 10g，连皮茯苓 15g，泽泻 10g，焦神曲 10g，陈皮 5g，黄柏 7g，青蒿 10g，麦冬 10g，五味子 5g，广藿香 10g。（5 剂）

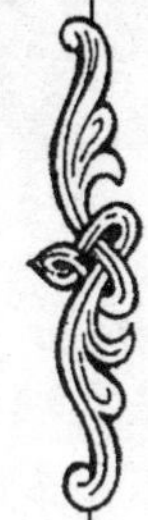

上药服至 15 剂时，药效显著，症状日见改善，精神较振，脘腹宽舒，纳谷知味，大便亦转正，肢面肿减，低热亦渐退，体温在 37.5℃以下，心悸亦减少。改方去泽泻、神曲；加炙甘草 3g，炒当归 7g。再取益气养营之意，继进 10 剂。效果更好，虚热全退，肢面肿消，心悸亦很少。又为调理巩固，上方再去苍术、黄柏、青蒿、藿梗；加远志肉 10g，龙眼肉 5g，黄芪加 5g，连皮茯苓改茯苓 10g，生姜 1 片，大枣 3 个。即取归脾汤法，甘温调补心脾，继进 10 剂，心情大见改善，除偶有心悸外，已无其他不适。改用人参养荣丸，调理收功。

例二：王某，男，44 岁，西钢厂工人。

初诊 1976 年 10 月：低热将近 1 年，从去冬开始至今，体温常在 37.5~38℃，经过多种检查，未发现明显特殊异

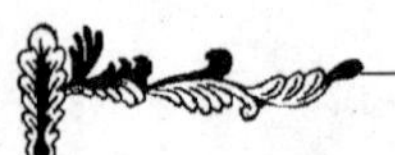

常，多方治疗，亦时效时不效。仅在发现低热之前，曾有过急性肠炎史，但肠炎亦很快治愈。

患者经常疲乏无力，面色萎黄，在饭前或下午，自感面热升火，易汗，易感冒。纳谷不贪，口味变异，或淡或腻，或苦或涩。大便溏薄，日二三次，便中间夹黄色粘冻；小便时黄。脉细，右见弦象，舌稍胖嫩，苔薄腻，微泛黄。分析病情，证属中虚气陷，湿热逗留之象。经常疲乏，面色萎黄，易汗易感冒，而又大便溏薄，此为气虚下陷之象；身热面升火，口味变异，大便中夹黏冻，小便时黄，又属湿热逗留气分。脉息舌苔，亦证实这种变化。此证真如李东垣所说：脾胃元气先虚，“阴火”逆而上冲。火与元气不两立，胜负反复，所以缠绵不解。但中虚下陷为病之本，湿热逗留为邪为标。治以补中益气为主，佐以清化湿热。方从补中益气汤加味。

黄芪 10g，党参 10g，白术 10g，苍术 10g，升麻 5g，柴胡 7g，陈皮 7g，黄柏 10g，黄芩 10g，焦山楂、焦神曲各 10g，炒车前子 10g（包），荷叶 1 方。

二诊：上药以补脾胃、泻阴火、升阳气为法，符合病情，连续服用 10 剂，胃纳好转，大便次数减少，先干后溏，低热亦略减，在 37.5℃以下。药病相当，效议再进 10 剂。

三诊：面部烘热，升火之症已减，但大便尚溏软，低热退不净，反见舌苔薄润，脘腹畏寒喜暖。分析变化，盖由苦寒药连进多日，损伤中阳之故。毕竟中虚之体，对苦寒药较为敏感，出现副作用了。当为调整用药配伍，去原方中黄柏、黄芩；加炮姜 7g，炙甘草 3g，生姜 2 片，大枣 3 个。减去苦寒，复入甘温，取理中阳以和营卫之意。继进 10 剂。

四诊：药效很显著，低热全退，一周来体温稳定在

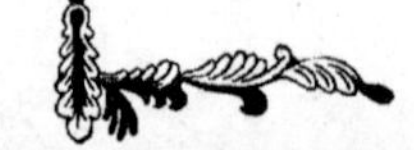

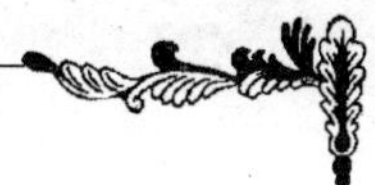

36.6~37℃。胃纳亦香，大便成形，自感周身轻快，脉来细滑，苔变薄净，这是中阳有权，湿热退化表现。正如东垣所说：元气旺则“阴火”自消。再为调理巩固。上方再去苍术、山楂、神曲、车前子；加炒当归10g，黄芪、党参各加5g。（10剂）

五诊：病情稳步恢复，已无任何不适，精神兴奋，面色亦有光泽。继用补中益气丸、归芍六君丸2周，作为善后调理。

例三：戴某，男，36岁，实验室技术员。

初诊1976年8月：低热已两三年，冬春差，夏秋剧，但从未降至常温，大都在37.3~38℃。经多方检查，原因不明，屡经治疗，亦未能向愈。自感肌肤干燥，意烦少寐，但又易汗畏风。纳谷一般，大便次多，几乎每餐即欲大便，粪便溏而量多，间夹不消化食物，但无腹痛，亦无脓冻，口干，喜温饮，下午即热升，意烦亦甚，小便时黄而少，形容憔悴，疲乏，懒得动作。脉细，按之见弦象，苔腻较厚，但松浮不揩，舌质有紫气。曾有过痢疾病史，但10多年未见复发。

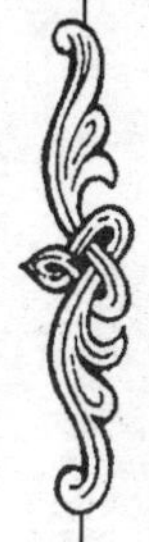

分析病情，此证主诉，似较单纯，长期低热不退。但整个病情变化，较为复杂，几乎寒热虚实都有。归纳而言，约有三点：如易汗畏风，食后即泄，而且次多量多，这是第一点，证属脾胃气虚，不能升清，而且下陷，亦是本病的一个重点。又如脾虚不能运化，必然导致湿热逗留，即饮食不化精微，反而生湿郁热，遂致低热不退，意烦少寐，渴饮而又小便黄少，舌苔较厚，正如李东垣所讲，“阴火上升”了，这是第二点，亦即脾虚生湿的后果。再如肌肤干燥，舌有紫气，这是第三点，盖由病经有年，气虚而不能温煦周遍，导

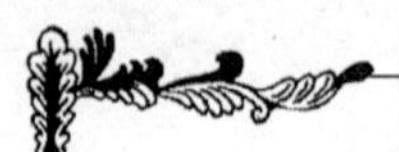

致营卫络痹，煦濡失常了，这又是“久病及络”的一种反应。总之，这是脾虚气陷，湿热逗留，病久入络的证候，亦是低热的复杂病情所在。治以升阳益胃、化湿和络法。方从东垣升阳益胃汤出入。

黄芪10g，党参10g，白术10g，升麻5g，柴胡5g，苍术10g，陈皮7g，茯苓10g，泽泻10g，黄连4g，姜半夏10g，焦神曲10g，牡丹皮10g，炙地鳖虫10g。（5剂）

上药于升阳益胃方中去羌、独、防、芍、草，是因为时在夏季，尚无洒淅恶寒秋令之症，不需补卫与肺；亦无肠鸣腹痛，没有风行地中之象，不必顾风与肝；反见气虚络痹证候，又不能散火，所以去之。正是肌肤干燥，舌有紫气，所以于益气升阳中，加用牡丹皮、地鳖虫，能通络脉而润肌肤。至于舌苔较厚，而不板揩，在此是中虚而湿聚，即既有湿，亦为虚，不是邪气固结，成为阴凝不化之象。所以仍然可以运用芪、参、白术。这种舌苔，易被误认，但只要注意两点，一个是整个病情，是虚证而不是实证。另一个是这种舌苔，不揩亦不粘，往往是多变苔，上午下午会不一样，食前食后亦不一样，今天或明天亦可能有异，总之虚证多变，临床多了，自能体会到此的。但不能忽视，湿邪是存在的，不能不加治疗，必须佐以夏连胃苓用药，辛开苦降，又化湿分利，如此则消补相合，邪正兼顾，才能适合于多年反复的病情。

服药经过，上药服至10剂，见症逐步改善，胃纳转香，大便次数减少，先干后溏，小便亦增多。低热减轻，10多天来，天气虽然炎热，而体温保持在37.3℃左右，并时得汗，效议继进10剂。三诊时，大便接近正常，日解一二次，已能成形。苔化薄白，低热几平，保持在36.9~37.1℃。但

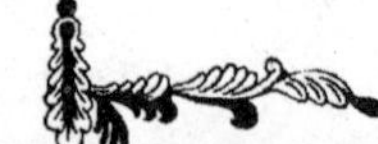

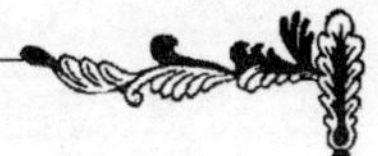

脉见弦细，弦象明显，似有土虚木乘现象。转方去苍术、黄连、泽、曲；加白芍10g，炙甘草3g，防风10g，于升阳益气中，参以顾阴调肝之意，再进10剂。四诊时低热全平，肌肤熯热亦除，纳便睡眠均可，面色舌色均有好转。嘱再服前方10剂，后以补中益气丸合归芍六君丸调理巩固，观察数月无反复。

按：此例证治，有几点体会：①看病应从全面考虑，如此证主诉是有年低热，而实际是脾胃病，低热仅是个标象。所以单从低热去治，几年亦不见效。而从脾虚气陷着手，两个多月其病彻底痊愈了。②这种低热，不是阴虚阳旺，用养阴清热药是不对的，反伤中阳，此证的大便泄泻，可能与以前多用清润药亦有一定关系，但前医忽略了这一点，所以舌苔亦越来越厚。因此，看病应多思善悟，不能停留于见热即用清药的一般应付。③用药要抓住病证的根本，如此例的舌苔较厚，仍然可以用益气升阳药，主要是认定了脾虚气陷的病本，应该以扶正为主；又分析了厚苔的实质，虽是湿聚，但未板措，即邪气尚未固结，只要消补相合，以消推补，正气得到扶持，转过来就能开化邪气，药力与正气相协，病情的转机亦就更好更快，在此可以说是理想变为现实了。所以看舌苔变化很有用处，但不能粗看，还要细看多想，才能发挥应有作用。虚证用补药是容易的，虚中夹实用补药，就得费一番功夫；但一经获效，就多了一份实践经验。④此证低热而又肌肤干燥，意烦少寐，舌有紫气，能拖延二三年，临床比较少见；妇人夹有瘀血证，有时可以见到，但在此是脾胃病，上文虽然作了分析，但是否完全妥帖，亦可商议。不过在李东垣诸书，往往在补气升阳方中，参用一二味活血化瘀药，如桃仁、红花、苏木、牡丹皮、丹参、当归梢、赤

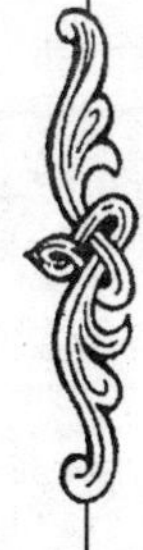

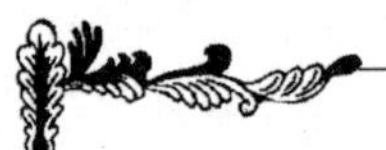

芍、川芎、大黄、肉桂、三棱、莪术等，能增进疗效，成为运用益气化瘀法的先行者，值得注意学习，这里特为拈出，共同来探索研究，更好地发挥其效用。

不　育

不育已成多见症　原因复杂难正名
育麟种子有常法　兼夹病情先理清

例一：马某，男，26岁，宜兴丁山邮电局职工。

初诊1990年10月：婚后近2年，尚未得育，望子心切，认为其夫人有病，到处求诊检查，仍未如愿，经介绍夫妻同来就诊，详为观察，对夫人经病，并不严重。未至构成不孕以为害。而诊马某，却是壮年脉细，寸尺按之少力欠神，舌嫩苔浮薄白。据述，口中常清淡，欲得温饮温食，每逢值晚班，不胜阴寒，入秋冬即身寒更甚，每年四肢面耳发冻疮，须至来春还暖后才能解冻。下半身常寒，阴冷，就寝被盖亦不易还暖，并间有遗精早泄。分析病情，如此形症，三阴不足，三阳俱衰，不育之因，当主要在男方，当时家属还有些将信将疑。根据临床见症，为女方适当调经，服药一二个经期即止可已。重点调治男方，以阴阳兼调，重在心肾，并固护奇经方法。方从参茸还少丹、五子丸出入，用膏滋药调理。

鹿角胶（烊）后下入膏100g，新开河人参浓汁入膏50g（另煎），熟地150g，山萸肉150g，生山药150g，茯苓100g，五味子70g，枸杞子100g，菟丝子（研）150g，炒川续断100g，金樱子150g，芡实150g，巴戟肉10g，苁蓉

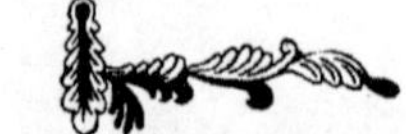

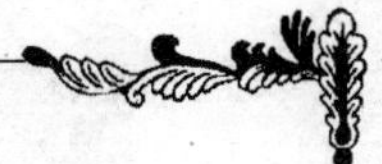

100g，炙黄芪 150g，白术 100g，炙甘草 50g，砂仁末 50g（后下），远志肉 100g，炒车前子 100g，炙桑螵蛸 200g，龙骨 200g，焦神曲 100g，生姜 150g，大枣 150g。

浓煎成膏，轻糖收膏。分作 1 个半月服完。（1 料）

服药 1 个月，即见显效，畏寒大减，今冬竟未发冻疮，精力亦见旺。至 1991 年 8 月，其夫人已经怀孕。1992 年生一男孩，很健康。

例二：朱某，男，28 岁，中学教师。

初诊 1993 年 4 月：婚后 3 年，尚难生育，女方身体很好，男方自认有病。外观尚可，但便泄多年。精液检查，又发现精子较少，并有死精子，但尚不过于严重，而精神压力很大。追溯病史，过去身体尚可，没有患过什么大病，在读高校二年级时，即时常易于便泄，当时认为饮食不当，食堂伙食有问题，因为同学中有多人患此病，校医亦不重视，因此拖延至今。其泄夏季为甚，冬季亦易发，每与气候、饮食有关。发时日泄二三次，要三四五日才缓。但过不多时，其病又发。发前有肠鸣腹痛，并不过甚。从无发热，大便中亦无垢积。有时亦能不药自愈，所以本身亦不很重视。现在问题来了，累及婚后 3 年不育，顾虑日多了。几次去医院检查，诊断是慢性过敏性结肠炎，亦曾多方治疗，无显效。

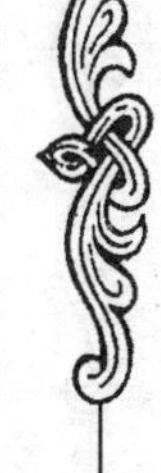

患者就诊时正在发病，泄泻 3 日未止，肠鸣腹痛亦未减。面色晦黄，时有畏寒，自感倦怠，兴趣不高。上课讲授尚可，但下课就懒得怕动。其泄不能自控，说来就来，最怕上课时肠鸣腹痛，所以饮食亦自改变，每每课前不食，课后才进食，以致饮食失常，影响食欲。自感下身沉重，有时脚冷。脉细而弦，苔腻舌较淡，视之隐紫气。分析病情，当属肝脾泄泻，土木失调。但病经多年，气虚血亦涩，影响已及

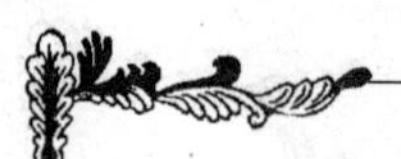

下焦，脾病进一步形成脾肾两病了。如此慢性疾病，治疗亦应分步骤进行，先治脾，得效以后再治肾，才能竟其全功。目前不能求育，种子方法用过，自然难以见效，因为根本不固，病邪未去，障碍重重。不承认现实是不行的，急于求成亦是难以实现。事情明摆着，只要先后缓急得当，问题亦能一个一个得到解决，高明以为如何？

先治其脾，益气升阳，胜湿止泄。方从升阳除湿汤加减；得效以后，再商其余。并希配合，慎食节欲。

黄芪 10g，党参 10g，白术 10g，炙升麻 5g，苍术 10g，陈皮 7g，藁本 10g，防风 10g，独活 10g，川芎 7g，红花 10g，炙甘草 4g，炒白芍 10g，焦神曲 10g，茯苓 10g，干荷叶 15g。（10 剂）

二诊：据述，服药 2 剂，泄泻即止，继续服完，同时天气又还暖，畏寒之症已解，并得微微汗出。药病相当，效议再进。（原方 10 剂）

三诊：半月余未见泄泻，常感肠鸣矢气，腹中宽展，胃口转佳。最近天气冷暖变化较大，尚能适应，并未发病。苔腻稍化，舌质亦有改善。病情已有改进，效议出入。原方去藁本、神曲；黄芪、党参、白芍各加 5g。（10 剂）

四诊：病情好转，情绪亦佳，纳谷香，大便正常，肠鸣矢气亦少，似已转入正常，但不能忽视，夏季来临，正是容易发病之时，提高抗病能力，有待于正气的恢复。脉见滑象，舌质亦润。改用煮散，调理巩固。上方加广藿香 10g，撮药 10 剂，为粗末，分作 30 份。每日一份，加荷叶 10g，煮服。

五诊：泄泻至今竟未发作，眠食均正常，气色亦已转亮，脉滑，舌色泛淡红。今年阴湿天气较少，客观上对病体

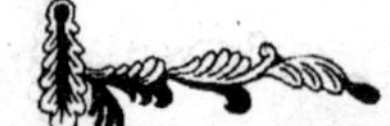

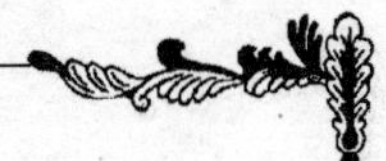

亦有利。但临近暑假，工作较忙，改用丸药，调理善后。每日上午，服补中益气丸10g，下午服藿香正气丸10g，开水送下。如果雨水多，旧病复发，仍用第一次处方加广藿香10g，作为汤剂调治。

六诊 1993年10月：今年暑假过得特别舒畅，在安徽安庆岳家住了40多天，上庐山、去黄石，江湖山水，随遇而安，出门时心中惴惴，带足常备药，而旧病迄今未复发，殊为喜慰，要求调补身体，望能育麟。诊时气色精神均有改善，人亦健谈，显示康复甚佳。脉见细滑，舌色淡红，但视之尚隐紫气。眠食如常，不过偶尔尚有右下腹痛，欲得矢气才快，不过大便一直保持正常。调治半载，能得脾胃复常，中气有权，疗效可佳。法为廓清余波，参以补肾健脾，益气生精。但不能操之过急，当从渐进，只有蓄之根深，而枝繁叶茂，发之才越大。

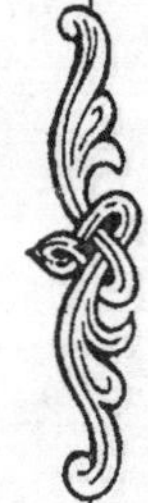

黄芪15g，党参15g，白术10g，炙甘草4g，陈皮7g，防风10g，木瓜10g，乌药10g，川芎5g，红花7g，当归10g，炒川续断10g，菟丝子（研）10g，沙苑子10g。（每周服4天，连服5周）

七诊：药后甚适，纳便均佳。先是肠鸣矢气，以后腹中安稳，若无其事了。常得微微汗出，精力充沛。脉多滑象，舌色泛红润，紫气不明显了。脾肾气血复常，可以着重补肾添精。兼用仲淳种子方。但时令尚暖，改作清膏为治。

熟地黄100g，山茱萸80g，怀山药100g，当归80g，炒川续断80g，菟丝子80g，沙苑子80g，甘杞子80g，柏子仁80g，五味子30g，炙黄芪100g，党参100g，陈皮50g，茯苓80g，湘莲子（炒、杵）100g，生姜50g，大枣50g。（1料）

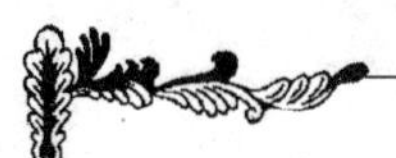

上药先浸一宿，文火煎熬3道，轻糖（约100g）收清膏，每日1~2次，每次一羹匙，开水调服，1个月服完。

八诊：药后自感身暖，精神亦旺，满怀希望，但似乎有些急躁现象了，这是不好的。千万注意，要积蓄精力，水到自能成渠。时已仲冬，于理正可进补，但当此亦应注意两个问题：一个是在此并无阳虚阴寒证候，用药不能滥取温燥；而有精子少，死精子，应重视添精续断，益气活血。另一个是毕竟青壮年，相火易动，要加坚阴药，如此成为有制之师，才能成功。再主前法，参以大封髓丹（见《医垒元戎》）意。熬膏耐心服用，待到春暖花开，自有佳音。

熟地黄150g，山茱萸120g，怀山药150g，炒川续断150g，菟丝饼150g，沙苑子120g，甘杞子120g，柏子仁120g，五味子50g，炒车前子120g，茺蔚子150g，红花100g，炙黄芪150g，党参120g，当归100g，陈皮80g，茯苓120g，黄柏120g，砂仁末40g（后下），湘莲子（炒，杵）150g，生姜50g，大枣50g。

上药先浸一宿，文火煮熬3道，以白本冰糖600g收膏。每日1~2次，每次一小匙，开水烊服。约四五十天服完。

上药至春节后服完，朱教师认真履约，配合很好。1994年5月相遇，喜告其夫人已经怀孕了。1年余的调理，获得佳效，宿疾痊愈，亦有了孩子，殊感满意。

白　发

早白头　肝肾调　通窍佐　效可料

例一：宦某，男，20岁，扬中县农民。

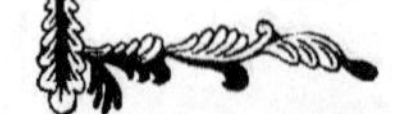

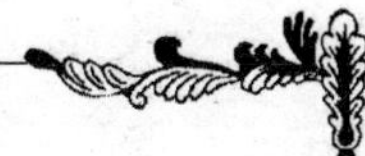

初诊1971年5月23日：近四五年来，头发早白，已经过半。平时亦感头晕，目视无力，疲乏欲睡，缺乏青年精彩。多方检查，没有发现特殊病变；多种治疗，亦不见明显效果。但父母均很健康。近年几乎不能参加农业劳动，出门要有人照顾。纳便尚可，但口舌觉干，头目作胀，脉细，按之弦而涩，苔薄，舌暗欠润。分析病情，此证肝肾不足，精气两伤，是为病本。本亏于下，则不能上荣之象显露；而上部的脉络瘀阻，血气上行之道亦不畅，又为其病之标。法当固本添精，明目乌发，以治其本；伍以通窍通络，兼顾其标，合而为方，缓以持之，观效再商。

女贞子60g，墨旱莲60g，干首乌60g，霜桑叶60g，黑芝麻60g，野黑豆60g，胎盘粉60g，鹿角霜60g，炙龟板60g，陈皮30g，桃仁60g，红花60g，川芎40g，黄芪60g（1料）

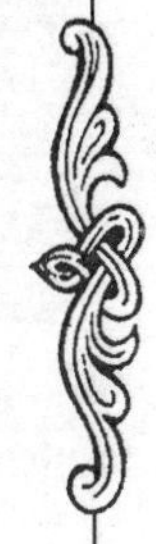

上药研细末，和匀，另用鲜桑椹汁、葱白头汁，冲入黄酒10g，泛丸，如梧桐子大。每日2次，每次6~10g，开水送下。

上方连服3料，春节来祝岁，精神好多了，头昏目胀视力均好转，白发似已得到控制，勉其再坚持服用一段时间，而后改方。又连续服用至秋收新谷登场，诸症均明显改善，白发一片一片变柔黑，亦能参加一些农活。

按：上方以桑麻二至、首乌、黑豆补肝肾，乌须发；胎盘、鹿角、龟板补元气，添精固奇经，这是从根本上设法的，对发育不良诸证有确效。芪、芎、桃、红、葱、酒，通窍通络，益气活血，可以流通上部气血，为荣润头目开道，临床亦多效灵。此法屡用于白发（尤其俗称早白头）、脱发获效。

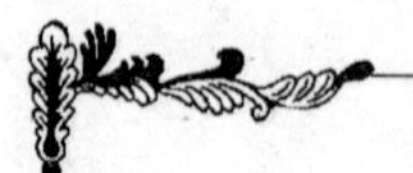

妇　科

痛　经

痛经由血脉寒凝　温经又煖宫较胜

例一：刘某，女，25岁，未婚法院干部。

初诊1998年11月13日：月经初潮正常，但在5年前开始出现痛经，并且逐年增剧，多方治疗，至今依然。每逢经前一周，即觉周身不适，两胁作胀，腹中隐痛。迨经转第一天，乳房腰背作酸，随之腹痛骤作，泛恶欲吐，腹痛拒按，痛甚即手足发麻，周身痉挛，神志昏厥。能得经血排出，痛势即缓；经量增多，肢麻痉挛腹痛亦平，神志亦即清楚。经量正常，血块亦不多。如此反复发作，神疲力竭，气色亦见晦滞。但月经周期尚准，有时提前几天，一般正常。经前有白带，亦不甚多。平时大便艰解，但眠食尚可。逐渐形成恐经症，临经前即恐惧自惊。脉细，按之弦，舌色淡，苔薄滑。分析病情，当为风寒客于冲任，胞宫失于煦濡。寒凝则脉急，风动则痉厥，影响月经蓄泄失常所致。上述种种见症，亦都是冲任气血为病的变化。冲脉隶于阳明，肝为藏血之脏。治当温经暖肝，调和营卫。方从当归四逆加吴萸生姜汤出入。

吴茱萸6g，炒小茴香6g，当归10g，早桂枝10g，白芍

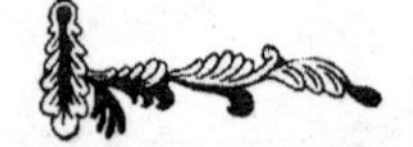

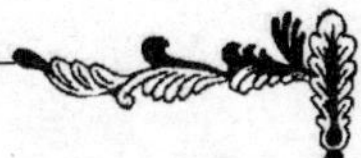

15g，制全蝎 6g，柴胡 10g，陈皮 10g，乌药 15g，防风 10g，白芷 10g，姜半夏 10g，生姜 3 片（14 剂）

服药法：从经前 10 日开始，服至经净。

二诊：药后见效，这次经潮，虽仍然腹痛，但痛势已缓，并未肢麻发痉。脉右弦左细，舌嫩少苔。这是风气渐靖，而脉络未和。效议加减再进。原方去陈皮、防风；加熟地 10g，桃仁泥 10g，红花 10g，桂枝加 5g。（服法同上）

三诊：经转痛势更轻，痛时亦短，但第 2 天血色较暗，血块增多。右少腹亦引痛（幼年曾患急性阑尾炎，手术切除）。大便转软或溏。再参桂枝茯苓丸意。上方再去半夏、乌药、白芷、全蝎；加炙甘草 4g，牡丹皮 10g，茯苓 10g，制乳香 10g，益母草 15g。（服法同上）

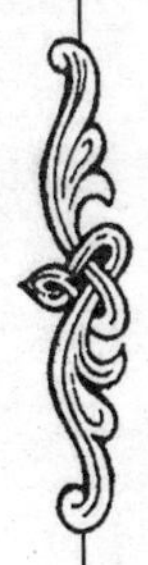

四诊：诸症均有改善，惟大便仍滑。可能与柔药有关，因为病本是阴凝之变，不能急于养营，还当阴阳兼顾。上方再去熟地、桃仁、乳香，以川芎易当归；加白术 10g，防风 10g。（服法同上）

五诊：阴阳兼顾甚适，诸症几平，风寒之邪已去，冲任气血渐和。再为效议调理巩固，前方 14 剂（服法同上）。此后经调腹和即停药。

例二：周某，女，22 岁，纺织工人。

初诊：14 岁初潮，月经一直正常，至 18 岁开始，进入工厂，并多夜班，出现痛经。月经周期尚准，但经前一二天即开始腹痛，畏寒欲暖。腹痛从脐周开始，拒按，痛甚其气上逆，欲作呕吐。乳胀，胸胁亦痛，不欲饮食，食入作胀，常欲太息。经转之初，血量很少，其色紫暗，一二日后，经量增多，腹痛亦缓，从此转入正常，二三日向愈。至下月经

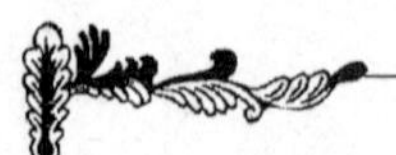

行，再如此发作。多方治疗，不见好转。

患者就诊时正在经前1周，气色晦滞，形体较瘦。脉细而弦，舌色暗，苔腻。分析病情，属于寒凝脉络，气滞血涩，少阳厥阴俱病。以小柴胡合当归四逆加味主治。

柴胡7g，姜半夏10g，陈皮7g，茯苓10g，当归10g，白芍10g，桂枝10g，炙甘草4g，吴茱萸4g，细辛4g，川芎7g，红花10g，生姜3片，大枣5个。（7剂）

服药法：经前4天开始服药，连续服完7剂，停药，下月再如此服法，连服2个月。

二诊：据述，第1个月服药即见效，腹痛势缓，其气亦不再上逆，亦不作呕吐了。第2个月，经转血量亦较前为多，乳胀亦减轻。这是肝气见和，气和则血亦自行，佳兆。效议出入再进。原方去细辛；加醋炒延胡索10g。如上服法，再服2个月。

三诊：腹痛大缓，经量亦较多，经色亦稍转红。畏寒之象已解除，亦不妨饮食二便。惟脉气尚细，舌色未全转红。营气尚弱，重视温经。上方再去姜、枣、半夏；加陈艾叶10g，炒阿胶珠10g。

如上服法，再服2个月。

四诊：腹痛几平，经量经色进一步改善，气色亦转润泽，精神亦见活泼，脉有滑象，舌色亦转红。病情大有改进，效议巩固之。上方再服2个月，服法同上，仍是每月服药7剂。

五诊：一切转入正常，形体亦见丰盛，毕竟青年，康复亦是较快的。停服煎药，改用养血归脾丸收功。

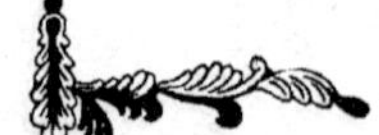

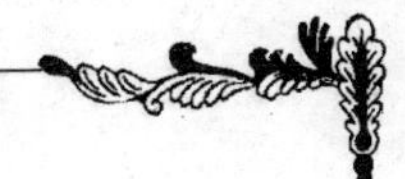

月经不调

月经不调变化多　实虚寒热不同科
心脾肝肾求其本　青少更年要切磨

例一：姚某，女，23岁，华东水利学院学生。

该生从盐城地区来宁学习，在家时身体健康，月经正常，但到校以后，即出现停经，至寒暑假回乡，月经又能通行，如此连续3个学期。当初不以为意，至第3学期后，逐渐出现不适症状，至第4学期，更见增重。经多方检查，未发现明显病变。经治疗，月经仍然不通。只要课程稍为紧张，病态就会出现。常见的是失眠头昏，形寒疲乏，白天又易打盹，记忆力大减，纳谷无味，涎唾多，小便亦多。自感胸脘若有凉气上逆，痞塞不舒。本是一个活跃的学生，渐渐变得脆弱疲惫。面色萎黄，脉细，按之弦，舌淡苔薄。

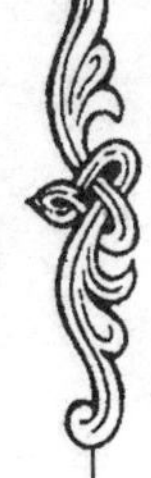

分析病情，当属元气不足，心脾两伤。因为本元不足，适应性差，所以易地水土不服，而见停经，这在妇人科，并不为怪，时有病例，多见于少年妇女。加之攻读劳神，心脾受损，形成《素问·阴阳别论》所谓“二阳之病发心脾，有不得隐曲，女子不月”的病情。其失眠头昏，记忆减退，是由诵读劳神，血不养心所致。而纳减疲乏，唾多胸痞，又是思虑伤脾，浊阴反而上逆；亦即停经以后，任脉不任，冲脉之气逆而上冲的变化。此证的停经，为发病的开端，而攻读紧张，又从而加剧了病变。这种病情，脾胃尤为关键，而冲脉亦隶于阳明。毋论血气的升降，上下的通泰，心肾的交通，奇经的调和，都得中焦枢机的功能正常，才能执中州以

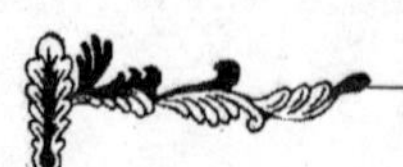

运四旁。

据上分析，治以补中益气法，兼调阳明。方从补中益气汤和吴茱萸汤合参（吴茱萸汤，见《医学发明》，药用补中益气丸方去术；加萸、夏、草蔻、益智、木香、青、姜、黄、蚕、麦芽、泽）。

柴胡5g，党参10g，白术10g，炙甘草4g，陈皮5g，茯苓10g，吴茱萸4g，姜半夏10g，炮姜4g，益智仁（杵）10g，远志肉10g，木香5g，当归10g，白芍10g。（14剂）

二诊：服药2周，胸脘稍舒，胃纳转香，药病相当，原议再进。（14剂）

三诊：寐见安熟，精神亦振，唾多尿多之症全除。是为元气来复，心脾见调，殊属佳景，再为重视调经，效议出入。原方去吴茱萸、半夏、远志；加川芎10g，桂圆肉10g，月季花5g，生姜2片，大枣5个。

四诊：上方每周服5剂，连续2个月余，竟然月经来潮，惟经量较少，但经色正常。坚持用上方，每月在经前10日开始连服14剂。2个月以后，月经完全恢复正常，并能参加。一般体育课。后又改服丸剂，用逍遥丸和归脾丸调理巩固。直至毕业，体质很健壮。

例二：崔某，女，18岁，高中学生。

初诊1992年4月12日：14岁月经初潮，经量甚少，仅行2次，即停经，当时以为年龄尚小，不甚介意。后又病伤寒，2个多月才愈，体质又受到损伤。约半年以后，月经又似来潮，经量亦较少，或先或后，行行停停，没有规律。并见身懒力乏，学习成绩下降，不能参加体育课程，否则活动多了，心慌气促，坐下不能起身，引起家长注意，去医院检查，并未发现明显病变，但月经又停了半年多。改用中医药

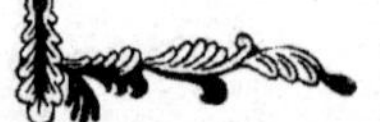

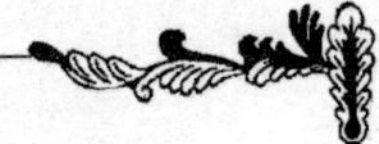

治疗，初时能见效，胃纳改善，月经亦来潮，不过经量依然较少。经三四个月，月经来了2次，以后又不行了。医院建议，作人工月经，连续3个月，月经来了，经量依然很少，一二天即净。第4个月停药，月经又从此不行，发育亦受到影响，与同龄人相比，似乎晚了一二岁。几年下来，不见好转，家长和本人，都很着急，但又无计可施，实在为难。

患者就诊时气色浇薄，形体怯弱，大欠少女精采。纳谷尚可，但不香不贪，睡眠亦可，但畏寒喜暖。记忆力差，读书甚感费力，曾有退学要求。脉细，按之少力，舌嫩色滞，苔薄白。分析病情，这是先天不足，后天失调，营卫气血交伤，心肾失养，所以冲任之脉不能正常运行，月经不来了。病至这样阶段，已属虚损范围，证候虽易了解，而治疗却颇费周章。治损大法，一般分为二层，治脾治肾，治脾尤为要着。求得脾胃有权，气血生化之源有继，才能充裕月经，蓄泄潮汐的运行，则周期可以复常。如果仅知月经失常而调经，不从源头抓起，便是舍本逐末，难期有功的。先为益气和营，两调肝脾，观效再商。方从逍遥、归脾合参。

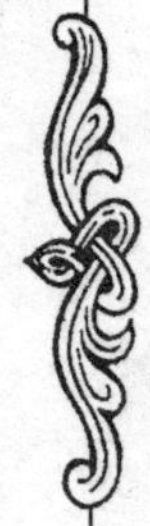

柴胡7g，白术10g，茯苓10g，当归10g，白芍10g，黄芪15g，党参10g，炙甘草4g，远志肉10g，广木香5g，桂圆肉7个，炒谷芽、麦芽各10g

服药法：每周服5剂，连服6周。

二诊：药后平善，胃纳香餐，暑假前亦能迎考。但天气已热，服汤药不便，改为煮散，平安渡过暑期改方。前方去桂圆肉；加广藿梗10g。

撮药15剂，研为粗末，分作50份，每周服5天，每天1份，煮沸，分几次饮服。

三诊：今年暑假过得愉快，父母特加呵护，心情舒畅，

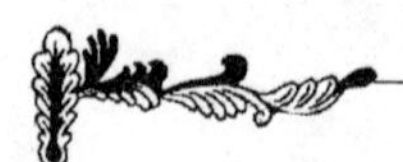

精神亦活跃了。暑热渐去，金风送爽，再用汤药调理。脉细，按之已有滑象，舌色亦微泛红。胃口好，不挑食，疲乏感亦有改善，这是转机佳兆，效议再进。原方去藿香；加怀山药15g，川芎5g。

服药法：每周服5剂，连服6周。

四诊：暑假后身体有明显改善，形气色泽，似已在重塑少女风采。并能主动反映情况，老师加以鼓励，父母特别照顾，有信心配合治疗，争取早日康复。并说近来偶尔自感乳房作胀，微有白带，似乎初潮前景象。勉励不必心情过急，只要筑好基础，前景是良好的。上方黄芪、党参各加5g，川芎加2g，再加益母草15g。(服法同上)

五诊：气色已泛红润，情绪亦好。听到老师讲学习成绩已有改善，更加兴奋。看到自己的希望，在家在学校表现处处主动。这对治疗，是大有帮助的，是一种不药之药，亦称为开心药。脉细滑，舌色亦渐见红活，眠食均佳。益气和营方法，已经明显看到效果，可以说是心脾两调了。按照预案，当进一步治肾，一方面可以弥补先天不足，另一方面，亦是充裕冲任气血之源，为促进通经先行开道。时令亦很好，已入深秋，可以进补，从效议再加还少丹方法，脾肾双补。并嘱新谷快将登场，多吃些新米粥饭，增进营养。处方改用清膏制剂，缓缓调补。

柴胡70g，白术120g，茯苓120g，炙甘草70g，当归150g，白芍150g，炙黄芪200g，党参200g，远志肉150g，广木香70g，怀山药200g，川芎70g，红花70g，益母草200g，熟地黄200g，枸杞子150g，炙杜仲150g，怀牛膝150g，石菖蒲100g，月季花70g，炒小茴香30g，生姜70g，大枣70g，桂圆肉100g。

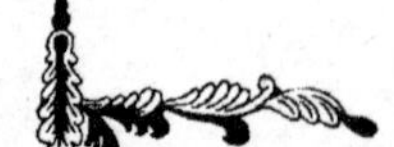

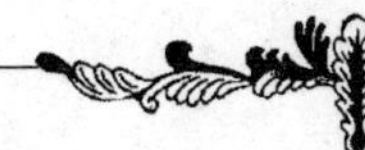

上药先浸一宿，文火煎熬3道，去渣，取清汁，加白冰糖300g，浓缩成清膏。先每日1次，取1羹匙，开水冲服。1周后，增至每日2次，早晚各1匙，开水冲服。约40天左右服完。

六诊：自暑假以后，身体发育很快，行动活泼，父母称其已变了个样子，孩子“长疯”了！在1993年1月10日，清膏刚才服完，月经竟然来潮。经前无任何反应，经量亦可，经色亦正，至第3日经净，亦无任何不适。惟经期稍短，经血量亦不多，以往的月经不调阴影，父母尚心有余悸，不知如何发展，深以为念，真是一则以喜，尚一则以惧。诊其脉滑舌红，眠食均佳，无任何不适，势已转入正常，应该肯定成就，可毋多虑。惟培本善后，尚宜加意调理，不能疏忽。效议小加出入，促其康复。上方去益母草、月季花；加巴戟肉150g，淡苁蓉150g。

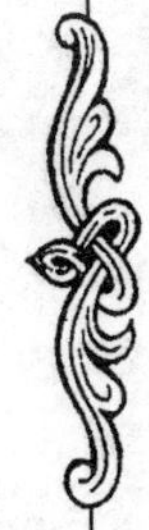

上药改成膏滋方，白本冰糖500g收膏，服法同上。

七诊：膏滋药已服完，月经又按期转了两次，一切正常。形体已是妙龄少女，绰约多姿，一副健康美了。10多个月的调理，终收全功，母任欣慰，善自珍摄，无须再用药了。

例三：杜某，女，51岁，南京皮革厂干部。

初诊1993年9月11日：停经已将近2年，除血压偏高外，余均平善。上月突然经水又来，此前有些乳胀腹痛，均不过甚，亦不介意。而经血随之而下，经血量不太多，经色较暗，至第二日即净，净后亦无特殊不适。去妇产科医院检查，亦未发现明显病变，惟宫体较大，欠柔和。又作B超检查，亦未发现子宫有肌瘤。就诊时自感又似月经将转，日期亦将接近。平时有虚火，身热，五心烦热，易汗，自烦躁，

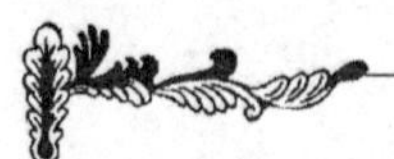

寐差心悸，曾去医院诊治，说是妇女更年期综合征，过几年就好，用药亦欠效。

患者就诊时气色尚润泽，不似50岁以上容貌，但细看有火气，唇红气粗。胃口好，大便偏干，脉弦滑，舌红，苔薄腻，罩浅黄色。分析病情，当为肝肾阴虚，相火迫于血室，阴络伤则血下泄的病变。此为乱经，不能作为正常月经，还是属于更年期综合征的范围，从血热经乱为治。以养阴清火，兼调肝脾为法。方从二至丸、丹栀逍遥加味。

女贞子15g，墨旱莲15g，牡丹皮10g，黑山栀10g，柴胡5g，橘叶10g，当归10g，白芍10g，白术10g，茯苓10g，炙甘草3g，炒黄柏7g，炙龟板15g（先煎），泽泻10g。（7剂）

二诊：经水没有按期而至，延至40多天，才又见红，量少，色仍暗，一天即止，亦无特殊不适。但自感虚火大减，烦躁得安，大便亦顺调，这是阴气来复的佳兆。再为效议出入。原方去黑山栀、泽泻；加地骨皮10g，赤芍15g。（7剂）

三诊：药后过了约20天，又见经水，此前并无异症。血色转鲜红，量更少，上午见红，下午即止，止后亦无任何异感。五心烦热更轻，夜得安寐，大便亦顺畅，虚汗心悸几平。阴气日长，虚火自消；火去则血脉宁静，余血亦将循经，效议再进。张景岳云："调经之要，贵在补脾胃以资血之源，养肾气以安血之家，知斯二者，则尽善矣"（《景岳全书·妇人规·经不调》）。宗此为法，上方再去橘叶、黄柏；加侧柏叶炭10g。（7剂）

服完7剂药后，停药观察。

四诊：停药至5天，下身又见红，色鲜量少，半天即

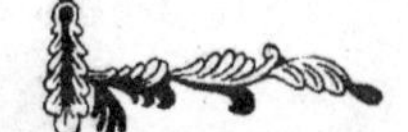

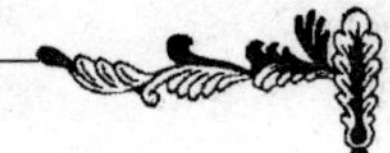

止，此后亦无任何不适。回顾从第一次见血至此，经期从无规律，出血亦逐次减少，此次可能是余波将尽了。因为整个病情，阴气日长，虚阳渐敛，阴平阳秘，血何从来？效议调理巩固。上方再去赤芍、侧柏叶；加蒲黄炭10g（包），藕节炭15g。（7剂）

服完7剂药，停药观察。

观察2个月，没有再见下血，此证盖已向愈了，身体亦平善。

按：这种病情，临床很少见，偶有相遇的，大都为妇科恶性肿瘤的病变，而本例不属于此。妇科书记载亦少，究属何种病理变化，值得进一步探讨。

崩　漏

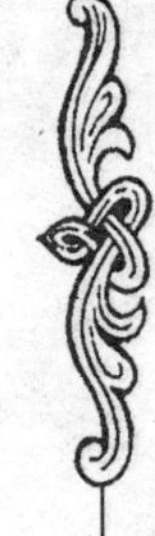

中虚下陷经崩漏　最是高明推李杲
益气升阳以摄血　为崩为漏均无忧

例一：卞某，女，35岁，南京汽车制造厂工人。

初诊1984年9月1日：诊时血崩已第3天。据述月经不调已10个月，来潮时或前或后无定期，经水量多（在7月份妇检，置环不正，已经取出，无其他病变。但月经仍然不调）。每次经潮，一二日量少血块多，至三四日后，出血如崩，甚时要连续四五日，必须急诊才缓。但尚须淋漓五七日，甚至10余日才尽，这已是第3次血崩了。腹部不痛，但感腰尻酸坠如折，血量多而无血块，头昏心悸，面色萎黄，四肢无力，自感下半身发凉，喜温衣温食，口不渴，纳谷无味，两手脉细，按之稍弦，舌稍胖，苔薄。分析病情，

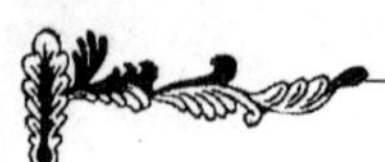

上述诸症，属于中气不足，清阳下陷，气不摄血的崩漏。治以升阳举陷，摄血止崩法。方从升阳举经汤（柴、藁、术、芪、归、红、桂、桃、芎、辛、地、参、芍、羌、独、附、防、草）出入。

柴胡5g，炒防风10g，荆芥炭10g，独活10g，白芷10g，藁本10g，苍术10g，炙甘草5g，炒白芍15g，当归10g，炒川续断15g，艾叶炭10g，砂仁末4g（后入），茯神10g，鲜藕1000g（煎汤代水）。（2剂）

二诊9月3日：药后较适，自感周身舒畅，懒倦思睡。经血量已显著减少，惟尚腰酸头重。效议再进，无事更张。原方3剂。

三诊9月7日：经血几止，偶有小量淋漓未净，为3个月来最爽快的一次行经。睡熟纳可，自感微微有汗，身轻快，腰已不酸，面色转泽，脉来细滑。原议进退，顾其根本。

原方去苍术、独活、艾叶炭、茯神、砂仁；加炙黄芪15g，炒党参15g，白术10g，木香5g，鲜藕改为30g，打，入煎。（5剂）

四诊9月27日：服完5剂中药，诸症平复，即行停药。疗养半月，恢复正常。嘱其将前方改成煮散，连服3个月，在每月经行前5天开始，连服10日，作为调理巩固。煮散服完，月经完全正常。

例二：胡某，女，47岁，中学教师。

初诊1986年10月10日：月经量多，已经年余，每次来潮如崩，以后又淋漓不净，至10余日才止。甚时几乎前后经期连接，漏下无宁日。这次经行已6日，出血多，仍然如崩不止，经西药治疗无效，病情已见危重，请中医会

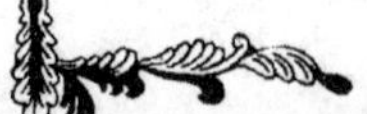

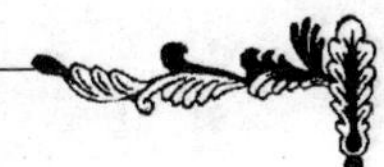

诊。诊时经血量多，阵阵下崩，腹无痛况，腰酸肢凉，气短音低，面色青黄，精神淡漠，额汗微凉，胃不欲纳，脉浮而虚，按之欲绝，舌淡苔薄，色呆滞。分析病情，证为阳气下陷，气血虚脱，势有阴阳两竭之危（该患者曾经妇检多次，有子宫肌瘤，较大，但因年临绝经期，未做手术治疗）！现在面临危险期，先为抢救，立予补气温阳，急挽崩漏。方用急挽崩漏汤（自拟方），观动静再商。

升麻 5g，柴胡 5g，炒防风 10g，荆芥炭 10g，白芷 15g，藁本 15g，独活 10g，白术 10g，炙黄芪 15g，炙黑甘草 5g，当归 10g，陈阿胶珠 15g，炮姜炭 7g，艾叶炭 10g。（煎药 3 剂，作两天服完）

另：红参 20g，煎浓汤频饮，2 天服完。

干莲蓬 6 个，炙炭存性，参汤调服，2 天服完。

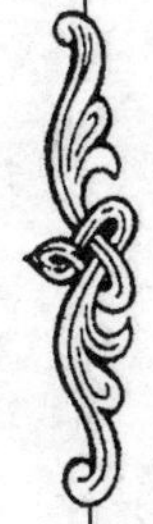

二诊 10 月 12 日：血崩大缓，血少而色转淡，精神稍振，问病情能自应对。可喜的，手足已温，脉浮亦敛，按之略见弦象，有神。此为阳气已回，气能摄血的佳象。效不更方，原方再进。（2 剂，分 2 天服完）

三诊 10 月 14 日：经血全止，欲得饮食，并能起床小活动，上半身微微有汗。脉转细滑，舌色亦润，这是阳升阴固，气血已得宣流。病情转入坦途，调理巩固为法。

炙黄芪 20g，炒党参 20g，炙甘草 5g，白术 10g，陈皮 5g，柴胡 5g，升麻 5g，炒防风 10g，藁本 10g，当归 10g，川芎 5g，陈艾叶 10g，木香 5g，桂圆肉 10g。（5 剂）

四诊 10 月 20 日：诸证平复，惟肢体尚感疲软。夜寐安，微似有汗，偶有惊惕（据述平时亦有，较此还甚）。原方出入。原方去川芎、艾叶；加茯神 10g，远志肉 10g。（5 剂）

本例病愈，月经亦从此即停。春节前进服膏滋药 1 料，

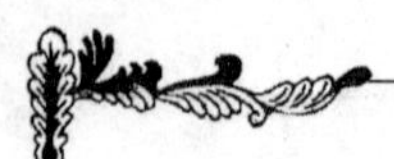

药仍用前方，补脾益气，兼调心肾。

按：崩漏之病，症状明显，容易辨识，而病理变化，却较复杂，值得研究。李东垣认为，此病“皆由脾胃有亏，下陷于肾，与相火相合，湿热下迫，经漏不止”(《兰室秘藏·妇人门》)。简言之，即病由内伤，中气下陷，气不摄血，所以崩漏。他果断地说：“宜大补脾胃，而升举血气，可一服而愈”(《兰室秘藏·妇人门》)。李氏此说，确非虚语，临床实践，信而有征的。其论其治，可以归结为两个字，即“升降”而已。

临证体会，李氏是从平病两者比较立论的。认为平人元气充足，皆由脾胃之气无所伤，饮食入胃，阳气上行，津液与气，入于心，贯于肺，充实皮毛，散于百脉；脾禀气于胃，而浇灌四旁，荣养气血。这是正常人阴阳气血的升降。如果内伤脾胃之气，元气亦不能充，谷气下流，下泄而久不能升，是有秋冬而无春夏，乃生长之用，陷于殒杀之气，而百病皆起。这是阳气下陷，有降而无升。崩漏为病，就是其中一端。此种崩漏，有2个特点：

其一，就正常月经而言，是一种蓄泄、潮汐、升降的自然状态。有阳气为之主，阳旺能生阴血，阳气能统摄经血，则经候如期。如果阳气下陷，有降无升，即为崩为漏，淋漓不止。

其二，别虚于实，辨其非热。阳陷崩漏，一般并无腹痛，痛者为实，不痛多虚。大都腰脊酸坠，头昏疲软，这是冲任脉虚，督带受损，正是李东垣所谓脾胃病久不愈的，与冲任督三脉之病有关。同时阳陷崩漏，尽管下血多，阴已伤，而无口渴心烦，便坚溺涩，舌赤脉数，漏血亦无臭气，少血块，即没有热盛迫血之证。偶有“躁热”，亦属于“阴

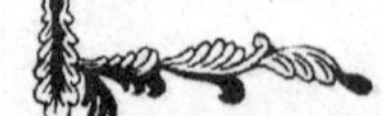

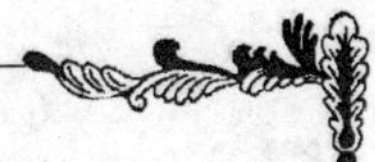

火”，非实热之可比。

东垣对中气不足，阳气下陷的疾病，有一个总的治疗法则，即“先补其阳，后泻其阴”。就是先令阳气上升，而后再及其余。因此，治疗阳陷崩漏，其主要原则，是升阳举陷，治崩止漏，这是针对主要病机而设法的。同时，考虑到治崩与调经的密切关系，分别病情的缓急。急者治标，即先制其崩，而后调经；缓则顾本，治崩与调经同时进行。又须斟酌年龄的差别，妇检的情况。中年妇女崩漏，其病较易治，调经亦易见效，因为体质尚可，并有自身调节功能。中老年患者，治崩较难，调经更非易，不仅自身趋向衰老，疾病的不利因素亦多。妇检无明显器质性病变的，可以专任此法，反之就要多加考虑。

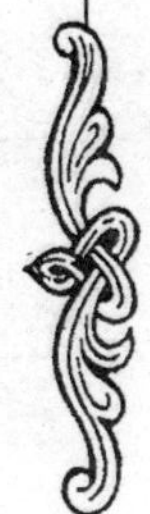

至于具体用药，东垣亦指明一条路子，即“胃中湿胜而成泄泻，助甲胆风胜以克之，又是升阳助清气上行者也。经漏亦然”(《东垣试效方·妇人门》)。即其用药，与治疗泄泻相同，因为泄泻与月经崩漏，同属于湿类为病，异病可以同治。据此曾拟两首方子：升阳举经汤，急挽崩漏汤。前者治漏兼以调经，并据临床所见，加减用药；后者急则治标，可以预制，以备急需。上举两案如前，以资参考运用。

1. 升阳举经汤：主治月经不调，或先或后，经血量多，经期延长，或经信错乱，漏血淋漓不止，白带亦多，大便不实，腹无痛况，但腰酸重，有下坠感（妇检有宫颈糜烂、子宫息肉、肌瘤等，亦可相机应用）。

升麻 5g，柴胡 5g，炒防风 10g，荆芥炭 10g，白芷 10g，藁本 10g，炙黑甘草 5g，炒白芍 10g，炒当归 10g，白术 10g，茯苓 10g，木香 5g，鲜藕 250g（打）。

方中升麻、柴胡，升举清阳，挽回下陷之势。协以防、

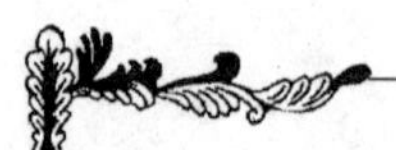

荆、芷、藁、风药胜湿，亦增强升阳之力，能摄血止血；而且多味有入奇经的，更能调整月经的正常循行。尤其伍以炙甘草，与风药相合，辛甘发散，有夺汗止血的作用。以上为方中主要部分。其余归、芍、术、苓、木香，是取逍遥、归脾之意，辅助风药，和肝脾，益气养血，加强调整月经功用。鲜藕为使，养血活血涩血，合成升阳举陷，调经止崩漏的作用。

用法制法：先用煎剂，一般 5 剂左右见效，连服 10 剂收功；如见效而血不全止的，服至经净为期。下一次月经来潮 5 日前，不问经血如何，再服 5~10 剂。第 3 个月一般即可恢复正常周期。

在第 2 个月，即经行调正以后，将上药 10 剂，改作煮散，研成粗末，分成 20 包，分别在第 3、第 4 个月经前 5 日，连续煎服 10 日。或用煎剂亦可，5 剂分成 10 日服，以资巩固。

随证加减：如见腰酸坠痛，为督带虚损，加羌活、独活各 5g，续断 10g，艾叶炭 10g，温肾固奇脉。

如经崩血多，为气虚下陷，不能摄血，加白芷、防风各 5g，黄芪 10g。如血色鲜红，去黄芪；加蒲黄炭 10g，贯众 20g，清经止血。

初时血多紫块，为气虚血瘀，加红花、炮姜各 5g。如见腹痛，加芍药 5g，小茴香 5g。

兼白带多，经色淡的，为气虚湿胜，加白芷、藁本各 5g；带多如水，再加白龙骨、赤石脂各 10g，亦可加苍术 10g（有伏龙肝最佳，用 250g，煎汤代水）。

如大便薄泄，加苍术 10g。

注意事项：月经不调，经血量多，漏下不止，阳陷为患

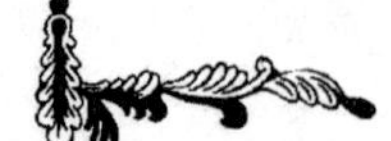

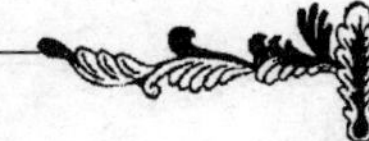

的，属热者少，属虚者多。因为热证变化，大都急速；延久不愈，多为虚证。气虚下陷，气不摄血，所以出现这些证候，升举药较寒凉止血为佳。

月经不调，是脾失其信，脾病又由于清阳之气不升，因此调理肝脾，升阳较守脾更为重要。

此病一般忌寒药及寒凉饮食，“血得寒则凝”的法则，在此不能援以止血，因为虚实异治。亦不可过用敛涩，治标而不顾本，未为上策。

2. 急挽崩漏汤：主治血崩突发，出血量多，或血崩反复发作，或漏下与血崩交替出现。腹不痛，或痛不甚，腰尻酸坠，头昏目黑，四肢无力，面色萎黄或皖白，肢凉畏寒，或时见躁热，脉细，肤凉，或按之微弦，甚时空大，舌淡或胖，苔薄滑。为阳气下陷，气血虚脱之证。

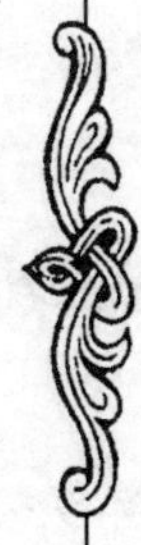

升麻 5g，柴胡 5g，炒防风 10g，荆芥炭 10g，白芷 15g，藁本 15g，羌活 10g，独活 10g，炙黑甘草 5g，炙黄芪 25g，当归 10g，白术 10g，艾叶炭 10g。

另：红参 20g（或用党参 100g 代，亦可），另煎浓汤频饮，2 天服完。

干莲蓬 6 个（或用荷叶 2 张代，亦可），炙炭存性，参汤调服，2 天服完。

此方以升阳固奇经，益气摄血为法。血脱益气，是治疗崩漏的救急大法；而陷者举之，又为目前的当务之急，参合用药，即循此旨。红参合当归补血汤，使阳生阴长，气能摄血；佐以莲蓬炭，艾叶炭更能摄血止血。大量风药升阳，固奇经，能摄血举陷，挽救崩漏下陷之势，亦是一种逆流挽舟方法；尤其合以炙甘草，辛甘发散为阳，有夺汗止血的功效。佐以白术，守住中宫，使中流有个砥柱，防止气血虚

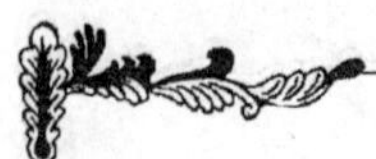

脱；病情急重的，还当加用炮姜、阿胶珠，加重艾叶炭，温摄中下焦，使阴阳有个根蒂，不致暴脱。

制法用法：平时先取干莲蓬10个，炙炭存性备用。红参或党参，亦最好平时准备。一见血崩，随时煎汤调取，而后再根据病情用汤药。

随证加减：如经血色见鲜红，为气虚血脱之证，冲任大损，加用陈阿胶15g（黄酒烊，调入药汁服），贯众20g。假如时发躁热，脉见洪大，为有阴火，改用盐水炒黄柏10g，大生地15g。

如初时血有紫块，为气虚兼有瘀血，加炒红花、炮姜各5~10g，苏木20g。

如血色淡，质清稀的，为气虚湿胜，加苍术10g，伏龙肝500g，煎汤代水。

崩漏病人，往往有恐惧感，出血量多，生怕病危，可加茯神、远志肉各10g，以交通心肾，宁神益智。

如果血大崩下不止，急用淬醋法：用米醋500~1000g，装入大口器皿中；另以生铁2块，火上烧红，连续淬入醋中，沸出醋气，临鼻吸其气，能急救止血；醋气满房室更佳，收神敛血脉，能防止出血过多，昏晕虚脱。或配合输液、输血，亦加强救急作用。

注意事项：血崩是急症，得效与否，往往在一二日之间，服药亦须加紧，一日夜两剂，连服两个头煎，而后服二煎；甚时可连服三个头煎。温服，缓缓服，服后以美食压之。得血少血止，再从常规用药。

以上二方，能否见效，从临床多年观察，效机情况如下：第一方，见效在3~4日之间。第二方在1~2日之间；如过时而未效，说明药病不相当，应另想别法。药后病人反

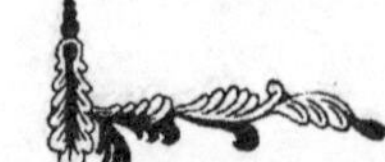

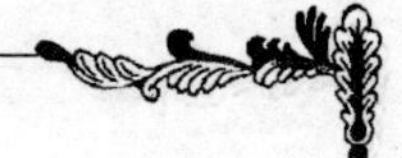

映有一种全身舒适感，是为药病相当；进一步自感困倦欲睡，微微有汗，为药效已显著；最后身温足暖，上下身均似微汗，其病向愈了，这是阴阳相和，气血周流的佳象。

善后调理，以脾为主。崩漏病人，有的临床症状治愈，其病亦即痊愈，这是多数。但亦有反复发作的，尤其中老年妇人，往往过半年一年又作，甚至一年反复几次。这些反复之变，与善后调理，密切相关。调理的好，疗效巩固，反复亦少；不注意善后，反复亦随之而来。有些病员，愈后即怕吃药，忙于事务，懒得求医，及至病作，追悔莫及。复发还有一个特点，中焦气虚，几乎成为反复的一个体质因素，气虚不复，往往轻车熟路，其病再现，而用前次得效之方，重复亦能应手。对于此种崩漏，从开始治至善后，补中升阳，是一个不可忽略的问题。

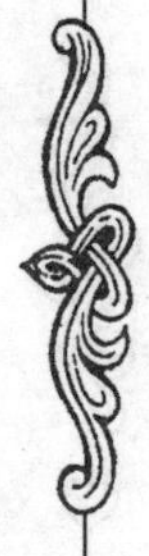

善后调理，当以补脾为中心，兼顾心肾。常用方是补中益气汤合归脾汤。可据当时病情，略事出入；改成煮散，服之甚妙；丸剂虽方便，往往效果较差。

中年妇女，肝脾两病者多，逍遥散是妙方，可与补中益气相合。中老年患者，冲任日衰，往往出现阴虚、阳虚或阴阳气血俱虚的变化。此时补脾与补肾同等重要。可用补中益气与杞菊地黄、知柏地黄相出入。此外，最欣赏的是还少丹（熟地、山药、萸、苓、牛膝、杞、仲、远、菖、味、巴、苁、楮、茴）一方，“大补心肾脾胃”，可以随证加减用之，较地黄丸制剂更为巧妙，屡获功效。

东垣对崩漏之治，在用升阳风药和温肾除寒之时，曾提出“以黄柏之大寒为因用，又为向导”之说，亦有深意，在错综复杂的病情中，从标本多方面兼顾用药，这是一个很大技巧，值得注意。

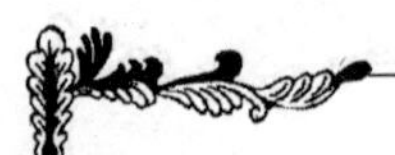

例三：陈某，女，40岁，工人。

初诊1990年10月7日：1年多来，月经不调，或前或后。每行经则腰酸腹坠，血下如崩，而且愈来愈甚。出血四五六天不等，血色先暗后淡，或先鲜红后暗淡，继又淋漓不净七八日，甚至10余日才止。白带亦多，甚时赤白俱下。腹不痛，但喜温按。小溲不多，大便易溏。面色虚浮，下午足肿，形寒畏冷，心悸少寐。多方治疗，尚欠效果，诊时刚得经净。诊其面色萎黄，精神疲乏，两手脉濡，按之弦细无力，舌淡稍胖，苔白腻，罩微黄（妇科多次检查，除中度宫颈糜烂外，余无发现。拟诊子宫功能性出血？）。

分析病情，从形证而论，显属中虚湿胜，气不摄血之病。水湿与经带同类，有余均为阴邪，性皆下渗。其所以湿胜下渗，是中虚气陷，阳运不升，统率无权而致。正如李东垣所说："女子漏下恶血，月事不调，或暴崩不止，多下水浆之物，皆由饮食不节，或带伤形体，或素有心气不足，因饮食劳倦伤中致之"（《兰室秘藏·妇人门》）。治以升阳除湿，益气摄血。升阳除湿汤主之。

炙升麻6g，柴胡6g，苍术、白术各10g，白芷10g，藁本10g，防风10g，炙甘草6g，桂枝10g，羌活、独活各10g，炙黄芪10g，当归10g，茯苓10g。（7剂）

二诊：药后周身暖和，形寒已除，续服7剂，月经才至。经前无甚反应，经行已见改善，血量减少，经色转红，今日第4天，量已很少，并能照常活动。药病相当，见效迅速，原方增损继进。原方去羌、独活；加炒党参15g。（14剂）

三诊：月经又准期来潮，第一二天经量甚多，当时甚恐，虑其再崩，但第3天即减少，至第5天即净。已无淋漓

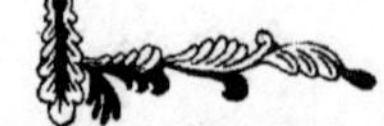

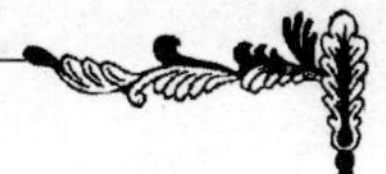

漏下之症，白带亦减少，二便顺调，面色好转，足肿亦除。舌苔薄白，脉见滑象。病情大有好转，再参顾本。

柴胡 6g，炙升麻 6g，白术 10g，陈皮 5g，白芷 10g，藁本 10g，炙甘草 6g，炙黄芪 20g，炒党参 15g，茯苓 10g，熟地黄 10g，炒白芍 10g，炒当归 10g，砂仁末 4g。（后下）（14 剂）

四诊：纳香寐熟，气色转润，这次经潮，色正量中等，4 日即净，白带亦显著减少，脉见细滑，舌淡红色，苔薄白。年余崩漏，3 个月向愈，甚感欣慰。为处丸方，两调气血，巩固疗效。

丸方：炙黄芪 150g，炒党参 150g，炙甘草 40g，白术 100g，茯苓 100g，陈皮 40g，柴胡 40g，炙升麻 40g，白芷 100g，藁本 100g，川芎 40g，木香 40g，炒当归 80g，炒白芍 100g，炒熟地黄 100g，砂仁 30g，生山药 150g，枸杞子 100g，炒神曲 100g。

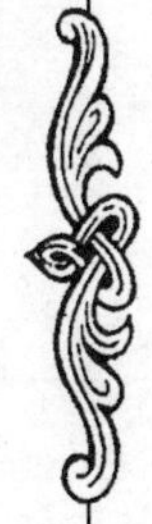

上药共为细末。生姜、大枣各 150g，煎浓汤泛丸，梧子大，每日两次，每次 7g，开水送服。（1 料）

按：崩漏治血，人皆知之，若从湿治，惟李东垣独知其详；用血药治血病，亦是人皆知之，用风药治血病，亦惟李东垣卓擅其长。本例崩漏，血色先暗后淡，或先鲜红，后暗淡，而且量多，腹并不痛，是血病，亦是湿病。再观白带甚多，溲少便溏，面色虚浮，下午足肿，湿胜之象，更为显然。李氏曾说“泄泻是湿多，经漏亦然”，可谓一语破的。何况此病既无火热迫血之证，亦无寒伤经脉现象，不为湿胜，还有谁属？因此诊断为中虚湿胜，气不摄血，水血同病，是符合病情实际的。

升阳除湿，是根据当前病机立法的，是随证施治，亦是

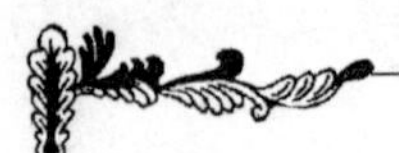

救急方法。东垣亦云："此药乃从权之法，用风药胜湿，为胃气下陷，而气迫于下，以救其血之暴崩也"。即是说重点在"下者举之"，鼓舞阳气上行，亦以胜湿。得效以后"必须用黄芪、人参、炙甘草、当归之类，数服以补之，于补气升阳汤中加以和血药便是也"。本病用药思路，即从此而来，疗效是最佳的。

至于升阳除湿的用药，主要是升麻、柴胡、防风、荆芥、白芷、藁本，以及羌活、独活、蔓荆子等，这些是升发阳气，风以胜湿之药，亦人所共知。但从《本草》记载，升麻能升阳气，解表证，辟邪气，解时毒，补脾胃。但又"为疮家圣药"（王好古），即能治血病。所以李时珍并谓其"消斑疹、行瘀血"，而且以治"久泄下痢"与"带下崩中"同举。柴胡"在经主气，在脏主血"，即它既是气分药，又是血分药，随着调经之药而用，同样能治血病，尤其"妇人热入血室，月经不调"（时珍）。至于防风祛风，通利周身关节；但又能"补中益神，匀气脉"（大明），"主上部见血"（张元素）。《经验方》并用治妇人崩中，称为"独圣散"，极力崇尚其治血病的功用。荆芥发汗散风邪，作为解表药，亦是"肝经气分药"（好古），但"能通利血脉，传送五脏不足气，助脾胃"（甄权），治"吐血衄血，下血血痢，崩中痔漏"（时珍）。藁本除风头痛，头面身体及皮肤风湿，但亦治"妇人疝瘕"（《本经》），"通血"（甄权），"治痈疽，排脓内塞"（时珍），同样能够理血。白芷疗风，发汗通窍，治头面诸风，但《本经》列其首功即是"女人漏下赤白"。大明亦谓疗"肠风痔瘘，止痛排脓"，甄权更谓治"女人沥血腰痛，血崩"。至于羌活、独活，疗诸贼风，升阳除湿，张元素又谓能"散痈疽败血"。蔓荆子治贼风，散上部风邪，但亦能"凉诸经

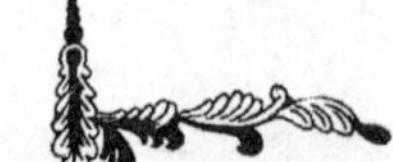

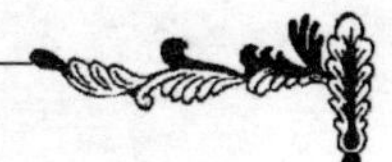

血”（元素）。如此等等，诸味都是风药，升阳药，但又是治血药，李东垣彻悟了“药类法象”，对风升、生意义和风药与肝与血之间相互关系的机理，集合用之，成为升阳止血方药，并形成有别于阴柔血药治血病的另一类治血方法，亦可以说，是气虚湿胜血证的一类特色药，对妇人经带崩漏尤有针对性，颇堪重视，升阳除湿法的治崩漏带下，用得其当，疗效可佳，而且见效亦较快，这是履试履验的。

升阳止血，还有一层精义，《灵枢·营卫生会》云：“血之与气，异名同类。故夺血者无汗，夺汗者无血”。升阳药大都是上行发散药，宣行卫气的，而升阳药的见效标志，又都是周身暖和，微微汗出，表明卫气已经向上向外，这就是阳气上升。它能升举下陷之气，更能摄血随气而行，恢复经脉气血的正常循行，则其为崩为漏的病证，自亦随之而愈。这正是“夺汗无血”的机理，亦是“下者举之”的具体所在，明了于此，则对此法的运用，就更全面了。

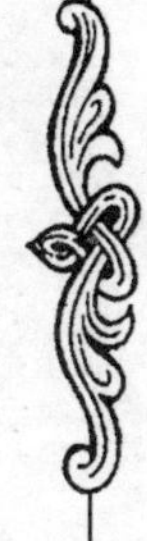

总之，崩漏是血证，但其病理变化，并不仅在血分，亦涉及气分，“血之与气，异名同类”，临床应该全面看待。

例四：陆某，女，34岁，南京港务局干部。

初诊1986年9月：月经不调，大多延迟，已经八九个月，初时并不介意，经治亦少见效，病情似在发展。上月经转，出血20余天才净。这一次经转，断续已经40余天，尚然漏下淋沥，或多或少，多时又似经潮，血色或鲜或晦，很少血块。腰酸坠重，头昏脚软，疲乏畏寒。面色萎黄，食欲不振，睡眠不安，时易惊惕。舌嫩稍胖色晦，脉细弱，按之微弦。分析病情，此为气虚下陷，脾失统裹。治以升阳举经为法。

炒防风10g，荆芥炭10g，白芷10g，藁本10g，柴胡

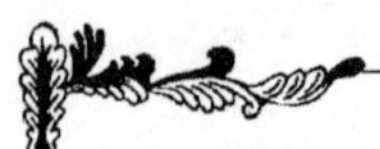

7g，独活 10g，白芍 15g，炙黑甘草 5g，当归 10g，白术 10g，茯苓 10g，广木香 7g，桂圆肉 10g。（5 剂）

二诊：据述上药服至第 3 剂即见效，经血逐渐减少，连续服了 10 剂，目前仅是间断少量见血。周身自感舒适，疲乏畏寒亦已改善，夜寐并见微似有汗，寐亦安熟。已见中气升运之象，效议再进。原方加黄芪 10g。（5 剂）

三诊：隔了 10 多天才来诊，据述前药服了 2 剂即经净，5 剂服完，即因怕吃药而自己停了。但过了几天后，月经又来潮，而且量较多，深恐旧病再现，才急就诊。观其面色已转亮，胃纳亦可，脉细滑。体气转入正常，中气下陷之象亦有改善，考虑是正常经潮，许其无碍。原议出入，调理巩固。前方去独活、桂圆肉；加炒川续断 10g，鲜藕 125g（打）。（10 剂）

四诊：时隔月余，诸症平善。据述前次服药未竟，即已经净，这次又来潮，已属正常。自感经病向愈，时已入冬，希望进补，康复身体。面色润，舌转红，脉亦流利。为处膏滋方，益气养荣固本。

黄芪 150g，党参 150g，白术 100g，炙甘草 50g，柴胡 50g，白芷 100g，藁本 100g，当归 100g，白芍 100g，川芎 70g，炙熟地 100g，炒川续断 100g，广木香 50g，陈皮 50g，茯苓 100g，荷叶 2 张（扯碎），桂圆肉 100g，生姜 60g，大枣 60g，白本冰糖 400g（收膏）。（1 料）

此后病即痊愈，形体亦渐丰腴。

例四：范某，女，20 岁，南京市公交公司驾驶员。

初诊 1989 年 4 月 24 日：月经不调，漏下不止。14 岁初潮，月经周期即欠正常，大多超前而至，经行不畅，经色紫暗，血块多，四五天后血量减少，但随之即淋漓不净，一

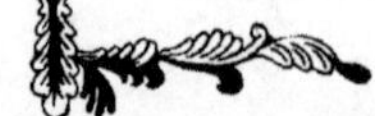

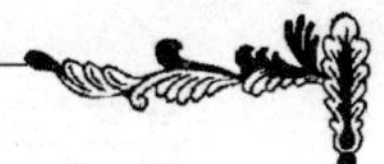

般10余日才止，甚时上月经水未净，下月经潮又至，漏血连绵不断。五六年来，多方治疗欠效，痛苦不堪。但月经至前无大不适，腹亦不痛，或在受凉疲劳以后小有腹痛，腰腹重坠酸胀，但得温按即舒。饮食不香，形体消瘦，时易头昏心悸，手足心热，甚时肌肤亦灼热。诊其两手脉细，按之微涩，无力；舌尖红，但不似火气，苔薄腻，根稍厚，并不垢浊。

分析病情，女青年月经不调，大多由于本元不足，所以经前无甚反应。漏下不止，属于气不摄血之证，从其脉细形瘦，可想而知。但经行不畅，经色紫暗，并多血块，又似血有瘀阻，其实亦不然，观其腹不痛，不耐受凉、疲劳，还属阳气不足，胞宫欠暖，气不率血，奇经失于温煦使然。头昏心悸，手足心热，阴阳不调，有虚阳外浮之象。归纳病情，属于内伤，先天不足，后天失调，胞宫欠温，气虚下陷，成为漏下。法当损者温之，下者举之，以升阳举经为法，仿李东垣升阳举经汤合《金匮》妇人陷经胶姜汤为治。

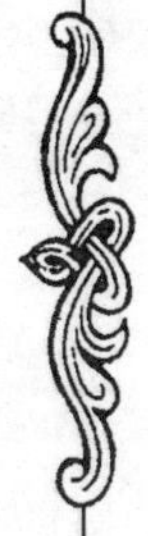

炙升麻6g，柴胡6g，防风10g，白术10g，藁本10g，羌活、独活各10g，炙甘草6g，当归10g，茯苓10g，炮姜10g，阿胶珠10g，炙艾叶炭10g。（5剂）

二诊：药后自感周身舒适，腹中温暖，微微得汗，服至5剂，经水淋漓即止。因其效佳，自己又续服5剂，汛期即至，月经畅行，经色转正，5日而止，已无淋漓漏下之象了。药效喜出望外，精神亦振。脉尚细，舌转嫩，薄黄苔全除。再与益气和营，巩固疗效。前方去羌独活、藁本；加炙黄芪15g，炒党参15g，炒白芍10g。（10剂）

三诊：上方连服15剂，月经又按期而至，经色正常，量尚较少，5日净，纳谷见香，头昏心悸亦有改善。惟形

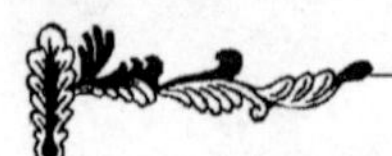

体较瘦，不耐烦劳，但虚热已平，舌嫩少苔，脉细已无涩象。据证分析，经行已转入正常，而气血康复，尚得善后调理，好在年轻正壮，生机较盛，预后定然佳良，再为补中升阳，兼调心肾，培本杜根。方从补中益气、黑归脾丸合参。

炙黄芪 15g，炒党参 15g，炙甘草 5g，炙升麻 5g，柴胡 5g，陈皮 5g，白术 10g，当归 10g，炒白芍 10g，熟地黄 10g，炙远志 10g，茯苓 10g，木香 5g，桂圆肉 15 粒，生姜 2 片，大枣 7 枚。

每月经前服 10 剂，连服 2 个月，一切正常，此后即停药。

按：月经不调，漏下不止，调理肝脾，乃为常法。自从南宋陈自明在《妇人大全良方》提出这个方法以后，几乎成为妇科临床的常规。此证月经行前无异常，转时亦无腹痛，而漏下竟延 5 年有余，脉细无力，舌嫩苔薄，显然属于内伤，发育较差，胞宫欠温，加之中气下陷，阳气不能统摄阴血使然。李东垣提出升阳举经方法，以风药升阳，甘药益胃，益气摄血，是颇有见地的。而《金匮要略·妇人杂病脉证并治》载：妇人陷经，漏下黑不解，主用胶姜汤暖宫温经，更指出治疗此证病本的大法。合而用之，迅得转机，是抓住了根本的效果。当然，与青壮年龄，生机正盛，稍为拨乱反正，即能迅速改善，亦很有关系。至如全面调理，《诸病源候论·妇人门》对月经病的论述，责之冲任脉虚，手太阳少阴之经受损，此证大可取法。因此，本病先与调理肝脾暖宫，着重升阳益气，温运经脉；继之调补心肾，固其根本，见效即很好很快。类似病情，常援以为法，亦能获得良效。

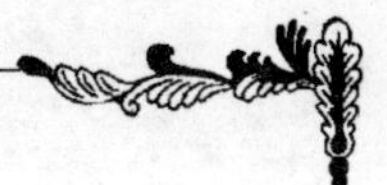

带 下

湿聚中虚为带下　升阳除湿效无差
蕴蒸湿热亦成病　清利下焦疏气化

例一：王某，女，30岁，南京市公交公司售票员。

患者患白带病已半年余。月经基本正常，仅经量较多，但白带绵绵，久下不止，质稀如水，略有腥气，殊感不适。面色萎黄，目胞虚浮，形神疲乏，饮食无味。据述病由连续两次人工流产后引起。经医药及偏方治疗无效。（妇科检查，除中度宫颈糜烂外，无其他异常发现。有轻度贫血）

患者就诊时两手脉细，舌胖质淡，苔薄白腻。平时不能久站，否则即有下坠感，并有大便之意，欲得依坐稍适。常畏寒，烦劳又易燥热汗出。欲得温饮热食，尤其下半身欲得温暖。

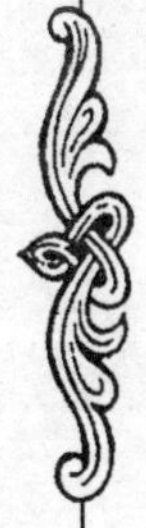

分析病情，属于脾虚气陷，湿胜成带的证候。因为脾阳不振，所以面黄目浮，神疲畏寒。气虚下陷，所以带脉不固，时有便意。白带如水，是湿胜之象；而烦劳燥热，又有阴火上冲了。脉象、舌苔与症状所见，亦是相符的。约其大端，是中气下陷，又加湿胜为患，亦属虚实夹杂的病情。治以升阳除湿法。方从补中益气汤与升阳除湿汤合参。

炙升麻5g，柴胡5g，党参10g，白术10g，炙甘草4g，茯苓10g，当归10g，陈皮10g，苍术10g，白芷10g，藁本10g，羌活10g，炒黄柏10g。（5剂）

二诊：药很见效，白带已经减少。效议再进。（10剂）

三诊：药效更显，白带已经减少过半。燥热亦除，纳谷

转香，精神振作，这是中气有权的佳象，原议出入再进。原方去黄柏、羌活；加黄芪10g。（10剂）

四诊：寐熟纳香，身温微似汗出，面目肿退，转显润泽。白带已减少八九成，亦无下身沮湿之苦，很欣慰。原方再去苍术；加川芎7g。（10剂）

此后白带全除，周身感到爽适，月经量亦正常。病情已经康复。又以补中益气丸、归脾丸调理巩固一段时间。

例二：钱某，女，39岁，南京电机厂工人。

初诊1994年8月10日：月经错乱，但不过甚，而白带绵下，已经年余，诸治欠效（妇科检查，有重度宫颈糜烂，余尚可。曾用洗涤、坐药、西药、烧灼等法，但无改善。亦用中药治疗，亦是有效有不效，终无明显效果）。带下初时，浓厚气臭，色黄白，以后或稀或稠，稀多色白，间有红色。自感小腹不适，从腰以下畏寒怕冷，甚时两足亦肿。有阴痒，欲得温洗。有时阴道有下垂感，带多要用卫生巾扶托。

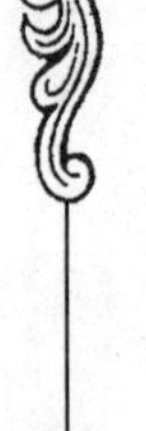

患者就诊时气色萎黄，显得有些老化，不似中壮年的神采，可见身体已经明显受累。平时形寒疲乏，纳谷不香，脉细，舌色晦滞，苔腻。分析病情，这是中气下陷，带脉不固，脾肾两伤，而又湿浊不化，形成虚实错杂的病变，特别延久不愈，逆转就非易事。治疗当先升阳益气，开化湿浊，参以敛疮护膜，标本兼顾。方从升阳除湿汤、薏苡附子败酱散和蜡矾丸合参。

炙升麻7g，柴胡5g，苍术10g，白术10g，白芷15g，藁本10g，党参10g，炙甘草4g，制附子10g，生薏苡仁20g，败酱草30g，蛇床子15g，石菖蒲10g。（7剂）

另：蜡矾丸10g，分早晚两次吞下。

二诊：药后平平，又接服7剂，即感觉全身爽适，小腹

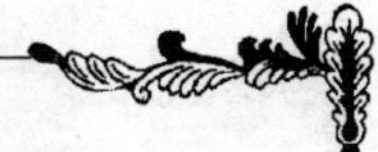

腰尻重坠有改善，白带亦减少。药病相当，效议再进。蜡矾丸续用。（原方7剂）

三诊：腹鸣转气，下半身温和，带下明显减少。胃纳亦香，形寒疲乏感亦有改善。脉见滑象，舌色亦转活。进一步和营固本。原方去薏苡仁、败酱草；加黄芪15g，当归10g，煅牡蛎30g（先煎），蜡矾丸续用。（10剂）

四诊：上方服了15剂，精力大有好转，并见佳景，自就诊以来，月经转了两次，均按时而下，经量经色正常，这是多年来所没有的。表明胞宫的蓄泄潮汐已恢复正常，而宫颈的糜烂当亦有相应的改善，所以白带已减了大半，阴痒亦除。尤可喜的，气色转润，萎黄已去，神态亦见活跃。盖气营逐步得到改善，盆腔气血周流，升阳除湿、和营固本的效果显著，病情亦有转机了。这种改善，是比较理想的。效议出入再进。上方再去附子、蛇床子、石菖蒲；加白芍10g，炒怀山药15g，蜡矾丸续用。（15剂）

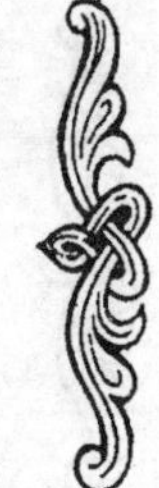

五诊：形体渐丰，神情活跃，生活恢复正常。白带已经很少，似乎不必多虑。脉滑，舌色红活，苔薄白，善后调理。

柴胡7g，白术10g，茯苓10g，炙甘草4g，黄芪15g，党参15g，当归10g，白芍10g，怀山药15g，白芷10g，藁本10g，白蔹10g，白果肉7粒（打）。（7剂）蜡矾丸，再服10天。

此后一切平善，即停药（月经过后，曾去妇产科医院复查，宫颈糜烂已经明显改善）。

按：此种病情，临床常用升阳除湿汤；白带很多的，加用薏苡附子败酱散；日久不愈的，再合蜡矾丸，往往取得捷效。特别是蜡矾丸，解毒护膜，敛疮止痛，疗效卓著，屡用

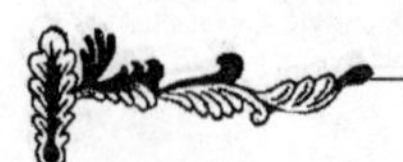

屡验。

妇检宫颈糜烂的，用药常参外科疮疡之法（余如十二指肠溃疡、结肠溃疡等，有时亦应作如是观）。中气下陷，而见下腹阴冷，腰腿重滞，甚至足肿的，病情已由脾及肾，督带并伤。在升阳除湿药中，加用附子或乌头小量，温经温肾，能增进疗效，把阳气从地下升至天上（李东垣的经验），此例是个验证。

例三：戚某，女，28岁，无线电厂工人。

初诊1998年3月10日：人工流产以后，不慎感染，发热，小腹痛，经医院治疗，发热已退，但小腹痛未除，带下甚多，间夹赤色，混浊有臭气。下午尚时低热，五心烦躁。自感小腹阴道有坠胀感，小便有刺激痛，大便燥结。中西药并进，尚不能向愈。诊时面色有火气，口唇干燥，神情烦躁，腹部痞滞，脉弦略数，舌红，苔腻根厚。分析病情，此由湿热蕴蒸于下焦，腑气不通，冲任带脉，亦已受累。邪郁则蓄毒，热甚亦迫血。法当开泄下焦，流通气机，即泄厥阴，和阳明，使邪有出路。仿龙胆泻肝汤出入；同时，清化湿热，亦可以治带下。

龙胆草10g，柴胡7g，黑山栀10g，牡丹皮10g，黄柏10g，芦荟3g，鸡苏散（包）30g，泽泻10g，木通7g，当归10g，赤芍7g，焦枳实10g，赤苓15g，鲜车前草（洗、打）7株，贯众20g。（5剂）

二诊：药后二便迅获通利，自感火气下行，腹部痞胀减轻，带浊亦少，臭气减，小便亦无刺激感了。并得微微汗出，低热亦平，寐亦安稳，脉弦，根苔已化。病情转机很快，是由二便通利，则邪有去路，湿热得化，气机亦自流通，所以能够微汗热平，而带浊的臭气亦少了。效议进退，

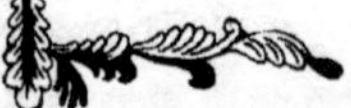

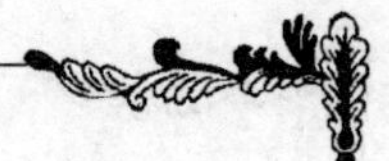

廓清余邪。

苍术7g，黄柏7g，泽泻10g，赤苓10g，黑山栀10g，牡丹皮10g，赤芍10g，当归10g，败酱草30g，白芷10g，炒川楝子15g，六一散（包）30g，鲜车前草（洗、打）5株。（5剂）

三诊：小腹痛平，阴道坠胀感亦除，带浊已大见减少，没有赤色，稠浊亦变清稀，几无臭气了。甚感满意，再作善后调理（参用调经药）

白术10g，茯苓10g，泽泻10g，牡丹皮10g，赤芍10g，当归10g，白芷10g，败酱草20g，六一散15g（包），陈皮7g，川芎5g，红花10g，柴胡5g，鲜车前草（洗、打）5株。（5剂）

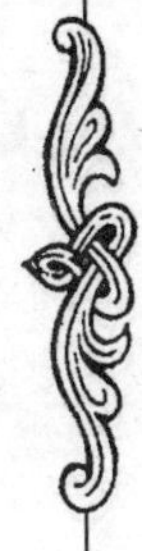

四诊：白带已经很少，自感一身轻快，但需得冲任复常，月经来潮，才算流产后感染的一程风波全平。丸以缓调。逍遥丸每日2次，每次10g，泽兰10g，煎汤送服，连服3周，停药。

此后即月经来潮，一切恢复正常。

按：白带是湿病，下渗之病，从临床所见，邪正标本，是为纲要。属于正虚的如：①白带绵下，无臭不黏，这是脾虚湿胜，治以升阳除湿方法，即能见效。如果病程较长，仍然湿胜明显，并无滑脱之象，就不需用药固涩，升其阳则脾气旺，脾能运而湿自化，这是常法。②如果中虚明显，白带清稀，或者较黏，沾裤变硬，便溏溲少，口干欲饮，苔薄舌嫩，两脉缓弱，这是脾津下渗，胃液日损，病情已深入一层，治宜益气补脾，参苓白术散是个妙方，能扶正而化湿。此证固属妇科，但此时不必多用养血药，防其滋腻阴柔，反碍益气助运，无益而有害。③如果带下清稀如水，阵下如

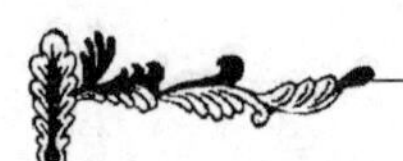

注，脐腹阴冷，甚至阴中亦冷，形寒神萎，舌淡脉细，是为阳虚失守，关门不固。此时不能见带治带，急予温阳益气，使阳能摄阴，则其带亦愈。常用补骨脂丸、脾肾双补丸，有鹿角胶丸更佳，补阳又补奇经。总之，带下为湿病，妇人病，但一涉正虚，就应少用或不用分利渗湿药，亦少用养血阴柔药，以防增其下渗之势，有碍阳气的运行；应多用升阳药，益气药，甚至固摄药，有利于中焦的健运，阳气的上升，并可以固守下焦关门，有益于纠正下渗的病变，使津液气血正常运行，从根本上治疗带下病变。

如果病属邪气有余，每为湿热下注。①带色黄稠，气臭且秽，兼见心烦意躁，口干苦燥或黏，阴痒或阴肿，脉尺数，舌红苔黄腻。这是湿热郁蒸，中下焦气机不化，伤及带脉。治宜清利湿热，疏泄脾胃肝肾的邪热。方取龙胆泻肝汤和四妙散出入。②如果湿热较盛，从而迫血，出现赤白带下，或白带中夹血丝鲜血，治须在前方中参用凉血和营之药。但当指出，赤白带下，有时可能为妇科肿瘤的产物。如症状突然出现，赤带为鲜血，或者有异臭，年龄在四五十岁以上的，宜加重视。及早检查，不要延误病机。③如果白带稠而光亮，或如涕如痰，或者成片成块外溢，或者兼有阴痒的，称为痰湿白带，或兼有滴虫。治以涤痰化湿，方如二术二陈汤加味，或亦用蛇床子散等，但有时见效较差。余尝自制三子丸，可以内外任用。内服，取光杏仁、蛇床子、白果肉去皮膜，3 味等份，杵烂和匀为丸，如绿豆大。每日 2 次，早晚各服（潮重）10g，煎汁服。外用，则 3 味打成稀泥，涂敷阴道口；或捏成挺子，作为坐药，纳入阴道中，以月经带托好，每晚换 1 次，曾经获效。3 物均能治妇人阴中诸病。蛇床去阴汗，阴中肿痛，湿癣，赤白带下；杏仁润阴肤，去

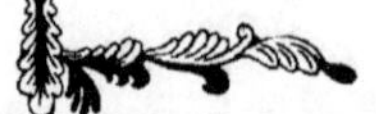

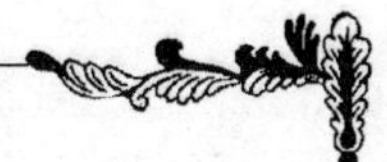

痰浊，白带，阴疮烂痛，杀虫；银杏降痰浊，消毒杀虫，赤白带下。合而用之，则疗效更佳。总之，白带为湿热邪气，应用清利药，甚至泄热通腑，使邪有出路，尽从下行，少用敛涩药，以防留邪；亦不能用固塞药，闭门留寇，能变生他病。亦不需多用补气补血药，邪去则正自复，张子和谓“下中自有补”。这是治疗实证的要领，不可不知。

恶阻、流产

恶阻多为肝胃证　和中泄浊调冲任
流产病　原因多　固脾肾　为要着

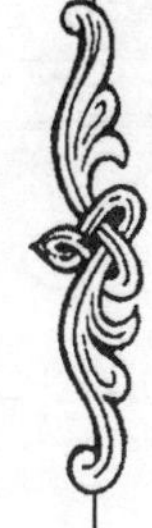

例一：朱某，女，28岁，中央商场营业员。

初诊1997年11月7日：怀孕近两月，恶阻较重，恶心欲吐，不能饮食。患者过去曾有过2次流产史，都是在这个时期。第一次在出现恶阻症状，几次呕吐，就下身见红，很快流产了。第二次怀孕即保胎，但见药即作恶，药入呕吐又见红，又流产了。这次是恶阻症状最重，并见腰酸腹痛，估计又保不住了，特此就诊。诊时精神委顿，思想负担很重，不能饮食，体气怯弱，一家为之焦急。恶心，呕吐多涎，胸闷太息，腰腹酸胀，卧不安席。脉细，舌红苔薄腻。一派冲任不固，浊气上逆，肝胃不和的现象。治为调理气血，和胃泄浊，扶脾安胎，并动员家属多做抚慰工作，缓解紧张情绪。

姜半夏10g，陈皮10g，茯苓15g，吴茱萸4g，川黄连4g，嫩苏梗10g，当归10g，白芍15g，桑寄生15g，炒川续断15g，白术10g，黄芩10g，鲜苎麻根30g。（5剂）

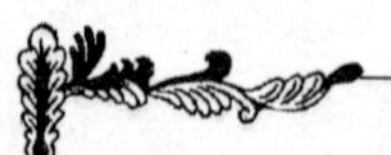

注意服药法，每煎1次，分作3份，缓缓服。量少易于接受，亦能防止呕吐。同时用喜欢的小食佐药（油炸食品除外），更能和胃，发挥药效，这样就有药以行之，食以随之的妙用。

二诊：药后见效很好，恶心呕吐大有改善，并能少进饮食。能起床活动，自理梳妆。并得嗳与矢气，脘腹宽展，腰酸亦见轻了。药已见效，无事更张，原方再服5剂。

此后即转向正常，停止用药。胎儿保住了，直到足月分娩，小婴儿身重3.5kg。现在母子均健康，全家欢喜。

例二：朱某，女，27岁，南京电机厂工人。

初诊1982年4月10日：据述婚后两年半时间，连续流产3次，大都在得孕两三个月时间，虽尽力多方保胎，结果都未能成功。老祖母念叨，两代单传了，全家焦急。这次又已怀孕50多天，又喜又忧，心虚不安。

询问病史，患者在中学读书时，夏忙下乡支农劳动，患急性肠炎，又临近高中毕业，课程紧张，治疗没有彻清，又少休息，以至后遗长年泄泻之病。所以身体比较怯弱，个子亦不高大，能食不长肌肉。泄泻症状，主要为痛泻，时平时发，受寒遇劳，饮食不节，能够随时发病，一发即肠鸣腹痛，继之泄泻，要连续泻三四五次，有时兼见冻垢，须两三天才能平复。平时亦多大便不实，矢气多，甚时还有一点遗。常年弱不禁风，形体畏寒，自感气怯，工作使不上劲。自受孕以后，恶阻症状不著，但身重腹滞，自感有气下坠，似欲大便，小便亦频，头昏脚弱，又似前几次流产现象。忧心如焚，此胎又保不住了。补药、安胎药已经吃遍，营养品、美食，多得饭亦吃不下了。

诊脉浮细而弦，舌嫩苔腻。分析病情，此证属于肝脾不

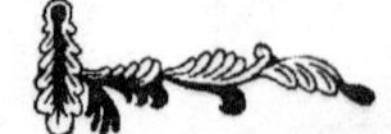

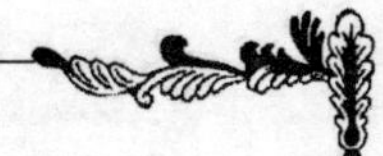

调之体，营卫怯弱，元气不能上升，举胎无力，所以如此。法当升阳益气，扶助脾肾以保胎。方从补中益气汤、桂枝汤与千金保孕丸合参。

升麻 5g，柴胡 5g，炒党参 10g，白术 10g，陈皮 10g，炒白芍 10g，桂枝 10g，炙甘草 4g，炒防风 10g，白芷 10g，砂仁末 4g（后下），杜仲 10g（糯米煮汤炒），川断 10g（酒炒），鲜苎麻根 30g，生姜 1 片，大枣 2 个。（5 剂）

医嘱：①此药要浓煎，少量缓服，一煎药汁分两三次服完。②停服其他调补安胎杂药。③饮食要清淡，少吃油腻甜食；少吃多餐。④每天散步两三次，每次半小时，不能老是躺着。⑤保暖，防止感冒、泄泻。力争保胎过 3 个月，方许无碍。

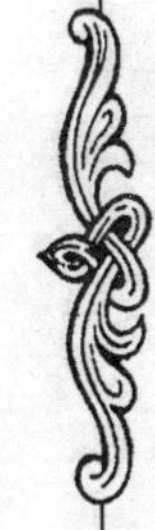

二诊：药后微微汗出，自感一身轻爽。吃的东西少了，反觉饮食转香。并得嗳与矢气，脘腹亦似宽展。药病相当，效议再进。（原方 5 剂）

三诊：舌苔已化，饮食亦香，近日风雨气凉，未觉畏寒。时有嗳与矢气，而腹中下坠之气在不知不觉中消失了，大便亦自顺调。经常出门散步，头昏脚弱亦有改善。病情好转，甚感欣慰。但以往流产的阴影不散，总是提心吊胆。原方去姜、枣；加黄芪 10g。（10 剂）

四诊：自感一切渐趋正常，身体亦轻健，眠食均佳，参加家务小劳动，亦自利落。脉见滑象，说明元气渐充，其胎能保住。再调营卫，充养气血，这是保养胎元的根本。上方再去白芷；加土炒当归 10g，黄芪加 5g。（10 剂）

五诊：怀孕已过 3 个月，亦已越过了 3 次流产的时间关隘。自己感觉良好，小腹部亦已隆起（去妇产科医院检查，胎位亦能摸到了，部位正常），全家欢喜，总算胎儿保下来

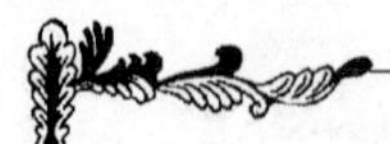

了。但须注意，孕妇的整个体质尚差，况有宿疾，不能掉以轻心，还当从根本上加以调理，争取母子都能健康发育为佳。暂停汤药，改为煮散，调理巩固。上方再去桂枝、鲜苎麻根；加茯苓10g。

撮药10剂，共研成粗末，分作30份，每日1份煮散；另用苎麻根10g，水煎，澄清饮清汁，1日煎2次，连服1个月。饮食生活仍遵医嘱，不要大意。

六诊：自感一切平善，并有胎动，脉来滑象更著。养胎间得无事，乐意做些家务劳动，饭香寐熟，身体亦渐丰了。效议煮散再进，调理善后。撮上方5剂，研粗末，分作15份，间日煮服1份。煮服法同上。

此后患者即停药，恢复工作，上半日班。至1983年元旦后顺产一男孩，体重3200g，母子均健康。

按：妇女流产次数多的，往往至其月日即发病，张景岳解释："屡见小产堕胎者，多在三个月，及五月、七月之间，而下次之堕，必如期复然，正以先次伤此一经，而再值此经，则遇阙不能过矣"（《景岳全书·妇人规·数堕胎》）。此案流产3次，多在两三个月之际，可能原因就在于此。

至于保胎方法，张氏之言，亦比较客观。如云："凡妊娠胎气不安者，证本非一，治亦不同。盖胎气不安，必有所因，或虚或实，或寒或热，皆能为胎气之病。去其所病，便是安胎之法。故安胎之方，不可执，亦不可泥。其月数，但当随证随经，因其病而药之，乃为至善。若谓白术、黄芩乃安胎之圣药，执而用之，鲜不误矣！"（《景岳全书·妇人规·安胎》）

本例患者，青年时期，即患久泄之病，泄多中气下陷，必然影响生长发育，所以形寒气怯，身体不够结实。而其泄

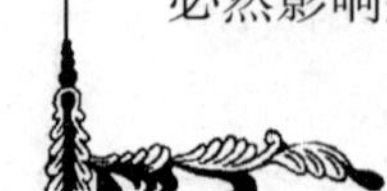

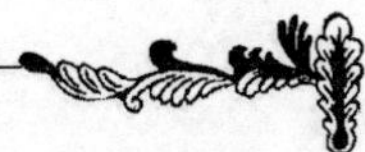

泻又为痛泻病情，则肝脾失调，亦为时已久。幸而尚能经调受孕，这是正值育龄的天赋功能；但二月三月，足少阴脉、手心主脉当养不能养胎，终究流产之病就发生了。针对上述病情，治以补中益气汤、桂枝汤（还包含痛泻要方），补中升阳，又调和营卫，调和肝脾，应该说是药病相当的。同时，又伍砂仁的温暖肝胃，止痛安胎。《苏沈良方》称为安胎的“独圣散”。以及杜仲、川断的补肾续断，温阳安胎，即《良方》杜仲丸（源于有名的千金保孕丸），李时珍誉其善治“频惯堕胎”。

合而为方，前人论安胎的两大论点，治脾治肾，都顾及了，所以开手即能取得疗效。但第一次处方，补中益气汤中去黄芪、当归二味，前者虑其壅气，有妨运化；后者能够滑润，不利久泄。迨药效已显，病势改善，又及时加用黄芪、当归，使阳生阴长，气能统血，增进养胎功效。居然胎儿正常发育，并且有胎动了。正是药能对证，其见效之快，能如响斯应。即便芍药一味，当初亦有顾虑的，于法当用，于义有碍。仲景告诫：“其人续自便利，设当行大黄、芍药者，宜减之，以其人胃气弱，易动故也”(《伤寒论·太阴病篇》)。但在此不得不用，即借助桂枝、防风、白芷、升柴的升阳之力，可以减其下行之势，又取其于土中泄木之功，最后总算有益而无害，亦是慎之又慎了。这里亦体会到李东垣谓于补气升阳中加芍药一味，有阴阳相济的妙用，真是实践经验的总结。

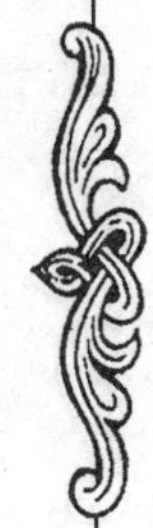

这里还有一个奇事，患者是久泄之体，并时痛泻，因为中气下陷，又屡屡流产，而这次经过治疗，升阳益气，两调肝脾，得效以后，大便一直顺调，既不下泄，更无痛泻，胎儿能够正常发育，3 个月时限能安然越过，直至正常顺产，

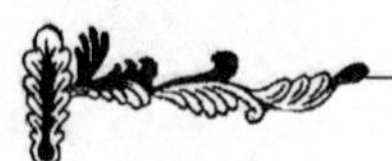

亦未现此病，几乎忘怀了。这在久泄之病，实为少见的。事后追思，可能是胎儿得安以后，中焦下焦，充满着升阳升发之气，清阳之气上升，下陷之病得到纠正而扫除了！这又是于义可通，却喜出望外！对升阳益气，能治下陷之病，又多了一层认识。

最后又加用茯苓，取异功散意，调补脾胃；同时，茯苓亦能益脾胃，安胎（大明）。此案始终抓住脾胃一关，使中流有个砥柱，则营卫气血充裕，胎儿亦像磐石那样安稳了。

同时，给药亦很注意方法，以汤剂去其屡屡流产的颓势，扭转大局。五点医嘱、保卫治疗的稳步进行，排除各种干扰，最后以煮散轻剂，调理巩固，以为善后，终竟获得成功。真是生命关天，为医必须慎之又慎。

不　孕

逐瘀荡胞治不孕　肾脾双补亦常经

例一：宋某，女，28岁，1011厂工人。

初诊1981年4月：婚后三四年，尚未怀孕。开始是夫妻相约，主动避孕的，后遭议论，想生儿又不能生育了。因为事多矛盾，心情欠于舒畅，但亦事过境迁，不甚介意，而从此却出现月经不调，或先或后。经过治疗，似乎好转，但变症叠出，颇感烦恼。经前一周，即感两乳房作胀，逐日加重，两乳膨硬，不能触摸；乳头亦竖起，并有痛感。及至经前一二日，又肠鸣腹痛，连连泄泻，一天三四次。而后月经来潮，第一二天，量少色暗，有紫块，到第三四天，才经血量多，而至第五六七天，又淋漓不尽，但乳胀、痛泻，却又

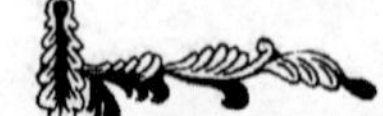

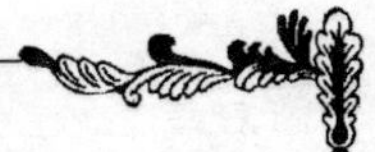

随之减轻了。如此月月烦扰，心神不宁，经常跑医院，七八个月亦不见改善。

诊时面色较晦，似多怨气，神情不够宁静。饮食不贪，寐少时惊，现在将近发病时间，情绪又多顾虑。脉来弦而涩，舌色较暗，苔腻湿润。分析病情，此证肝多郁气，脾虚湿生，湿燥并存，又土木失调，影响及于冲任，胞宫如何能够行其潮汐出纳之常？起始是神思间病，发展损伤及于脏腑功能。欲求其受孕，必先调其冲任；欲求冲任之和洽，更须先调和土木。其病易认，其治亦多常法。舒肝和脾，调畅气血，但更需怡情悦志，善于自我解脱，才能获得疗效。逍遥、痛泻合方加味。

柴胡5g，橘叶10g，牡丹皮10g，泽泻10g，象贝母15g，牡蛎（先煎）30g，当归10g，川芎7g，白芍15g，白术10g，茯苓10g，防风10g，陈皮7g，木瓜10g，炙地鳖虫10g。

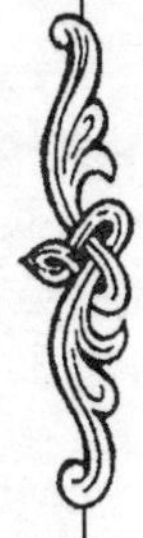

服药法：每月经前10日开始服药，至经净为止。下一次月经前再服，连续服用2个月。

二诊：服药第1个月，即见小效，乳胀见轻。至第2个月，仅感乳头作痒，已不竖起，亦无痛感，乳房作胀亦减轻了。此为肝气渐和，佳兆。效议再进，无事更张。原方再服2个月，服如前法，可以经前1周开始。

三诊：药效更著，乳胀期推迟了，仅4天即经转，经水第一二天即见多，紫血块亦多，至第3天即减少，经净亦利落，又似恢复初婚时的行经。乳胀程度进一步减轻，行经前的腹痛泄泻，亦有改善，痛已不甚，仅为肠鸣便泄，次数亦减少，舌苔转薄腻。肝脾两经症状均有好转，但气滞血涩的病情尚存。原议出入再进。原方去泽泻、木瓜；加红花10g。

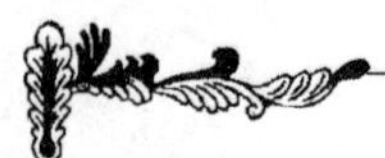

再服2个月，服如上法，可以经前5天开始服。

四诊：经量又增多，血块已减少，经色见红活，周期亦趋正常。乳胀仅有一两天，胀势更轻了。经前之痛泻亦仅为便溏而已，日一两次。脉见滑象，舌色泛红。证候大有改善，病员亦增强了信心，孕期似有希望。上方再去牡蛎；加茺蔚子（研）15g，再服1个月，经前5日开始服，至经净为止。

五诊：月经已见正常，大便睡眠均可。气色丰润，情绪亦佳，如释重负，烦恼少了，脉滑，舌红、苔薄。病渐康复，怀麟可期。

柴胡5g，当归10g，白芍10g，白术10g，茯苓10g，陈皮7g，川芎5g，红花5g，炙地鳖虫10g，茺蔚子（研）15g，玫瑰花4g。

每月经前服用5剂，至受孕为止。

追访，服上药至第2个月后，已经怀孕了，身体健康。

例二：刘某，女，27岁，3503厂工人。

初诊1991年5月：结婚将近3年，尚未受孕，多方治疗，亦难见效。男友身体很好。患者外观，形体正常，发育亦可。妇科检查，仅子宫略偏小而已，余无明显异常。

据患者述，从发育经潮，经期一直正常，但行经期短，仅有两天，经水量少，第一天经血多些，第二天即减少而净，很少延及第3天的。经色较暗，时有紫血块，但不多，亦无白带。经前有些乳胀，亦有时腹痛，但均不甚。经前时有低热，手足心热，意烦少寐，但经转后即平。大便常偏干结，两三日一解，有时要四五天才解，解后觉得一身轻快，眠食一般。视之，两目眶气色晦暗，口唇干灼。苔薄腻罩黄色，舌有紫气；脉形较小，按之涩。分析病情，月经量少，

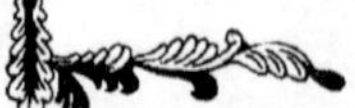

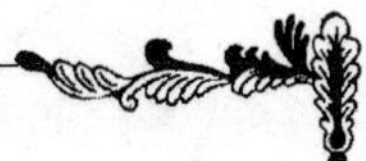

大便干结，经前有低热，显然是胞宫有恶物，下焦有瘀热。尾闾不泄，腑气不通，以致冲任郁结不营，而随之亦不能受孕了。法当以通为用，化气泄浊，扫清脏胞的恶浊，使胎孕能有安身立命之基。《千金》朴硝荡胞汤（朴硝、大黄、牡丹皮、赤芍、桃、膝、归、朴、苓、橘、桔、甘、虻、蛭、桂心、附、细辛、参），早已为此定了法式。

玄明粉 6g（分两次冲），制大黄 7g，牡丹皮 10g，赤芍 10g，当归 10g，桃仁泥 10g，炙地鳖虫 10g，炙蜣螂虫 10g，川朴 5g，陈皮 5g，桂枝 5g，茯苓 10g，川牛膝 10g，益母草 15g。

服药法：每逢经期前一周开始服用，至经尽为止。下月再如此服，连服 2 个月。浓煎空腹服。

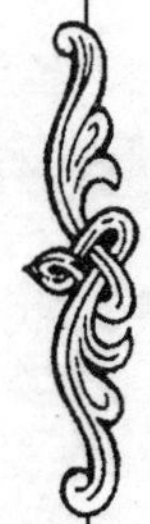

二诊：服药在第一个月，大便即通顺，每日能解。至第 2 个月，大便续通，并有矢气。经前已无低热，乳胀腹痛之症几平，经量增多，血色转红，至第 3 天才净。药能见效，说明符合病情，原议再进。原方去蜣螂虫，再服 2 个月。

三诊：经血量大增，经血、血块夹杂而下，经期延至 4 日才净，经后一身轻快，大便续通，经前亦无任何不适。脉已转滑，黄腻苔亦化。病情大有好转，气血通畅，怀孕就有希望，减其制，参顾正。上方再去川朴、牛膝；玄明粉、大黄均减成 5g；益母草改为茺蔚子，同量。加炙甘草 4g，党参 10g。再服 2 个月。

四诊：气色已转红润有光，目眶晦气全退，目光有神，面多笑容，口唇亦已泛红，舌质亦转红活。月经量多，色红，饮食二便均可。体气已属正常，正待毓麟有期，法为调经种玉。

大生地 10g，当归 10g，白芍 10g，川芎 5g，党参 10g，

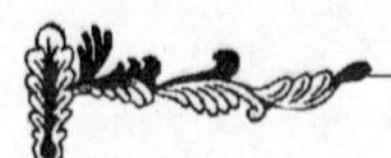

白术10g，桃仁泥5g，红花5g，炙地鳖虫5g，茺蔚子15g，淫羊藿10g，陈皮5g。

每月经前连服5剂，服至怀孕为止。

此例在1992年元旦后相邀欢聚，见告已经怀孕了，身体很好，没有不适反应。

按：此案诊治，围绕“通”“补”二字进行。以前治疗，着意于子宫偏小，月经量少，而且初潮即已如此，认为病在先天不足上，要调补奇经，培补先后二天，这是常法。但一二年的药后，补益未能获得寸效。接手诊治，观其月经周期一贯正常，身体发育亦可，不应视为先天不足。而月经量少期短，并见经色较暗，目眶气色晦暗，经前有低热，经后即解；同时大便秘结，得解以后，感到轻松。而且舌色紫气，脉小而涩。显然是瘀阻积滞致病，在腑而不在脏，属于后天之病。六腑以通为用，女子胞亦为奇恒之腑，重点应放在通腑上。孙思邈早有此论，讨论求子，主张荡胞去恶物，应援以为法。即根据目前证候，灵活运用，结果半年余的调治，即扭转局面；再加消补兼行，调经种玉，很快取得成功。这是患者本有生育能力，天赋不亏，不过因瘀阻而经行不畅；瘀郁生热，又使肠腑受灼，小腹壅塞不通，盆腔充满浊气，胞宫亦失去蓄泄纳出之常，所以不能受孕。这些变化，观其经前有热，经转即解；大便秘结，得解则一身轻快，明明是壅实为患，失于宣降，非通不行，一通则盆腔清爽，胞宫恢复出纳之常，自能受孕怀珠子。其实，此病见症比较条理，事理亦较明白，见效亦为爽快，能加多思，即有收获；如果拘于检查（其实子宫大小亦仅是参考值，并不能说子宫略偏小就不能受孕），仅看到经血量少，就印定眼目，即使不偾事，亦失真了。

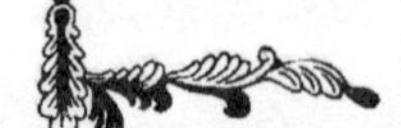

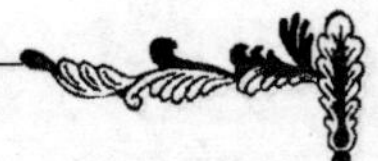

此案调经种玉，最后还是消补兼行，以桃红四物为主，参以扶脾种子，如茺蔚子，李时珍谓“久服令人有子”。淫羊藿，大明谓治“女人绝阴无子”。䗪虫,《本经》谓“破坚、下血闭、生子大良”等，不落温经暖宫的窠臼，因为这里是有瘀有热，不是胞宫虚寒，事实说明是对路的。

例三：严某，女，31岁，机关干部。

初诊1993年4月：结婚已经8年半了，尚未怀孕。当初并不介意，夫妻关系融洽，体格检查，双方均属正常，一晃5年多过去了，一心扑在工作上，亦不着急。但双方家属都很关心，时加督促，而一旦注意及此，竟然不能生育，又惊慌起来，多方求医问药，成为热门话题。在南京的大医院均找遍了，有出差机会，还到处求教，中西药遍尝，仍依然如故。检查没有病，但就是不怀孕，究竟是什么问题，有些摸不着头脑。问其月经情况，周期基本正常，仅是经前有乳胀、腹痛，亦不过重。经色稍暗，量亦中等，但每次都有一两个大血块，排出以后，才能逐渐血少至净。亦曾为此请妇科专家诊治，并未发现有特殊异常，亦未用过避孕药。平时有白带，量亦不过多。但大便常软，有时便溏。不能吃重油腻或油炸食品，否则常能嗳腐气，矢气多，大便更溏泄（亦为此做过检查，仅B超见胆壁粗糙，印象是曾有过胆囊炎）。面色较晦，看上去有些老景。诊脉有涩象，舌有紫气，苔薄腻，罩浮黄。

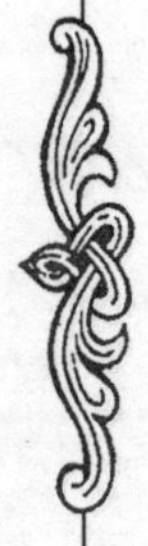

分析病情，妇科检查，不能拘泥，气滞血瘀的证候是明显的，从月经变化就反映出来了。同时，脾胃还有湿积，饮食大便即有改变。脉息舌苔，亦正反映上述病情。当前问题，不是急于求孕，而是清理病情；只有气血调和，脾胃有权，才能调经种玉。奔走多少时间，用了如许助孕方药，实

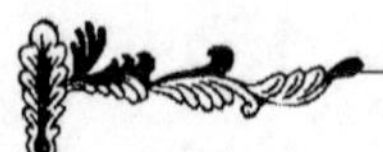

际是隔靴搔痒，所以无济于事。姑为理气和营，调脾化湿，观效再商。方从逍遥、保和合方加味。

柴胡7g，川芎7g，赤芍、白芍各5g，白术10g，茯苓10g，陈皮5g，姜半夏10g，焦山楂、焦神曲各10g，川黄连4g，红花10g，炙地鳖虫10g，白芷10g，炒车前子10g（包）（7剂）

二诊：药后平平，原议再进。（7剂）

三诊：月经来潮，已见改善，经量增多，血色稍转红，血块较多，变成小块，经净亦爽利，胃纳亦转香。效议再进。服药时间移至经前10天开始，服至经净为止。下个月再如此服用。

四诊：经来又有改善，乳胀腹痛已平，经量又增多，血块已很少，经色亦红。大便亦有改变，开始能成形，次数亦少，一二日一次。脉见滑象，舌苔薄白，罩浮黄苔已化。从现在情况来看，气滞血瘀之象已有改善，脾胃湿积亦已见化，当转为顾本，复入异功。

柴胡5g，土炒当归10g，赤芍、白芍各15g，川芎6g，炒红花10g，炙地鳖虫10g，茺蔚子15g，白术10g，茯苓10g，炙甘草4g，党参10g，陈皮5g，广木香5g。

服法同上，连服2个月经周期。

五诊：月经正常，饮食睡眠均好，大便已全成形，舌色转红，形气润泽，情绪亦见活跃了，怀麟有望。上方去赤芍、川芎、木香。

每月经前连服5剂，至受孕为止。服至第2个月，男方家属来告，媳妇已经怀孕了。

按：如此并不过于复杂的病，为什么屡治不愈？分析其因，可能是以下各种因素的干扰。一是先自惊慌，病急乱投

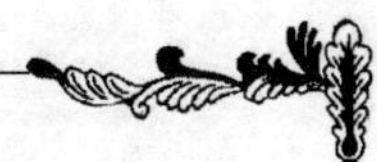

医，乱服药，没有吃坏肚子就上上了，哪能中病取效。二是不能全面了解病情，只知道妇检无大问题，而不了解妇科的气滞血瘀。前者仅指妇人生殖器官的外形，后者才是阻碍受孕的内在病变，是此病的根本。而却忘了这一要点，不加理会，而只知妇检无问题，就要求怀孕，多方种子，真是隔靴搔痒，当然无济于事。三是不懂病情的复杂性，如此病不但有气滞血瘀，还有脾胃湿积，实际是两种病变，集于一身，妇科有病，脾胃亦有病。非但本身不了解，翻阅一叠病历，竟然没有一次重视提出这个问题的，实太粗疏了。妇人怀孕与脾胃是有很大关系的，中医特别重视“土载万物”“至哉坤元，万物资生”。不仅受孕需要有脾气，受孕了，保胎更要有脾气。而患者医者，只知道求孕，却忽略了治脾，如何能够有孕？！在此开手即用保和丸消食化积，最后又用异功散补益中气，都是为了保护脾胃一关，虽云治病，实际具有助孕作用。

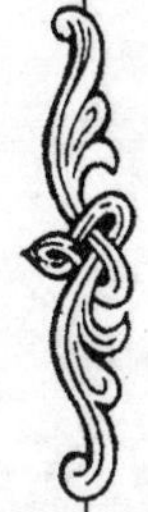

目前临床，妇女不孕，男子不育，病例日益增多，亦尚难说出一个确切因素，仅云与生存环境有关，已引起各方面注意，都在探索。中医内含甚丰，大可研究，应该作出贡献

乳　癖

乳癖妇科常见病　久新良恶不同名
调和厥少与阳明　疏理化坚多遗情

例一：丁某，女，45 岁，武进市三河口信用社。

初诊 1993 年 12 月 5 日：两乳房均有块多年，时大时小，不甚介意。近来右侧乳房块作痛，乳头不能碰，按之痛甚。

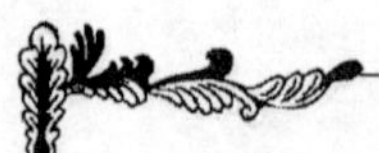

轻轻触摸检查，似乎是由几个小块合成，摸之如葡萄壳，高低不平，不光滑，引起注意，怕变乳癌。月经量多，但周期尚准。纳、便可，惟睡眠不佳。脉细，按之弦；舌苔薄腻，质有紫气。分析病情，证属肝郁气滞，痰瘀交阻，由无形而变为有形，结成乳癖，未许小视。治以疏肝通络，清经软坚为法。柴胡疏肝散加味。同时要心情开朗，乐观，毋多顾虑。养性与服药同进。

柴胡 7g，炒枳壳 7g，赤芍、白芍各 15g，牡丹皮、丹参各 15g，炒川楝子 10g，醋炒延胡索 10g，橘叶核（杵）各 10g，广郁金 10g，象贝母 12g，昆布 12g，生牡蛎 30g（先煎），泽泻 10g，玫瑰花 3g。（5 剂）

二诊 12 年 21 月：上药服至第 3 剂，乳块痛感即减；服至 5 剂，似乎像小孩吃奶的感觉，肿块即开始渐消，连服 10 剂，肿痛几平，喜出望外。转为养肝补血，巩固疗效。

柴胡 7g，当归 10g，赤芍、白芍各 15g，牡丹皮、丹参各 15g，橘叶 10g，炒川楝子 10g，象贝母 10g，枸杞子 10g，夜交藤 15g，白术 10g，茯苓 10g，炙甘草 4g，谷芽、麦芽各 10g。（10 剂）

三诊 1994 年 1 月 6 日：右侧乳块消，痛全止。两乳按之柔软，虽然按压尚有线索状感，实质是乳腺，中年妇女应有之症，与乳块是完全不同的，无足为虑。再为养肝脾，促康复。逍遥丸、归芍六君丸，常规量，连服 1 个月停药。

按：丁某的病情，现在已成为妇科的多发病。治疗方法，亦似一般常用药，而疗效却如此的既快又好，真是喜出望外。可见对于这些病情，既要重视药治，又要重视治心，使心情舒畅，肝气条达，结块亦易散消，所以很快得效。但这种病又多反复。本例左乳房结块，又反复发作，曾用手术

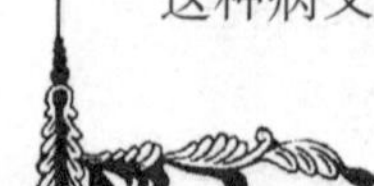

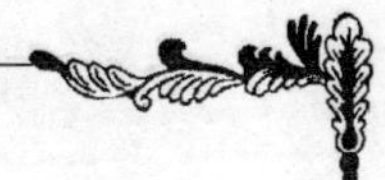

摘除。

例二：梅某，女，42岁，无锡锡兴钢厂工人。

初诊1994年2月20日：先是两乳胀痛，不能按压，按之膨硬，乳头更加敏感，竖起作硬，甚时两腋亦胀痛。诸症在经潮前更明显。同时，月经量逐月减少，其色发黑。自感胸中气逆，气逆则面赤肢凉，心悸易惊。以往大便偏结，近来又变溏薄。脉细弦，苔薄腻，质紫暗。（医院检查，妇科未见明显异常，怀疑内分泌失调）

分析病情，此证当属奇经，冲任两病。“冲之为病，逆气而里急”(《难经·二十九难》)，所以胸中气逆，乳腋作胀；“任之为病，其内苦急”(《难经·二十九难》)，所以经少而色黑。同时，乳头乳房，又属厥阴、阳明。经少色黑，又为气滞血瘀。若论治法，还是泄厥阴，和阳明，理气化瘀。方从柴胡疏肝与桃红四物合参。

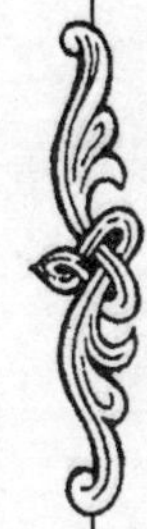

柴胡7g，夏枯草15g，牡丹皮10g，赤芍10g，桃仁泥10g，红花10g，当归10g，白药10g，炒川楝子15g，橘叶10g，茯苓15g，泽泻10g，牡蛎30g（先煎），焦山楂、焦神曲各10g，炒车前子10g（包）。（后3味大便改善即去之）

服法：每月服药15剂。从经前十二三天开始服用，至15剂药服完即止，下月再如此服。

此病服药，第一个月即见效，乳房胀痛好转，大便正常，即开原方去楂、曲、车前子；加川牛膝15g。至第3个月，月经量多，经色转红，乳胀逐渐减轻，几至大平。后用加味逍遥丸合二至丸调理收功。

按：此案与前丁某案有些近似，但同中有异，前者以乳房结块开始，发展成为乳癖。此案则以乳胀为主，发展由膨硬而消散，而且见奇经症状，月经变化，又与乳胀密切相

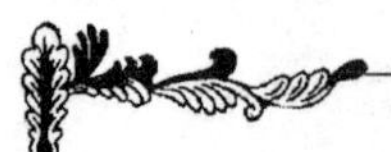

关。这是由于瘀阻其气，经血失畅使然。因此，为治亦当差异。不过，妇女乳病，以肝胃两经变化为多见，所以在用药上，又有大体相似之处。

例三：彭某，女，59岁，南京邮电局工人。

初诊1997年10月14日：左侧乳房结癖，已经30年。病从29岁生最后一个孩子将断奶时，患左侧乳腺炎，乳胀作痛，经治炎症消退，但亦从此奶断，结成小块，痛感反而见轻，而其块却逐渐增大，正当乳头部位，约有一般小核桃大小。叠经治疗，不见消散。初时每在月经周期作胀，甚时左腋下亦胀，经后缓解。三四年后，经转亦无反应，而肿块却增大至银圆面积，常以为虑，怕有变端，去医院作切片检查，病理报告属于良性，亦就放心。以后断续用中西药诊治，20多年终未解决问题，乳房肿块已增大至占满整个乳房，漫张成半球形，左胸部突出，木强不能移动，亦无明显痛楚。相应的是左臂掣引，不能抬举，睡眠不能左卧。左乳头面积亦增粗有白果大小，亦无特殊异感。停经已经10年。

患者素有慢性支气管炎，得到一个自我疗法，即在每天晨起，冷水擦澡，亦已七八年，其咳竟然向愈。但从去年开始，擦澡时把乳头周围皮肤擦破了，流血较多，天天如此；有时稍为好些，亦要流黄色脂水。但不像感染，亦不能收敛，乳头上方已有溃疡面，如1分钱币大，无痛感。顾虑是否乳癖恶变，又开始积极求治。

患者就诊时形体尚可，能操持家务，但自感上了年岁，容易疲劳。乳癖不愈，总是有些牵挂。眠、食均可，大便偏干。脉弦滑（有高血压病史），舌色较滞，苔腻根厚。分析病情，这种乳癖，临床实为少见。病史之长，体积之大，病情的顽固，可说是个少见病例。从目前情况看，病位仍在厥

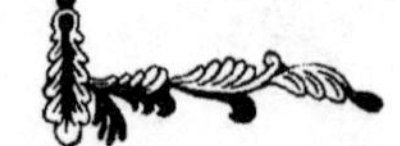

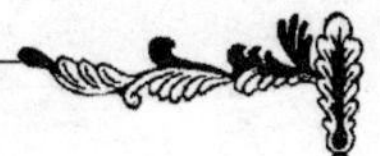

阴、阳明，没有影响及于他经的证候；病情亦为痰瘀交阻，没有大寒大热、大虚大急的更多演变，真是一个久积不化的痼癖。若论治疗，切忌急功峻利，只能缓以持之。抓住厥阴、阳明，行气以化痰，活血以消坚，待得气行血活，经脉流利，则凝滞的顽癖，或能融消移动，随气血流行以消散。总之，病来有渐，已经30年，其去亦非易，只能以时间换取疗效。是否有当，请高明指教。方从柴胡疏肝散合棱莪丸加味。

柴胡10g，炒枳壳10g，陈皮10g，青皮10g，牡丹皮10g，夏枯草15g，醋炒三棱10g，醋炒莪术10g，当归10g，川芎7g，茯苓10g，象贝母15g，天花粉15g，牡蛎30g（先煎）。

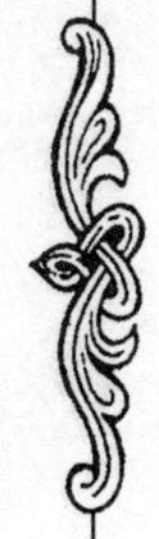

治疗经过：患者服药至40剂，即见效机，左乳房肿块两侧，能够摸到结块的边缘，似在回缩。乳头周围亦作痒，这是20多年来所没有的感觉。病情有松动，是好事，效议再进。此后坚持在效法的基础上，对选药做些调动，如枳壳与枸橘李，陈皮与橘叶，茯苓与泽泻等，交替运用；贝母与胆星或法半夏，或竹茹、薏苡仁，或僵蚕，或海带交替运用。活血化瘀，间或加用炙䗪虫，或桃仁，或赤芍，或丹参，或王不留行。消肿加用鹿角片、山慈菇，或皂角刺，或天花粉。血压高，加用牛膝、泽泻、车前子，或生白芍、干地龙。表皮破损流血多，防止感染，则加用蒲公英、重楼、白蔹等。如此出入为方，坚持一年，肿块消了大半，边缘摸得清楚，左胸隆起几平，左臂已能抬举，上下利落，睡眠亦左右转侧自如。肿块或痒或胀，或小痛，抚摩自舒。此时已见乳房块周围皮肉有红色，新生肌肉，有似麻、似胀、似痛感，抚摩亦平。较之以往木强硬肿，是有生动活气了，佳

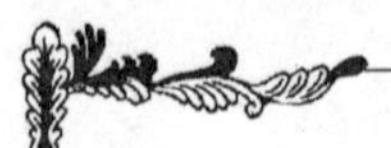

兆。舌色红活，苔化薄腻，根厚苔已化，脉弦滑。治疗仍从效议。

至1998年12月28再诊，乳房肿块已缩小至银圆大，下缘在乳头下约一小横指，上缘左右相等，按之与上下左右乳房肌肉游离，一小硬块粘在乳头里面，可推动，无痛感，殊喜慰。在方中又加黄芪、甘草、僵蚕、白芷、海带等药，益气消肿兼行，期能杜根，病员亦乐于配合。服药至1999年12月，溃疡口仍未能愈合，但亦不似恶变，血液脂水很少，又加用蜡矾丸护心护膜，制乳香、炙鸡金、白芷等生肌长肉，期能收敛疮口。

瘀　热

妇人瘀热　变在血室　逐瘀通腑　其病如失

例一：金某，女，36岁，南京机电厂工人。

初诊1981年7月：低热已经八九个月，据述病前曾有过肉眼血尿史，已排除尿路结石，经用青、链霉素治愈。但以后即见低热，体温常在37.5~38℃，一直延续至今，热时手足心干灼，意烦少寐，口唇燥，喜凉润，但不欲饮。同时尚伴有三个症状，一是腰痛，其痛以右侧为明显，甚时引及左侧及骶部都痛，局部自感有内热，但又畏寒喜暖，似乎很矛盾。二是大便干结，五七日一解，便前少腹坠胀，得解畅便，下半身即感轻松。三是月经推迟，量少色黑，经前低热增高，经后亦减。曾经妇科检查，未发现明显异常，即专从虚热求治。近半年来，面部出现黑斑，并无痛痒感觉，亦未服过避孕药。多方治疗，不见疗效。曾服养阴清热中药，

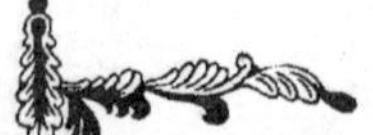

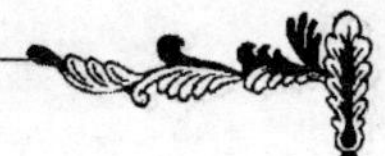

初用似效，但再服又不应。诊时脉细，苔薄，舌色暗，有瘀斑。

分析证情，病在冲任，瘀郁化热，应作瘀热论治。不能因为妇检无明显异常，而忽略了妇科病的本质；何况冲任脉络之病，亦不是一般妇检所能看得出问题的。例如腰痛，内热又畏寒，正是“阴凝之处，必有伏阳”的变化。其内热，即为伏阳，亦即瘀郁化热的反应；其外寒，即瘀凝络痹，阳气不通所致，绝非虚寒，因为全无相应见症，不能误认。即其经迟量少色黑，亦非虚寒，而为瘀凝络涩，经血不能正常循行所致。观其面生黑斑，舌有瘀斑，并多紫气，大便又秘结，都可以证明这一点。治以养阴清热，化瘀通络为法，先顾其标，时当夏令，还宜参以清暑。方从青蒿鳖甲汤合下瘀血汤。

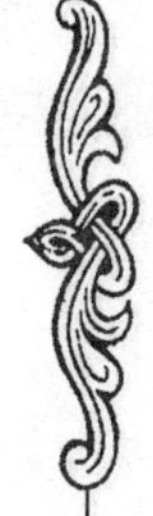

青蒿 10g，炙鳖甲 10g（先煎），细生地 10g，牡丹皮 10g，制大黄 7g，炙䗪虫 10g，桃仁泥 10g，红花 10g，赤芍 10g，当归 10g，制乳香 10g，鲜藕（打）150g。（5 剂）

二诊：上药连续服至 20 剂，低热渐减，退至 37.5℃以下，大便已顺，月经量亦增多，血块已少。但腰骶痛仍然。转为顾本，参独活寄生丸意。

独活 10g，桑寄生 15g，炒川续断 15g，制乳香 10g，炒生地黄 10g，当归 10g，川芎 7g，赤芍 15g，牡丹皮 10g，秦艽 10g，桃仁泥 10g，制大黄 5g，炙䗪虫 10g，鲜藕 150（打）。（嘱再服 20 剂）

三诊：病情大见改善，腰痛显著减轻，低热全退，周身有汗，大便通顺，月经亦提前而至，经色转红。脉见细滑有力，舌色亦泛红。这是营络已和，气血恢复循行，冲任亦和了，佳象。效议出入再进。上方去秦艽，制大黄改成 3g；

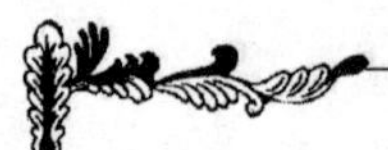

加炙甘草 4g。

四诊：腰痛几平，舌上瘀斑亦转淡。再为调理巩固。上方再去独活、牡丹皮、鲜藕；加黄芪 10g，陈皮 5g。（10 剂）

此后病已痊愈，即停药。

例二：朱某，女，29 岁，南京白下区干部。

初诊 1989 年 4 月 10 日：低热已近 1 年。据述在去年第 2 次人工流产时，感染发热，并引起急性盆腔炎，经住院治疗 1 个多月后才出院。但自感病情没有痊愈，尚然小腹部痞滞不适，白带多，大小便艰涩，并从此即有低热。4 个多月后，又见经转，但经期错乱，前后无定期，经量少，瘀血块多。有时又见乳胀腹痛，形体瘦弱，纳谷睡眠均差，瘀热亦延久不能清退。中西药均用过，总是不见康复。

诊时形体清癯，弱不禁风，视之面色晦滞，肌肤干涩。下午颧赤，五心烦热，头昏脚软，有时又似畏风。体温上午在 37.5℃，下午至晚上，在 38℃。脉细，按之弦涩，舌暗苔薄，罩浮黄腻。分析病情，此证是先由人工流产，损伤冲任。又感外邪侵袭，热入血室，邪与血结，形成类于蓄血之证。治未彻清，以致瘀郁生热。从此气血失调，为带多，为二便艰涩，为月经错乱。种种变证，均是正虚邪郁为患；其瘀热久久不愈，实际是留邪不去的缘故。这种比较复杂的病情，不能轻易视之，如果仅仅是见热治热，似乎舍本逐末，不能拔除病根的，所以近 1 年时间的治疗，仍然未能厘清病情头绪。从目前形证看，欲除其热、必先逐瘀血，去其留邪；欲调其经，亦必须调和冲任肝脾，恢复潮汐蓄泄之常，才能成功。法当改弦易辙，逐瘀通腑，兼调肝脾，祛邪以扶正，可能见效。方从下瘀血汤合丹栀逍遥丸出入。

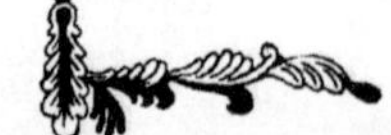

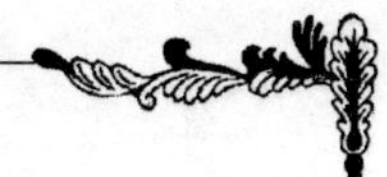

制大黄 7g，桃仁泥 10g，炙地鳖虫 10g，赤芍 15g，白芍 15g，牡丹皮 10g，当归 10g，炒川子 10g，醋炒延胡 10g，茯苓 15g，白术 10g，桂枝尖 7g，焦枳实 7g，柴胡 7g，败酱草。15g

二诊：上药连服 2 周，竟得嗳与矢气，二便畅利，几次黑便，腹中顿觉宽泰，瘀热亦随之减轻，多在 37.5℃以下。这是腑气得通，邪有出路，气行血活的佳兆，但眠、食尚差。药病相当，效议进退再治。原方去枳实；加陈皮 7g。（再服 2 周）

三诊：前日月经来潮，经前没有不适之症，经行亦较为爽利，经血亦较前为多，血块减少，自感一身轻适，白带亦减少了。病情有进一步好转，气行血活，表示冲任已在调顺之中，所以经行趋向正常。脉见滑象，浮黄腻苔全化。再为调和荣卫，肃清余热。上方再去大黄、赤芍、延胡索；加炙甘草 4g。（再服 2 周）

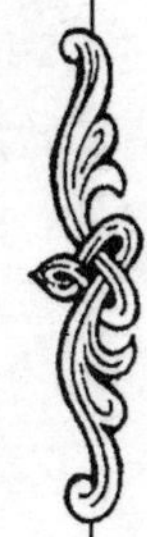

四诊：据述上次经净，瘀热即随之而退，仅在疲劳或情绪波动时，下午偶有面红低热，但眠食均可，入寐即无躁热，而且能够微微汗出，肌肤亦转润了。白带已经很少，月经又按期而至，经血基本正常，惟舌质尚小有紫气。调理肝脾，以善其后。

柴胡 7g，白术 10g，茯苓 10g，当归 10g，赤芍、白芍 15g，牡丹皮 10g，炙地鳖虫 10g，桃仁泥 10g，红花 10g，陈皮 7g，炙甘草 4g，党参 10g，生姜 5g，大枣 5 个。（10 剂）

五诊：天气转热，神情很佳，生活正常，形体亦见丰润，月经恢复正常，已能前去上班了。舌色红润，脉见细滑。一年病困，2 个多月终告康复。再用逍遥丸巩固半月，可以勿药。

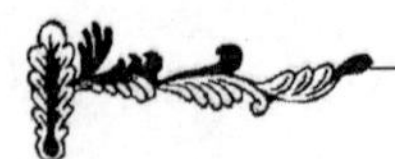

癥　块

妇人癥积亦多见　部位不同病又变
小腹大都关血室　化癥消瘀效明显

例一：高某，女，32岁，商店营业员。

初诊1972年8月：据述病从去年春小产后所致。当初小产不顺利，腹痛发热，送医院急诊，诊为急性盆腔炎，住院治疗，炎症消退后出院，留有后遗症，小腹有一包块，按之有鸡蛋大。经常腰骶酸胀，小腹坠胀作痛，白带多，有臭气，月经不调，四五十天一转，经行前腰酸，小腹胀痛更甚，经量少，色黑，多紫块，经后诸症稍缓解。大便秘结，常五七日一解，粪坚如栗，粒粒可数。时有低热，在经前或便秘日久时则更明显，身热，手足心热。面色萎黄，不耐烦劳，更不能多站，否则腰腹坠胀更甚。诊脉细弦，按之有力；舌色暗，边有瘀斑，苔薄黄腻。（妇科检查：诊为慢性盆腔炎，有包块）

分析病情，证为瘀阻气滞，湿积郁热，病属癥积。盖由小产后热入血室，热与血结，瘀阻下焦，蓄而成形。血行不畅，所以经迟、量少、色黑；瘀阻气滞，所以腰酸小腹胀痛，大便亦秘涩。瘀郁必然化热，所以带多气臭，时见低热。至于面色萎黄，不耐烦劳，不能久站，似乎病久气阴受损，而在此还是瘀阻气滞，疏泄失职之故，观其脉细弦有力，舌暗苔黄腻，显属邪实有余可知。治以清营化癥，疏泄厥阴为法。方用下瘀血汤合桂枝茯苓丸加味。

制大黄7g，桃仁泥10g，炙䗪虫10g，桂枝10g，茯苓

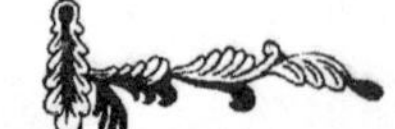

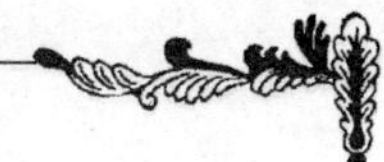

15g，牡丹皮10g，赤芍15g，当归10g，川牛膝15g，丹参15g，炒川楝子10g，醋炒香附10g，白芷10g，鲜藕（打）150g。

二诊：上药连服15剂，大便即通顺，月经亦提前来潮（距上次月经仅20多天），经前腰酸小腹坠胀亦减轻，而且经量亦较多，自感下半身轻松。药已见效，乘胜追击，加重破坚消癥之药。原方去川楝子；加醋炒三棱10g，醋炒莪术10g。

三诊：改方又服20剂，腹中转气，异常舒适，腰酸小腹胀坠明显减轻。月经又一次来潮（两次月经都在25天左右），经量增多，紫块减少，经色亦转淡红。病员看到效果，服药亦有信心。上方川牛膝改为川芎7g，继进。

四诊：上药服至第3个月，大便一直保持通顺，亦并不稀溏，低热亦自退了。脉息转为细滑，苔化薄白，面色转润。在第3次经潮以后，嘱去妇科复查一次。

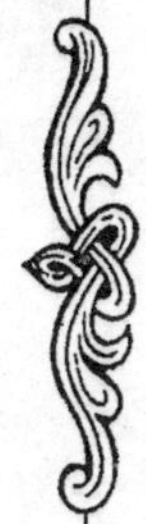

五诊：妇科复查，小腹包块显著缩小，双合诊仅有白果大小（当时B超还很少，妇科尚未普遍运用）。服药已至第4个月，月经已属正常，量多色转红，腰酸腹胀全除，白带亦已很少，无臭气，气色有精采。转为气阴兼顾，拔除病根。上方去牡丹皮、赤芍、白芷，制大黄减2g；加党参15g，白术10g，炙甘草4g，陈皮5g。

先服煎药10剂。另撮上方15剂，加焦山楂、焦神曲各10g，作丸药，姜、枣、鲜藕，煮汤泛丸。继续服用，每日2次，每次10g，开水送下。

丸药服完，一切恢复正常，形体润泽，似更年轻了。

按：此例为癥块属于热化的病情。其始即为热入血室，热与血结。其发展亦为瘀热成实，见大便秘结，月经涩少，

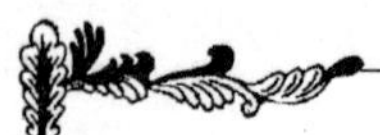

白带气臭，并发低热，真所谓“热之所过，血为之凝滞”(《金匮·肺痈》)，“暮即发热，少腹里急，腹满，手掌烦热，唇口干燥”(《金匮·妇人杂病》) 之症。所以其脉细弦有力，舌暗苔黄腻，一派邪实有余证候。

针对上述病情，运用清营化瘀，以及削坚之药，能够节节见效，首先是大便通顺，再则月经复常，又其次是低热（瘀热）自退，带少无臭，最终癥块全消，而形气精采，充分显示辨证论治的效果。

血病用血药，瘀热用清营药，针锋相对，这是易于理解的。血药配伍通阳化气药，例如桂枝茯苓，而且重用茯苓，这是另有用意，一是因为病位在下焦，着而不动，而且血与水为同类。用通阳化气，有助于消化凝着的瘀血，并开通疏泄通道，使邪有出路，亦是脏病治腑的妙用。二是方中大队清营药，虽切合于瘀热，但苦寒下润，毕竟偏于阴柔，参用通阳化气，寓动于静，可以走守相合，更能化解瘀滞，增进效机。至于再佐川楝、香附，行气化瘀，则其理更易了解，奏效亦更有把握。

这里有个问题，即大黄一味，连用 4 个多月，虽然用量不大，总虑苦寒败胃，大便泄泻，但竟未出现副作用，而且病情日见改善，怎么解释？过去无此经验，翻阅医案，亦很少见。只有一种说法，有是病，用是药，虽有疑问，有病则病当之。但对疑问，似尚未说透，留待研究。在此还引出一个另外问题，即大便问题。一般说法，有瘀血病的人，大便多易，滑利而且色黑。这里瘀块明显，而是大便秘结，治瘀见效，大便亦通顺，这是为什么？分析病情，妇女多见大便秘结，盖因直肠与胞宫及附件、阴道同处盆腔，生殖系统血气旺盛，活动较多，一定程度上会影响直肠的活动，如排便

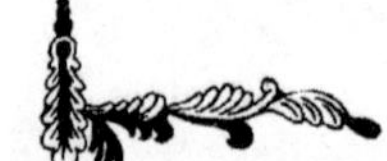

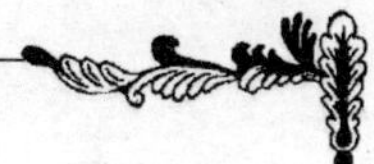

等；而且此例瘀热成块在盆腔，当然更可以移热于直肠，使大便秘结了。但这里病变在盆腔，而不在肠，当然大便就不会色黑而滑利。因此，这里大便之变，是与瘀血有一定影响，但毕竟肠腑与胞宫是两个系统，不能含混，见症亦就有所不同了。不过，大黄是两擅其长的，治瘀热有效，通便秘亦有效，在此表现得很突出。

治疗瘀血病，一般是以治血开始，以治气收功，亦有称之为先攻后补的。因为消瘀化癥，药多克伐，虽然可以祛邪，多用久用，亦在一定程度上损伤中气，所以必须注意理气益气，保护脾胃，以裕气血生化之源。这里在收功阶段，加用异功散，就是上述用意，亦是先攻后补。而且阳生阴长，疗效很好，经过一段时间的调理，病人的气色形体，变得年轻美貌了。总之，治瘀注意通阳化气，善后注意寓消于补，这是消瘀化癥的两个重要方法，应该掌握好。

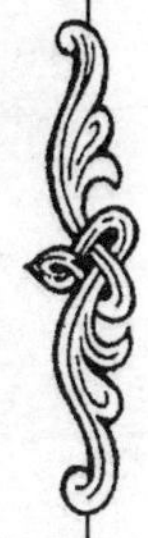

例二：尤某，女，27岁，农民。

初诊1989年4月15日：右少腹有包块，如鸭蛋大。婚后不孕2年余。追忆病情，是从24岁结婚后半年余，突然右少腹痛，几至休克，送当地医疗站急救，诊为急性阑尾炎（实际是误诊），诊室无手术条件，即保守治疗，打针服药，20余日才病退，但自此即右少腹不仁，觉有冷气，按之感痛，有包块，日渐增大，体积已如鸭蛋大，月经从此不调，经前后腹痛，因而不孕（经妇产科医院数次检查，诊断为宫外孕，残留瘀血凝固，与周围器官粘连）

诊其形体较瘦，而自感身重，但尚能勉强参加农活。面色晦暗，有如蒙尘，情绪较差，口唇有紫气，舌有紫斑，苔薄而润，脉细弦，按之微涩。分析病情，瘀阻少腹，冲任受损，病情比较明白，但延经2年余，则阴邪痼结，正气受

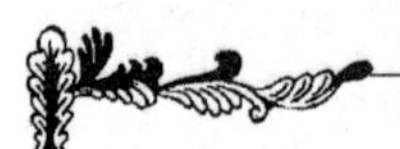

伤，已非朝夕可以消除。当为邪正兼顾，逐步图治。法与消瘀化癥，兼调冲任。先与逍遥散合桂枝茯苓丸，观效再商。

柴胡10g，赤芍、白芍各15g，当归10g，白术10g，茯苓10g，桂枝10g，牡丹皮15g，肉桂5g（后入），桃仁泥10g，陈皮、青皮各5g，姜川朴7g，焦山楂、焦神曲各10g。（7剂）

二诊：药后得肠鸣矢气，纳谷转香，余尚平平，这是胃和气行之象，应视为佳兆。拟进一步为治，加用《千金》朴硝荡胞汤，变汤为丸，急剂缓投，逐渐消化。原方再服7剂，接服丸药。

丸方：柴胡70g，桂枝100g，肉桂70g，细辛40g，制附块70g，炮姜70g，淡吴茱萸40g，制大黄70g，芒硝70g，当归100g，川牛膝100g，桃仁100g，炙䗪虫70g，赤芍100g，牡丹皮100g，生水蛭70g，陈皮50g，茯苓100g，泽泻100g，生薏苡仁120g，炙甘草40g，炒党参120g，焦山楂、焦神曲各100g。

上药除芒硝、桃仁外，共为细末，桃仁另研为泥，临丸与芒硝和入药末。淡醋姜汤泛丸，梧子大。每日2次，每次10g，姜醋汤送下。

三诊：丸药连服近80天，在服至20余日后，少腹觉温，连下黑色大便数次，月经来潮，污黑经血亦多，至第2次月经转时，仍有污黑经血，但量已很少，并不腹痛。右少腹的包块，已摸不清楚，亦没有注意在何时消失，仅在重按时，小腹右侧尚有如小儿手指一节大。情绪很好，治疗亦有信心。面色转亮，泛红，舌上瘀斑亦淡，脉转细滑。近2个月月经转期正常。再为调理肝脾，巩固疗效，期早康复。

逍遥散合黑归脾丸，加炙地鳖虫、制乳香、川芎、薏苡

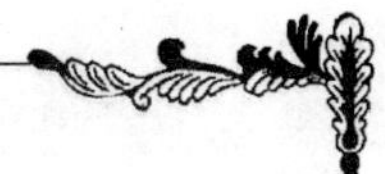

仁，仍为丸，连服 2 个月。此后一切正常，即停药。

按：妇女宫外孕治疗不当，以致盆腔出现包块，临床并不少见。此例影响月经，甚至不孕，亦易于理解。对于消瘀化癥方法，疗效是较佳的，医学杂志，时有报道。本例因为病经 2 年余，阴邪痼结，正气受损，一路采取缓消方法，邪正兼顾，亦很符合病情。用药分为 3 步走，先与调理肝脾，兼以化瘀，用逍遥合桂枝茯苓丸加味，是先开其路；继用《千金》朴硝荡胞汤，峻剂破三阴之寒，攻凝痼之瘀，但亦不取其汤以荡胞之急，而是峻药轻投，改为丸剂，仍取缓消方法；最后调理肝脾、养血和络，取逍遥合黑归脾加味，以善其后，如此不急而缓，重点突出，竟收全功。

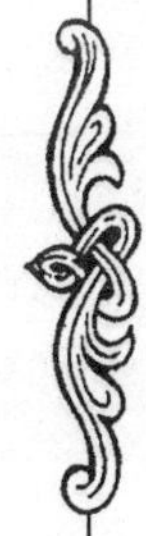

在此始终注意两个问题，一个是“缓”，尽管明知有瘀癥，不漫用攻伐。即使逐瘀，亦用缓法，刻刻提防不要再伤正气。其实有年之疾，亦绝不是一药可愈的，何况周围器官粘连，岂能一朝松解？应该实事求是。另一个是“胃气”，从初、中、末用药，步步保护胃气，帮助消化，因为中焦是气血生化之源，后天之本，保护好胃气，则用药有凭借，康复有保障，事实证明，这种考虑亦是恰当的。

次年秋后，该妇即怀孕，喜生一男，至今母子健康。

肿 胀

妇人特肿较难处　寒热阴阳痰又瘀
并涉冲任奇脉病　从标从本渐渐除

例一：冒某，女，39 岁，如皋县乡干部。

初诊 1978 年 7 月 18 日：据述 1974 年妇科检查，发现

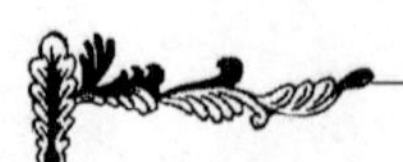

子宫原位癌，事前毫无自觉症状。确诊后即在南京鼓楼医院妇科手术，除保留一侧卵巢外，子宫附件全部切除。手术过程顺利，愈合亦佳。但过了不到半年时间，又出现肥胖、肿胀，日甚一日，在一年多时间内，体重由原来的80余斤，增加到145斤。毫毛脱落。下半身冰冷硬肿，畏寒，夏日亦须得着棉裤。上半身却从胸以上，又见发热，甚时龈间、鼻衄血，口燥咽干，咽痛，欲得风凉；但风扇只能向上吹，不能吹向胸以下，否则身半以下，寒凉不胜，明显的上热下寒。中间曾经一度腹痛下利，殊甚，经查系手术后有些肠粘连，与上述症状无甚联系，经治亦已改善。

为什么会出现如此病变？患者又去上海做全面检查，结论是全部内分泌功能低下，余无特殊发现，亦无特效疗法。回乡后又经中西医各种治疗，西药用激素等，疗效都不显著。后得悉上海黄浦区中心医院有中药熏蒸疗法，经治以后，肿胀略退。后又用大量西药利尿，开始小效，亦不巩固。但饮食睡眠尚可，大小便亦基本正常。

诊时肿胀略退，但无明显进展。仍然下半身寒冷，上部有热象，体疲力乏，勉强上班工作（公社副书记），特别胖肿身重，不能跑路。诊脉沉细，肤凉，舌淡苔薄中芤。分析病情，此证比较特殊，已经元气大伤，阴阳两虚。阳虚则水气不化，又成“水分”；阴伤则又虚阳上浮，出现燥热，所以兼见上述证候。久病必及于肾，当先固其根本。法为肾与命门兼调，方从济生肾气出入。

熟地黄15g，山药20g，女贞子15g，牡丹皮、丹参各10g，上肉桂7g（后下），茯苓10g，泽泻10g，仙茅10g，淫羊藿10g，巴戟肉10g，淡苁蓉10g，怀牛膝10g，炒车前

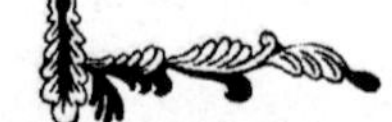

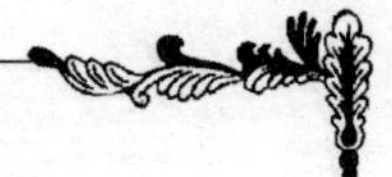

子 15g（包），泽兰 15g。（10 剂）

二诊：药后平善，连续服了 25 剂，逐渐显效，身肿大减，上热下寒症状亦大见改善。效议出入，原方去泽泻、泽兰；加生黄芪 15g，公丁香 5g。（20 剂）

三诊：上药又服了 25 剂，肿胀基本消退，下半身亦软和，上部热证大减，舌色泛红。接近秋收，工作又忙，改汤为丸，以资巩固。前方去丁香；加白术 10g，炙甘草 4g，焦神曲 10g，胡芦巴 10g。

上药撮 15 剂，共为细末，姜、枣汤泛丸。每日 2 次，每次 7g，开水送服。药后平善，可再续服 1 料。

一年后患者来宁，病情基本恢复，能照常参加工作，惟疲劳甚时，尚偶见上热下寒症状，但休息即平。嘱在秋冬服用金匮肾气丸，并在上述症状出现时，晚上洗脚以后，用上肉桂末 1g，涎调湿，贴足心涌泉穴，胶布盖好，一日换一次，3~5 天为一疗程。以后病症全部平复。

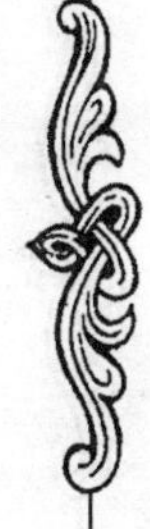

例二：余某，女，36 岁，菜场职工。

初诊 1975 年 2 月：据述病从二三年前服避孕药开始，先服短效避孕药，不适应，改服长效避孕药，反应更大，即停药，但自此以后，月经周期虽准，而经量逐渐减少，至目前，每次来潮，行经一至二天即净，经量很少，用纸更少，亦无其他明显不适。但自从经量减少以后，全身肿胀，体重逐渐加重，两者成反比，经量愈少，肿重愈增。本是瘦小个子，二三年来，体重已从 40kg 余，增重至 65kg 余。同时饮食亦逐渐减少，现在每天不到半斤。而大便亦秘结，五七日甚至 10 余日才一解，每解一次大便，约需近半小时，且解而不畅。曾多次妇科检查，未发现明显异常。

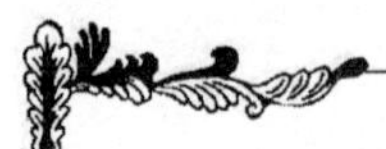

患者就诊时形体肿胀，肌肤冷硬，尤其腹大腿粗。面色较黄，气短无力，自感身重，动则气喘易汗，不能参加体力劳动，只能坐着看看磅秤。频发眩晕，多动即感摇晃。证似一派气虚之象，但其脉细滑有力，舌稍胖，质暗，苔腻。

分析病情，经少舌暗，定有瘀滞；肿胀眩晕，痰湿亦多；痰瘀交阻，气机涩滞，大便亦自然秘结了。病症似杂，但机理易明，气实血实之证，不能误认为虚。治以燥湿化痰，活血逐瘀为法。方从平胃二陈合下瘀血汤加味。

姜川朴 7g，苍术 10g，黑芝麻 10g（同捣，炒），陈皮 10g，姜半夏 10g，茯苓 10g，泽泻 15g，郁李仁 10g（打），川芎 7g，当归 10g，桃仁泥 10g，制大黄 7g，炙地鳖虫 10g。（并嘱尽可能参加体力劳动）

服药方法，每月服汤药 15~20 剂。第 1 个月，药后大便略通，但仍不爽，曾加番泻叶，泡汤服。至第 2 个月，大便通顺，经血亦略多。至第 3 个月，月经明显增多，经期亦要三四天；眩晕发作亦少而轻。至第 4 个月，体力见强，肿胀渐减，体重亦开始下降，降了 2 斤。至第 5 个月，月经量又增多，几乎接近平时，大便亦保持通顺，并能参加些体力劳动，肿胀明显减轻，肌肤温软，体重又降了，亦自感轻松，特别大小便畅利，自感腹中空虚，食欲转香。接着在原方去郁李仁，大黄减 3g，加白术 10g，炙甘草 4g，改成丸药，以姜枣汤泛丸，继续服用，一直至 1976 年 6 月，月经完全恢复正常，眩晕亦很少发作，劳动与一般职工相同，体重减至 114 斤，面色泛红。嘱继续服丸药 1 料，以图康复。

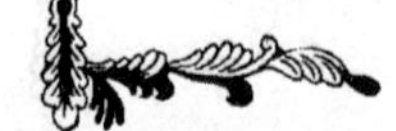

小儿疳积

小儿疳积　重在脾胃　和中消化　肝肾后围

例一：韩某，男，6岁，南京市锁金村。

初诊1997年3月15日：病从去年夏季开始，食伤吐泻，经治迄今未恢复。小孩先是厌食挑食，多供小食，任意乱吃，遂致上吐下泻，连续两三天，送医院急诊，收治观察，补液服药，5天才平。回家以后，仍然厌食，强食即干恶欲吐，大便溏结无常，小便少而赤，形体日渐瘦弱，睡眠不稳，时惊，时见低热，性情躁急，多方治疗，效果欠佳。患者就诊时四肢软弱，肚腹较大，按之膨胀，脾脏亦大，有触痛，口腔有腐点，口气臭，脉细，按之弦，舌苔腻，根厚。分析病情，是为湿积伤中，脾胃两病；土虚又招木侮，延久气血两伤。虚实错杂，已成疳积。治为和中化滞，土木两调法。方从保和丸、疳消散、归芍六君丸出入（其疳消散方见后《家传验方》）。

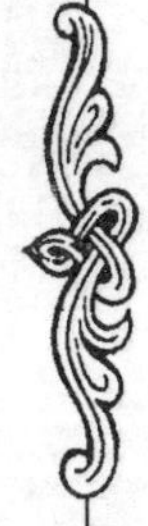

保和丸15g（包煎），焦白术6g，炙甘草3g，当归6g，白芍6g，川黄连3g，吴茱萸3g，木瓜6g，炙鸡金6g，生麦芽10g。（5剂）

另：疳消散2g，干蒸鸡蛋1枚，发透，作小食，1日1次，连服1月。

二诊：药后大便异臭，矢气频频，小便亦较多，已能稍稍纳食，睡眠亦较安，根苔亦见化。家长喜出望外，中药服了10剂。药已见效，增损再进。原方去川黄连、吴茱萸，保和丸减5g；加炒党参6g，片姜黄6g。（7剂）

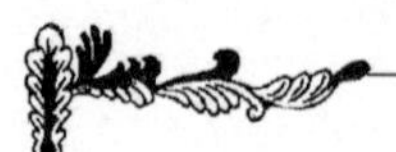

三诊：病情进一步好转，大便顺调，已欲纳食，口腔腐点已除，亦无臭气，腹部软和，睡眠亦稳，惟脾脏尚大。小孩之病，易虚易实，治法对头，转机亦是很快的。再为调理脾胃气血，促其恢复。六神散加味。

炒党参6g，炙甘草3g，白术6g，茯苓6g，白扁豆6g，炙黄芪6g，当归6g，白芍6g，木瓜6g，片姜黄6g，醋炒莪术6g，生姜2片，大枣3个。（7剂）

四诊：诸症向平，身体亦渐壮，气色转红润，精神活泼，脾脏亦显著回缩。改为膏药，调理巩固，促其发育。

党参30g，黄芪30g，炙甘草10g，焦白术30g，茯苓30g，陈皮15g，当归25g，白芍30g，扁豆30g，山药30g，姜黄25g，醋炒莪术25g，焦神曲30g，焦山楂30g，疳消散20g。

上药共为细末。另用冻糯米600g，炒黄，有香气，研为细粉。黑芝麻100g，炒香研碎，与上药粉和匀，制成烘片糕，收藏备用。每日两三次，作小食用，每次10g，不要过量。

糕药服完，小孩恢复健康，暑假后高高兴兴上学去了。

按：近年诊治小儿疳证较多，大都由于抚育不当所致。平时小食偏多，甘腻冷食，油炸荤腥，为害不小。从此考虑治疗，获得一定疗效，简介如下。

此证多从厌食开始，逐渐出现发育不良，面黄肌瘦，虚汗盗汗，性情改变，渐至肚腹胀大，四肢瘦小等症。其治疗关键，是要重视厌食阶段，如若失治，病情就趋复杂，治疗亦较困难。余在临床，着重用“消化”一法，先开其胃。因为胃主纳谷，胃主顺降，胃气一开，升降复常，则五脏六腑皆得以受气，疳证亦可以得到控制。

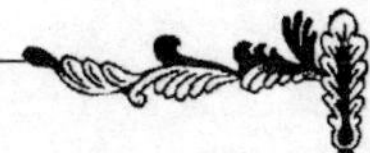

小儿之所以厌食，是由于平时过食，所谓伤食者不欲食。同时，过暖、过食，脾胃必有郁热。湿热上蒸，所以口多腐臭气，亦致厌食。治疗用药，消化开胃，必须佐以苦降。因此，常用保和丸加佩兰、黄连为主药，消化和中，助其开降。见效以后，只用佩兰、黄连、枳实、竹茹4味，煎汤代茶，饮用一段时间，胃开即安。

有些疳证，夹有寄生虫病，仅服一般驱虫药效果欠佳，即在前方中加用乌梅肉、胡黄连、炒川椒3味，另用土楝根皮30g，煎汤代水煎药，苦酸辛安蛔驱虫，连服3天，去加药；过10天后，再用加药连服3剂，即能见效。

此时不需用调补药，因为儿童阳气正旺，胃开能食，即是“谷药”，药补不如食补，这一点在儿科是值得注意的。现在有各种为小儿增进营养的食品、补品，用心很好，但只能按需取用，切勿揠苗助长。

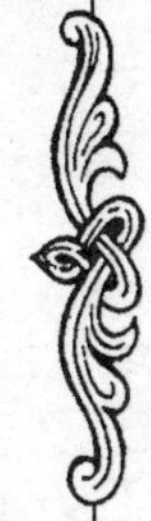

如小儿出现发育不良，身高、体重较正常儿童明显为差，面黄少华，发黄枯憔，稀疏耸起，手足心热，盗汗，情绪躁动。此时治疗，要考虑小儿易虚易实的特点，只能寓补于消，以消行补。并须分析在脾在肾，气阴孰宜。仍从上述主药中，治脾加用香砂六君丸，治肾加用六味地黄丸（以上各方均可用成药，每剂用丸药15g，打碎包煎）。此时不要急切求功。重补不行，蛮补更增其病，还是依靠后天纳化之本。因为这里的脾虚，与成人劳伤中气有别；而其肾虚，亦不等于先天不足。所以只要轻剂一拨，胃纳增加，而诸症亦自减。

此时要注意小儿脾脏是否肿大。如是肿大明显，是痞癖，为脾疳，丁奚疳之渐。脾肿大属于癥积，阳明又多气多血，要及时进行内外气血合治。除在主药中加小量桃仁、

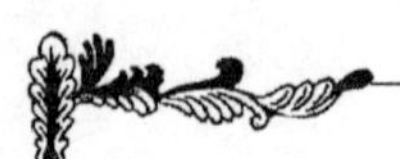

醋炒莪术（一般用量各5g）外，配伍疳消散内服，去疳开胃。即用大蟾蜍一只，放在瓮中饿三五天，以砂仁末15g，胡黄连15g，从口纳入腹中，扎紧，用泥封，炭火煅存性，分作15份，每日1份，打入一个鲜鸡蛋中，干蒸发起，饭前吃，至胃口香甘，与肠鸣得矢气为效。另外可用兜肚法、按摩法。兜肚法能逐积聚留癖，养胃消谷。即每日用皮硝30~60g，匀摊纸夹，包于布兜内，缚于脐腹部，1日1换，至见效为止。按摩法以《诸病源候论》摩腹法最佳。简便易行，见效亦快，能流通血脉，磨谷消胀。其法即在午睡和晚睡之前，使小儿仰卧，四肢平放，两手握拳。大人两手掌搓摩至极热，先按在小儿脐腹部，使觉暖热，而后一手用中等力量，围绕脐周，从左至右，再从右至左，来回各按摩150转，逐次增加50转，增至左右各转300次。摩腹转圈，由小放大至全腹部，再从全腹逐渐收小至脐周围。每日运用，至感觉腹中热，肠鸣矢气，大便通顺为效。

疳证儿童，一般大便干燥，甚至艰解，肛裂出血，使疳证病情趋于复杂，亦虚亦实。这一方面是由于厌食、少食、精食，尤其不肯食用蔬菜等原因，本来渣滓较少，肠道发育不良；另一方面亦由于疳热郁蒸，津液受伤所致。但不要轻易用通便泻利药，除非必要时，才适当考虑用些缓泻药。最好是多吃蔬菜，猪、鸡、鸭血，粗食，如芋奶、红薯、山药（可以做菜，最好放在饭锅上蒸熟吃）、萝卜等，是最佳的食品，既营养丰富，亦具有缓通大便的作用，较多吃水果为胜。也有些大便薄泄的病例，这是肠胃原较薄弱，或恣食冷饮所致。临床多见两种病情，一种是湿胜成泄，用温中分化法，胃苓丸为佳；另一种是脾虚生湿成泄，可用补脾益气法，参苓白术丸（均可用成药，每日15g，打碎包煎，另加

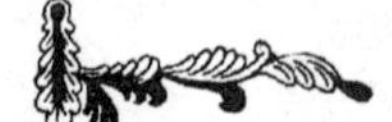

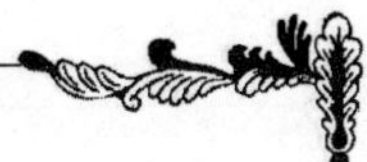

青荷叶半张同煎）。但须注意，疳证儿童大便溏泄如黄糜，酸臭气大，这是湿积郁热伤中，应用主药加黄芩、赤芍、赤苓，去其积热。以上各种方法，要妥为安排，突出重点，不能一起混用，使小儿过烦生厌。

儿童服药，比较困难，处方应力求扼要，许多名方成药，疗效确凿，用量少，且简便易行。可以推广。煎煮方法，如果天暖，可以浓煎少饮；如在秋冬，可用清膏，患儿易于接受。至于有些改良剂型，应看具体情况选用。总之，药量要少，要轻，消多补少。因为儿童之病，虽为疳证，但与成人的虚劳有间。由于儿童没有工作负担，亦少七情郁结，更无顽症宿疾。其病大都在于中焦一关，处于上下浅深轻重之间，以平剂、缓剂为最宜。当然，这只是个人的一点体会，提供给同道参考。

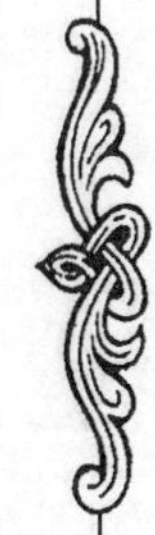

家传验方

我家祖辈世为小儿医，称为武进石堰丁氏儿科。兴盛时，一条街巷上有几家丁氏为医，一家有几个人能看病。治疗时大都用两套方法：一是推拿，二是成药。在夏秋多发病季节，有些病家多上门索取丸药，即能治好病。汤药处方是少数，处方亦用药品种少，用量轻，但很能解决问题。直至先祖父丁泽霖公，才看大方脉。兹摘要公开介绍数方，以广其传，嘉惠儿童。

一、香橘饼

主治：小儿时感发热，伤食泄泻；或不发热，大便色

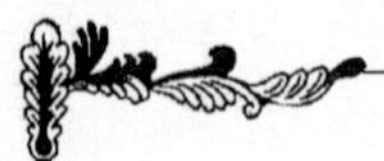

青，尤其夏季多见。不贪乳食，神色萎靡。

药物：土藿香、橘皮、制苍术、炒车前子、焦山楂，上药各等份，焦神曲、六一散，用量加倍。

制服法：上药除神曲外，共为细末。另用青荷叶一张，扯碎，同神曲煎成稀糊，去荷叶，和药末，用印板刻成薄饼，如小棋子大，每用一二三个，压碎，粥浆调服，或煎汤服。

功用：正气和中，健脾化湿。先辈认为，小儿稚阳，多湿多积，此病以调和肠胃为主。正气则阳气开展，脾健则湿积自化，而诸症亦自平。此药宜常备，是夏令的多发病常用药，或方便群众。

二、肥儿丸（初名化积丸）

主治：小儿食积不化，腹大形瘦，见食即厌，多饮水，二便不调，矢气异臭，时自太息，睡不安，或惊叫。面色晦黄，舌苔腻。有时肢凉，有时掌心热。亦治食少，厌食，面黄肉软，大便时涩的。

药物：黑白丑（牵牛子）炒焦黄，研取头末，各100g，大麦芽炒黄，研细末，200g。

制服法：二药和匀。另用生山药500g，最好是新挖出土的，洗净，捣净汁，和药末，捏成小丸，如小绿豆大，晒干，轻放，防碎成粉。每服3～5g，一日2次。一般三四日即能见效；服后矢气多的，见效更快。

功用：调和脾胃，理气化滞。先辈认为，小儿脾胃多旺，贪吃易饥，但食过其所，又易停滞，脾胃反钝，所谓“易虚易实”。但积滞毕竟为有余之证，应该早与消导，不能含糊；扶中宜重升运，阴阳兼顾，不必重补，胃和则正气自

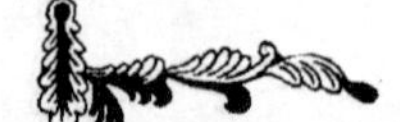

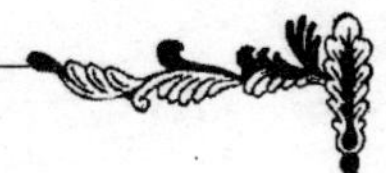

复，这是小儿病的特点。方中黑白丑（牵牛子）炒黄，善能行气，通降肠胃气机，恢复运化之常。大麦芽开胃消食，尤能升运中气。伍以山药汁，则阴阳兼顾，消补相协，最能调和脾胃的。

三、追虫丸（曾名化虫丸）

主治：小儿虫积腹痛，反复发作，偏嗜贪食，形体瘦削，烦躁多饮，大便不调，或时色白。寐中惊叫，多汗龂齿。

药物：黑白丑（牵牛子）炒黄，研取头末，各50g，花槟榔100g，太子参100g（如多便秘，改用当归，同量）。

制服法：上药均为细末，和匀。另用土楝根东行皮150g，煎浓汤泛丸，如小绿豆大。农历月初、月中各连服3天，临卧、清早各服一次。1~2岁每服20丸；3~4岁每服30丸，以后每大1~2岁加10丸。紫苏汤下，姜汤亦可。如蛔虫多的，每服另加炒香使君子肉15粒，与丸药同时吃，效更佳（如使君子肉吃多了见呃逆的，勿怪，用使君子壳煎汤解之）。

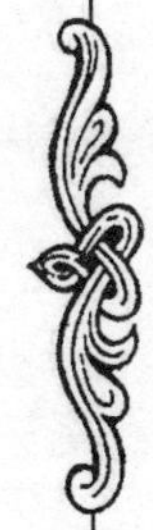

并治小儿暴肿，面肿目不能睁，腹胀，二便秘涩的，俗名气胀。用量加倍。另煎浮萍草或桑白皮，或冬瓜皮汤送下。此药服后腹鸣矢气多的，见效亦佳。

功用：行气驱虫，治标顾本。先辈认为，小儿虫积食积，积多滞气，气郁又能生湿生热，所以出现上述种种症状。行其气，通其滞，“盛者夺之”，祛邪即所以扶正。否则过于姑息，养痈遗患，奄缠难愈。

又，此方对于蛔虫效佳，对绦虫、姜片虫、寸白虫等，亦有一定疗效。

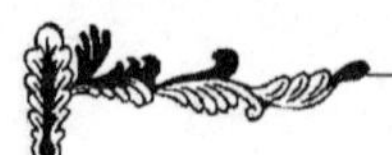

四、清凉饮子

主治：小儿疰夏，夏季发热，不贪乳食，神色萎靡，骨瘦肉软，热甚惊搐，多饮多尿，小溲清白，舌苔薄白、薄滑，奄缠不愈。

药物：太子参5g，麦冬5g，五味子2g，生黄芪5g，青蒿3g，炒香豉5g，黑山栀5g。一日量。

煎服法：水煎服（每煎取100mL即可），服时冲露水一匙（露水最好取荷叶上或稻叶上的，以净瓶承取，当日用，隔日效差）。此药亦可蒸露服，小儿更易接受。蒸露后仍须合露水用，否则效差。

功用：清金保肺，益气消暑。先辈认为，此病应清金益气为主，不能徒治其热，因小儿肺肾先虚，水不胜火，所以疰夏发热的。此方是治本顾标的方法。

附案：徐某，男，4岁，武进芙蓉乡人。

从2岁开始，每到夏季，天气一热，就会发生疰夏，下午低热，小便增多，色清而长，精神萎靡，不欲食，但多饮，形体随之消瘦，肉软肤熯。或时泄泻，或时便涩。睡时露睛，或有惊叫，今年又发作了。脉细、苔薄，为处上方。服了半个月，疰热即退，胃醒欲食。此后竟无再发。

五、消肿鱼

主治：小儿身肿，反复发作，不贪食，二便涩，腹胀，欲得矢气乃宽。面色萎黄，舌苔薄白。

药物：乌鱼（即鳢鱼，亦名黑鱼）一条，重在500g以下，250g以上。黑白丑（牵牛子）各5g，研碎，腹胀甚，加一倍量。花椒7粒，如小便少的，改用椒目7g。

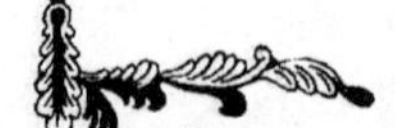

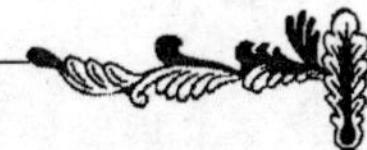

制服法：乌鱼不去鳞，剖腹去肠杂，不下水，将黑白丑末、花椒纳入鱼腹中，扎好。另用黄泥湿和，包裹全鱼，泥厚一指余，待少干，放炭火上阴阳瓦煅，泥干燥裂即成。放地上，出火气，掼开，鱼肉即出，食其肉，一次吃完，鱼腹中药不吃。一般连吃四五天即见效，胃口香，矢气多，小便利，继续吃，待肿消为止。此方对成人肾性水肿亦有用。

功用：以水利水，行气消肿。先辈认为，小儿身肿不退，是水气停滞之故。以水生之物，入水病之乡，导水下行，则肿可自消。乌鱼能下大水，十种水气，尤佳。丹溪曾谓："诸鱼在水，无一息之停，皆能动风动火。"用此亦正所以使停滞之水，能够流动。同时，黑白丑行气，合花椒（或椒目）能直达命门，使真阳来复，则火旺阴消，这就是临床见功的所在。

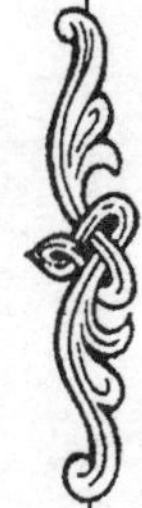

附案：刘某，男，7岁，南京傅厚岗。

水肿4个月，先头面肿，渐延及周身。曾消退过，但今又复肿，在某某医院就诊，诊为急性肾炎迁延期，需用激素。家长有顾虑，改用中药，即用消肿鱼，连服20多天，每天吃鱼一尾，气香肉嫩，很合口味，胃口好了，肿亦渐消。

六、疳消散（又名子药）

主治：小儿疳积，食少形瘦，腹中癖块（脾肿大），久久不消。或异嗜多食，肚腹胀大，青筋绽露。头大骨出，发肤枯黄。喜饮冷，掌中热。啼哭少泪，睡中露睛。大便溏泄，食不消化，或色白，或干结，或脱肛。又治疳痢不止，百药无效的。

药物：大蟾蜍3只，重10~13g的最佳，砂仁连壳杵碎

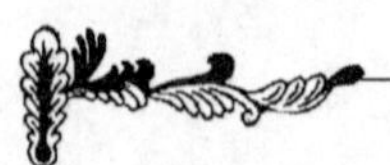

30g，胡黄连研碎30g。

制服法：先将蟾蜍分养，每只喂五谷虫6~10g，然后放入瓮中，饿一周，使腹中物净，取出，将砂仁、胡黄连末分作3份，塞入蟾口，填腹中（塞药末时要戴手套、口罩，捏住蟾头，防喷浆伤人），用线扎住。另用黄泥湿和，每只分别封固，泥厚一指半，阴阳瓦煨煅，至泥赤裂便成。放土地上，出火气，候冷掼开，取蟾蜍和药炭，研细末，收入瓶中，待用。用量视蟾蜍大小，每料分作60~80份。每日1份，重1~2g（孩子年少，病情较轻，每用1g。孩子年龄较大，病情较重，每用2g）。每份用鲜草鸡蛋一个，同药末打和，加些少食盐，干蒸发透，食用。色黄、气香、味鲜，很受患儿欢迎，往往不尽剂而病愈。如余药，密封收藏，经年不坏；或者让给别的患儿服用。

功用：消疳积，和气血。先辈认为，小儿疳积，脾胃先伤，气血俱损，属于劳怯。不宜多用汤药，否则病未得益，苦先伤中；亦不宜用丸药，脾胃已不能消化。最好是采用食治方法，引起胃喜，才能奏效，此药就是从这个认识制方的，收到很好效果。蟾蜍消疳解毒，具有特效。疳证多郁热生虫，胡黄连能清热驱虫，两者亦是虫草相互作用，其功更为全面。砂仁开胃进食，鸡子两补气血，具有“药以祛之，食以随之”的功效。

附案：何某：男，4岁，南京三牌楼。

厌食恶食已经年余，大便或结或溏，时有低热，形瘦骨立，但腹部膨大，按之硬，医院诊为营养不良，脾脏肿大。4岁不及3岁孩子大，称为疳积。多方治疗欠效。时已5月，尚然畏寒。病情日渐严重，只有运脾开胃，能得进食，才有生机。即每日用疳消散，另配伍异功散、荷叶，蒸露服，一

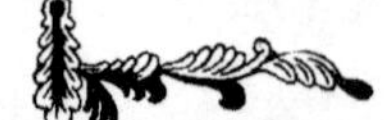

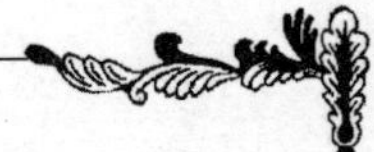

月即见效，胃香欲纳，低热亦减，能得汗，亦见活泼，至暑假开学，已能上幼儿园。

七、百花膏

主治：小儿咳嗽，时常发作，咽中气塞，咳甚喘急，痰不多，咯不出，春寒秋凉发病较多。

药物：凤凰衣（微炒）30个，麻黄30g，款冬花50g，百合50g。

制服法：上药先浸一宿，文火煎熬2遍，滤出澄清，加入炼蜜60g，鲜生姜汁1匙，收成清膏，约500g，分作1周服。每日2~3次，每次1羹匙，开水调服。

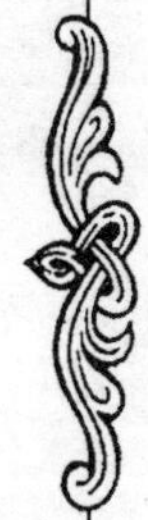

如为感冒引起旧疾，咳喘骤然发作的，改用汤剂，取上药1/10量，加荆芥、甘草各3g，生姜1片煎服。不用蜜姜汁。

如兼有咽炎的，加鲜青果（或用藏青果3g）击破，4粒，再加白萝卜汁1杯冲服。

功用：此方宣肺止咳，顺气平喘。小儿咳喘（痰多者名喘嗽，但非哮喘）最难治疗。它与一般咳嗽证候不同，每每是先作咳而后喘，骤然发病，来势凶猛，但治疗得法，痰爽气通，咳喘又能迅速好转。方中麻黄、款冬花，宣肺理气，止咳平喘；凤凰衣（即鸡蛋壳内白膜）能治“久咳气结”，反复发作的；百合能益肺胃，治咳嗽；姜蜜辛通润降，宣和肺气，清利咽喉。合而用之，益气祛邪，平淡清灵，每能见效。

注意事项：小儿咳喘反复发作，每能成为顽固之疾，影响发育。但此病慎用补药，补之则痰气更阻，发病更剧。

目前小儿，食肥腻、甜食、冷饮较多，对咳喘病很不

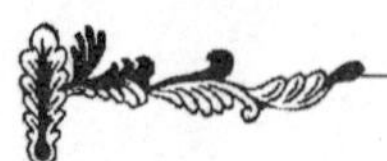

利，所以，除药物治疗外，清淡饮食，亦很重要。

附案：陈某，男，9岁，南京游府西街。

初诊1984年10月：咳喘病已2年，发作多在春秋季节，暴凉劳累即病，发过又如常人，但易感冒，余尚可。嘱用百花膏，首服即见效。父母爱护，常为准备，微感不适即服，以后很少反复。并为转相介绍，服之亦多效。

八、止哮豆

主治：哮喘，无论寒热久暂都可用，尤其是麻疹或其他急性感染后所致的为良。平时喉中哮吼作声，哮喘发作则不能平卧，痰少咳不多。

药物：腊月猪胆不落水，黄大豆拣净抹光。

制服法：取腊月新鲜猪胆三五个，吊起，防止胆汁溢出。将黄大豆（记好粒数）纳入猪胆中，约装至六七成，使豆没入胆汁中，将胆囊口扎紧，悬挂于背阴通风处，待百日（最少要一个冬季）后取出，吹干（不能见阳光，否则要发臭）。用炭火加瓦上，炙焦存性，摊在地上（垫一层纸）出火气一宿，然后研成粉末，装入玻璃瓶中待用。每日1~2次，每次约10粒豆之量，3岁以上小儿加倍。用粥浆或温水调服。连服1~3个冬春，最有效的仅需服1个冬春，一般服2个冬春，其哮自平。

功用：此方清热补脾，肃肺止哮。祖辈相传，屡验不爽。小儿哮喘，大都由于热病后遗，肝胆留有郁热，乘土侮金，使肃降之气不行，反而上逆；又土不生金，肺气更弱，所以反复发作，为哮为喘，缠绵不已。方中猪胆汁，能凉肝脾，去郁热；黄大豆宽中下气，补脾生金。并且采用食治方法，使患儿易于接受。这是不治喘而喘自平的方法。

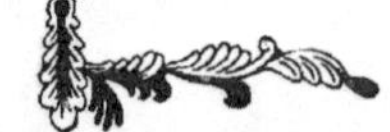

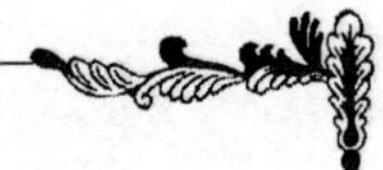

注意事项：①此药应当预制，干燥保存，不能曝晒，更不能稍受湿气，防止变腐发臭。如果粉末结成块，并有臭气，是药已变质，不能服用。

②药中不要加糖加盐，以免有些盐哮、糖哮的患儿不适。

③服药要坚持，按冬春季节服用；药量不必增减，始终按年龄规定量即可，并不必配合汤药，尚未发现加汤药效果更佳的。

附案：刘某，男，10岁。

患者幼时因家中无人照料，母亲每下地劳动，即带到田埂上吃奶玩耍，如此一段时间，冒风受寒，因而成病。先咳嗽，后成哮喘，连绵八九年，越发越重，哮喘已无分春夏秋冬，多能发作。中西药均少效。予服止哮豆，第一个冬春即大见好转，再服一个冬春痊愈。发育良好，至今健硕。

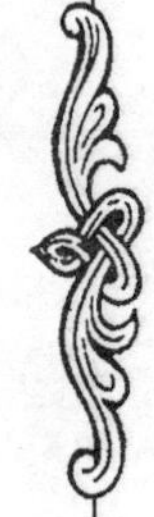

九、三花汤

主治：小儿夏秋季湿热痢疾，赤白杂下，日数行，腹痛，里急后重；甚者兼发热，口渴欲饮，干恶不欲食。

药物：扁豆花紫、白花各10串，金银花10g，鲜益母草花兼取嫩茎叶10g，六一散10g（包），乌药6g。

制服法：水煎服，只取头道，小量频饮。如胃口不开的，另用扁豆花和鸭血烧汤，滴麻油作点心吃。或者用扁豆花、黑木耳等量，加调料包馄饨煮食。

功用：清暑治痢。先辈认为，小儿夏秋季痢疾，主要是暑湿热邪为患，伤气者多，宜用薄味药，不要贸然与导滞消积，更伤脾胃。扁豆花、金银花、益母草花均能清暑解热，善治下痢；六一散合乌药，理气化湿，调和肠胃。合而用

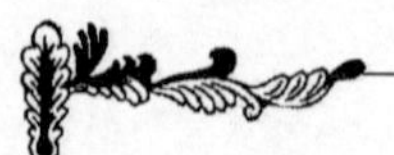

之，为适应小儿特点的轻灵治痢方法。

此方成人菌痢，暑热偏重的亦有用。

附案：岳某，男，7岁，武进芙蓉乡。

患者暑天突发痢疾，并见发热，腹痛惊叫，里急后重，赤白杂下，日数十行，口渴多饮，不欲食。病经两天，已见目陷眶突，肉软神疲，出现失水症状。脉滑，舌赤苔白腻。撮上药2剂，一日夜服完。第2天即见效，热退得微汗，痢次减少。又进2剂，一日夜服完。腹痛里急后重大减，痢次又减少，并欲得食。又进2剂，痢即告止，饮食如常，特喜扁豆花、木耳馄饨，病即向愈。此例来势猛，去亦快，真是儿童易虚易实的写照。

十、久痢方

主治：小儿痢疾久久不愈，或反复发作，脓血垢冻杂下，后重脱肛，小溲少，不欲食，形体消瘦萎黄。或疳痢，口舌生疮，肛门不收等症。

药物：益母草30~60g，乌梅肉（炙炭）3~6个，炮姜5~10g，炙甘草3~6g，大枣6~12个。（随小儿年龄大小酌量用药）

煎服法：上药浓煎一小时，只取头道，滤清，加红糖一小匙，再两沸，频频饮。如脱肛为甚，加川芎3~6g，陈粳米100粒。

功用：和营止痢。先辈认为，小儿久痢，虽为滞疾，但既不能导，又不能涩，易虚易实之故。只能和营以理血，苦辛以调气，酸甘微温以和脾胃，使清浊升降复常，则痢自止而气血亦和。此方大人久痢亦效。

此方已流传于家乡民间，有时单用益母草一味，加入几

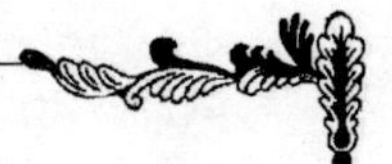

个红枣煎服，亦能见效。

十一、平惊丹（亦名五色丹）

主治：小儿壮热不解，突然起惊风，不啼哭，亦无泪，有时惊叫一声，手足搐搦，大便不通。

药物：青黛6g，朱砂3g，生石膏30g，天竺黄30g，芦荟20g，甘草粉5g。

制服法：上药除朱砂外，共为极细末，另用腊月雪水调生蜜少许，和匀作丸，每丸潮重4g，朱砂为衣，阴干收入瓷瓶内。每用一丸，研碎，煎竹叶、钩藤、灯心汤调服。病重的一日可2~3丸。以大便通，微微汗出为效。

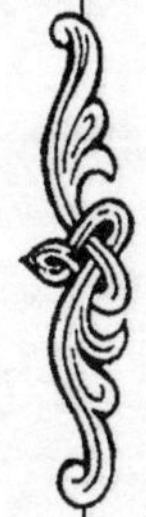

功用：清热平惊。先辈认为，小儿急惊，大都由于风火痰搏结为患。火多则壮热，痰盛则窍闭，风动则惊搐，而火尤为祸首，并有由腑入脏的危害。五药入五脏以泻火，其中石膏、朱砂，寒凉重镇压热，天竺黄豁痰而定惊风，芦荟清火通腑，使火热下行。邪有出路，则风痰亦自化，而神明得安。生甘草泻火缓急，亦调和诸药。竹叶、钩藤、灯心，清火熄风，为诸药先导。合而用之，以成清火平惊的功效。

此药宜常备，应急使用，可以争取时间，获得捷效。

十二、暖脐止痛膏

主治：小儿腹痛惊啼，突然发作，腹皮急，不能按，按之惊啼益甚。不肯乳食，腹不鸣，二便不利，额汗出，手足凉的急症。

又治小儿肠鸣如雷，水泻如注，并吐乳食，形体骤消，神色萎靡。

药物：乌药，为末5g，丁桂散3g。

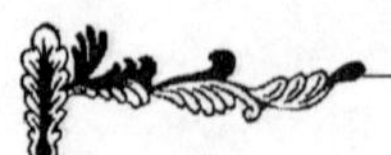

制法用法：先将乌药末在锅中炒热，喷少量黄酒湿润，趁热与丁桂散和匀，敷小儿脐上，盖以暖脐膏（如一时无此膏，改用一般伤湿痛橡膏亦行）。大人手掌摩热按脐上，使药气易于入腹。一二小时后痛缓得小便，疲乏入睡为效。如症状不减，再制前方敷之。

功用：暖脐温中，止痛止泻。先辈认为，小儿腹暴痛惊啼，古人名为“中恶”。又治肠鸣水泻，因为洞泄寒中，在病因病机上，有相同之处，所以此方均可治疗。方中用乌药，顺气温中，善治中恶心腹痛，对小儿尤宜。丁桂散温中止痛，而且桂能抑肝扶脾，丁香温中祛寒。三者合用，尤善化气通阳，于小儿稚阳之体为最洽，所以其病亦每从小便通利得解。但须注意，小儿腹痛，要排除肠梗阻、肠套叠等，中医称为“盘肠”之症，急需手术治疗，不能延误病机。

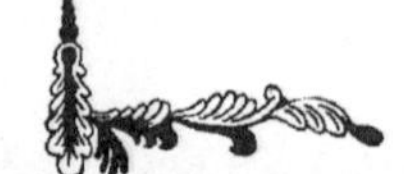

诊余漫话

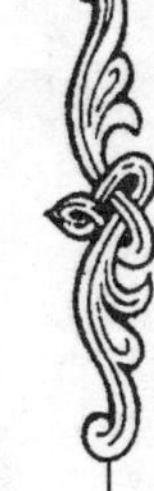

探讨中医学理论的渊源

中医学，是中华民族灿烂文化的一个组成部分。其学术理论，是熔铸了中华传统文化中哲学、易学、天文学、气象学、地理学、生物学、人体学、心理学、象数学、语言文字学等诸学科知识，并通过反复实践，用阴阳五行学说加以构建，才形成了自己的医学理论体系。所以，能运用各种知识来研究人类生命科学，尤其医药学问题。因此，中医学的认识论、方法论以及著作的成就、内容的阐述、临床的处理，都与中华传统文化息息相通，民族气息很浓，中华文化特色亦是很强烈的。要学好中医药学，一定要有深厚的传统文化基础；亦可以这样说，传统文化，是中医药学理论的根源。

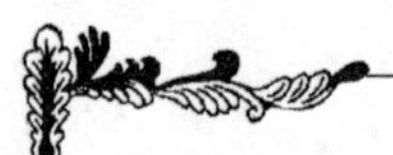

因此，从中医学一开始成为一个专门学问，出现经典著作——《黄帝内经》，就是先秦文化诸子百家中的一家。在百家争鸣的过程中，中医学就善于综合各家之长，为我所用，能自成其独立的体系。如儒家、道家、法家、墨家、名家、阴阳家、五行学说、兵家等，吸取他们的成就，丰富和推动中医学的前进和发展，这就是中医学的成就和可贵之处。所以毛主席说："中国医药学是一个伟大的宝库。应当努力发掘，整理提高。"《中共中央、国务院关于卫生改革与发展决定》中又明确指出："中医药是中华民族优秀的传统文化，是我国卫生事业的重要组成部分，独具特色和优势。"这是有真知灼见的。为了更好地加以继承发扬，从理论源头探讨她的学术渊源，寻根追祖，澄清认识，很有必要。尤其目前，传统文化基础和氛围较差，所以对待中医，就有一些偏见。读点传统文化先驱、先秦诸子的书，加深对中医学的认识和热情的爱护，并增强民族自尊心和自信心，沿着自己的长处、强处和自己独特的研究方法、认识方式前进、发展，更完善自己，很有好处。

一、儒家与医学

儒家与医学，关系非常密切，历史上一直赞赏"儒医"，作为有文化修养，能阐发医理的中医之尊称。朱丹溪先生明白地提出了这一点，如云："《素问》，载道之书也。词简而意深，……故非吾儒不能读。"（《格致余论》）他亦为中医历史上最有名的儒医之一。

儒学对医学影响最深的，如中庸之道和医《易》同源论。

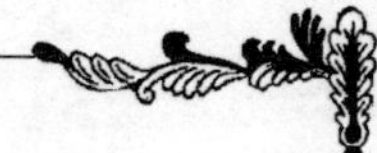

1. 中庸思想的影响

中庸之道，原义是“执其两端，用其中于民”(《中庸》)。意即是说，要处处讲究中和与不偏不倚的道理，用以指导思想和一切行为，如果太过或不及，都是不符合中庸之道的。并认为这是道德行为的最高标准。“中庸之为德也，其至矣乎”(《论语·雍也》)。

用之于医学，就是一个“平”字，或者称为中道。如《素问·五常政大论》云：“太虚寥廓，五运回薄，衰盛不同，损益相从。愿闻平气，何如而名？何如而纪也？岐伯对曰：木曰敷和，火曰升明，土曰备化，金曰审平，水曰静顺。”这就是五运的正常现象，是平气。其不及，“木曰委和，火曰伏明，土曰卑监，金曰从革，水曰涸流”。其太过，“木曰发生，火曰赫曦，土曰敦阜，金曰坚成，水曰流衍”。这是五运之气不平，非太过，即不及。

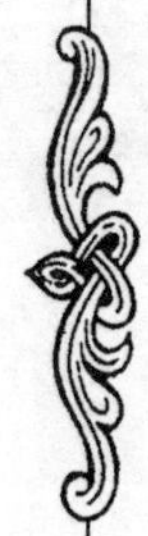

这里明确指出自然界的变化有其自身的规律，以平气为贵，为常；不及或太过，都是反常的，失于中和了。研究自然界的目的何在？除了为着发展农业生产，主要是为了研究生命科学，尤其是医学问题，因此经文十分强调，要结合具体的人去考虑，以人为本，所谓“天人相应论”。如《气交变大论》上说：“善言天者，必应于人；善言古者，必验于今；善言气者，必彰于物；善言应者，同天地之化；善言化言变者，通神明之理。”

如何落实到临床？《素问·至真要大论》作了具体的回答。如云：“谨守病机，各司其属，有者求之，无者求之，盛者责之，虚者责之，必先五胜，疏其血气，令其调达，而致和平。”又说：“谨察阴阳所在而调之，以平为期。正者正治，反者反治。谨道如法，万举万全，气血正平，长有天

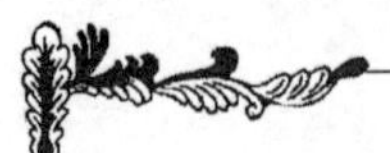

命。”如此等等，一直以平和之气作为中医的指导思想，去发现问题，去考虑问题，处理问题，也就是人们常讲的中医特点，即“整体观念”的一个具体发挥。

至于周省吾的《中道说》，把这个问题更深入某个具体，亦是颇有启发的，《吴医汇讲·卷十一》引《中道说》云：“夫中者，不偏不倚，无过不及之谓也。故中无定体，随时而在，一病有一中，不可偏向一病；而今日如此为中，明日如彼为中，慎勿固执。且同一病而此，则如此为中者，彼则如此而又非中，无穷活变。故中者，如权之称物，如镜之取火，少越焉，太过矣，少退焉，不及矣；总在当机之顺应也。医之中道，非不寒不热，不补不泻之谓，中病即是中，中病而毫无偏倚，毫无过与不及，即是至中。是以补如参、地，泻如硝、黄，热如姜、附，寒如膏、连，散如麻、桂，毒如虻、蛭，合宜而用，何一非大中之理乎，是在平时穷理精而辨证明，则临病自生变化，能统万理于一原，自能通一心于万事也。”这种传统哲学思辨，发挥得淋漓尽致，应该好好学习。

基于这个道理，所以《左传》最推崇的大医学家，名叫医和、医缓，具有中和之德。生命关天，来不得半点差错、稍许偏颇。曰平曰和，这个中庸思想是值得讲究的。

同时，儒家最重视仁。仁者爱人。所以称医为仁术。应以仁存心。这就为医者定了一个道德规范。医有仁心，是最受人们尊敬的。

2. 医《易》同源论

《易经》是论阴阳变化之道的，如《易·系辞》云：“易有太极，是生两仪，两仪生四象，四象生八卦。”“一阴一阳之谓道。”

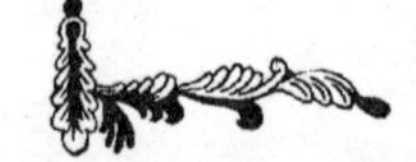

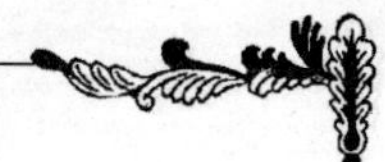

又云："在天成象（日月星辰），在地成形（山川草木），变化见矣。""是故法象莫大乎天地，变化莫大乎四时。"

"天地氤氲，万物化醇；男女媾精，万物化生。""故能弥纶天地之道，仰以观于天文，俯以察于地理，是故知幽明之故，原始反终，故知死生之说。"

《内经》亦详论阴阳变化之道，并以此作为理论的核心。如《素问·生气通天论》云："夫自古通天者，生之本，本于阴阳。天地之间，六合之内，其气九州九窍，五脏十二节，皆通乎天气。其生五，其气三，数犯此者，则邪气伤人，此寿命之本也。"本，即阴阳之道。《素问·阴阳应象大论》更云："阴阳者，天地之道也，万物之纲纪，变化之父母，生杀之本始，神明之府也，治病必求于本。"而且"阴阳者，数之可十，推之可百，数之可千，推之可万，万之大不可胜数，然其要一也"。(《素问·阴阳离合论》)

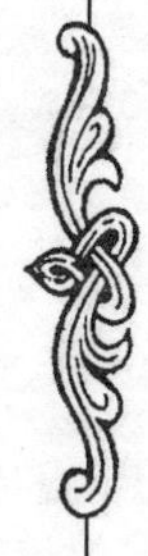

医与《易》是有密切联系的，讨论最具体的要数张景岳和恽铁樵两家，如张景岳云："天地之道，以阴阳二气而造化万物，人生之理，以阴阳二气而长养百骸。《易》者易也，具阴阳动静之妙；医者意也，合阴阳消长之机，虽阴阳已备于《内经》，而变化莫大乎《周易》。故曰天人一理者，一此阴阳也；医《易》同源者，同此变化也。岂非医《易》相通，理无二致，可以医而不知《易》乎？"(《类经附翼·医〈易〉议》)他并进一步从形体、生育、精神、动静、升降、神机、屈伸变化、常变、鬼神、死生、疾病等各个方面，深入联系分析。最后得出的结论是"神莫神于《易》,《易》莫易于医；欲赅医《易》，理只阴阳。《易》具医之理，医得《易》之用"，然而"用《易》者，所用在变，用医者，所用在宜；宜中有变，变即宜也，变中有宜，宜即变也"(《类经

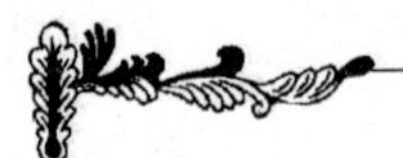

附翼·医〈易〉议》)。

恽铁樵另有发挥，认为《易》之基础在四时。如云："《内经》常言'少壮老病已，生长化收藏'，此十字即《易》之精义。含生之伦，无论动植，莫不有少壮老病已，生长化收藏；而尤妙者，在生则必长，少则必壮，壮者必老，老则必已。已者自已，生者自生，万汇纷纭，绝无一刻停息，毕竟孰为之，孰令致此？则时序为之也。夏暖秋必凉，冬寒春必温，假如无温凉寒暑之变化，即无生老病死之变化。自今日言之，南北极终年冰雪，动植不生，殆近于无变化者，古人虽不知有南北极，然早已洞明此理，故《内经》全书言四时，其著者，如'彼春之暖，为夏之暑，彼秋之忿，为冬之怒'，如敷和、升明、备化、审平、静顺各纪之类。《易经》则曰：'法象莫大乎天地，变化莫大乎四时。'知万事万物，无不变化，故书名曰《易》。知万事万物之变化，由于四时寒暑；四时寒暑之变化，由于日月运行。欲万物不变，非四时不行不可；欲四时不行，非日月不运不可。故曰《易》不可见，则乾坤或几乎息矣。乾坤毁则无以见《易》。四时为基础，《内经》与《易经》同建筑于此基础之上者也。"(《群经见智录》)

而且万物愈变愈繁，所以《易》从一画而三，三而六，而六十四，就是象万物之由简趋繁。由简趋繁有原动力，两性是也。含生之伦有雌雄，时序有昼夜寒暑，人事有善恶动静，皆相反而相成。两性不显，变化不见。《易经》称之为阴阳，象之以奇偶。《内经》亦有"同出异名"之语，精神都是共通的。恽氏此论，讲出了张景岳《医易义》的另外一番意趣，而且对于封建伦理道德的糟粕，亦一扫无遗，是医《易》同源论之深一层的。前人尝说，医道通天道，医道通

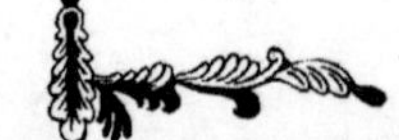

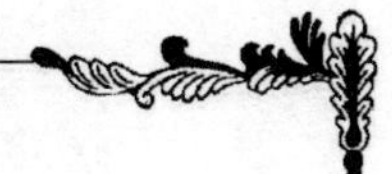

《易》道，于此就可以知其大略。

总之，中医讲的儒医，儒，就是传统文化中的人文科学知识。中医理论中，包含有哲学、易学，心理学、象数学、思维逻辑学、养生学、伦理学、语言文字学、阴阳五行学，以及儒、佛、道等人文科学知识，大量地反映了传统文化的宇宙观、自然观、价值观等，这些都与医学知识息息相通，不可分割。

二、老子与医学

前人常说，中医为黄老之学。即中医学中赅有黄帝、岐伯和老子的学说，事实确是如此。而且老子的成就，促进了医学理论的发展；亦可以说，医学吸取了老子的成就，推动着自己更向前发展。兹举二例探讨如下。

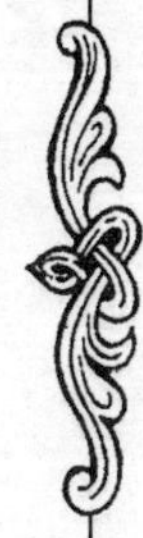

1. 气与动的认识

《老子》第五章云："天地之间，其犹橐籥（鼓风器）乎，虚而不屈，动而愈出。"意即是说，天地无心而成化，犹橐籥然，中虚无物，气机所至，动而愈出，所谓显诸仁，藏诸用，鼓万物而不与圣人同忧也，……任天人之自然（《老子本义》)。通俗地说，是谓天地之间，犹如一具鼓风器，里面充满了气，似乎虚无，但气的活动，即能生化万物。

又三十六章云："道生一，一生二，二生三，三生万物。万物负阴而抱阳，冲气以为和。"一谓气，二谓阴与阳，三谓阴与阳合和之气，即所谓冲气也。万物负阴而抱阳，冲气以为和，即申说三生万物也。这里值得注意的，三生万物，谓阴阳"合和"之气，冲气又为"和"，这是在阴阳中重视协调与和谐，所以能够化生万物，而不是强调矛盾与对立。

老子是首先提出气的概念的，认为天地之间，就是充盈

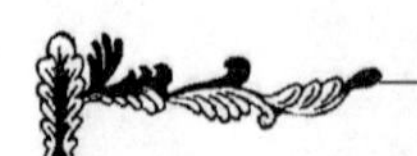

着气，所以能够“虚而不屈”。万物之生，亦是由于气的作用，所以说“动而愈出”。并进一步发挥，气就是道，就是一；气之动，分为二，即阴阳，阴阳俱含气，合而成为冲气，冲和之气，成为化生万物的总根源。而这种气的作用，上文提出一个“动”字，下文提出一个“生”字，气之动与生，形成天地万物。这种理论是唯物主义的认识论。气是物质的，运动的，化生万物的原动力。它反映于医学，如：

《素问·五运行大论》云：“地为人之下，太虚之中者也，凭乎（依靠什么能在太虚之中而不坠落）？大气举之也。”《素问·天元纪大论》亦云：“太虚寥廓，肇基化元，万物资始，五运终天，布气真灵，总统坤元，九星悬朗，七曜周旋，曰阴曰阳，曰柔曰刚，幽显既位，寒暑弛张，生生化化，品物咸章。”《素问·五常政大论》又云：“气始而生化，气散而有形，气布而蕃育，气终而象变，其致一也。”《素问·六微旨大论》讲得更清楚，“成败倚伏生乎动，动而不已则变作矣。……有不生不化乎？出入废则神机化灭，升降息则气立孤危，故非出入，则无以生长壮老已；非升降，则无以生长化收藏。是以升降出入，无器不有”。

这里对气的概念和作用，大大发展了；对动与生化，亦更加具体化了。老子的“橐籥”，《内经》明确提出是“大气”。老子的“动”，《内经》具体提出是五运终天，九星悬朗，七曜周旋，是阴阳刚柔，幽显寒暑，布散始终，升降出入等一系列的变动；而这种变动，关系着生生化化的成败倚伏，无器不有。这种论述，可以说是源于老子而又充分发展了。特别对生长壮老已，生长化收藏，自然与医学，论证有了卓越的成就。

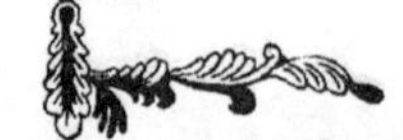

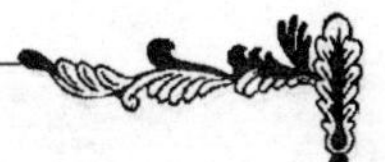

2. 弛张损益

《老子》七十七章云："天之道，其犹张弓欤？高者抑之，下者举之；有余者损之，不足者补之。天之道，损有余而补不足；人之道则不然，损不足以奉有余。孰能（损）有余以奉天下（之不足），惟有道者。"意谓天之道，衰盛不同，损益相从，犹弓之张者，不久则废弛，而弛者也有时而张。弛张损益之道，亦就是自然和社会的客观规律，惟有道者能够懂得和运用这个规律。见之于医学，亦渊源有自而发挥得更多了。如：

《素问·阴阳应象大论》云："因其轻而扬之，因其重而减之，因其衰而彰之。形不足者，温之以气；精不足者，补之以味。其高者，因而越之；其下者，引而竭之；中满者，泻之于内。其有邪者，渍形以为汗；其在皮者，汗而发之；其慓悍者，按而收之；其实者，散而泻之。审其阴阳，以别柔刚；阳病治阴，阴病治阳。定其血气，各守其乡；血实宜决之，气虚宜制（导）引之。"《至真要大论》更云："治诸胜复，寒者热之，热者寒之，温者清之，清者温之。散者收之，抑者散之，燥者润之，急者缓之，坚者耎之，脆者坚之。衰者补之，强者泻之。各安其气，必清必静，则病气衰去，归其所宗，此治之大体也。"

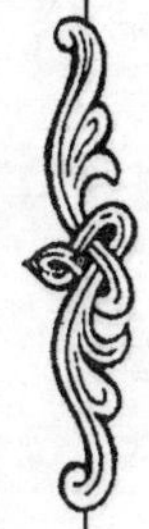

这种弛张损益之道，在老子是一个哲学概念，并含有对当权者的批评之意。运用于医学，成为一种认识平、病关系和临床处理的指导思想。中医认为疾病是一个邪正相争的过程，邪胜则正病，正胜则邪却，相争就有弛张，治疗就有弛张损益。黄老之学，实质是密切贯通的。

这里值得注意的，《易经》主张"天行健，君子以自强不息"（《周易·乾》）。是讲"强"与"动"的作用，是以动

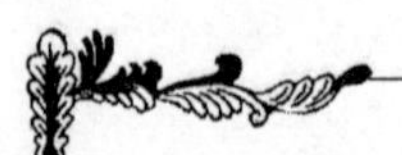

制静。《老子》认为“柔弱处上”，要“专气致柔”（《老子》七十六章和十章）。是讲“弱”和“静”的作用，是以静待动。两者动静相异，各有极致；但能汇而观之，并能相机综合运用，当强则强，宜弱则弱，按照“适时为故”精神，以变应变，这又有“弛张损益”的妙用。如文武之道，一张一弛，已经成为政治哲理。

又如中医的养生之道，受到老子清净无为的思想影响很大。重视“恬淡虚无，真气从之，精神内守，病安从来？是以志闲而少欲，心安而不惧，形劳而不倦。气从以顺，各从其欲，皆得所愿。故美其食，任其服，乐其俗，高下不相慕，其名故曰朴。是以嗜欲不能劳其目，淫邪不能感其心，愚智贤不肖，不惧于物，故合于道。所以能年皆度百岁，而动作不衰者，以其德全不危也”（《素问·上古天真论》）。这种清净无为，长生不老的中医养生之道，亦是黄老之学的一个精华部分，是别有深意的。现已普及社会，走向世界，尤其夕阳工程，大受欢迎。

更如气功导引，其法亦导源于此，现在已经成为全民的健身运动，预防保健，大显作用，并已掀起世界热潮，大扬中医的多能擅长，独具特色。

三、管子论阴阳四时五行

阴阳四时五行的提出，历史很早，春秋初期的政治家管子（？—前645）就有系统论述了。如在《管子》卷三“幼官”“幼官图”，即具体论述五官和动静、阴阳、四时、五行、五方，并在卷十四专设“四时”“五行”两篇。如在四时篇中说：“阴阳者，天地之大理也；四时者，阴阳之大经也。”并强调“唯圣人知四时，不知四时，乃失国之基；不知五谷

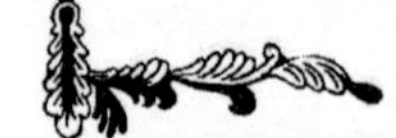

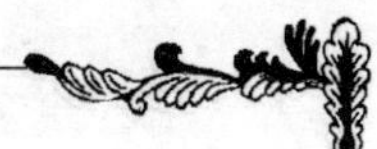

之故，国家乃路（通‘露’，败坏）”。他还进一步说：“春夏秋冬将何行？东方曰星，其时曰春，其气曰风，风生木与骨，其德喜赢而发出。南方曰日，其时曰夏，其气曰阳，阳生火与气，其德施舍修乐。中央曰土，土德实辅四时，入出以风雨，其德和平，用均中正无私，春赢育，夏养长，秋聚收，冬闭藏。西方曰辰，其时秋，其气日阴，阴生金与甲，其德忧哀静正严顺，居不敢淫佚。北方曰月，其时曰冬，其气曰寒，寒生水与血，其德淳越温恕周密……日掌阳，月掌阴，星掌和；阳为德，阴为刑，和为事……此三者，圣王所以合于天地之行也。”这里值得注意的，管子已经提出“和为事”，而且是“合于天地之行”的，他早于老子，更早于孔子一百六十多年，中庸、和为贵的思想，不是偶然产生的，而是历史发展的产物，经历多少代人实践经验的总结。

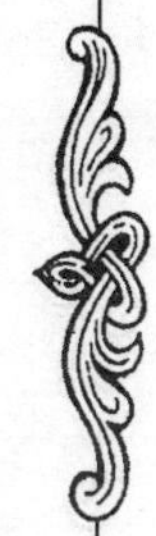

他在五行篇中，更具体论述到五官六腑，五声六律，五脏精气，五方明察天地。并说：“故通乎阳气，所以事天也，经纬日月，用之于民；通乎阴气，所以事地也，经纬星历，以视其离通。”“五行以正天时，五官以正人位；人与天调，然后天地之美生日至。”如此等等，管子论阴阳天地，四时五行，可以说是最早的时空观，他是为齐桓公富国强兵谋划，立足于发展生产基础之上的，尤其是农业生产，所以这种时空观，有着唯物主义客观实在的基础。而且是自然科学与生产的相结合，从而大大发展生产，颇具创新进步意义。运用于医学，更有很大的发展。特别是此后的阴阳家，专门研究阴阳五行学说，并直接渗入医学科学，从《内经》所论，明显地可以看到这一点。如：

《素问·阴阳离合论》云：“天为阳，地为阴；日为阳，月为阴。大小月三百六十日成一岁，人亦应之。”《素问·四

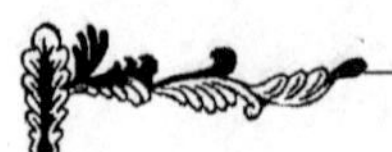

气调神大论》云：“夫四时阴阳者，万物之根本也。所以圣人春夏养阳，秋冬养阴，以从其根，故与万物沉浮于生长之门。”

在《素问·阴阳应象大论》讲得更具体了。如云：“天有四时五行，以生长收藏，以生寒暑燥湿风；人有五脏化五气，以生喜怒悲忧恐。”而且是四时阴阳，尽有经纪，外内之应，皆有表里，如：“东方生风，风生木，木生酸，酸生肝，肝生筋，筋生心。”“南方生热，热生火，火生苦，苦生心，心生血，血生脾。”“中央生湿，湿生土，土生甘，甘生脾，脾生肉，肉生肺。”“西方生燥，燥生金，金生辛，辛生肺，肺生皮毛，皮毛生肾。”“北方生寒，寒生水，水生咸，咸生肾，肾生骨髓，髓生肝。”如此等等，把天地阴阳，四时五行的时空观，从用于发展生产，移用于生命科学的研究，尤其在医学上的理论探讨，是十分卓有成效的，而且是合乎事理的。生长化收藏，寒暑燥湿风，有哪一点能够脱离天地阴阳，四时五行？有哪一点能够不讲时间和空间？人亦应之，亦必须春夏养阳，秋冬养阴，才能与万物沉浮于生长之门。当然，《礼记·月令》讲得更具体，对此的影响亦更多。

至于临床，更其如此，因为“春夏秋冬，四时阴阳，生病起于过用，此为常也”(《素问·经脉别论》)。处理之时，要“合人形以法四时五行而治。……五行者，金木水火土也，更贵更贱，以知死生，以决成败，而定五脏之气，间甚之时，死生之期也”。例如“肝主春，足厥阴少阳主治，其日甲乙。肝苦急，急食甘以缓之。心主夏，手少阴太阳主治，其日丙丁。心苦缓，急食酸以收之。脾主长夏，足太阴阳明主治，其日戊己。脾苦湿，急食苦以燥之。肺主秋，手

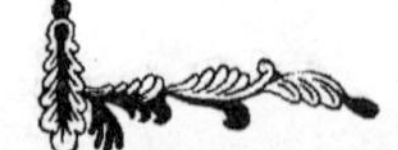

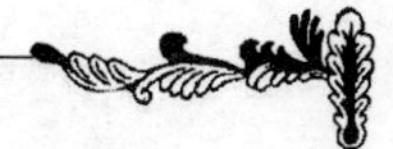

太阴阳明主治，其日庚辛。肺苦气上逆，急食苦以泄之。肾主冬，足少阴太阳主治，其日壬癸。肾苦燥，急食辛以润之，开腠理，致津液，通气也”(《素问·脏气法时论》)。总之，要“别阴阳，应四时，合之五行”(《素问·著至教论》)，才算得“上通神农，著至教拟于二皇”(《素问·著至教论》)。这样，医学实践上的重视天地阴阳，四时五行，不仅是学说上的渊源有自，而且内容十分丰富，成为一种独具的特色，发展而流传下来了。

四、兵法与治则

《孙子兵法》是兵家的代表作。其内容，有始计、作战、谋攻、军形、兵势、虚实、军争、九变、行军、地形、九地、火攻、用间等十三篇。它的成就，一直风靡着军事家、战略家，在几千年的战争历史上，表现着许多威武雄壮、可歌可泣的战斗场景。它对于医学的理论和治疗法则，同样起着指导和促进作用，使救死扶伤，却邪补正，保护人类生命健康，作出了可贵的贡献。如：

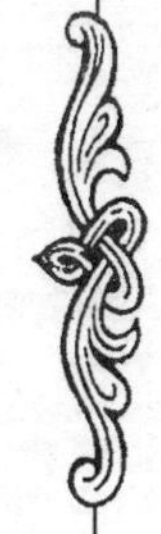

《孙子·谋攻》云：“知彼知己，百战不殆，不知彼而知己，一胜一负；不知彼，不知己，每战必败。”《兵势》云：“声不过五,五声之变，不可胜听也；色不过五,五色之变，不可胜观也；味不过五,五味之变，不可胜尝也；战势不过奇正，奇正之变，不可胜穷也。奇正相生，始循环之无端，孰能穷之哉！”《虚实》云：“夫兵形象水，水之形避高而趋下，兵之形避实而击虚；水因地而制流，兵因敌而制胜，故兵无常势，水无常形，能因敌变化而取胜者谓之神。”《军争》云：“朝气锐，昼气惰，暮气归。善用兵者，避其锐气，击其惰归，此治气者也。……无邀正正之旗，勿击堂堂之阵，

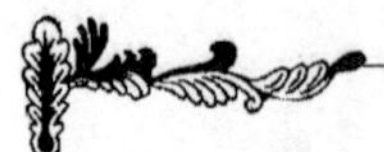

此治变者也。”如此云云，真是“兵者，诡道也”。但“纷纷纭纭，斗乱而不可乱，浑浑沌沌，形圆而不可败……故善战人之势，如转圆石于千仞之山者”(《兵势》)。

兵家思想见之于中医学，亦是千方百计，层出不穷，毋论病势的分析，处理的谋略，用药的决策，处处反映兵家的特色。例如《灵枢》，就明确指出，刺疟是援用兵法。人们亦习惯称颂用药如用兵，要圆机应变，活泼泼地处理。《内经》更多具体阐述。如：

《灵枢·九针十二原》云：“小针之要，易陈而难入。粗守形，上守神。神乎神，客在门，未睹其疾，恶知其源，刺之微在速迟。粗守关，上守机。机之动，不离其空；空中之机，清静而微，其来不可逢，其往不可追，知机之道者，不可挂以发；不知机道，叩之不发。知其往来，要与之期，粗之阇乎？妙哉！工独有之。”又云：“徐而疾则实，疾而徐则虚。言实与虚，若有若无，察后与先，若存若亡；为虚与实，若得若失。虚实之要，九针最妙”。又云：“皮肉筋脉，各有所处，病各有所宜，各不同形，各以任其所宜。”

《灵枢·逆顺》云：“兵法曰：无迎逢逢之气，无击堂堂之阵。刺法曰：无刺熇熇之热，无刺漉漉之汗，无刺浑浑之脉，无刺病与脉相逆者。……方其盛也，勿敢毁伤，刺其已衰，事必大昌。”

《素问·至真要大论》更云：“寒者热之，热者寒之，微者逆之，甚者从之。坚者削之，客者除之，劳者温之，结者散之，留者攻之，燥者濡之，急者缓之，散者收之，损者温之，逸者行之，惊者平之，上之下之，摩之浴之，薄之劫之，开之发之，适事为故。”又云：“逆者正治，从者反治；从少从多，观其事也。”又云“热因寒用，寒因热用，塞因

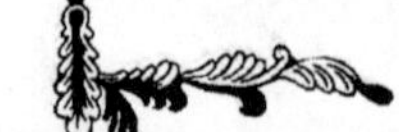

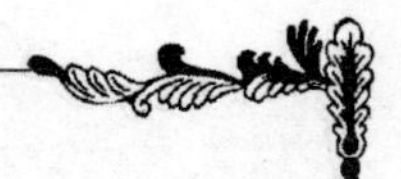

塞用，通因通用，必伏其所主，而先其所因，其始则同，其终则异。可使破积，可使溃坚，可使气和，可使必已”等等，真是不胜枚举。因为疾病是一个邪正相争的过程，治则亦在于克敌制胜，运用兵法思想，以指导临床处理，又是中医治病的一大特色；其实亦是综合兵家成就，以推动医学本身之发展的。

五、名家与辨证论治

名家，一称“辩者”，又称“形名家”。主要是讨论名（概念）与实（事实）的关系问题的。所谓“控名责实，参伍不失”（司马谈《论六家之要旨》）。这个学说，起源很早，孔子即已运用了，“必也正名乎”。“名不正则言不顺，言不顺则事不成”（《论语·子路》）。这门学科，实际是讲的逻辑学。其中有两位代表人物：惠施与公孙龙。他们有各自不同的论点：前者主张“合同异”；后者主张“离坚白”。

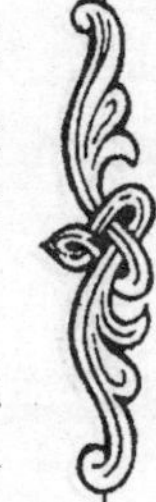

合同异的基本思想是：“至大无外，谓之大一；至小无内，谓之小一”（《庄子·天下》）。意思是说，整个宇宙是个“大一”，构成万物的最小单位是一个“小一”。即一本散为万物，万物又归于一本。强调事物相对的同一性。

离坚白的基本思想是要辨别坚石与白马的不同概念。如“坚白曰二”，“白马非马”。意思是说，石、坚、白三者是分离的。例如石，坚是指感，白是视觉，是两个不同的属性，不能混淆。又如白马，白是命色，马是命形，亦是两个不同的属性，有一般与特殊的差别，亦不能混淆。他着重在物实、位、非位、正等方面分析概念的规定性和差别性。

名家思想，正是中医辨证施治的理论渊源。如合同异，在《素问·生气通天论》上说：“夫自古通天者，生之本，

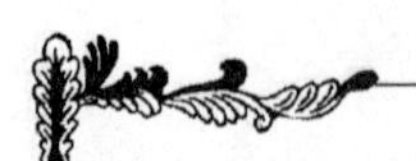

本于阴阳。天地之间，六合之内，其气九州九窍，五脏十二节，皆通乎天气。其生五，其气三，数犯此者，则邪气伤人，此寿命之本也。”《素问·疏五过论》说得更具体，“圣人之治病也，必知天地阴阳，四时经纪，五脏六腑，雌雄表里，刺灸砭石，毒药所主。从容人事，以明经道，贵贱贫富，各异品理；问年少壮，勇怯之理。审于分部，知病本始；八正九候，诊必副矣”。以及上文《素问·阴阳应象大论》《素问·五脏生成》所论，如此等等，经文数不胜数。后人的具体文章，如喻昌的“与门人定议病式”，把人与周围环境的相对同一性统统看成“大一”，这不是明显的“其大无外”的思想认识吗？但有时又说成：“万物皆备于我”，“人身一小天地”，“人为万物之灵”等，这又是“小一”的思想反映了。

至于离坚白思想见于辨证用药，成无己《伤寒明理论》的文章最明显不过了。他列举五十个症状，以发热一症为例，把表里阴阳寒热虚实的发热，都辨析入微了，其他诸症亦然。又如方剂，他虽列方二十首，但研究药病轻重的去取加减，纤毫无误；讨论主辅佐使的配伍多少，各有准绳。后此而起的，如邹润庵的《本经疏证》，对药物的运用，处处从气、味、色、性论病、证、方、药、宜、忌、主、辅、佐、使、七情等，细致分析，纵横联系，几至不能丝毫移易，明显有“坚白曰二”，“白马非马”的义理。

应该看到，如果临床，不能很好掌握辨证论治的灵活精神，而是拘泥形式，亦能和名家同样存在一些问题，如前者每易过分夸大事物相对的同一性的一面，而忽视了事物的相对稳定性和本质的差别；后者过分夸大这种差别，而看不见概念反映事物的具体同一性。而就中医学的成就来看，恰恰

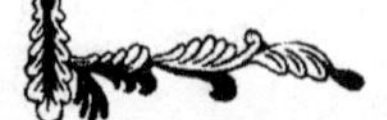

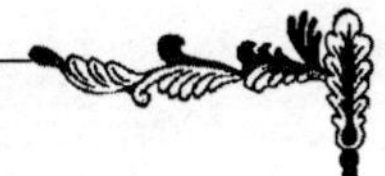

是避免了这些偏向而充分用其所长，不断向前发展的。

阴阳五行学说，上文已追溯其渊源。为了研究生命科学，尤其医药学问题，先民通过艰苦的实践，总结经验，才运用到中医药学上，作为理论基础的；并从此再吸取诸子百家的成就，演绎阐发，构建成为中医学的理论体系。这是中医学由实践经验上升为理论的一大成就。

关于上文所述种种事理，都是医学上常用常见的例子，但仅是其中的很小一部分，即便如此，亦已充分说明，中国传统文化的博大精深，她与中医的理论发展，有着密切的关系。如果能够好好学习一番，不但可以提高传统文化修养，更可以加深对中医学的理解和热爱，产生出亲缘心和自豪感，中医自有其独到的成就，具有明显的特色。达到这一点，亦就后继有人、有术了，能够发扬光大，造福于全人类。

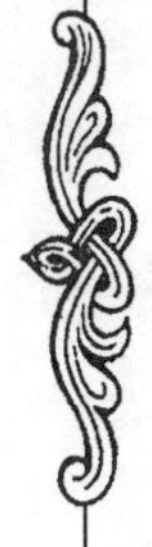

尚需说明，中医学称谓黄老之学，是修身养性与返璞归真相结合，亦是治病救急与延年益寿相联系，这在《黄帝内经》上是明显可以看到的。

而从东汉到晋、隋、唐，道、儒、佛三教合流，中国文化传统，又有真、善、美的精粹。道家主真，即返璞归真。儒家主善，以“仁”和“礼”来调整人和人之间的关系。佛家主美，佛国之美即压抑人的现实生命，实现人的理想生命。戒、完、慧三学，成为佛教的核心思想（见《社会科学辑刊》李兴武《中国传统文化的真善美》）。这些文化与医学结合的成就，在《千金方》《外台秘要》及《道藏》佛典中，亦明显可以看到。她既有宏观的理想境界，又有微观的切实措施，形成中医的医道、医德、医风和许多具体方法，已经积累了一整套的以人为本的医疗经验，而且是行之有效的，

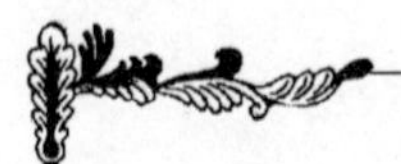

富于生命力的。所有这些，唯独中国有此瑰宝，而且是举世无双的，正在引起国际的重视，有些地方已经掀起中医热。应该善自珍重，不要轻忽。

论天人相应

——例举金元医家的实践经验

（一）

天人相应学说不是从医学开始的，先秦诸子早就提出了，如老子、孔子、墨子、庄子、子思、孟子等，都曾认真地讨论过，探讨“天道”和“人道”、“自然”和“人为”的关系问题，而且争论得很热烈，几乎成为哲学范畴一个根本性的问题；延至汉儒，以及宋明理学，亦参与其事，各抒己见，一直成为哲学上长期论证的问题之一。它渗入医学的时间亦很早，经典著作如《内经》已普遍运用，指导着医理研究、养生防病，例子比比皆是；而且有个特点，它与诸子所论，别有章法，并不纠缠于各人的是非之争，而主要用于探索生命科学，即人与自然的关系问题，亦即探讨人们的生存环境问题，这就更为可贵、更值得重视研究了。

《素问·天元纪大论》引“太始天元册文”说：“太虚寥廓，肇基化元，万物资始，五运终天，布气真灵，总统坤元，九星悬朗，七曜周旋，曰阴曰阳，曰柔曰刚，幽显既位，寒暑弛张，生生化化，品物咸章。”意即是说，自然界具有“真灵”之气，是万物生化的根本。什么是“真灵”之气？即五运终天，以成一岁，幽显既位，寒暑弛张。再说具

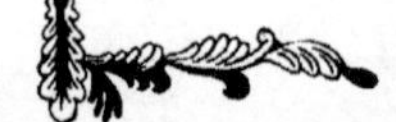

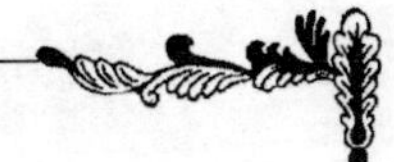

体一些，就是讨论时间和空间与物质运动的密切关系，它包括有情有识之类，亦包括无情无识之类。讲到生生化化，当然最重视的还是人类的生命活动。如《素问·宝命全形论》说："天覆地载，万物悉备，莫贵于人。人以天地之气生，四时之法成。""所以圣人春夏养阳，秋冬养阴，以从其根，故与万物沉浮于生长之门"（《素问·四气调神大论》）。这种天人相应论，其最主要的立足点，就是天地阴阳、四时五行，也就是辩证唯物主义的时空观。正如《素问·阴阳应象大论》所指出的："天有四时五行，以生长收藏，以生寒暑燥湿风；人有五脏化五气，以生喜怒悲忧恐。"而且"四时阴阳，尽有经纪，外内之应，皆有表里"。可见医学上讲的天人相应，自有它的特定内容，而且是直接为生命健康、临床实践服务的，并不是什么玄虚之论，而是有合理内含的。

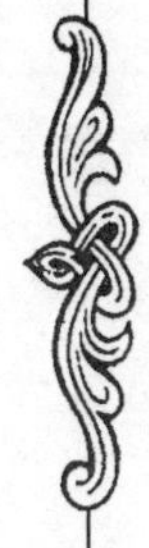

这种天人相应的关系，《内经》还概括为一个"动"字。即"成败倚伏生乎动，动而不已，则变作矣"。其动的形式，是"天气下降，气流于地；地气上升，气腾于天。故高下相召，升降相因，而变作矣"。尤其人居气交之中，相应的关系更为密切。如果不动，"出入废则神机化灭，升降息则气立孤危"。天地万物，将要几乎息灭！！"故非出入，则无以生长壮老已；非升降，则无以生长化收藏。是以升降出入，无器不有。故器者，生化之宇，气散则分之，生化息矣"而且"无不出入，无不升降，化有大小，期有远近，四者之有，而贵常守，反常则灾害至矣"（以上经文均见《六微旨大论》）。这种认识，揭示了天人相应的奥秘，生命的活动，世界的一切，都在运动的变化之中。

不仅如此，天人相应不但把人看作是一个自然界的人，还把他看成社会的人。与人情世故，历史演变，息息相联。

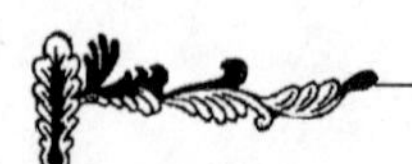

如《素问·举痛论》说："善言天者，必有验于人；善言古者，必有合于今；善言人者，必有厌于己。如此，则道不惑而要数极，所谓明也。"《素问·气交变大论》更说："道者，上知天文，下知地理，中知人事，可以长久。"所谓人事，即社会上的各种影响，物欲的种种干扰，贵贱贫富，功名利禄；特别是先贵后贱，先富后贫，暴乐暴苦，始乐后苦，皆伤精气，精气竭绝，形体毁沮（《素问·疏五过论》）。从此可见，自然和社会，对人的影响，是多么巨大，关系是多么密切，为医而决不能孤立看病，应把人和病同自然和社会各方面密切联系起来看。

《内经》尚有更具体的论证，可以说是渗透到各个方面。例如所谓真人、至人、圣人、贤人以及四气调神等，讲的都是医学和养生学上如何正确处理天人关系问题的。又如"天食人以五气，地食人以五味。五气入鼻，藏于心肺，上使五色修明，音声能彰。五味入口，藏于肠胃，味有所藏，以养五气；气和而生，津液相成，神乃自生"（《六节藏象论》）。讲的都是生活健康，取决于天人两者之间的密切协作关系。及其为病，五脏应四时，又各有收受，如风气通于肝，风胜则动；暑气通于心，热胜则肿；湿气通于脾，湿胜则濡泄，甚则水闭胕肿；燥气通于肺，燥胜则干；寒气通于肾，寒胜则浮。所谓"百病之生也，皆生于风寒暑湿燥火，以之化之变也"。所以临床就有春温、夏暑、秋燥、伤寒等病。总之，是强调"审察病机，无失气宜"（《素问·至真要大论》）。即如诊断，亦处处考虑天人关系，如"理色脉而通神明，合之金木水火土，四时八风六合，不离其常，变化相移，以观其妙，以知其要"（《素问·移精变气论》）。而春气应肝，其色青，其脉弦；夏气应心，其色赤，其脉钩；长夏

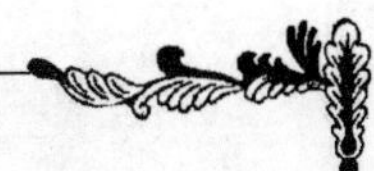

气应脾，其色黄，其脉缓；秋气应肺，其色白，其脉毛；冬气应肾，其色黑，其脉沉。这又是它的特殊规律，从此以候其平病之差异和吉凶安危。至于治疗，亦然如此，应当“合人形以法四时五行而治”（《素问·脏气法时论》）。而“五运之政，犹权衡也，高者抑之，下者举之，化者应之，变者复之，此生长化成收藏之理，气之常也”（《素问·气交变大论》）。因此，“木郁达之，火郁发之，土郁夺之，金郁泄之，水郁折之”（《素问·六元正纪大论》）。而“治诸胜复，寒者热之，热者寒之，温者清之，清者温之；散者收之，抑者散之；燥者润之，急者缓之，坚者耎之，脆者坚之；衰者补之，强者泻之。各安其气，必清必静，则病气衰去，归其所宗，此治之大体也”。如此等等，总要“谨察阴阳所在而调之，以平为期，正者正治，反者反治”（《素问·至真要大论》）。

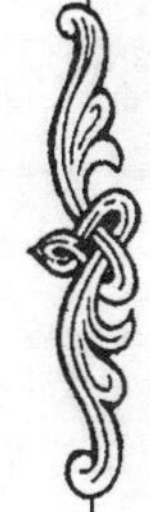

综上所述，天人相应的理论，真是一门大学问，他关涉人与自然，平与病的各个方面，是很值得重视研究的一个课题，而且它一直作为中医学的指导思想，是中医理论体系中的重要组成部分。二千多年来医学家的实践，又大大丰富了它的内容，更显示出它在生命科学的研究和临床实践上有着独具的特色，是富含哲理的认识论。本文不可能一一加以深论，选录金元医家的成就，作为举例，以示概略。

（二）

1. 刘完素从运气学说入手，论证天人相应。认为，医家之要，在于懂得五运六气，分别医家之得失，亦在于能否类推运气造化之理。因为五运六气的变化，与人生息息相关。“天地有运气之升沉，人身有血气之流转，周天度数，荣卫

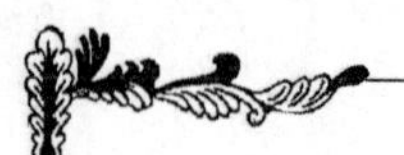

循环，通应人身，昼夜不息”（《素问要旨论·马宗素序》）。“一身之气，皆随五运六气兴衰而无相反，适其脉候，明可知也”（《素问玄机原病式·热类》）。这就是天人相应之义，为医者必须懂得这个道理，才能了解疾病的发生与发展的规律，亦能作出预防和治疗的措施。所以《内经》上说：“不知年之所加，气之兴衰，虚实之所起，不可以为工矣。由是观之，则不知运气而求医无失者鲜矣。”（《素问玄机原病式·序》）

他还根据当时的社会背景和疾病的流行情况，体会到“五运六气有所更，世态居民有所变，天以常火，人以常动，动则属阳，静则属阴，内外皆扰”（《素问病机气宜保命集·伤寒论第六》），所以伤寒热病流行，危害很大。说明他的认识，不仅仅是理论问题，而是有实践基础的。

他还观察到，“脏腑经络，不必本气兴衰而能为其病，六气互相干而病也”（《素问玄机原病式·暴病暴死》）。即脏腑与六气，密切相关，而又变化多端。以脏腑病变而论，是微则当其本化，甚则互相克贼。如以土（脾胃）为例，土本为湿，土太旺则湿气大盛，土气衰则湿枯为燥，余脏皆然，但仅属本气为病；如果病甚，土太过又克贼肾水，土不及又招肝木之侮，还有心火、肺金等错杂为患，一身之气都为之变。至于六气相干，亦很复杂，有同化、有兼化，在此刘氏又最重视六气皆从火化，因为木极似金，金极似火，火极似水，水极似土，土极似木，五运六气的变乱，所谓“亢害承制者”，病至过极，真假虚实纷呈，生死安危在于片刻，刘氏是最惊惕，最有丰富经验的。

刘氏研究五运六气与脏腑的关系，目标明确，主要在乎运用于临床，分别病情的阴阳虚实，脏腑淫并，邪正标本，

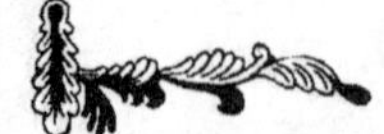

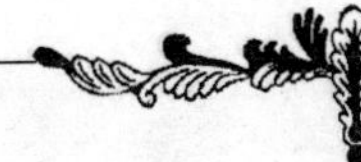

安危盛衰；同时能对病证的处理，主辅佐使，制胜扶弱，有所依据。而且他的实践经验，已经上升到理论，即《素问病机气宜保命集》中的《原道论》和《阴阳论》，认为一身的形气精神，都在于天地、水火、心肾的升降之间，懂得这个道理，就是“修正之要”，就是“主性命者在乎人”。其实，就是天人相应之理在他的实践中的具体化。

2. 如张子和论中风之病，指出“风病善行而数变者，皆是厥阴肝之用也。夫肝木所以自甚而至此者，非独风为然，盖肺金为心火所制，不能胜木故也。此病之作，多发于每年十二月，大寒中气之后，及三四月之交，九月十月之交，何以言之？大寒中气之后，厥阴为主气，已亥之月，亦属厥阴用事之月，皆风主之时也。故三四月之交，多疾风暴雨，振拉摧拔，其化为冰雹。九月十月之交，多落木发屋之变。故风木郁极甚者，必待此三时而作”（《儒门事亲》卷一）。这种从天人相应之理，观察发病的季节，基本是符合临床所见的。

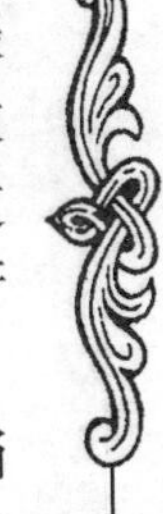

又如对于伤寒等病，认为“凡解利伤寒时气疫疾，当先推天地寒暑之理，以人参之”。南陲与北方，气候的寒热不同；暑天与冬天，季节亦大有差异；少壮气实与老耆气衰，体质的盛虚相去很远；因冒寒食冷或劳役冒暑而得病，成因亦大有区别；禀性怒急与性情和缓，两者的性情亦不一样；两手脉浮大与两手脉迟缓，病情的差别更大。其间的处理方法，亦是相反的，即一者宜辛温解之，一者宜辛凉解之，“不可一概而用，偏执寒凉及与辛温，皆不知变通者。夫地有南北，时有寒暑，人有衰旺，脉有浮沉，剂有温凉，服有多少，不可差玄”（《儒门事亲》）。这种因时制宜，因地制宜，因人制宜，因病制宜，把天与人之间的关系更具

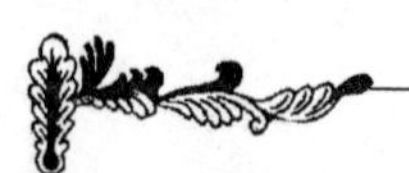

体化了。

而且同社会背景，亦密切相关，如“天下少事之时，人多静逸，乐而不劳。诸静属阴，虽用温剂解表发汗，亦可获愈。及天下多故之时，荧惑失常，师旅数兴，饥馑相继，赋役既多，火化大扰属阳，内火又侵，医者不达时变，犹用辛温，兹不近于人情也。止可用刘河间辛凉之剂，三日以里之证，十痊八九。予用此药四十余年，解利伤寒温热中暑伏热，莫知其数，非为衒也，将以证后人之误用药者也”（《儒门事亲》）。人们发病与天时变化，发病与社会动静，相应密切，张氏是最有实践体会的。

所以他在临床，如诊赵明之病，肠鸣飧泄，两手脉皆浮，自五月至六月不愈，即知其为春伤于风，夏必飧泄。亦是岁木太过，风气流行，脾土受邪，民病飧泄之变，而且风邪尚在表。即与涌剂，上吐以升下陷之气，再与麻黄剂，发汗以袪风邪，既吐且汗，仅仅几个小时，汗止泄亦止（《儒门事亲》卷六）。又如治一衲子，因阴雨卧湿地，一半手足皆不随，若遇阴雨，其病转加，诸医皆作中风偏枯治之，不效，戴人认为，这是风湿寒之气合而成痹，水痹得寒，而浮蓄于皮腠之间，久而不去，内舍六腑，用去水之药可也。以舟车丸下三十余行，去青黄沫水五升，次以淡剂渗泄之，数日，手足皆举。因为“水湿者，人身中之寒物也，寒去则血行，血行则气和，气和则愈矣”（《儒门事亲》卷六）。《素问·五常政大论》云：“必先岁气，无伐天和。无盛盛，无虚虚，而遗人夭殃；无致邪，无失正，绝人长命”张子和是神而明之了。

3. 如李东垣在观察疾病的发生与发展上，在天人关系中，又独有见解。述其经历，如“壬辰改元，京师戒严，迨

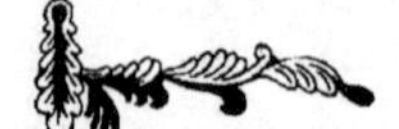

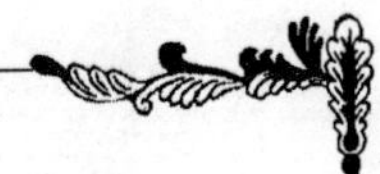

三月下旬，受敌者凡半月，解围之后，都人之不受病者，万无一二，既病而死者，继踵而不绝。都门十有二所，每日各门所送，多者二千，少者不下一千，似此者几三月，此百万人岂俱感风寒外伤者耶？大抵人在围城中，饮食不节，及劳役所伤，不待言而知。由其朝饥暮饱，起居不时，寒温失所，动经三两月，胃气亏乏久矣，一旦饱食太过，感而伤人，而又调治失宜，其死也无疑矣。非惟大梁为然，远在贞祐、兴定间，如东平，如太原，如凤翔，解围之后，病伤而死，无不然者”（《内外伤辨惑论》）。大兵之后，必有大疫，这是（旧社会）历史反复证明的事实。李氏体会它不但是风寒外感问题，而且社会的动乱，生活的失常，导致其人“胃气亏乏”，亦是一个重要因素，所以疫气流行，死亡亦惨，正如《内经》所说“邪之所凑，其气必虚”（《素问·逆调论》），虚而受邪，其人必死。

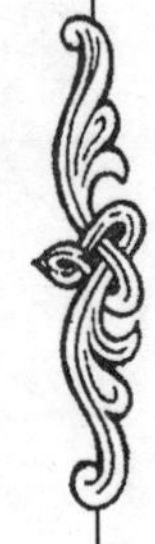

同时，天地阴阳生杀之理，在于升降浮沉之间。“升已而降，降已而升，如环无端，运化万物，其实一气也。设或阴阳错综，胜复之变，自此而起；万物之中人一也，呼吸升降，效象天地，准绳阴阳。盖胃为水谷之海，饮食入胃，而精气输脾归肺，上行春夏之令，以滋养周身，乃清气为天者也；升已而下输膀胱，行秋冬之令，为传化糟粕，转味而出，乃浊阴为地者也。若夫顺四时之气，起居有时，以避寒暑，饮食有节，及不暴喜怒，以颐神志，常欲四时均平，而无偏胜则安。不然，损伤脾胃，真气下溜，或下泄而久不能升，是有秋冬而无春夏，乃生长之用，陷于殒杀之气，而百病皆起；或久升而不降，亦病也”（《脾胃论》卷下）。如此论证，关于天人相应之理，在天是一气之周流，在人是脾胃之升降，呼吸相应，内外与共，而尤重于阳气之升运，这就

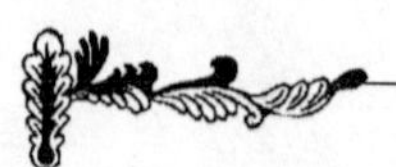

反映李氏的独到认识。

他并举其亲身的验证，如癸卯岁，六七月间，淫雨阴寒，逾月不止，时人多病泄利，乃湿多成五泄之变。一日，予亦体重肢节疼痛，大便泄泻并下者三，而小便闭塞。这是客邪寒湿，六淫从外而入里，而且甚暴，若用一般淡渗之剂，希望从分利中获效，这是不妥的，因为病已下利，再用渗泄之药，是降之又降，是复益其阴，而重竭其阳气，非徒无益，而又害之，这是不达升降浮沉之理。必用升阳风药，如羌活、独活、柴胡、升麻、防风、炙甘草等，使阳气上升，浊气自降，其病亦就痊愈。“大法云：湿寒之胜，助风以平之”，即宜用风药胜湿。“又云：下者举之，得阳气升腾而愈矣”，即使脾气升运，阳能胜阴，此为治脾虚湿胜泄泻的根本方法，亦即升阳益气，崇土以御客邪，这在临床上是有显著功效的。

还有一例，病人素有风眩证，不敢见风，眼涩，头痛眼黑。胸中有痰，恶心兀兀欲吐，若遇外风，则觉皮肉紧缩，神疲乏力，手足难举重物；如其居于暖室中，则少出微汗，其证乃减，但若再遇风，病又复发。这种证候，明显是中气不足，阳不卫外，不任外风的影响；而中虚则湿生，又郁而为痰，阻碍清浊之升降，故致风眩不愈。李氏治以补肝汤，用柴胡、升麻、藁本，升腾阳气，兼御风邪；配伍苍术、茯苓，上下分消其湿，又加半夏、生姜、神曲，和胃化痰（《兰室秘藏》卷中）。这是补中升阳的变法，表里两顾，调和内外，风眩自除，亦就天人自相适应了。

4. 朱丹溪别有说法，他先从养生谈起。认为“天地以一元之气，化生万物，根于中者曰神机，根于外者曰气立。万物同此一气，人灵于物。形与天地参而为三者，以其得气

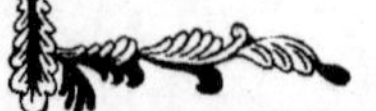

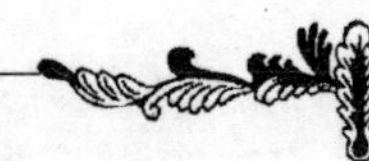

之正而相通也。故气升亦升，气浮亦浮，气降亦降，气沉亦沉，人与天地同一橐籥”。所以“天地以五行更迭衰旺而成四时，人之五脏六腑，亦应之而衰旺”。应该调摄起居，协和天人关系。比如四月五月，为火大旺，火旺则金衰；六月为土大旺，土旺又克水，何况肾水又常借肺之上源以为养。此时火土之旺，正形成肺肾之虚，古人谆谆于夏令的养生，独宿而味淡，保养金水二脏，是很有道理的。又如十月十一月，为火气潜伏闭藏之时，养其本然之真气，为来春发生升动之本，亦宜注意养生。如不加意，恣欲戕贼，则根本不固，无以奉生，阳气外浮，可能有温热之病。因此，冬夏两季，为一年之虚时；尚有一月之虚，若上弦前，下弦后，月廓空；一日之虚，如大风大雾，暴寒暴热，日月薄蚀，惊恐悲哀；更有病患初退，疮痍正作；等等。若此四者之虚，切莫犯忌，摄生养性，主之以静，则能外内相应，保全天和(《格致余论》)。

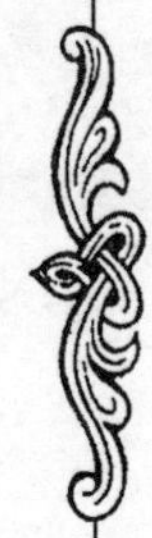

及其有病，亦应权衡天人，恰当处理。例如痎疟，《内经》谓夏伤于暑，秋伤于风，明显是外感之病，与天时有关，可以解散，可以截止；但如胃气虚者，不能轻试速效，劫病之药，胃气重伤，后果不佳。尝遇体虚之人，先以参、术、陈皮、芍药等补剂，辅以本经之药，惟其取汗，若得汗而体尚虚者，还须重用补剂以助之，候汗出通身，下过委中，方是佳兆。仍教以淡饮食，省出入，避风就温，远去帷薄，谨密调养，无有不安(《格致余论》)。于此可知，单纯外感的，病较易治，若脏腑虚的，本实先拨，不能径情而往，应固本以适时，安内而攘外。

又如痛风，大都因血受热，已自沸腾，其后或涉冷水，或立湿地，或扇取凉，或卧当风，寒外搏，热血得寒，污浊

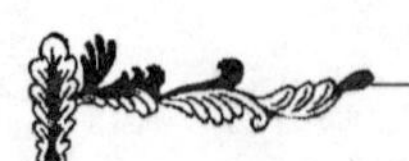

凝涩，所以作痛；夜则痛甚，是行于阴分之故。治法以辛热之剂，流散寒湿，开发腠理，其血得行，与气相和，其病自安。然病情亦有数种，治法亦当稍异。如诊东阳傅文，年逾六十，性急作劳，两腿痛甚，动则尤剧。此兼虚证，不能徒治其表，当用补血温血，病可自安。遂与四物汤加桃仁、陈皮、牛膝、生甘草，煎入生姜，研潜行散，热饮三四十剂而愈。又如朱宅妇，年近三十，食味甚厚，性躁急，痛风挛缩数月，医药不应。此属夹痰与气为患，亦不能就风论风，与和血疏气导痰方法，以潜行散入生甘草、牛膝、炒枳壳、通草、陈皮、桃仁、姜汁煎服，半年而安（《格致余论》）。总之，审察病机，无失气宜。天地上下，人生其中，脏腑气穴，亦与天地相为流通。医之为治，惟当察此，使无失其宜而后可（《丹溪心法》）。

以上所述，就是天人相应理论在中医学中所论所用的大略。

探讨“膀胱”的几个问题

膀胱的经络和藏象，似很明确，在前人的论述中，亦少争论，但实际还是存在一些问题的，而且有些地方已引起误解，应探讨明白，对“膀胱”有一个全面的理解，亦是对中医学的整理提高。这里除膀胱为足太阳经脉这一部分外，对膀胱的名实问题，藏津液问题和气化问题等作些探讨，就正同道。

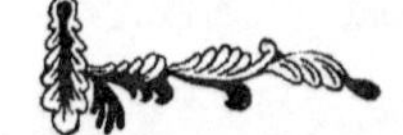

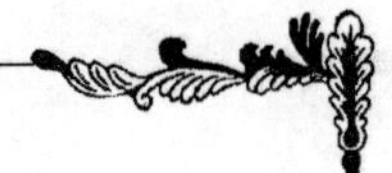

一、膀胱的名实问题

关于膀胱的名实问题，似乎不必多论，“膀胱有形可见”，“有物可据”，其实不然，中医书中对“膀胱”一词的运用，是有多种含义的。如《素问·六节藏象论》说：“脾、胃、大肠、小肠、三焦、膀胱者，仓廪之本，营之居也，名曰器……。”这是说膀胱为有形之脏器，可以肯定。是什么脏器？《灵枢·五味论》作了明确的回答：“膀胱之胞薄以懦，得酸则缩绻，约而不通，水道不行，故癃。”这就是说，膀胱即尿胞，是藏尿之器。所以《素问·宣明五气》亦说：“膀胱不利为癃，不约为遗溺。”《中藏经》亦肯定这一点，《论膀胱虚实寒热生死脉诊之法》上说：“五脏有疾，即应膀胱，膀胱有疾，即应胞囊也。”《难经·四十二难》更作出明确的论载，如云：“膀胱重九两二钱，纵广九寸，盛溺九升九合，口广二寸半。”由此可见，古人对膀胱这个脏器，是完全明了的。这是一种含义，膀胱即胞囊，即尿胞，有名有形，名实符合。

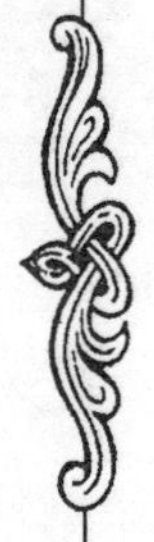

但另外还有一种说法，膀胱与尿胞是两回事，膀胱并不等于尿胞。如《素问·痹论》说：“胞痹者，少腹膀胱按之内痛，若沃以汤，涩于小便……。”《示从容论》亦是胞与膀胱并提的。两者的名称不同，含义亦不一样。《灵枢·淫邪发梦》更明确区分，如云：厥气“客于膀胱，则梦游行；……客于胞脏，则梦溲便”。这样，膀胱就另有含义了，尿胞才是主小便的。《金匮·妇人产后病脉证治》说得很具体，“……此名转胞，不得溺也，以胞系了戾，故致此病，但利小便则愈。”考《伤寒论》《金匮要略》的条文中，明白提到膀胱的有七处，但只有一二处可以从膀胱即尿胞的含义

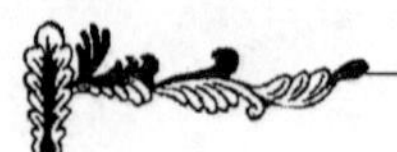

上去解释，其余都是另有所指；即小便不利淋病一篇，明显是论述小便病变的，亦没有一处提到膀胱名词。

“膀胱”的另外含义指什么？大致有以下两点，一是指少腹（小腹）部位，亦可以说“膀胱”即是少腹（小腹）的互辞，或者两词联称。如上文《素问·痹论》所说的胞痹，“少腹膀胱按之内痛”，显然少腹膀胱是指部位，胞痹才是病的实质。王冰之注就是这个意思，如云：“膀胱为津液之府，胞内居之，少腹处关元之中，内藏胞器。”《伤寒论》说得更具体，如《伤寒论·辨厥阴病脉证并治第十二》（340条）云：“病人手足厥冷，言我不结胸，小腹满，按之痛者，此冷结在膀胱关元也。”《金匮要略·黄疸病脉证并治第十五》（2条）又说：“额上黑，微汗出，手足中热，薄暮即发，膀胱急，小便自利，名曰女劳疸。”《金匮要略·妇人产后病脉证治第二十一》（7条）更说：“产后七八日，无太阳证，少腹坚痛，此恶露不尽，……热在里，结在膀胱也”等，这些地方的“膀胱”一词，既与太阳经络无关，亦与尿胞小便无涉，所以其文一则加上“小便自利”，一则加上“无太阳证”的区别词，排除与尿胞和经络的关系，而主要是指少腹（小腹）部位。

二是指津液之府，这是脏腑的特殊藏象。如《素问·灵兰秘典论》说：“膀胱者，州都之官，津液藏焉。”该论对藏象有一系列的论述，如对心脏，不言主血脉而云神明，对肝脏，不言藏血而云谋虑，对肺脏，不言主呼吸而云治节，对肾脏，不言主水而云伎巧，对胆腑，不言中清而云决断等，因此，对膀胱亦不言主小便，而云藏津液。这是中医藏象学说的特殊含义，不能与解剖的脏腑相提并论。

综上所论，膀胱的名之与实，不是没有问题，而是值得

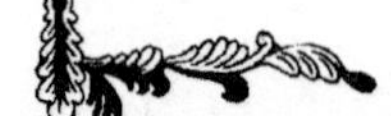

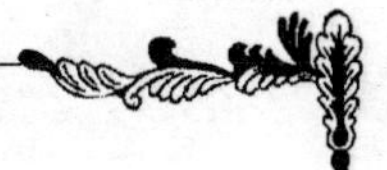

进一步探讨明白。

二、膀胱藏津液问题

上文指出，“膀胱者，州都之官，津液藏焉”。《灵枢·本输》篇亦说：“肾合膀胱，膀胱者，津液之府也。”这是膀胱藏津液的最早记载。津液究竟是什么？王冰注云：膀胱“居下内空，故藏津液。若得气海之气施化，则溲便注泄；气海之气不及，则闭隐不通”，从此注寻绎，津液就是尿液，这与《灵兰秘典论》经文含义是不洽的，但以后注家，很多承袭此说，直至现在，有些中医学讲义引用这条经文，就径直认为膀胱藏津液，就是藏尿液了，这实在有些误解。从《素问》《灵枢》的记载，对津液的含义是很明确的，而且认为是人身很宝贵的物质。如《六节藏象论》说：“五味入口，藏于肠胃，味有所藏，以养五气，气和而生，津液相成，神乃自生，”这种论述，对津液是多么重视，肯定它是来源于五谷之精气，在人的生命活动中起着重要的作用，即“津液相成，神乃自生”，怎么能同待排除的废物——尿液相提并论，混为一谈呢？

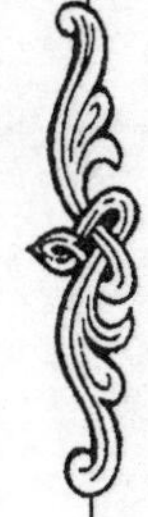

《灵枢·决气》篇并对津液作了具体的解释，如云“何谓津？腠理发泄，汗出溱溱，是谓津。”“何谓液？谷入气满，淖泽注于骨，骨属屈伸，泄泽补益脑髓，皮肤润泽，是谓液。”并且与精、气、血、脉并列，称为六气，更与尿液毫无共同之处。并且重申之曰：“津脱者，腠理开，汗大泄；液脱者，骨属屈伸不利，色夭，脑髓消，胫酸，耳数鸣。”这是示人要重视津液，不能脱失，否则有上述的危险，更谈不上可以像小便那样，一天几次排泄一空了。

再从各种医书及临床来看，对尿液的名称，大都称为

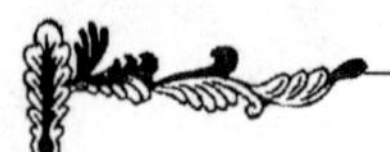

“溺”，“尿”或“溲”，“溲便”或小便等，没有以津液作为尿的名称的。对胞，亦只有称为尿胞，没有称为津胞或液胞的。

从上可知，这里的膀胱藏津液，“膀胱”是另有所指，即津液之府，并不是尿胞，而所藏之津液，确实是津液，不是指尿液。

当然，《素问》亦有膀胱藏小便之说，如《脉要精微论》云：“水泉不止者，是膀胱不藏也。”水泉即指小便，这不是明显讲膀胱藏小便吗？不错，膀胱是藏小便的，但这仍然是膀胱的第一种含义，即膀胱就是尿胞，所以藏小便。只要注意其用“水泉”一词，而不是云津液，就完全可以明白，它与“膀胱虚则遗溺”是同一意义，但与膀胱藏津液又不能互相混淆。

三、膀胱气化问题

《素问·灵兰秘典论》说：“膀胱者……律液藏焉，气化则能出矣。”这里有两个问题，一个是“气化”，一个是“出”字。前一个问题是主要的，气化问题解决了，对膀胱藏津液问题可以进一步明确，而“出”字亦可以随之解决。

对于气化出矣，王冰之注已见上述，他是指“气海之气施化，则溲便注泄”，张隐庵注释亦基本相同，不过对气化说得比较笼统，如云：“气化则水液运行而下出矣。这些解释有可商之处，似乎“气化”是为了出小便，混淆了同一膀胱名词的不同含义。我们还是从经文上找答案，《灵枢·本输》说：“三焦者，是少阳太阴（阳）之所将，太阳之别也……入络膀胱，约下焦。”又说：“三焦者，中渎之府，水道出焉，属膀胱。”《灵枢·本脏》说得更明确，“肾合三焦

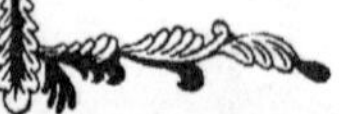

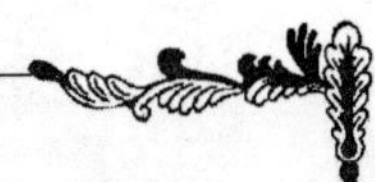

膀胱，三焦膀胱者，腠理毫毛其应。”《甲乙经》卷九亦以三焦膀胱合为一篇。从上述经文来看，很明显，膀胱的气化，主要来源于三焦的气化。膀胱所藏之津液，通过三焦的气化而发挥作用，所以《灵枢·五癃津液别》说：“三焦出气，以温肌肉，充皮肤，为其津；其留而不行者，为液。天暑衣厚则腠理开，故汗出，寒留于分肉之间，聚沫则为痛；天寒则腠理闭，气涩不行（注意！），水下流于膀胱，则为溺与气。”这样，膀胱之气化问题，就很明白了。再复述一遍，膀胱是藏津液的，通过三焦的气化作用，津液能够充养筋骨脑髓，能够温肌肉，充皮肤。

至于“出”字，从上文的论述，已经大体上有了答案，即三焦出气，津液能够发挥其作用。但这里的“出”字，还不是膀胱所独有，而是十二脏的共用字，如“神明出焉”，“谋虑出焉”，“治节出焉”，“伎巧出焉”，“决断出焉”等等，都用“出”字。固然，言膀胱，言气化，出字与小便联系起来，似乎很自然，但这里并不是这种用意，只要从诸脏腑都用“出”字去细细琢磨，就可以了解。这里的“出”字，大致是指脏腑发挥的特殊功能，超出于一般作用之外的。如从心的生理解剖上，是找不到神明的，肝的生理解剖上，亦找不到谋虑，联系到膀胱的生理解剖，亦找不到津液，但前人却偏偏把两者联系起来，而名之曰“出”，这不是含有特殊意义吗？如果简单地把“出”字与解剖的膀胱联系起来，作为出小便，那么对心、肝等等的“出”字，又如何解释，取得一致呢？这是不符合《素问·灵兰秘典论》精神的。

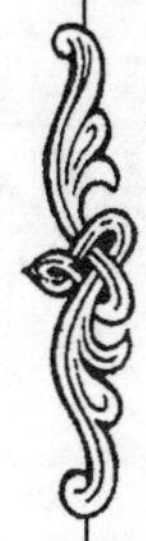

最有意义的是《素问·经脉别论》一段经文，在论述“饮入于胃，游益精气，上输于脾，脾气散精，上归于肺，通调水道，下输膀胱”之后，紧接着说：“水精四布，五经

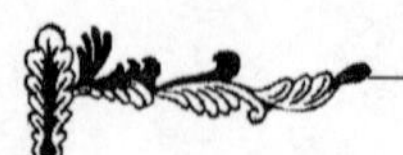

并行，合于四时五脏阴阳，揆度以为常也。”这把气化而出的精神讲得真透彻了。精气下输膀胱之后，还有四布、五经并行等功用，而且还随着四时五脏阴阳起作用。它与出小便根本不同，是两股道。《诸病源候论》卷十五膀胱病候，对膀胱之藏津液，膀胱之气化而出，亦作了很精辟的阐发。如说：“膀胱……肾之腑也，五谷五味之津液，悉归于膀胱，气化分入血脉，以成骨髓也；而津液之余者，入胞则为小便。”这种解释，是源于《灵枢·决气》的论津液和《素问·逆调论》的论津液与水的关系（“夫水者，循津液而流也”），把两者联系起来，成为阐述津液与水的整个过程，很像现代医学所讲的，肾脏主水，并能重吸收的生理功能。这样，“膀胱为津液之府”究竟是指什么，“藏津液”是藏的什么物质，“气化出焉”到底是怎么一回事，都可以有一个很明白的答复。当然，在《内经》至《诸病源候论》的作者时代，尚不具备现代的生理解剖学知识，但在长期的实践过程中观察到有这种生理功能，是完全有可能的，亦是自然科学中大量存在的事实，亦是中医学中的精华之处，否则怎么能讲得如此生动而又很实际呢？应该说《诸病源候论》对肾主水、膀胱藏津液、气化而出的解释，是通过认真仔细的观察，符合实际，有所发明的。亦可以纠正某些注家的误解（要从“肾合三焦膀胱”全面理解）。

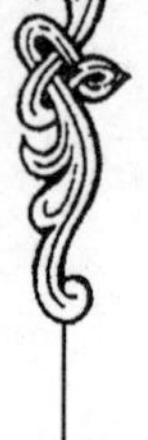

不过，在中医学中，一个名词，有几种含义，几个名词，又是一个含义，这样的问题，存在不少，往往容易混淆，对教学、临床、科研以及向外传播，都有不便。如何分析研究，整理提高，使名词术语做到相对统一，概念、含义亦比较一致，便于学，便于用。作为一门科学，是应该有这样的要求，作为继承发扬中医学，中医现代化，亦迫切有这

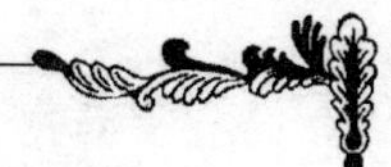

样的要求。希望能够把这个工作提到议事日程上，推动中医学术更好地向前发展。

四、结语

本文对“膀胱”作了一些探讨，并提出以下几点看法。

1. 关于前人运用“膀胱”一词，有几种含义：①膀胱即尿胞，有名有形，名实相符；②膀胱与尿胞不同，是两回事；③膀胱指少腹（小腹）部位；④膀胱是津液之府。

2. 关于膀胱藏津液，这里的“膀胱”不是尿胞，是津液之府；藏的是津液，而不是尿液，应该是肾脏的重吸收功能及其部位。

3. 关于膀胱的气化出矣，气化是指三焦的气化。即肾合三焦膀胱。气化而出，津液能够充养筋骨脑髓，能够温肌肉，充皮肤。至于津液之余为小便，从膀胱而出，这种功能是属于膀胱的第一种含义，它与膀胱藏津液气化而出是两个不同的内含，即两个不同的部位和功能，不能混淆。

《类经》是张景岳的杰出成就

《内经》为医经之祖，中医理论的渊薮，这是人们所一致公认的，几千年来奉为圭臬。但她是一部古典的医学论文集，并非出于一时一人之手，是秦汉以前医学成就的一个综合。文义高古渊微，但纲目隐而未举，景岳仰慕之余，探求整理改编的方法，曾谓“唯有尽易旧制，颠倒一番，从类分门，然后附意阐发，庶晰其韫”（《类经序》，以下引文同）。

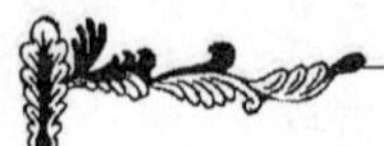

而且“周有扁鹊之摘难，晋有玄晏先生之类分，唐有王太仆之补削，元有滑樱宁之撮钞”。前人皆有鉴于此，欲整编而未能尽善的，唯有《类经》之作，才能更臻上乘。

（一）

《类经》之作，合《灵枢》《素问》而类列之，使两经始分而终合，“以《灵枢》启《素问》之微，《素问》发《灵枢》之秘，相为表里，通其义也”。同时又把两经内容分为十二类，如摄生、阴阳、藏象、脉色等，并附图翼。这样，既是学习方法上的一大改进，便于后学者甚多，又是一番艰巨细致的整理改编工作，阐发经义，使之条理清楚，系统性更强；特别把中医的理论体系的几个重要环节，突出来了。

就其分类用意而言，张氏认为：“夫人之大事，莫若死生，能葆其真，合乎天矣，故首曰摄生类。生成之道，两仪主之，阴阳既立，三才位矣，故二曰阴阳类。人之有生，藏气为本，五内洞然，三垣治矣，故三曰藏象类。欲知其内，须察其外，脉色通神，吉凶判矣，故四曰脉色类。脏腑治内，经络治外，能明终始，四大安矣，故五曰经络类。万事万殊，必有本末，知所先后，握其要矣，故六曰标本类。人之所赖，药食为天，气味得宜，五宫强矣，故七曰气味类。驹隙百年，谁保无恙，治之弗失，危者安矣，故八曰论治类。疾之中人，变态莫测，明能烛幽，二竖遁矣，故九曰疾病类。药饵不及，古有针砭，九法搜玄，道超凡矣，故十曰针刺类。至若天道茫茫，运行今古，苞无穷，协唯一，推之以理，指诸掌矣，故十一曰运气类。又若经文连属，难以强分，或附见于别门，欲求之而不得，分条索隐，血脉贯矣，故十二曰会通类”。这个论述，渊源于滑氏的《读素问钞》，

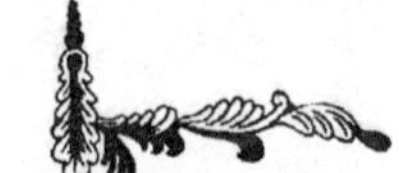

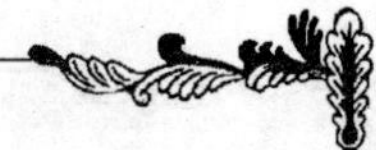

而又阐发其义，确实起到经文大义的钩玄作用。虽然有人好为守古，病其“不免割裂古书”，其实，古书仍在尔，而《类经》则有古为今用的积极意义。

就《类经》的编撰而言，生动活泼，触类旁通，是富有启发性的。内容有注有校，有辨有论，有分有合，有图有翼，既纵横联系，亦综合分析，真是把一部《内经》钻透了。其驳正之处很多，直言不讳，如《难经》之左《内经》，提出三焦有名无形，以右肾为命门；王冰舛改《内经》，说成“君火以名”。以及张仲景之尺为关、寸为格，王叔和之大小肠附配两寸，刘河间专以有余释病机，朱丹溪误用至阴虚、至阳盛以佐证其阳有余阴不足论等，都一一为之辨证，恢复经义的面貌。又如前贤注有未备的，更能发隐就明，转难为易，尽启其秘，而公之于人，使能了然其义。至于经文与经文之间，《素问》《灵枢》与《甲乙经》《黄帝内经太素》、全元起注文之间，有歧义矛盾的，校注之处，较林亿更为翔实。如此等等，很多是道前人所未道，深受人们称誉。这种成就，景岳先生亦是颐然四顾、踌躇满志的，尝云：《类经》之成，“自是而条理明，纲目举，晦者明，隐者见，巨细通融，歧二毕彻。一展卷而重门洞开，秋毫在目，不惟广裨乎来学，即凡志切尊生者，欲求兹妙，无不信手可拈矣。”这个自评，真是如实反映，并不能算夸大。

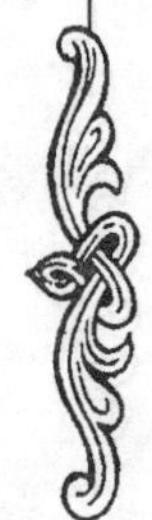

（二）

张氏注《类经》，是主张“医《易》同源论”的，亦就是主张从自然科学、人文科学和哲理综合解释医理的。如云：“《易》者，易也，具阴阳动静之妙；医者，意也，合阴阳消长之机。虽阴阳已备于《内经》，而变化莫大乎《周

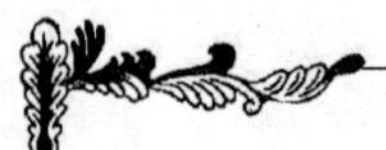

易》。故曰天人一理者，一此阴阳也；医《易》同源者，同此变化也。岂非医《易》相通，理无二致，可以医而不知《易》乎？！”(《医〈易〉义》)

为了阐明这个见解，他从太极、两仪、四象、八卦，层层联系分析，说明天地之理具乎《易》，而身心之理亦具乎《易》。例如以《易经》爻象而言，则天地之道，以六为节，六奇六偶，是为十二。十二月，十二脏，十二会，十二经，十二辰，十二节等，均有关联。以藏象而言，则脏腑之阴阳，内景之高下，与初六至上六，初九至上九，均有相当。以形体而言，则乾首坤腹，坎耳离目，兑口巽股，艮手震足，人身之体用，象在其中。以生育而言，则天地氤氲，万物化醇，男女构精，万物化生，胎孕交感之道，存乎其中矣。以精神而言，则北方水藏精，南方火藏神，东方木藏魂，西方金藏魄，中五土藏意。故欲知魂魄之阴阳，须知精神之有类。木火同气，故神魂藏于东南；金水同源，故精魄藏于西北。土统四气，故意独居中。而脏腑五行之象，存乎其中矣。以动静而言，则阳主乎动，阴主乎静；静者动之基，动者静之机。刚柔推荡，《易》之动静也；阴阳升降，气之动静也；形气消息，物之动静也；昼夜兴寝，身之动静也。欲详求夫动静，须精察乎阴阳。动极者镇之以静，阴盛者胜之以阳。病治脉学，须知动中有静；声色气味，当知柔里藏刚。知刚柔动静之精微，而医中运用之妙，思过半矣。尚有神机、屈伸、变化、常变、鬼神、死生、疾病等等，都有《易》理存焉。真是“神莫神于《易》，《易》莫易于医，欲赅医《易》，理只阴阳。”(《医〈易〉义》)

然合阴阳而言之，“则阴以阳为主，而天地之大德曰生。夫生也者，阳也，奇也，一也，丹也。《易》有万象，而欲

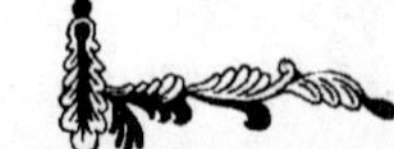

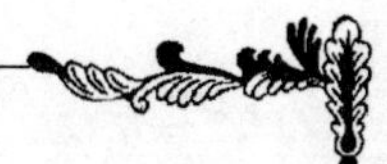

以一字统之者，曰阳而已矣；生死大事，而欲以一字蔽之者，亦曰阳而已矣”。从此亦就引出了他的《大宝论》，“天之大宝，只此一丸红日；人之大宝，只此一息真阳”。人身一小乾坤，得阳则生，失阳则死。因此欲保生者，必须保护命门的根本，这是生气之原，元阳之宅。即便真阴，亦不能单就阴而论，元阳与元阴相配，关系着万物的生成，即“阴不可以无阳，非气无以生形也；阳不可以无阴，非形无以载气也”。并泛论真阴之象、真阴之藏、真阴之用、真阴之病、真阴之治等等，这就是他的《真阴论》。然总之一句话，是要“知其雄，守其雌”。“雄动而作，雌静而守，然动必归静，雄必归雌，此雄之不可不知，雌之不可不守也”。亦即所谓独阳不生，孤阴不长。从此左归丸、右归丸、左归饮、右归饮，甚至大补元煎、两仪膏等，便成为他理论纵横的落脚处。补元阳，于阴中求阳；补元阴，于阳中求阴；使阴平阳秘，精神乃治。而最最重要的，还在于“阴阳之要，阳密乃固”。即“天运当以日光明。此言天之运，人之命，元元根本，总在太阳无两也”。

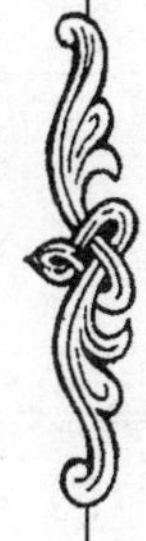

综上所述，就是景岳注释《类经》的主导精神，亦是他的整个学术思想。这种思想的形成，不能不看到宋明理学的影响，援儒入医，朱丹溪成为儒医的先行者，而张景岳氏，实已更多造诣了。他在理论上，重视命门水火说。临床上，创立左归、右归方法，最终成为温补一派，对学术上是有积极贡献的。

张氏重视说《易》说理，实际是运用自然科学与人文科学及易学知识论医，尽管在某些地方，带有封建伦理道德观念，但人身的脏腑经络，营卫气血，都是真真实实的存在，科学上是允许运用各种知识和方法，来探讨生命科学和医学

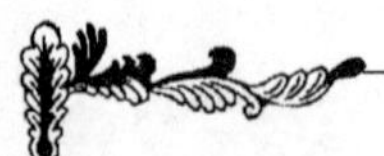

问题的，应该有分析、有选择地加以看待，特别中医自有自己的特长，是不容置疑的。当然，强调命门水火，大力左归右归，厚重填补，温补固然是一个良好方法，但亦须谨慎用事，防止以偏致偏。

《伤寒论》几个问题的探讨

一、“不可余药”

太阳篇（126条）：“伤寒有热，少腹满，应小便不利，今反利者，为有血也，当下之，不可余药，宜抵当丸。”文中“不可余药”句，历来注家，见解不一。

成无己《注解伤寒论》说：“伤寒有热，少腹满，是蓄血于下焦。若热蓄，津液不通，则小便不利；其热不蓄，津液行，小便自利者，乃为蓄血，当与桃仁承气汤、抵当汤下之。然此无身黄屎黑，又无喜妄发狂，是未至于甚，故不可余駃峻之药也，可与抵当丸，小可下之也。”成氏此注，是把本条与106条、124条和125条比较，认为此证比桃核承气汤证、抵当汤证为轻，止宜用抵当丸轻剂以下之。“不可余药”是指桃核承气汤和抵当汤类驶峻之药。

喻嘉言《尚论篇》解释是：“伤寒蓄血，较中风蓄血更为凝滞，故变上篇之抵当汤为丸，煮而连滓服之，与结胸项强似柔痉用大陷胸丸同意。盖汤者荡也，阳邪入阴，一荡涤之即散；丸者缓也，阴邪入阴，恐荡涤之不尽，故缓而攻之，所以求功于必胜也。其曰不可余药者，即本汤不变为丸，不可得矣。”喻氏论病论药，从邪有阴阳，药分汤丸为

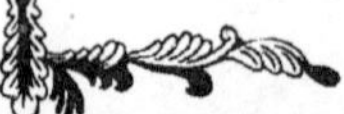

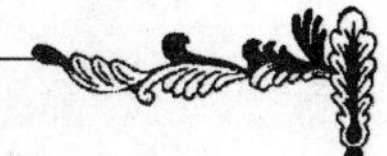

说，硬分成中风与伤寒两类，即汤治中风，丸治伤寒，临床无此规矩。认为本汤不变为丸不行，则更是意译失真了！

尤在泾《伤寒贯珠集》认为，本证候“乃血瘀而非水结，如上条抵当汤下之之例也，云不可余药者，谓非抵当丸不能以治之耳”

《医宗金鉴》把条文“不可余药”一句删掉，全文显得更加通顺。但在按注中，没有说明理由，删文也无交代，未免美中不足。

其实，王叔和《脉经》早就如此了。原文为：“伤寒有热，而少腹满，应小便不利，今反利者，此为血，当下之，属抵当丸证”（卷七病可下证第七）。孙思邈《备急千金要方》在伤寒门录此条，也无“不可余药”四字，应从删。

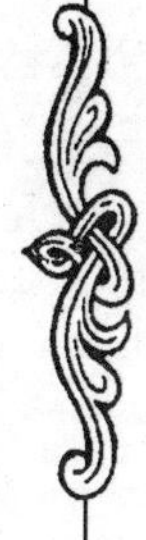

二、“不往来寒热”

太阳篇（130 条）：“脏结无阳证，不往来寒热，其人反静，舌上胎滑者，不可攻也。”文中“不往来寒热”句，各家注释也值得斟酌。

《注解伤寒论》云：“脏结，于法当下。无阳证，谓无表热；不往来寒热，为半表半里无热证；其人反静，谓里无热。经曰：“舌上如胎者，以丹田有热，胸中有寒。邪气以表里皆寒，故不可攻。”成氏是以开头三句作为表、里、半表半里的代词，排除一个“热”字，肯定一个“寒”字，否定个“攻”法。义较明晰，但与脏结的主要病情并不相协。脏结病在脏在里在下，病固有可下的，亦有可能兼有表证，而应先解表后攻里的，但这里开首即提出“脏结无阳证”，其不兼表证，已经肯定。既无表证，只有里证，而冒出少阳证的假设，殊难理解。

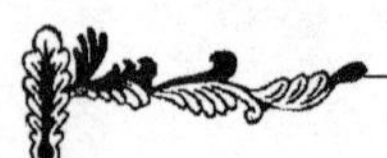

《伤寒论注》对结胸脏结的整个病情治法概括得扼要明白，如云："结胸是阳邪下陷，尚有证见于外，故脉虽沉紧，有可下之理。脏结是积渐凝结而为阴，五脏之阳已竭也，外无烦躁潮热之阳，舌无黄黑芒刺之苔，虽有硬满之证，慎不可攻，理中四逆辈温之，尚有可生之义。"对于"不往来寒热，其人反静"，这里意译作"外无烦躁潮热之阳，"盖看出原文有问题，但又不能直接指出其误的苦衷，所以绕道而释之，殊不知正是这样意译，却失真了。"潮热"显然不能释成"往来寒热"。更何况脏结阴证，能要求见阳证实热而后攻之？其说不可从。

《伤寒贯珠集》云："邪结在脏，必阳气内动，或邪气外达，而后可施攻服之法。若无阳证，不往来寒热，则内动外达之机俱泯，是以其人反静。……"这里，把阳证、往来寒热的二阳表证用词，一反而为由里达表的病机解释，毋论伤寒三阴病无此文例，亦于理难通。

《脉经》对"不往来寒热"句，作为"寒而不热"（卷七病不可下证第六），比较近理。"寒而不热"，与上文"脏结无阳证"，易贯串，且协调。无阳证，寒而不热，阴寒已甚，但未到阴极阳亡，出现阴躁，所以申言之谓"其人反静"，似乎可以攻下的；但舌上苔滑，则阴凝已极，阳气衰败，就不可攻下了。如此解释，是较圆通了，可以从正。

三、"病发于阴，而反下之，因作痞也"

太阳篇（131条）："病发于阳，而反下之，热入，因作结胸；病发于阴，而反下之，因作痞也。"前后两段经文对比，"因作痞也"句前，显然少了一句痞证的病因前提词，即与上"热入"的对称词。

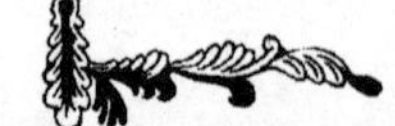

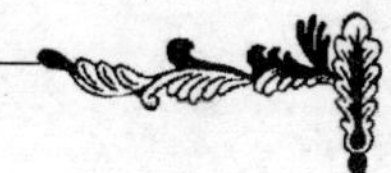

《注解伤寒论》云："发热恶寒者，发于阳也，而反下之，则表中阳邪入里，结于胸中，为结胸。无热恶寒者，发于阴也，而反下之，表中之阴入里，结于心下，为痞。成氏是有卓见的，注中补入"表中之阴入里"一句，则病情、文气均完整了。

《伤寒缵论》云："病发于阴者，皆是内夹痰饮，外感风寒，中气先伤，所以汗下不解，而心下痞也。"这样解释，正文未明，而又节外生枝，既不符于经文精神，更有违于诸泻心的治法。

《尚论篇》云："寒为阴邪，病发于伤寒，阴邪未从外解，而反下之，其热势乘虚陷入，必痞塞于心间，二证（指结胸与痞）皆由下早，皆是热入，省文见意也。"喻氏明明知道："因作痞也"之前有缺文，中风、伤寒是阴阳二邪，怎么能说成"阴邪未从外解，而反下之，其热势乘虚陷入"，这个"热势"又从何而来？甚至说成"皆是热入，省文以见其意"，把阴阳二邪混而为一，缺文变成省文。强词夺理，违反经意。

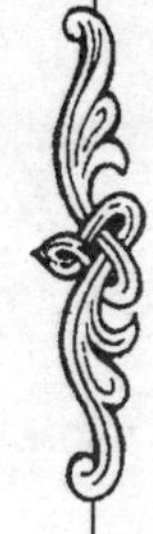

《伤寒论注》云："（阴阳）指人身之外为阳，内为阴。……发阴发阳，俱指发热；结胸与痞，俱是热证。作痞不言热入者，热原发于里也。误下而热不散，因而痞硬，不可以发阴作无热解也。若作痞谓非热证，泻心汤不得用芩连大黄矣。"按柯氏之说，结胸是由外入内，痞证是由内而自发，亦是主观想象。经文151条明言："脉浮而紧，而复下之，紧反入里，则作痞。"究竟是由外而入，还是由内自发？究竟是热入，还是紧反入里，明眼人一看就知柯氏之误。

《脉经》作"病发于阳，而反下之，热入，因作结胸。

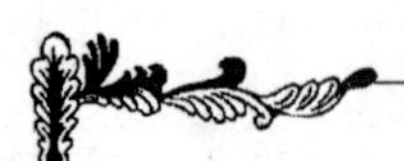

发于阴，而反下之，因作痞。痞脉浮坚而下之，紧反入里，因作痞”。这是把《伤寒论》131 条和 151 条连缀在一起，可以清楚看出，“因作痞也”句前有缺文，缺的怎么样文字，是“紧反入里。”而对于发阴发阳所指，亦完全可以澄清了“病发于阳”是指中风；“病发于阴”，是指伤寒。都是指表证。仲景之说是全面的，《脉经》之文，亦近于旧貌，只要善于思考，善于前后联系，完全可以贯串起来，看到伤寒之文的原义和全貌。

四、“寒实结胸，无热证者，与三物小陷胸汤，白散亦可服”

这是太阳篇（141 条）的经文。此文从《伤寒论》最早的版本来看，即有两种写法，明·赵开美《翻刻宋版伤寒论》，成无已《注解伤寒论》，《脉经》卷七病不可水证，《外台秘要》卷二引《张仲景伤寒论》等，文字均如上述；而《千金翼方》卷九引《伤寒大论》太阳病用陷胸汤法，另作“寒实结胸，无热证者，与三物小白散方”。《金匮玉函经》卷三文与《千金翼方》所引相同。此文歧异，一直两存，至宋代伤寒大家庞安时出，才澄清了这个问题，如云：“寒实结胸，无热证者，与三物白散方。小陷胸者，非也”（《伤寒总病论》卷三）。庞氏著称“能与伤寒说话”，这是他实践经验的总结，判断肯定，可以信赖。稍后的医学博士朱肱在《南阳活人书》又进一步证实，结胸“有寒热二证，有热实结胸（大陷胸汤主之），有寒实结胸”（三物白散主之）（卷十）。此书风靡一时，活人无数，其言亦大有权威。以后士弱氏注《外台》，亦认为《外台》引文有误，赞赏庞说为是。注云：“庞安常（时）云：无热证者，与三物白散。小陷胸

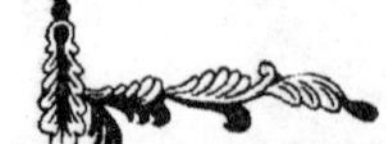

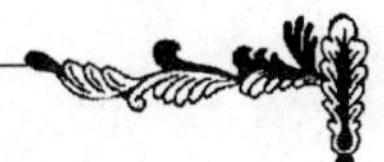

汤治热，白散治寒，旨哉言乎。”按理说，疑问至此，是非正误，完全可以解决了，应以《伤寒大论》之文为准。但注伤寒的，尚然拘于误文不敢动，将错就错，贻误大方，急应纠正。

如成无已注云：“始热在表，因水寒制之，不得外泄，内攻于里，结于胸膈，心下鞕痛。本以水寒伏热为实，故谓之寒实结胸。无热证者，外无热，而热悉收敛于里也。与小陷胸汤，以下逐之；白散下热，故亦可攻。”这种解释，显然违背经旨，本为寒实，反说成“热悉收敛于里”；巴豆辛热，反说成“白散下热”，与小陷胸同功，这种牵强附会，实为识者所不取。

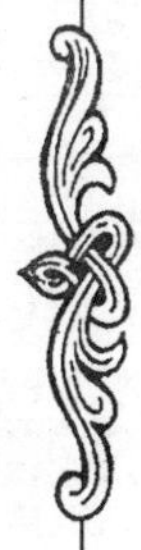

方有执对病理解释较清楚，谓“寒以饮言，饮本寒也。又得水寒，两寒搏结而实于胸中，故谓无热证也。”但对两方的解释，又属可商。如云：“小陷胸汤，固小结胸之主治；然白散者，桔梗贝母，能消饮而开膈，巴豆辛温，能散寒而逐水，所以寒结或重，而小陷胸不能解者，则此又可服也。这种说法，不仅把小结胸和寒实结胸混为一谈，而且两方又寒热不分，变成为轻重之剂了。其言如此，其理不可通。

喻昌把“白散亦可服”句，改为“白通散亦可服。”其药是“葱白四茎，干姜一两，附子一枚，人尿五合，猪胆汁一合”(见《尚论后篇》卷四)。没有讲出道理，摸不透他的用意。张璐仍依原文，注谓“小陷胸半夏瓜蒌实，足以去其痰饮，又虑黄连难祛寒实，故又主白散”。这亦是随文为解，不符经意。

柯韵伯把此文移入太阴脉证，立三白散证，把原文改为“与三白小陷胸汤，为散亦可服”。注云：“太阳表热未除，而反下之，热邪与寒水相结，成热实结胸；太阴腹满时

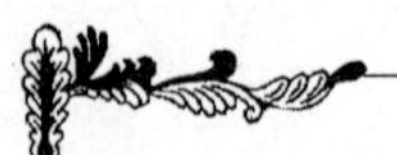

痛而反下之，寒邪与寒药相结，成寒实结胸。无热证者，不四肢烦疼也。”这种病机解释，是在改写《伤寒论》了。至云：“名曰三白者，三物皆白，别于黄连小陷胸也。旧本误作三物，以黄连瓜蒌投之，阴盛则亡矣。又误作白散，是二方矣。黄连巴豆，寒热天渊，云亦可服，岂不误人。”并云：“三白小陷胸，非是两汤，系三白可陷下胸中之结耳，不可作两句看，盖既称寒实，小陷胸是大寒之药，乃下井投石耳。”柯氏能发现问题，但擅改条文，说理亦有杜撰之处。

《金鉴》比较谨慎，原文不动，按语指出，“三物小陷胸汤，当是三物白散。‘小陷胸汤’四字，必是传写之误。‘亦可服，三字，亦衍文也”，并注云：“此证脉必当沉紧，若脉沉迟或证见三阴，则又非寒实结胸可比，当以枳实理中汤治之矣。”这种解释，提出疑问，又补充证治，比较踏实，其中方治，早见于朱肱《类证活人书》，可补《伤寒论》之未备。

上述种种，歧而又歧，真是“读书难，注书更难。”像这样的问题，北宋早有定论了，何以及至明清，反而莫衷一是，看来存在两个问题。①可能寒实结胸病例不多，缺少临床实践；②参考书较少，不能考镜源流。读书不经验证，无真知灼见，即无判断能力；注书不能考镜源流，则不知前人成果，凭自己冥思苦索，势必再走弯路。张子和云：“彌仲景纸上语，惑世杀人”，这种惊戒，还值得再提一下。

又，关于此段文字，有些注家，把141条分为两条，但寒实结胸而不与冷水潠，灌之因相联系，别处又无较详的叙述，对此病论证，可能产生影响，而且《金匮玉函经》在“寒实结胸”句前有一个“若”字，从文法上看，明显是下文与上文联在一起的，不宜改动。

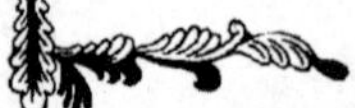

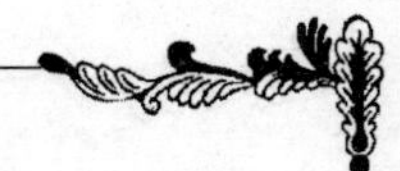

五、“阳明病，面合赤色，不可攻之，必发热色黄者，小便不利也”

这是阳明篇（206条）经文，此文存在两个问题：①“不可攻之”之下，是否有缺文；②对“面合赤色”，“必发热”，“小便不利”等症状，前人解释不一，究竟如何理解，值得探讨。

关于第一个问题，伤寒诸本，均如上述，但“不可攻之”之下是有缺文的，如《金匮玉函经》卷三在“不可攻之”下重出“攻之”二字。这样，就文义通顺了。成无己《注解伤寒论》亦是认为有缺文的，在注中补白，如云“热在经，不可下之，下之虚其胃气，耗其津液，经中之热，乘虚入胃，必发热色黄，小便不利也”。不可攻之下补出“下之”二字，甚洽。张璐《伤寒缵论》亦明文补出“攻之”二字，他是否考证《金匮玉函经》，没有说明，但补文是颇有卓见的。以后注家，大都不越以上二种形式，或在注中，或在原文，表明这一点。但能按照《金匮玉函经》进行校勘校补，则为最佳，说明学有渊源（可能大多数注家没有见到《金匮玉函经》，因此书在元代已佚）。

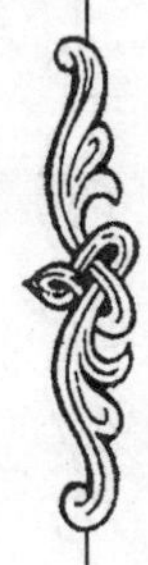

关于第二个问题，要分三段来分析：

①“面合赤色”究竟是什么病情？成无己认为是阳明经证；方有执《伤寒条辨》谓“胃热上行，面应赤色”。张璐认为是“下虚之人，才感外邪，则夹虚火而面色通红……。总由真阳素虚，无根之火上升。”柯韵伯《伤寒论注》又认为“面色正赤者，阳气怫郁在表，当以汗解”。

这样各说其是，究竟如何取舍？还宜从《伤寒论》本身寻求答案。三阴三阳有五条经文言及面色赤者，在太阳，

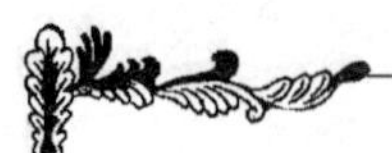

23条、48条是为表证未解；少阴、厥阴、317条和366条为戴阳，阴盛格阳。本条明言“阳明病，面合赤色”，则为阳明经证，可以无疑。因此，成无已之注，最符经旨，方说近似，张、柯二氏之言，并不足取；尤其张说，是求深反凿，阳明病外凭空添出一个“下虚之人，真阳素虚”，越出题外了。

至于“合”字如何解释，成注训“通也”，方注训“应也”，柯氏训“正赤”，《金鉴》训“合当”，分歧虽不过远，但从48条之“面色正赤”，317条之“面色赤”，366条之“面少赤”的用词来看，这里以训“满”为近理。面合赤色，即满面色赤。“应”和“合当”，与下文义不相属。

②“必发热”一症，似易理解，实际大可研究。上文已云阳明病，面合赤色，热在阳明之经，则阳明病外症身热，病情有发热，已经明白了，何必重复“发热”一词，而且还加上一个“必”字，这里肯定别有用意。成氏解释（见前），似乎误下之后，才致发热，不知阳明病本身发热，说理不够充分。喻氏谓误攻之，其热邪愈陷，所以发热。其说与成氏略同，仅补出了热邪愈陷一句，作为“必发热”之注。张璐谓妄下则无根之火随里药之下降，则发热色黄，其说不符实际，上文已经申述。柯氏认为阳气怫郁在表，当以汗解，而反下之，热不得越，故复发热。这里以面赤为太阳表证，变成二阳合病，又以“复发热”释“必发热”，更见离题。尤氏之说，较为近理。如云：阳明病邪气怫郁在表，不可攻而攻之，则里虚热入，蓄聚于中，则发热色黄。肯定发热是由于邪热蓄聚于中，确有所见，但尚欠全面。其实，这里的发热，轻则如261条的栀子柏皮汤证，重则如236条的茵陈蒿汤证，都是阳明的蓄热、瘀热。只要前后联系，

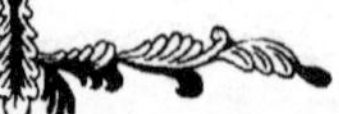

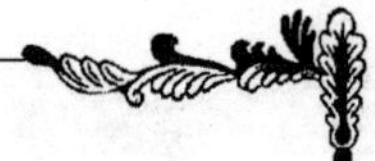

经义自明。

③诸注之未能深入经文而解释全面的，主要存在两个问题，一个是对原文有谬删，一个是对“小便不利也”句未加重视。

《伤寒论》原文是“必发热色黄者”，句末有“者”字。《脉经》卷七病不可下证第六同，《千金翼》卷九伤寒上阳明病状第八亦同；但自《注解伤寒论》以后，这个“者”字被删掉了，没有引起各家注意，必须拈出。“者”字在此，不是可有可无的语助，而是表示肯定语气，与句前“必”字是互相呼应的，不能删。若加删掉，则发热，色黄，小便不利三个症状，变成并列，而把导致发热色黄的关键病情，掩盖掉了，各家解释亦正犯了这个弊病，经旨反晦，病情不明，真是一字之差，造成铸错。

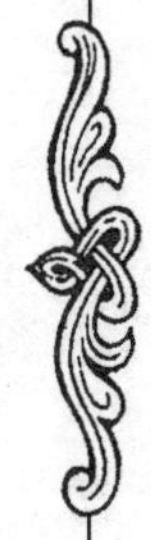

“小便不利也”句，是双关词，既为误攻的变证，亦为必发热色黄的缘由。《伤寒论》述及小便不利者有23条，误下而致的有8条，与黄疸有关的9条，尤如134、199、236等条，明言“小便不利者，必发黄”，而187、278条又言“若小便自利者，不能发黄。”于此可知，“小便不利也”句，在此具有重要分量，是必发热色黄的成因，不能轻轻读过。上文用个“者”字，下文又用个“也”字，都表示肯定语气，突出它的重要性。

至此，本条的病情已明，而文义亦畅达。即阳明病，满面色赤，是为阳明经证，此时胃未成实，不可攻下；假如误攻，则经病攻腑，邪热随经内陷，必然发热色黄，变为黄疸。因为阳明误攻，邪热内陷，归聚中土，气化被阻，则小便不利；小便不利，则邪无去路，湿郁热蒸，则发热色黄必相应而致了。这就是本条经文的全部意义。

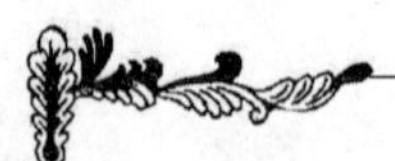

六、“阳绝于里”

阳明篇（245条）经文：“……阳脉实，因发其汗，出多者，亦为太过。太过者，为阳绝于里，亡津液，大便因鞕也。”

本条文字，义理通顺，校勘上无疑问。但对“阳绝于里”一句，尤其“绝”字，训诂有问题，很多注家，不是存而不论，原文略过，就是曲为解释，本正反错，应该加以澄清，使经义更明。

成氏最早注释，谓“汗出多者，亡其阳，阳绝于里，胃肠干燥，大便因鞕也”。这里云“亡其阳，阳绝于里”，“绝”字作衰亡解，是取“绝”字的第一义，“断绝”“绝灭”。作为单字孤立去看，无可非议。但从全文看，这种解释就站不住脚。经文之首明确指出“阳脉实”，而结果又是“亡津液，大便因鞕也”，阳明实热，并未因误汗而变为亡阳里虚，成氏怎么能够凭空扦入一段，说成亡阳里绝，而不顾首尾呢？

喻氏认为：“阳绝，即亡津液之互辞。仲景每于亡津液者，悉名无阳。”互辞怎么“互”法，不易理解，如谓“阳绝于里”犹言“亡津液”，那是阴阳混同不分了。至于说“仲景每于亡津液者，悉名无阳，”更属杜撰。《伤寒论》言亡津液者共有5条：58、59、181、203、245，没有一条名曰“无阳”的，又如明显有亡津液证候，而无亡津液名词的，约14条，如20、49、62、83、88、168、169、170、213、218、222、224、233、247条等，亦没有冠以“无阳”名词的；反观明文称为“无阳”的，有4条，27、130、158、346条，另有283、286“亡阳”两条，《脉经》《千金翼方》亦称“无阳”，又没有一条能与亡津液联系得上。明

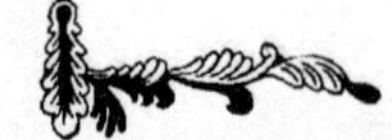

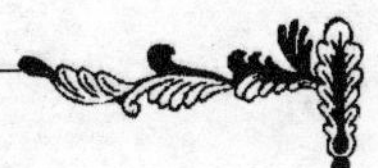

文具在，何以如此混淆视听，其说应纠正。

柯氏略有所见，对“阳绝于里”讲不通，径改为“阳实于里”，于理似乎较顺。但删改经文，这里可通，旁的地方仍然不可通，所以他把246条经文删掉了，因为那里亦有“其阳则绝”之句，无从再改。殊不知“阳绝”一词，不仅这里有，伤寒辨脉法、平脉法亦有，《脉经》亦有，《千金翼方》卷九引《伤寒大论》亦同，文字上并没有错，这是一种时代文风，怎么能一改了之？

尤氏之注，亦很离奇，如云：“阳脉实者，邪之实也，然发其汗出多者，亦为太过，为其津亡于外，而阳绝于里也。夫阳为津液之源，津液为阳之根，汗出过多，津液竭矣，阳气虽存，根本则离，故曰阳绝。阳绝津亡，大便焉得不硬耶。”这种解释，同成无己犯了类似弊病，“根本则离”的阳绝，怎能与阳明实热的大便硬并存？真是寒热虚实不分了。虽然，亦有如温脾汤、黄龙汤等证候，虚实寒热错杂的，但决不是本条所指。至于谈津液与阳互根的一套大道理，在此亦似无的放矢。

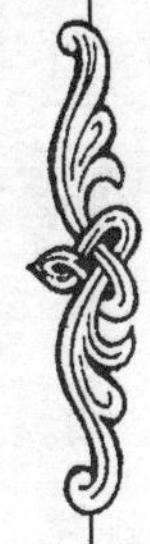

比较有识见的，要数《金鉴》注解，如云：“阳脉实则热盛，因热盛而发其汗，出多者，亦为太过；汗出太过，则阳极于里，亡津液，大便因鞕而成内实之证矣。”“阳绝”训作“阳极”，是有根据的。

“绝”字又一义，训极也，《说文》段注：“绝，引申为极，如言绝美，绝妙是也”。“阳绝于里”即阳甚于里，或阳气极甚于里。意谓阳脉实而发汗太过，是以温助热，则阳气极甚于里，消耗津液，阳极津伤，病从燥化，大便必因而变鞕。这是很易理解的，不必去冥思苦索，弄巧成拙。有些伤寒注家，忽视小学功夫，在一些地方，引起误解，应引以为戒。

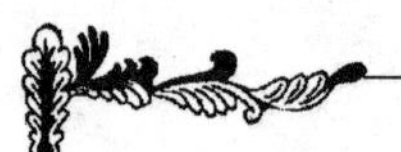

本条阳绝于里的训释明白了，对于下条（246条）的其阳则绝”一句，亦就顺流而下，不辨自明，不必多做文章了。

七、“无表里证”

阳明病篇252条云：“伤寒六七日，目中不了了，睛不和，无表里证，大便难，身微热者，此为实也，急下之，宜大承气汤。”257条云：“病人无表里证，发热七八日，虽脉浮数者，可下之。”

这里两见“无表里证”一词，从义理而论，此句是有疑问的。但从版本校勘，又无差误，如《脉经》卷七第七，《千金翼方》引《伤寒大论》阳明病状，《金匮玉函经》阳明病形证治、可下病形证治均同。

从历代注家来看，对此认识亦并不一致。如《注解伤寒论》注252条云：“伤寒六七日，邪气入里之时，目中不了，睛不和者，邪热内甚，上熏于目也。无表里证，大便难者，里实也。身天热者，表热也，身微热者，里热也”。注257条云：“七八日邪入腑之时，病人无表里证，但发热，虽脉浮数，亦可与大承气汤下之，……”成氏于此，循文解释，义理很乱。处处阐明表证里证，而独于“无表里证”一句又处处脱钩，架空起来。

《伤寒论条辨》对252条“无表里证”一句，只字不提，对257条注云：“表谓无太阳，里谓胃不实，虽脉浮数，可下者久也”。这亦有些矛盾，既云胃不实，怎么可下？下文有热有瘀血，怎么能不称里证？

《尚论篇》注252条云：“大便难则非久秘，里证不急也；身微热则非大热，表证不急也，故无表里证”。这是把无表里证释为既有表证，又有里证，但俱不急，所以谓之无

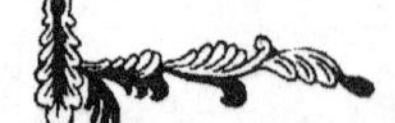

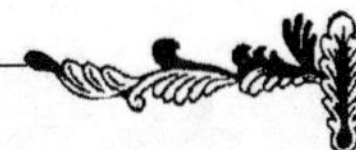

表里证。经文岂能如此解释？！又注257条云："虽云无表里证，然发热脉浮数，表证仍在也。其所以可下者，以七八日为时既久，而发热脉数，则胃中热炽，津液尽亡，势不得不用下法，如大柴胡汤之类是也"。这同上条思路一贯，"无表里证"是释为"有表里证"，"无"成为"有"了。

《伤寒缵论》注257条全抄喻文，注252条云："病虽七八日，尚发热脉浮数，仍属太阳表证。因误下引邪内入，所以脉数不解，内外合邪，而见消谷善食……"用意承袭喻氏，以无表里证作为有表里证。张氏另有一说："详此条系仲景揣度庸工之设辞，意谓治病无问表里证，但发热至七八日，虽脉浮数，意谓皆可下之，谓其日数既久，邪气已入于腑，可下而已，非实谓此证有可下也。仲景立法之至圣，断无脉浮发热，表证表脉，而教人可下之理"。这种设想，《伤寒论》中是否有此体例，尚难断言，但却把"可下之"以上一段经文完全架空了，"无表里证"变成"无问表里证"，恐与自己的注解亦相矛盾。

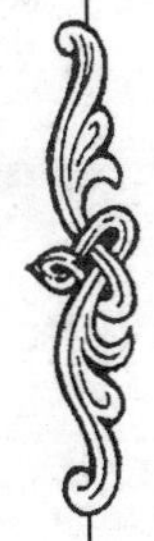

《伤寒论注》解释"无表里证"另有章法，如释252条云："身微热，是表证已罢，不烦躁，是里证未见，无表里证也"。条文的目中不了了，睛不和，大便难，此为实也。算不算里证，没有直言。释257条（移入太阳抵当汤证下）云："不头痛恶寒，为无表证，不烦躁呕渴，为无里证，非无热也"。对"可下之"明指里证，亦排除在"无表里证"之外，总不能使人无疑。《金鉴》之注，一同方有执。《伤寒贯珠集》亦承方氏之说而具症状，如云："无表里证，无头痛恶寒，而又无腹满谵语等证也；然而大便难，身微热，则实证已具"。后文增加二句，与无里证更显矛盾。对257条，谓与前条同。如此等等，一词各解，而又都不能自圆其说，

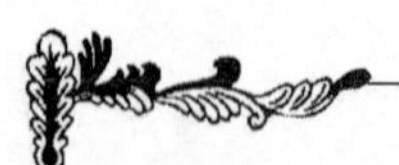

即有解释，亦不能使全文熨帖。

从两条证候看，都用下法，252条还是急下。208条明言“有潮热者，此外欲解，可攻里也”，“外未解也，其热不潮，未可与大承气汤”。209、214、215、220、238、240、251、253、254、255条等，亦均强调里热里实，才能用下法，用承气汤，怎么无里证而可以下之，甚至急下呢？！

其实，这里有衍文，多了一个“里”字，用理校方法删去，成为“无表证”一词，则两条经文均文顺义通，不待费辞而义理自明了。排除一个表证，肯定一个里证，毋论下之，急下，都属理所当然。前人曾说：“读书尚悟”，“诵而能明”，确有道理。

讨论《伤寒论》的几个方证

一、太阳病，发汗，遂漏不止，其人恶风，小便难，四肢微急，难以屈伸者，桂枝加附子汤主之。

这是太阳篇20条经文，方证欠洽，须加辨明，但为注家所忽略，特此拈出，探讨如下：

太阳病发汗，原本不错，但发表而汗出淋漓，遂漏不止，这就引起了许多变症。总的来看，是汗多而亡阳伤阴，本为表证，汗后变为表里阴阳俱虚了，注家对此并无异议。问题是如何抓住重点，进行治疗。以往注家，主张扶助阳气，调和荣卫。因为阳化气，气化津，用附子使阳气来复，则津液自生；桂枝汤调和荣卫，荣卫和则漏汗亦止。其实，这里的阴阳两虚，阴津之损伤，较卫阳之亡失为更甚，观其

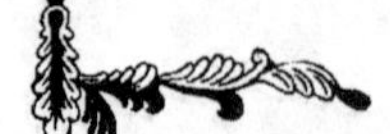

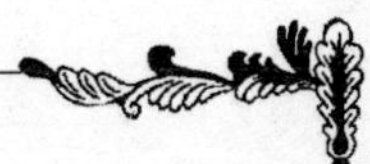

叙症，可以了解。卫阳之虚，仅云“恶风”，不言恶寒。恶风是腠理空疏，卫阳失护，必至恶寒，才为阴盛阳虚。所以此时不能过于强调亡阳，主以回阳，并进附、桂、生姜，此必药过病所，更伤阴津。再看阴津受伤的叙证却很紧，小便难，四肢微急，难以屈伸，这些都是津伤液竭于内，以致在外的筋脉有燥化之象，失其柔和而为痉急了。一般而言，回阳固然可以化气生津，但这里已经阳无阴根，亦就变为孤阳无附，如此之时，能进附、桂、生姜？不虑其涸竭残阴而成枯槁？虽然方中尚有芍药、甘草、大枣，亦总不敌辛热温散的走窜急疾。何况此方，只能说成是“温经复阳”（成注）“复阳益气”（方注）之剂，已不能说为阴阳两顾方法。同时，此时的病情，已不是荣卫不和，而是阴阳两伤，内外俱虚，亦不适用桂枝汤以调和荣卫了。再加附子，更偏于扶阳走窜，对于阴津偏伤的病情，无论如何是不合适的。

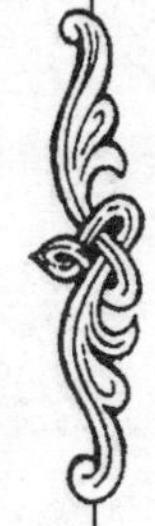

《内经》云“散者收之”“虚者补之”“发汗遂漏不止”之时，正是急当塞其漏，敛其汗。采取应急措施，挽回阴液的暴脱；即阴阳两伤的，亦宜补阴补阳，急治其虚。此际方法，移用68条的芍药甘草附子汤，实较合适。此方用芍药之酸，收敛津液而益荣；附子之辛，合芍药之酸，恢复阳气而固卫；甘草甘平，用至三两，不特安中补虚，与酸合而化阴，与辛合而生阳（意取成、尤二氏注），治疗此病，是很有针对性的。在本书29、30条攻表之误，而致阴伤两胫拘急，亦重用芍药甘草汤取效，更可佐证。

或者认为本条和前后文，都是论述桂枝汤证及其变证的，成为一个自然段落，此条亦应以桂枝加附子汤为是，不可能插入一个芍药甘草附子汤证。此种说法，有一定见解。但既是变证，就有变法变治，26条用白虎加人参汤，29条

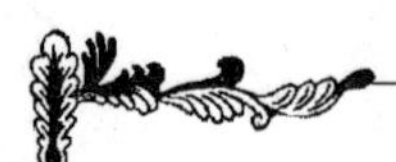

用甘草干姜汤、芍药甘草汤、调胃承气汤、四逆汤等，并未局限于桂枝一方的加减，而是寒热虚实，随着病情的变化而转移，这就是16条所谓“观其脉证，知犯何逆，随证治之”的精神。读《伤寒论》，结合临床，辨证论治，务求切合实际，这是最大的要求。个人认为，此条证候，移用68条的芍药甘草附子汤为合适。

二、发汗病不解，反恶寒者，虚故也。芍药甘草附子汤主之。

这是太阳篇68条经文。从版本校勘，文字上无问题，但就内容而论，实有疑问，主要是方证之间，不相符合。

这条病情，很易理解，本为太阳病表证，用发汗以解表，治法无误。但发汗以后，太阳病仍未解除，反而恶寒加重了，这是汗不得法，虽汗出而表证未能解散，卫阳却因此虚损之故。这种变化，在桂枝汤的煎服法中早有交代。经文叙述，短短三句话，简练扼要，明白如画。此种病情，移用20条的桂枝加附子汤，调和荣卫，扶阳达表，一以治未解之太阳病，一以补救汗不得法之误，可以说是最合拍不过的了。但问题是条文附以芍药甘草附子汤，方证不侔，致生疑窦。

前人注解，大都是从方药分析，反证条文的病情。但这里情况不同，有证有方，而是要研究方证之间是否恰当。如成无己注云：“今发汗，病且不解，又反恶寒者，荣卫俱虚故也。汗出则荣虚，恶寒则卫虚，与芍药甘草附子汤，以补荣卫。”又云：“芍药之酸，收敛津液而益荣；附子辛热，固阳气而补卫，甘草之甘，调和辛酸而安正气”。方氏、喻氏、尤氏等，均承其说。成氏在此，忽略了“病不解”的

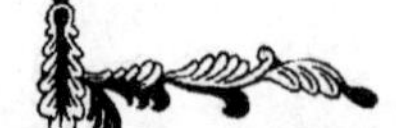

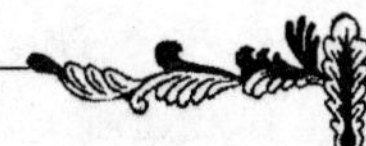

主题，亦曲解了承接“反恶寒”之下“虚故也”句意。《伤寒论》的治疗原则，无论伤寒中风，太阳病证不罢的，当先解表，经治以后，无论汗、吐、下，表证仍在的，亦当先解其外。这里明文讲“发汗病不解”，怎么能不顾及这个主证？“反恶寒”之下的“虚”证，注中认为“恶寒则卫虚”，是正确的，但不一定要联系“汗出则荣虚”，成为“荣卫俱虚”，就违反经文的原义，因为经文没有提出误汗或汗出太过之词，亦没有提出荣虚或津伤的任何一证。怎能偏拘其方，把方剂所治之证，强加于条文，这是不合注解义理的。

尤氏更说，“发汗不解，反加恶寒者，邪气不从汗而去，正气反因汗而虚也。是不可更逐邪气，当先复其正气”。柯韵伯亦谓：“发汗后恶寒，里虚也，表虽不解，急当救里。若反与桂枝攻表，此误也。故于桂枝汤去桂姜枣，加附子以温经散寒，助芍药甘草以和中耳”。这种说法，有些夸大病情，把应当救表的，变成为急当救里之证了。在太阳病91条云：“伤寒医下之，续得下利清谷不止，身疼痛者，急当救里；后身疼痛，清便自调者，急当救表。救里宜四逆汤，救表宜桂枝汤”。164条云：“伤寒大下后，复发汗，心下痞，恶寒者，表未解也，不可攻痞，当先解表，表解乃可攻痞。解表宜桂枝汤，攻痞宜大黄黄连泻心汤”。这些条文，都是衡量急当救表救里的范例。它首先要有表证里证两见，其次要有缓急轻重的病情。没有这两点，是不存在先后缓急问题的。本条证候，只有病不解，反恶寒的表证，一个里证亦没有，仅凭一个“虚”字，就引申得这么远，不合适。其实，这条病情虚到什么程度，在70条可以一目了然。如云：“发汗后恶寒者，虚故也。不恶寒但热者，实也，当和胃气，与

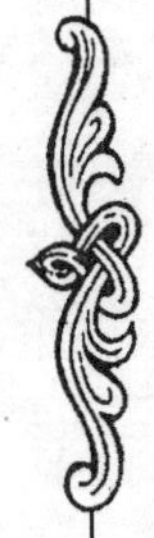

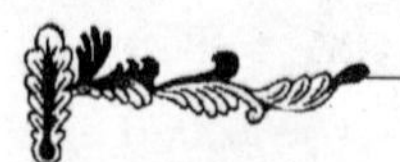

调胃承气汤”。很明显，这是发汗后的两种变证，既不存在急当救表救里的问题，亦不存在大汗以后亡阳亡阴的危险，仅是汗不如法的一个变证。其变亦是较轻一等的。从条文下半段实证看，治法仅用一个“和”字，方剂亦仅用调胃承气汤。从此，可以想见，上文虚证的程度并不严重，否则如何能够相提并论。

再观《伤寒论》对汗后的各种叙证，可以更明确这里的病情。如20条，“太阳病，发汗，遂漏不止，其人恶风，小便难，四肢微急，难以屈伸者”，这真是大汗伤阴伤阳，表里两虚了。59条，“大下之后，复发汗，小便不利者，亡津液故也”。60条，“下之后，复发汗，必振寒，脉微细，所以然者，以内外俱虚故也”。如此等等，汗后变证甚多，在表在里，属寒属热，为虚为实，一望可知，毫不需要推测和反证。至于本条，变证属于什么病情，怎样处理才算恰当，亦可以得到启示。个人意见，本条主方，移用桂枝加附子汤为妥；或者芍药甘草附子汤与20条桂枝加附子汤更换一下，方证就两相符合了。

论葛根汤、葛根芩连汤证治

——兼论伤寒三阳合病

一、太阳与阳明合病，必自下利，葛根汤主之。

这是太阳病篇32条经文。在《千金翼方》引《伤寒大论》葛根汤主之之下注云：“用上方（指葛根汤），一云用葛根黄芩黄连汤”。明·赵开美翻刻《宋板伤寒论》同，注云：

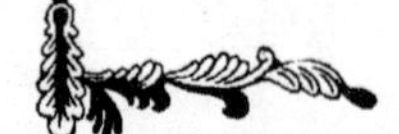

“用前第一方；一云：用后第四方（即葛根黄芩黄连汤）”。这个用葛根黄芩黄连汤的小注，很为重要，它涉及此条证候究竟属于什么病情，用哪一方为宜，亦涉及辨证施治的准则问题，但前人都忽略了

太阳与阳明合病，是太阳与阳明两经合同为病，亦可以说是表里同病，因太阳主表，阳明主里。这里除概括两经症状外，加上“必自下利”一句，则明显为表里同病而里证偏重了。下利与呕，均属阳明病之变，亦即太阳与阳明合病而阳明证为偏重。这在辨证上是突出一个眼目。根据这种证候，治以葛根黄芩黄连汤，在两解表里之时，芩连还能兼顾其下利，何等合拍。假如治以葛根汤，则全以解表为主，违反了上述辨证施治的准则，既不能表里双解，更没有治“必自下利”之证了。因此本条方治，应从《伤寒论》的另一本小注所云，用葛根黄芩黄连汤，而不是葛根汤。

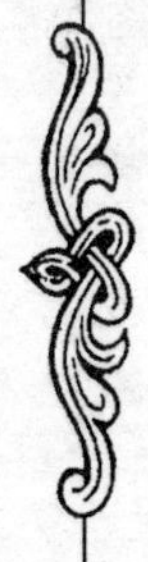

当然，亦有将本条解释为“寒邪气甚，客于二阳，二阳方外实，而不主里，则里气虚，故必下利，与葛根汤，以散经中之邪”（成无己注）。方有执并加以发挥，谓“太阳阳明合病，经中之邪热甚，胃气弱，不化谷，不分清，杂迸而走注，所以必定自然而下利。故但用葛根汤散经中之寒邪，而以不治治利。以不治治利者，麻黄散太阳之表，葛根解阳明之肌，桂枝主荣卫之和，姜枣健脾胃之弱，甘草者，和中之国老，芍药者，缓中而佐使，夫如是而经中之邪散，则胃中之正回，不分清者自分清，不显治者而治在其中矣”（《伤寒论条辨》）。二氏之说，均是根据“邪气并于阳，则阳实而阴虚”的机理，解释“必自下利”证候的。但阳实于外，阴虚于内，怎么能发汗？对“阳盛阴虚，汗之则死”（伤寒例）的戒律，可以毫无顾忌！再说二阳合病，阳气大甚，其

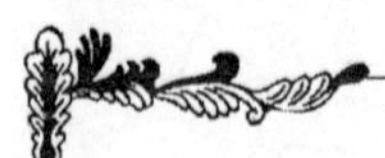

下利的，能不考虑协热下利？反而突出里气虚、胃气弱，几乎成为太阴自下利了，亦不符于二阳合病的整个病情。方氏解释葛根汤的作用，以发表药和中治自利，亦将失去伤寒病表里分割的意义。当然，亦有用解表祛风药治飧泄的，刘河间、张子和，均有治验。喻昌逆流挽舟法治痢，亦著疗效。但均与此二阳合病不同科。何况此方又治太阳阳明合病之不下利但呕的，又如何圆通？无奈作者只能将葛根汤分为两方，一者用麻黄，一者不用麻黄（即桂枝加葛根汤）；前者治二阳合病之自下利的，后者治阳合病之不下利但呕的。不下利但呕，还用桂枝葛根，如此注解，亦有些捉襟见肘了。

此后注家尚多，有因陈、方二氏的，亦有自成其说的，但几乎无人提出疑问。

其实，《伤寒论》的条理很清楚，太阳阳明合病，喘而胸满的、表未解的、病偏于太阳的，宜麻黄汤、葛根汤；下利的、或呕的、病偏于阳明的，宜葛根黄芩黄连汤，但呕的，加半夏。推而广之，太阳少阳合病，自下利的，病偏于少阳的，用黄芩汤；阳明与少阳合病，必下利，脉滑而数者，有宿食也，病偏于阳明，宜大承气汤；三阳合病，腹满身重，难以转侧，口不仁而面垢，谵语遗尿，自汗出的、病偏于阳明，用白虎汤。从此可知，虽云合病，并不是二经三经等量为病，还须随其症状所见，细别表里轻重，抓住重点病情，突出主症以为治。总之，通论诸合病，有偏于表未解的，还当先解其表，如麻黄汤、葛根汤；有表里兼病而偏于里的，治宜两解表里，并重视其里，如葛根黄芩黄连汤；若偏于里的，着重治里，在少阳则用黄芩汤，在阳明则用白虎汤、承气汤。这就是三阳经中合病七条之总的

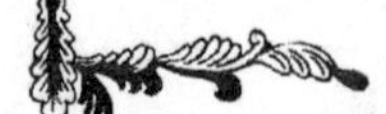

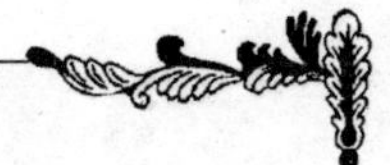

精神。

同时，合病病情，除太阳有风寒所伤外，其余各经，都属于热证、实证，这是二阳、三阳合病的特点，因为诸阳合病，阳气大甚之故。因此，其治疗方法，需达表的，麻黄汤、葛根汤，不嫌其峻，只有如此用药，才能透泄其热，不使蔓延；需治里的，白虎汤、承气汤，不嫌其猛，亦只有如此用药，才能清泄其邪，撤热存阴。至于两解表里，清泄少阳，亦是针对症结而治，不能少有含糊。

32 条的证治明确了，33 条的证治亦可以顺流而下；其不下利但呕者，是两阳合病，热甚于里，不是协热下利，而为胃热上冲，基本病情没有变，仅是邪热的下陷与上冲的分别，治疗原则亦不须变，可于前方加半夏以佐芩、连，苦辛开泄，以降胃热下行可已，亦是 172 条太阳与少阳合病的同一义例。如果以上二证而偏重于太阳，表证为急的，当先与解表，用葛根汤。义理清楚，不费周折而读之自明。

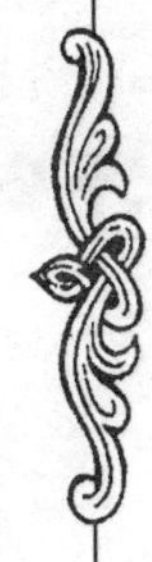

二、太阳病，桂枝证，医反下之，利遂不止。脉促者，表未解也，喘而汗出者，葛根黄芩黄连汤主之。

这是太阳篇 34 条经文，从版本校勘，文字上无问题，但细细推敲，在义理上是有疑问的。太阳病，桂枝证，医反下之，利遂不止的病情，从下后一般变证而言，这是误下以后所致的协热利。本为太阳表证，误下而形成表里俱病。治以葛根黄芩黄连汤，两解表里，于义可通，但未全合拍，即为什么太阳病桂枝证，解表不解太阳之表，而解阳明之表，这是需要从长计议的。而且尚有问题，病在此时，脉促，表未解，喘而汗出，这里不仅表证未解，而且下之之

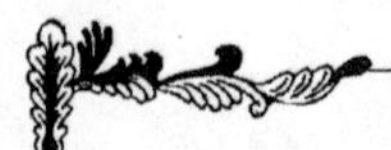

后，其气仍然上冲，上冲之甚，至于喘而汗出，其急当救表的，已不许少待。这样病情，主以葛根黄芩黄连汤，就显得不相适应了。因为葛根甘草，固然可以解表，但功用似小，不能解决脉促、喘而汗出的表证。尽管葛根用至半斤，似已突出解表的作用，但它毕竟不是太阳病、桂枝证的主药，《伤寒论》中亦找不到葛根治疗脉促喘汗的旁证。何况伍用芩、连，苦寒下行，牵制它的解表作用，更属缓不济急。

《伤寒论》中，对太阳病，表未解者，当先解表，反复申述，是作为一个治疗原则问题提出的。误下以后，表证仍在者，亦是当先解表，不能稍有含糊。尤其下之以后，其气上冲者，更是当用解表的方法，在15条专门突出这一点。余如21、22、162、163条等，都体现这种精神。这里改用葛根黄芩黄连汤，怎能符合上述治疗原则？

反复寻绎，此条经文，当是方剂有误。在太阳篇中，15条云："太阳病，下之后，其气上冲者，可与桂枝汤"。21条云："太阳病，下之后，脉促胸满者，桂枝去芍药主之"。43条云："太阳病，下之微喘者，表未解故也，桂枝加厚朴杏子汤主之"。162条云："下后不可更行桂枝汤，若汗出而喘，无大热者，可与麻黄杏仁甘草石膏汤"。163条云："太阳病，外证未除，而数下之，遂协热而利，利下不止，心下痞鞕，表里不解者，桂枝人参汤主之"如此等等，太阳病下之，表证未解的，都是首用解表方法；解表用药，首选的均是桂枝或麻黄。至于证见喘汗，亦不外此，一者用桂枝加朴杏，一者用麻杏甘膏，明白如画。现在脉促，喘而汗出，表证未解，按理亦应用桂麻制剂，先解其表。虽然有"医反下之，利遂不止"之证，从一般通例，亦是先解其表，后治其

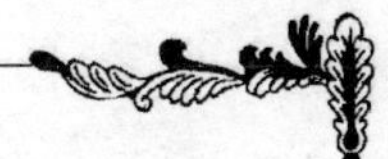

里，如有必要，亦可以表里两解，如163条所云。依此分析，葛根黄芩黄连汤，可能是葛根汤之误。果尔如此，则桂枝汤可以解外，平冲气之上逆，如15、21条之意。加麻黄以透邪达表，泄热平喘。葛根在此，可以升阳达表，亦可以清热治利。三者合用，以升陷解表，于病情可以说是最相符合。当然，这里不可能即说成是太阳阳明合病，但它在葛根汤证，太阳阳明合病二条之后，联系参观，尤其从临床实际考虑，亦是允许的。一切从实际出发解释问题，有利于临床和教学。

回顾一下前人的注解，看看他们是怎样理解这个问题，能否得到一些启发，有利于本条经文义理的阐发。《注解伤寒论》云："经曰：不宜下而便攻之，内虚热入，协热遂利，……虽下利而脉促者，知表未解也；……喘而汗出者，为因喘而汗出也，即里热气逆所致，与葛根黄芩黄连汤，散表邪，除里热"。成注抓住一个"热"字，表里之邪等同看待，治疗亦是表里两解，不分轻重主次，这是着眼于方剂一点论证的，不能全面体现条文的精神，亦忽视了《伤寒论》有关类同病情的条文，不够确当。《伤寒论条辨》把本条与163条相提并论，寒热互勘，似有所见，如云"此与上条（指163条）因同而变异。利遂不止以上，与上条上节，两相更互发明之词，脉促以下，言变殊，故治异也。促为阳邪上盛，故为表未解之诊。喘汗者，里虚阴弱，而表阳不为之固护也。夫表未解而利，则属胃，有阳明之分也，故肌之当解者，从葛根以解之，以喘汗不独表实而有里虚也，故但从中治，而用甘草以和之也………"方氏于此，无视条文的明白交代，表未解者，是指"太阳病，桂枝证"，怎么能以误下协热利而致的"阳明之分"，作为阳

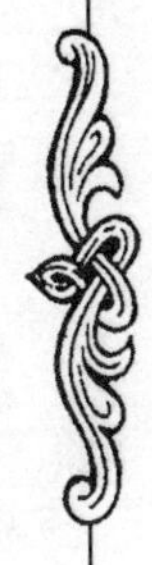

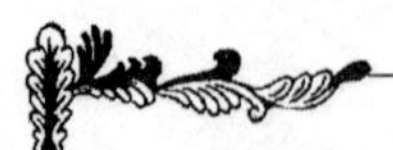

明表证，而用葛根解肌，这是不能令人信服的。至于说喘汗是里虚阴弱，表阳失护，则更牵强，此证究竟是失表里热，还是表里两虚，虚实混淆不清了。其言甘草之用，亦只适应于表里两虚，在此与芩连相合，仍不可通。因此方注亦是可商。《伤寒贯珠集》认为："……脉促者，知表未解也；喘而汗出，为热在里也，是其邪陷于里者十之七，而留于表者十之三，其病为表里并受之病，故其治亦宜表里两解之法。……盖风邪初中，病为在表，一入于里，则变为热矣，故治表者，必以葛根之辛凉，治里者，必以芩连之苦寒也。"这种解释，似有新意，但表里之邪三七比分，此无论其何据，一看方中葛根用量，就方证不对了，岂有一味半斤用量的葛根，治三分之表，而甘草芩连三味总和仅八两，而治七分之里，一般方治，无此用法；何况葛根之量，是《伤寒论》诸方用量之冠，竟以治疗三分之表，真是大材小用了，可以商酌。再说风邪入里，变而为热，治表不能再用桂枝，必以葛根之辛凉，这在后人是可以发挥，但从《伤寒论》中亦找不到旁证；相反，27 条太阳病热多寒少，有桂枝二越婢一汤；38 条太阳中风见寒脉，郁而化热，不汗出而烦躁，有用大青龙汤证，这些证候，尽管热甚，但表证未解，仍用麻桂；即使阳明病表里俱热，仲景是用白虎汤，这又如何解释？何况 34 条开首明言"太阳病，桂枝证"，接着又讲"表未解也"，那里有桂枝必须改用葛根之理。所以尤氏之注，亦未全剂合。此外注家尚多，说法虽异，大致不越上述议论，每每是执于其方，曲解条文以为注，总欠确当的阐发；而读《伤寒论》，必须辨证以论治，在此可以吸取教训。

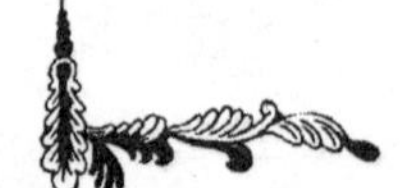

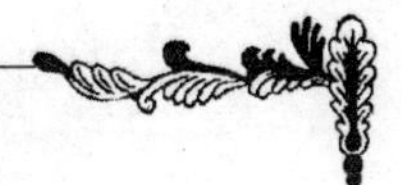

谈侯氏黑散和风引汤的实用价值

《金匮要略·中风历节病脉证并论》的侯氏黑散和风引汤，是两首好方剂。它们是平肝祛风和镇肝熄风的方祖，为中风病的有效治疗方法。这在历代医家的医案和当代名老中医的治验中，是有很多资料可寻而值得借鉴的。但在目前，《金匮要略选读》已经把它们贬入“附录”，《内科学讲义》亦不推荐应用了。兹就管窥所及，谈几点浅见。

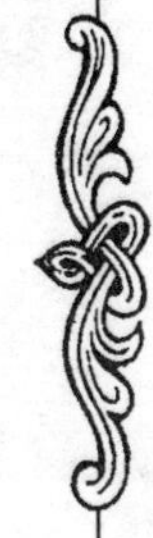

（一）

侯氏黑散全方十四味药：菊花、防风、芎䓖、细辛、桂枝、当归、白术、人参、干姜、茯苓、黄芩、牡蛎、矾石、桔梗。治大风四肢烦重，心中恶寒不足者。本方功能平肝祛风，健脾化痰。方中运用大量风药，配伍健脾药，说明治疗重点是在肝脾两经。例如菊花用至四十分，《神农本草经》（以下简称《本经》）称其治“诸风，头眩肿痛，目欲脱，泪出、皮肤死肌”。防风用至十分，《本经》谓其主“大风，头眩痛恶风，风邪目盲无所见，风行周身，骨节疼痹，烦满”这两味显然是主药。芎䓖亦治风，《本经》谓治“中风入脑头痛，寒痹筋挛缓急”。《名医别录》（以下简称《别录》）谓其“除脑中冷动，面上游风去来，目泪出，多涕唾，忽忽如醉”。细辛善治暗风卒倒，不省人事（《危氏得效方》）；《本经》谓治“头痛脑动，百节拘挛，……久服明目利九窍”。桂枝祛风，开腠理，温经通脉，更为张仲景所推

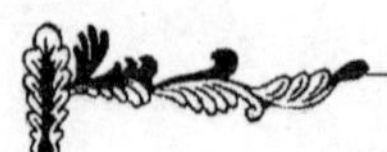

祟。集合诸药而用之，是集中祛风、搜风和熄风各方面力量，使其发挥协同作用，充分发挥治风的疗效，重点是很突出的，所以能治“大风四肢烦重”。同时，风气通于肝，风邪中人，首先由于肝气肝血的不足，所谓体虚易招感，所以又配当归。当归亦能够治“中风，汗不出”（《别录》），“治一切风，一切血，补一切劳”（《大明》），同菊花、芎䓖合用，更能加强搜肝气、补肝血、润肝燥、补风虚的作用。风从上受，肝阳必然僭逆；风邪速变，夹寒亦能夹热，因此配伍黄芩、牡蛎。黄芩能清上热，亦是杂寒于温；牡蛎能够潜阳，亦是寓降于升。使用药成为有制之师，不致温升偏极。这样，对肝风之邪，可以说是极尽擒纵敛散的能事了（风药大都具有解痉、扩张血管作用；当归、川芎亦有活血化瘀之功）。

更值得注意的是，白术、人参、干姜、茯苓一组药，补脾和胃。白术用至十分，守中补脾，温胃化痰。在风邪浮越，一身之气动乱之际，守住中焦，使中流有个砥柱，是非常重要的。因为无论肝风之上越，或外风之相袭，皆由于荣卫失调，清浊升降乖常，而后为病的。其为痰涎，或寒或热，亦由此而变。虽云卒中为病，实际是本实先虚。而荣卫和谐，清升浊降，亦正是中焦脾胃之所主。所以在未病之前，或大风为病之后，健运中焦，都是一个非常重要的问题。“百病以胃气为本”，在此更值得注意。所以这一组药，是治风而顾本，具有制肝补脾，培土宁风的意义。

至于矾石一味，《别录》谓其“除固热在骨髓”，《大明》谓其“除风去热、消痰止渴，治中风失音”，在风痰之病是较为常用的。桔梗一味，盖是开通气机而利五脏，因为“大风、四肢烦重、心中恶寒不足”之病，都是郁极乃发脏腑，

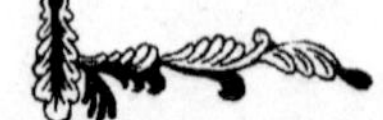

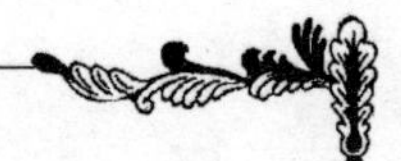

气机不通，用此以开导，为诸药先行。合而成方，功能平肝祛风，健脾化痰。此方粗一看去，似乎用药很杂，不可理解，但仔细琢磨，路子清楚，富有启发意义。

或者认为此方用药，内外不分，寒热杂陈，补泻兼用，抓不到一个重点，所以后人少用。这种认识是可商的，病为中风、大风，那有纯内风，纯外风，纯寒纯热，纯虚纯实，可以截然分清，特别在急骤发作，或在发作之前及其以后，往往是寒热虚实错杂出现的。在治疗之时，急救用的通散、安宫牛黄丸、苏合香丸、至宝丹、紫雪丹等，有哪一张方子是纯寒纯热、纯补纯泻的？又如人参再造丸的用药，就更复杂了，大家不是习用的吗，而且都有很好疗效。侯氏黑散正是具有这种用药风格，而且是以上诸方之开其先河的，其可贵和有用价值，就正在于此。唯一存在的问题，是主治证讲得太简，几乎使人摸不到头脑；但问题不大，张仲景之书就告诉我们一个学习方法，叫做“从药测证”。按照这个方法，就完全可以知药善任。上文的探讨，亦是意图提出一个线索，但毕竟活法在人。不过，中风由于痰火上逆的病情，是不能用的。

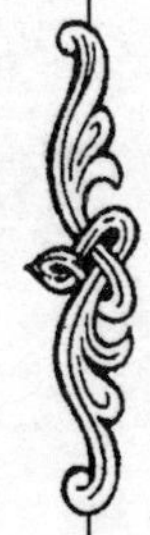

赵锡武老前辈是富有临床经验的，“半身不遂善后方，选用侯氏黑散，宜冷服。”“病愈后还可用侯氏黑散加六味地黄丸以巩固其疗效”（见《赵锡武医疗经验·中风的证治》）。余在临床，亦用于肝风兼有脾虚症状，以及中风之前和轻度中风，见有同样病情的，获得一定效果。至于对“常宜冷食”的机理，还不大清楚。

（二）

风引汤全方十二味药：石膏、寒水石、滑石、甘草、

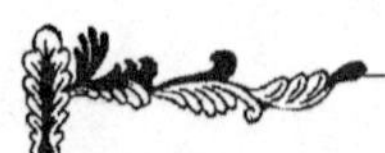

大黄、龙骨、牡蛎、赤石脂、白石脂、紫石英、桂枝、干姜。除热，去瘫痫。本方为镇心肝、息风阳之剂。方中用石膏、寒水石、滑石、甘草，为有名的三石汤，用寒凉以清火，辛凉以散风热。《本经》谓石膏治“中风寒热，心下逆气惊喘，口干舌焦，不能息”。配伍大黄，则泻火通腑，协同三石，可以直折风火之势，并压之使下。龙骨、牡蛎，重镇潜阳。《本经》谓龙骨治“小儿热气惊痫”，牡蛎治“惊恚怒气”赤、白石脂除烦，疗惊悸，壮筋骨。紫石英“补心气不足，定惊悸，安魂魄，填下焦”(《别录》)。诸石配合，共起“重以镇怯”“涩以固脱”的功用。能使风阳不再僭逆，而真气亦不致于随风邪以浮越。桂枝祛风，合于三石，能够祛风火。干姜温中，合于三石、大黄，则是寓热于寒，寓守于攻，使寒不败胃，又守住中焦，不致寒下各趋极端。合而成方，重镇心肝，则风引瘫痫可去；除去火热，则风阳亦能自息。因为惊痫、瘛疭是由热而致，肝风掣引，亦从火而出，所以主治突出“除热”二字。张锡纯创制的镇肝熄风汤，其方意实渊源于此方。

至于“风引”二字，《金匮玉函要略辑义》认为即“风痫掣引之谓”。主治病证，原注补充较详。《外台秘要·风痫门》引崔氏说，“永嘉二年，大人小儿频行风痫之病，得发例不能言，或发热，半身掣缩，或五六日，或七八日死。张思惟合此散，所疗皆愈”。这些资料，都有助于我们对病情用药的理解。

赵锡武老前辈更有阐发，他对半身不遂为主，兼血压高的，予潜阳通络，选用风引汤加磁石、龟板、鳖甲、生铁落，颇令人注目。

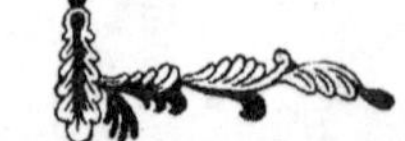

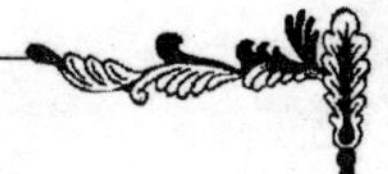

（三）

有人认为，这些方剂，是后人所加，不似仲景之方，因为条文用药，与其他方证不符，因此需另眼看待。这当然是有一定见解的，但亦是不全面的。这些方剂，是张仲景之方，有据可证。如《诸病源候论》卷六寒食散发候，引皇甫士安云："仲景经有侯氏黑散、紫石英方，皆数种相出入，节度略同。"并且指出，寒食散方，"出自仲景。"皇甫士安（公元215—282年）晚于张仲景（假定他在建安10年写《伤寒卒病论》，是公元205年），约只数十年，他是完全有可能看到这些方剂在张仲景的著作中的。北宋林亿等校正《外台秘要》紫石汤（即风引汤）时，亦注明"此本仲景《伤寒论》方，《古今录验》，范汪同，并出第六卷中"。这样，关于方源问题，可以明确无疑了。

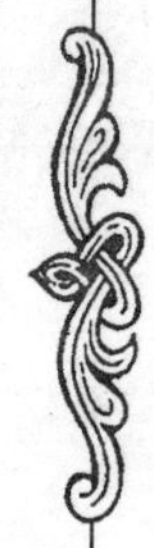

至于方证行文，是有问题的，当有脱简或错乱，如《外台秘要》记载，即已不同。但更重要的，是方药内容问题。应该肯定，张仲景的处方用药，除了麻、桂、青龙、柴胡、泻心、承气汤一套用药方法外，还有寒食、紫石等一类处方用药。而这些方药，与张仲景强调伤寒病为害最烈，亦是有一定关系的。《金匮要略》书中除了侯氏黑散、风引汤而外，还有紫石寒石散。这种用药方法，从历史考证，在东汉之末至魏、晋、隋、唐，是风行很长时间的。尽管到了唐代孙思邈极力反对，提出"宁食野葛，不服五石"，并且要烧尽寒石散方（见《千金要方·卷二十四·解五石毒》），以挽回风气。但在他所著的《千金要方·诸风门》中，仍然记载着蛮夷酒治八风偏枯，五补丸除热治风痱。其方药与侯氏黑散、风引汤是有近似之处的。《外台秘要》除记载

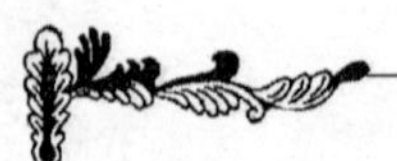

侯氏黑散、紫石汤外，更有寒水石煮散（较风引汤少紫石英，多犀角〈现用水牛角代之〉）、深师除热方等，都是一个用药路子（均见《外台秘要》卷十四、十五）。可见其具有疗效，影响深远了。直至北宋《和剂局方》，如其中的紫雪（即紫雪丹），治积热惊痫。金代刘河间，揭举六气皆从火化之论，其治风病防风通圣散等，犹然是受侯氏黑散、风引汤等用药的影响，除热镇心，寒温相杂，石药与草药同用。即在目前，人们还是常用，而且很有疗效。从而可知，侯氏黑散、风引汤等，既反映它的时代用药风貌，更具有确实疗效，如果能够不拘一格，不把张仲景的成就局限化，从临床效果出发，则这些方剂，还是值得很好研究，加以推广运用的。

探讨孙思邈的中风论

前人论中风，一般认为，唐宋以前主外风，金元以后主内风。至于王履，并将中风分为两类——真中、类中。“因于风者，真中风也；因于火、因于气、因于湿者，类中风而非中风也。”（《医经溯洄集》）。这些说法，向为临床所沿用。但温习一下孙思邈的所论，并非尽然，而且旧章见新义，颇多启发，能为临床工作拓宽思路。

孙氏论中风，渊源于《素问·风论》。如《千金要方》卷八及《千金翼方》卷十六、十七所论，均有独到见解，兹择要讨论如下。

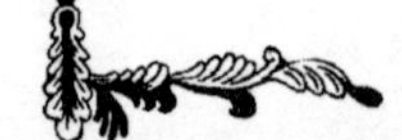

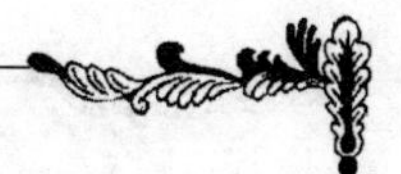

一、关于中风的病因问题

孙氏认为，风邪为病，是风气“在人肌肤中，内不得泄，外不得散”，邪气郁结，以致荣卫气血阻滞，内至五脏六腑，气机不通，郁极乃发；同时，“风者，善行而数变”因此就显出它的卒急性和多变性。郁之极，变至数，所以形成中风病的暴病暴死。其变化规律，孙氏突出了两句话，即“因人动静，乃变其性。”其所谓“动静”：①发病时的环境，影响病情的变化，有风而遇寒，则病从寒化，如果遇热，则又从热化。②再看素质，亦影响病变的发展，如阳盛之体，则阳实而不得汗出，多为实证；阴盛之人，又阳虚而汗自出，多为虚证。③再如体型，亦往往使邪正互为转化，如人肥肉厚，则风难泄而为热中；人瘦肉薄，又易汗泄而为寒中。④更辨虚实，如体虚腠理开的，则内外皆为寒证；体实腠理闭的，又风内伏而为热闷。如此等等，其变化就有寒热虚实，表里阴阳的各种差别，不能等同于一般疾病看待，更不是一成不变。但有两点又是病情变化的关键，即一个是风，一个是体质，邪与正两方面胜负盛衰，决定着病情的发展变化。《内经》虽云：“无常方，然致有风气也”。这个“风气”，从《风论》寻绎，就包含了后世所谓的外风与内风。

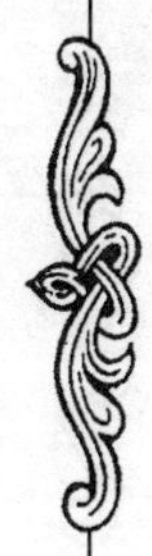

二、关于中风的病理变化及其治则

孙氏指出，中风病情变化很多，但执其要点，风之伤人，或为寒中，或为热中，这是最常见的。而且“凡中风者，多由热起”（《千金翼方》）。所以“古人立方，皆准病根冷热制之。今人临急造次，寻之即用，故多不验。所以欲用方者，先定其冷热，乃可检方，用无不效也。汤酒既尔，丸

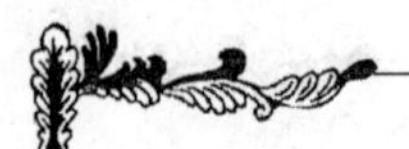

散亦然。凡此风之发也，必由热盛，故有竹沥、葛汁等诸冷药焉。后之学者，不能仔细识其方意，故有兹论”(《千金要方》)。从此可知，孙氏认为，中风病虽然有寒有热，但强调“多由热起”，应该从火立论。这种见解，颇属创新，但以往每为人们所忽略。固然刘河间之主火论，影响很大，但这里早已开其先河了，不能数典忘祖。孙氏并且批评后学，不能分别寒热，不能细识方意，确是有感之言，反映他对当时盛行的风冷之说，颇持异议，而主张有寒有热，风从火出。

至于中风的传变，亦与一般外感不同，大都是“先入阴，后入阳”，属于直中病情，这与临床所见相符。病者多为先见卒中，神识昏蒙，而后出现僵直，抽搐，偏废，瘖痱等症。即是先里后表，先脏腑病，然后肢体亦随之而废的病情。这种见解，亦是实践经验的总结。根据这些变化，“治之当先补于阴，后泻于阳。”亦即先治其里，后治其外；或先与扶正，而后祛邪(即原文“益其不足，损其有余”之义)。但此病为郁极乃发，则解郁通气，尤为先着。孙氏举例，如用汗法，即是宣散郁结，开通气机的，所以“发其汗，身转软者，生；汗不出，身直者，七日死”(以上引文均见“风懿”条)。从此可知，中风救治，当以气机能否宣通来判断预后吉凶。假如脏腑邪实而需用泄热通下的，亦是解郁结，通气机，其效应如何，观察亦是如何，大便通而热泄者生，否则死。

三、治疗规律的探讨

孙氏治疗中风，从理论指导实践，颇有规律可循，从其所用的方药看，大致有三种类别。即如续命汤类，以祛风救逆为主；如地黄煎类，以泄热解郁为主；如竹沥汤类，是以

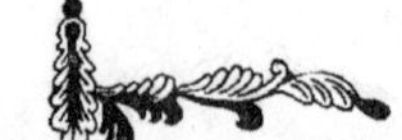

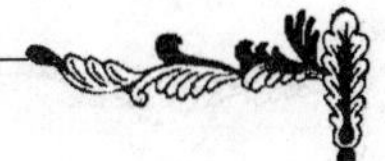

泻火熄风为主的（不包括脏腑门中治风方药）。

1. 续命汤类　共有九方，如小续命汤三方、大续命汤三方、西州续命汤、续命煮散、大续命散等，其中以小续命汤、大续命汤为基本方。小续命汤的基本用药是：人参、附子、麻黄、桂心、甘草、杏仁、芍药、生姜、川芎、防己、黄芩。其配伍是：以参、附益气救逆，先治其里；桂枝麻黄各半，通阳解散，以治在表之郁结；川芎、防风、防己祛风通络等等。但总的功用，还是属于发汗。对中风直中之证，"气之与血并走于上，则为大厥"的，是引邪外出，从而调和荣卫，宣通气血，使表气通而里气亦和之义。

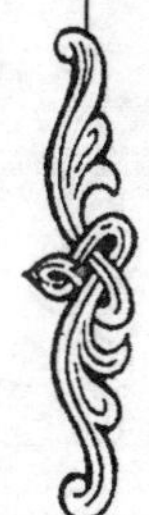

桂枝麻黄各半汤，首见于《伤寒论》，是治太阳病，邪气怫郁在表，不能得汗，面有赤色的。中风初起，亦多面赤身热，项强足冷，表实无汗，一派阳气怫郁在表的证候。尽管两者为病不同，但证候是近似的，可以异病同治。特别刘河间对此有丰富的实践经验，大大阐发了孙氏的所论。曾谓大凡破伤中风，风热燥甚，怫郁在表，宜以辛热治风之药，开冲结滞，使荣卫宣通而愈。其药麻黄、桂枝，以寒药佐之尤良（《原病式》火类暴病暴死条）；并且提出六经续命汤（《保命集》）。

小续命汤方后尚云"本有热者，去附子，倍芍药"，则其和荣顾阴之功，尤为可佳。所以历唐宋金元，应用不衰，直至当代名医，如赵锡武、朱卓夫等，仍在临床上取得很好疗效。但他对救急用发汗法，又是有独到经验的，一经确认，即放量运用，争取效机，颇值得研究，另文阐释。

至于大续命汤，是在小续命汤基础上，加用石膏、荆沥、独活、葛根、茯苓等，其清热化痰之功，较前方为强。

2. 地黄煎类　亦有五方，如地黄煎二方、治积热风方、

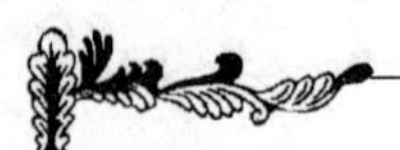

治心风虚热方、治虚热恍惚方。以地黄煎用药为例，配伍有以下几个方面：用生地黄汁、枸杞根汁、天门冬等，凉血养阴，以治其本；栀子、大黄，泻火泄热，急救其标；荆沥、竹沥，清其痰火；人参、茯苓，宁心安神。总之，是以心肝为重点，痰火为主攻，解郁通腑，畅达气机，可以看作是三化汤的祖法，而更显出孙氏主火论的用药特色，更全面，更有效。其他诸方，尚有麦冬、玉竹、芍药之类养阴；石膏、黄芩、生葛、豆豉等清热解郁；牛黄、羚羊、龙齿、铁精等熄风镇惊；丹参、泽泻、干蓝等泻心肝之火。如此用药，与前一类方比较，另有特点。这种方法，几乎概括了后世类中之治的各个方面，而孙思邈在一千三百多年前就大有成就了，无形中把这些用药成就，从历史上推前五六百年，真是使人钦服。

3. 竹沥汤类　方剂共有九方，是按病情发展顺序为治的，功效以泻火熄风为主。九首方剂的排列，亦是根据热盛生风的病情、用药次第、标本缓急而定的。首如竹沥汤，以竹沥、生葛汁、生姜汁为方，泻火以熄风，滑痰以通络，明显是一个急则治标的救急方法。孙氏所谓“患热风者，用此制其热毒”。服后似有好转，继以第二方，小续命汤加味方（即于原方加竹沥、葛汁、羚羊角、石膏），在小续命汤的基础上，加强了清火熄风之力。第三方是得效以后的减味方（第二方减去葛汁、生姜、附子、人参、甘草、杏仁、芍药、黄芩、石膏；加升麻），小其制以巩固疗效。“若未除”，说明此药嫌轻，不能敌其邪，再回头接服第二方，加重剂量以控制之。药后“得差讫”，邪气渐去，急固其本，兼除余风，改用“除余风方”[①]，用药从心肝脾肾全面考虑，培本以熄风。但“患风人多热”，不能因病差而稍有忽略，“常宜服荆

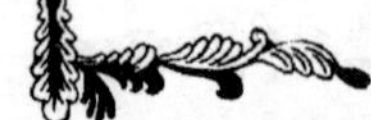

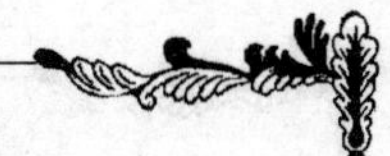

沥方，以荆沥、竹沥、生姜汁为剂，是在调理治本同时，亦兼顾其标。可见孙氏深切了解此病的多变性和易反复，不敢稍有松懈。最后用独活煮散[②]与五补丸[③]，是在病情好转以后，调治标本两套方法，前者作为散剂，坚持平时治疗；后者作为丸剂，缓以平调，徐图恢复，但仍加上“除热方”的名称，反复叮嘱，以示对病根的惊惕，念念不忘。还有一点值得注意，即在控制病情和善后调理，孙氏还提出了几张大复方，用药达二三十味，这是他的独到经验。尝云：“夫处方者，常须注意，重复用药，药乃有力，若学古人，徒自误耳”（见序例处方）。这亦是《千金方》的特色之一。这种规范，全面考虑，重点突出，在今天来讲，仍然有其现实意义，可以温故而知新。

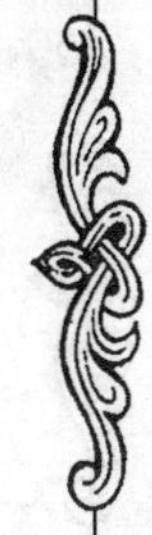

此外，对于中风病的后遗症处理，孙氏亦富有成就，在《千金方》等两书中，收集了很多资料，如排风汤、大八风汤、八风散、小八风散、金牙酒、蛮夷酒、鲁王酒、鲁公酿酒、菊花酒、杜仲酒等；还有按照五脏主证立方的，如肝虚寒，心气虚，心虚寒风，脾虚寒，肺寒虚伤，肾寒虚等方；还有按照剂型分治的，如诸酒、诸散、诸膏、诸汤、诸圆（丸）等等，尚有针灸按摩，单方草药，丰富多彩，方法周备。经后世临床反复证明，大活络丹、人参再造丸等，对中风后遗症有较好疗效，而孙氏早有类同以至于超越大活络丹、人参再造丸的方法，因此，应注意发掘和提高。

最后，孙氏还谆谆告诫：“用此方差后，仍须将慎，……当须绝于思虑，省于言语，为于无事，乃可永愈。若还同俗类，名利是务，财色为心者，幸勿苦事医药，徒劳为疗耳，宜于此善以意推之”（《千金翼方》）。此言极是，慎之慎之！

中医所讲之中风，范围较广，证候复杂（概括了西医学

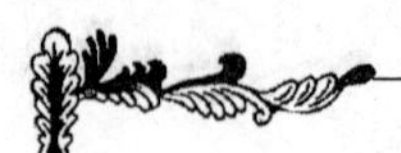

的四种急性脑血管疾病和部分中枢性瘫痪病，部分周围神经病变等)，所以前人辨证论治，提出了很多见解及各种不同的处理方法。后辈遵循引用，只要辨证清楚，用之得当，皆能有效，不可偏废。尤其如孙思邈之所论，凡中风者，多由热起，治之或清火以熄风，或解郁以理气，或养阴以配阳，或安神以镇惊等等，均为临床所常用。

附方：①除余风方：人参、麻黄、桂心、生姜、芍药、川芎、防风、黄芩、石膏、羚羊角、升麻、白术、独活、秦艽、黄芪、茯神、远志、石斛、牛膝、丹参、厚朴、天冬、五加皮、地骨皮、橘皮、地黄、槟榔、藁本、杜仲、犀角(现用水牛角代之)、薏苡仁。

②独活煮散：葛根、人参、桂心、甘草、芍药、防风、防己、石膏、羚羊角、白术、独活、茯苓、当归、麦冬、磁石。

③五补丸：干姜、生姜屑、人参、附子、桂心、甘草、芍药、川芎、防风、防己、黄芩、石膏、羚羊角、升麻、白术、独活、秦艽、黄芪、茯神、石斛、牛膝、丹参、天冬、五加皮、地骨皮、地黄、怀山药、寒水石、麦冬、苁蓉、食茱萸、甘菊花。

孙思邈对伤寒病学的贡献

孙思邈是一位伟大的医学科学家，他对伤寒病学有很大贡献。其指导思想，是“博采群经”，“广设备拟”。一个“博”字，一个“广”字，就是《千金要方》伤寒两卷的主

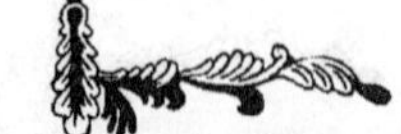

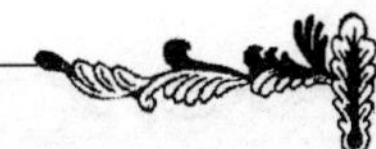

要精神，后人称之为广义伤寒。如开首即提出，天行温疫、瘴疠，继之是《小品》论伤寒与天行温疫之异，华佗的伤寒热毒，王叔和的伤寒起自风寒的次第，陈廪丘的蒸汗，以及温毒、温病阴阳毒等，最后归总，还是称为时气、伤寒和温病。对伤寒之名，没有限定指某一种病，而是包罗各家之说和各种发热之病。

观其论列治法，分为辟温、伤寒膏、发汗散、发汗汤、发汗丸、宜吐、宜下、发汗吐下后等八项，亦是诸病方治并列，不分轩轾。此后再列伤寒杂治，把热毒、肿毒、豌豆疮等亦包括进去；更有温疟、溪毒，亦附于次。其为广义伤寒，更加著名。

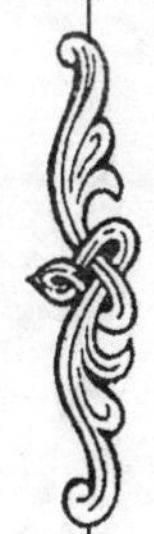

在他晚年看到《伤寒大论》，并悟“太医疗伤寒，惟大青知母等诸冷物投之，极与仲景本意相反，汤药虽行，百无一效”。而用《伤寒大论》方法，行之以来，未有不效者，所以深赞仲景是“特有神功”。分上下两卷，全部记录下来。但仍称之为“伤寒热病”，可为“冒犯风寒，天行疫疠”（《千金翼方》卷九）的救法。这是孙思邈对伤寒病的一贯看法。其研究成就，有两点很突出，如整理《伤寒论》，使能广为流传下来；同时集中保存了很多由汉至唐的伤寒病资料，反映此门学科，在当时的学术繁荣景象。

（一）整理改编《伤寒论》

孙氏所见的《伤寒大论》，是什么传本，没有讲明。在著《千金要方》时说：“江南诸师，秘仲景要方不传”，当时是尚未见到此书的全貌。及至著《千金翼方》，“遂披《伤寒大论》，鸠集要妙，以为其方”，是已见其原书了。但全文没有提及王叔和名字，亦未讲到隋巢元方《诸病源候论》的伤

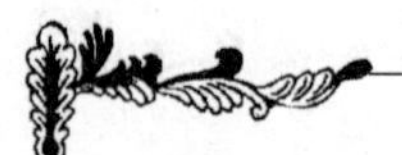

寒部分，可想而知，这是晋唐时期，在王、巢二家之外的第三种《伤寒论》版本，在中医文献史上，是弥可宝贵的。

孙氏整理方法，是“方证同条，比类相附”。即把原书次第打乱，重加编排，将各条证候和方剂联缀起来，相类的证候条文又集中在一起，如“太阳病用桂枝汤法”“太阳病用麻黄汤法”“太阳病用青龙汤法”等等，共分十六章。并把痉湿暍病次于太阳病用桂枝汤法一章之首，伤寒宜忌另立一章，最后殿以霍乱病，阴易病及劳复。从整个内容来看，与王叔和编次本大略相同，不过以痉湿暍列于太阳病用桂枝汤法之首，可以商榷。全篇方证，除伤寒宜忌一章不计外（此章分十五节，114 条，与前后章略有重复），其余十五章，共 392 条证候，109 首方剂。这种编排方法，实际是最早的类方类证方法。是能达到“须有检讨，仓卒易知”要求的。便于推广应用，挽救夭枉，良工心苦了。

他对伤寒病有个高明见解，即“寻方之大意，不过三种，一则桂枝，二则麻黄，三则青龙，此之三方，凡疗伤寒，不出之也。其柴胡等诸方，皆是吐下发汗后不解之事，非是正对之法”。实际是说，对此病要重视初起，太阳一经，早期诊断，早期治疗，这与强调得病要早讲，始觉即须救疗，而且汤药不可避晨夜（见《千金要方》）的精神是一致的。这种“寻方大意，不过三种”，给后来治伤寒学者，影响很大，如喻嘉言承方有执之意，太阳伤寒立三纲鼎足说，即从此获得门径。但孙氏用意，并不局限于《伤寒大论》一书，是《要方》与《翼方》蝉联的，方、喻二氏，则把孙氏尤其仲景之意机械割裂了。

至于伤寒条文的分合，文字用法的差异，甚至方剂药物的多寡，与成无己《注解伤寒论》和赵开美复刊《宋本伤寒

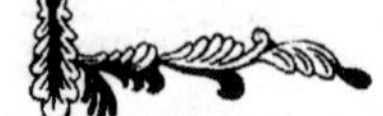

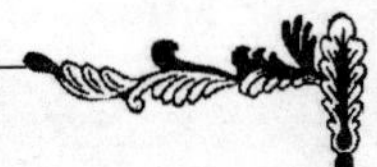

论》，均有出入之处，这些地方，不仅可以作为整理文献的版本校勘之用，并可借以进一步了解《伤寒论》流传的更多内容，这是向为人们所重视的。

（二）集中了汉唐时期的伤寒诸说

汉唐时期，对伤寒病的论证治疗，真是议论纵横，方法繁多，内容丰富极了。很多资料，直到现在临床，仍然发挥着重要作用，择要探讨如下。

1. 从辟温一章而言，历史上著名的屠苏酒[①]，即为首选。篇中内容，有两大部分，一部分是辟温辟疫，如太一流金散等九方，多用雄黄、雌黄、丹砂、矾石、鬼箭羽、鬼白、鬼督邮、菖蒲、芎藭、白芷等。这种方法，千百年来，已经成为一个群众习惯，直至今天，民间尚在端午节饮雄黄酒、挂菖蒲草、艾草等，辟温辟疫。可见它是一种有效方法，得到群众信赖的。另一部分，是四时感受乖气（这是《温疫论》异气、戾气说的先声）而成的腑脏温病阴阳毒，有人称之为五瘟证。如春天的青筋牵（痉病），夏天的赤脉攢（热毒惊悸），长夏的黄肉随（疫病），秋天的白气貍（发斑喘嗽）、冬天的黑骨温（热毒内伤）等。并各有方治，庞安时加了方名，如柴胡地黄汤[②]、石膏竹叶汤[③]、石膏地黄汤[④]、玄参寒水石汤[⑤]、石膏杏仁汤[⑥]、石膏葱白汤[⑦]、苦参石膏汤[⑧]等，用大剂量石膏、寒水石、芒硝、柴胡、升麻、大青、玄参、生地、苦参、栀、豉、芩、知等药，治疗温毒。这是四时温疫病的最早资料。这章内容，其病因病证的论述，预防治疗，以及许多单方验法，可以说是一部最早的温疫病学，为后来温病学的发展，起着很重要的导源作用，值得重视研究。

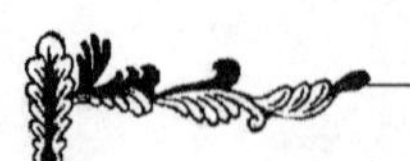

2. 伤寒病之有外治方法，从《千金要方》伤寒膏一章来看，历史悠久了。如青膏、黄膏、白膏等，用以摩擦身体，温覆取汗，均有佳效。其用药，多取归、芎、椒、芷、吴茱萸、乌、附、天雄、细辛、干姜、桂心、大黄、巴豆、羊踯躅等。这种用药，吴师机是最有研究的，尝云“膏中之药，必得通经走络，开窍透骨，拔病外出之品为引；同时必得气味俱厚，方能得力。……总要假猛药、生药、香药，率领群药，开结行滞，直达其所，俾令攻决滋助，无不如意，一归于气血流通，而病自已”（《理瀹骈文》）。这种见解，真能阐发古方精神，又大显效于临床的，它不仅仅是以热祛寒而已。这些治法，从目前来看，实在太需要了，有些临床工作者，方法简单，手段贫乏，当然影响疗效。急须改变这种局面，把中医的许多擅长发挥出来，如这种外治方法，既简便，又有效，要大力推广，一定会受到社会和病员的欢迎；而更主要的，还是显示中医的技术全面，能从各方面处理疾病，提高治愈率。

3.《千金要方》发汗用散剂，亦是传播前人的好经验。宋代和剂局是善于发挥这种剂型作用的，推行煮散，而且扩大了它的运用范围，《局方》有很多记载。散剂既省药，又方便，而且能够及时进退，不请医生，亦能自己斟酌。病情发展如何，刻期可见。有名的度瘴散、水解散，都在这一章。其用药，辛以解散，温以祛寒，大大丰富了麻黄、桂枝范围，如细辛、吴茱萸、附子、乌头、干姜、蜀椒、防风、桔梗等，都加运用，盖亦取其气味俱厚，开结行滞之义。值得注意的，有些方中，或配伍黄芩，或苦参，或石膏，或大黄等，这又扩大了桂枝汤、大青龙汤、越婢汤等用药之制。更有发挥的，水解散是麻黄汤以大黄易杏仁。治时病表

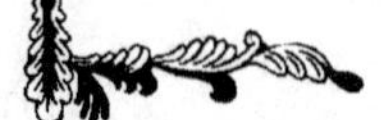

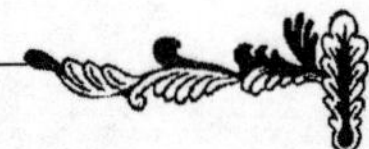

里大热欲死方，是麻黄、葛根、升麻，配伍石膏、寒水石和大黄、芒硝，这不仅是以寒药发汗，更可贵的，是开辟了表里双解法的门径。张子和说，制双解散的，“千古之下，得仲景之旨者，刘河间一人而已”。其实，时病热证用表里双解法的，在《千金》已经有很多记载。张氏并云：“发汗亦有数种，世俗止知惟温热者为汗药，岂知寒凉亦能发汗也。”他把汗剂分为数类，如发汗甚热之药、辛温之药、苦寒之药、辛凉之药等等（《儒门事亲》卷二），张氏是确实学有渊源的。尤妙者，是散剂的服法，举一方为例，如度瘴散，“十味药治下筛，温酒服方寸匕，温覆取汗，汗出止；若不得汗，汗少不解，复服如法。若得汗足，如故头痛发热，此为内实，当服快豉丸、若崔氏丸。如得病便头重者，可以二大豆许，内鼻孔中，觉燥涕出，一日可三四度，必愈”（这又配合外治法了）。若方中有石膏、寒水石、大黄、芒硝等药者，以白汤服。如此处理，如此剂型，实在值得提倡运用，可以把临诊工作活跃起来。

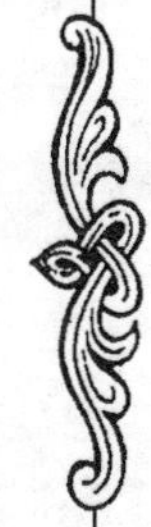

4. 伤寒病用汤剂发汗，孙思邈很重视，他在此章开首即云“凡云可发汗而无汤者，丸散亦可用，要以汗出为解，然不及汤，随证良验”。而且在著《千金要方》时，即认为太阳伤寒中风，桂枝汤、麻黄汤、大青龙汤，是首选之药，可以祛除风寒，这是他早已积累的经验。但继之即是阳毒病、阴毒病，又别有见解了，认为阴毒、阳毒，是伤寒一二日便成，或服药六七日以上至十日，吐下之后不解而变成。其重点是在于“毒气”。这里阴阳之分，是指毒气攻于表里，并不是分寒热。所以治疗，一取“温覆取汗”，而且要“毒当从汗出，汗出则愈”。因此虽取汗而不同于一般的解表发汗之药。其叙证治法，亦较《金匮要略》阴阳毒病为详，亦更

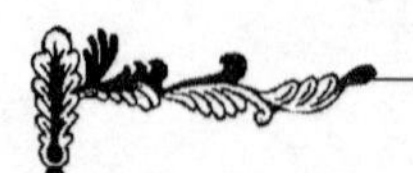

具体。

又如名方葱豉汤，亦在此章，开创了伤寒病辛凉解表方法。尚有葛根龙胆汤[9]和治伤寒三日外病不差，仍然脉数，阳气盛于经络而未入脏腑方[10]，都发展了大青龙方法的用药路子。特别治伤寒四五日，头痛壮热，四肢烦疼，不得饮食方，以葱豉配伍栀子、黄连、黄柏、大黄为剂，亦属表里双解方法。而先煮四物六七沸，后内葱、豉，又似具有麻沸汤渍之意，重药轻投，着重取气，温复取汗，颇有巧思。又如治伤寒雪煎方，用麻黄、杏仁配伍大黄，雪水煎丸，沸白汤调下，“服之立汗出”。这些方剂，参用清火解毒之大黄于辛散药中，解热出汗，扩大了伤寒发汗的用药范围，而且退热疗效均佳，颇值得重视，不能局限于“辛甘发散为阳”的一端。

5. 发汗丸一章，内容较少，只有神丹丸、麦奴丸二方，据记载，晋唐以前，时有用者，但以后就很少运用，可能与“此药多毒”有关；但从此亦可了解一些用药的历史变迁。

宜吐一章，亦然如此，吐方虽较《伤寒论》为多，但水导散用甘遂，藜芦丸用藜芦配附子，均有毒性，不可轻用。但从另一方面，亦能看到古人对急病敢于用大药的精神，有一定启发意义。

宜下一章，除下实以承气，下血以抵当外，有二张方剂，很有用意。如生地黄汤，治肠中实而大便不利，其人又虚羸少气者，用生地黄三斤，大枣二枚，配伍调胃承气汤，真是增水行舟，为增液承气的祖方了。而且配伍尤为周到，甘草外加大枣二枚，看似用量很小，但在此时，只宜如此，而对虚羸少气，却有殊功，这是优于增液承气之处。又如大柴胡加萎蕤知母汤，治伤寒七八日不解，默默心烦，腹中有

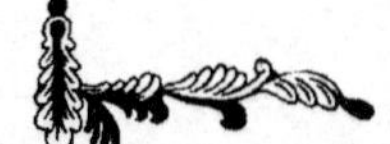

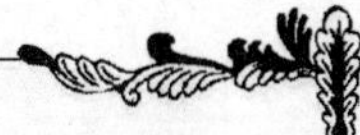

干粪。此较大柴胡汤又有发展，不仅是以寒下实，而且以润濡燥，更适宜于当前病情。

6. 发汗吐下后一章，除了叙述一些主要证候，如虚烦，汗出而喘，腹胀满，协热下痢，结胸、痞证、表里俱热而外，兼及一些新旧夹杂证，如饮发为喘咳，为头眩，为身瞤动等。而很有新意的，是后列三方，如治伤寒后结热在内烦渴，用青葙子丸[11]，苦寒泻火，较黄连解毒汤、大金花丸更猛；伤寒热病，十日以上不解，下利发斑，用大青汤[12]，清热解毒，开了凉营透泄的法门；以及伤寒后不了了，朝夕有热如疟状方[13]，用小量麻桂加知母、黄芩，养阴清热，廓清余邪。这些方法，都丰富了《伤寒论》的内容，为伤寒温病的清热方法，扩大了用药路子。

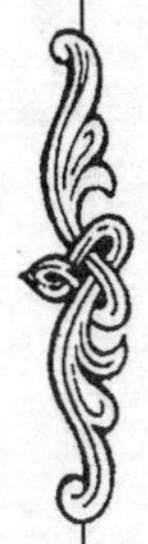

7. 伤寒杂治一章，涉及内容很广，有些治疗方法，亦能使人打开眼界。例如清热解毒，书中指出，“凡除热解毒，无过苦醋之物。故多用苦参、青葙、艾、栀子、葶苈、苦酒、乌梅之属，是其要也”。从此，临床上就开创了“酸苦泄热”一法。这种用药，有它特色，反映隋唐时期清热解毒的用药风尚。其中苦参、青葙、栀子，易于理解；艾叶是取火郁发之之义。葶苈辛苦寒，大寒无毒，除泻肺泻水外，能下“伏留热气”。与醋酸之味配伍，“酸苦涌泄为阴”，与伤寒温病之热毒，是很有针对性的。方如治温气病欲死，用苦参一两，酒煮饮之，或吐或汗，诸毒病皆愈。又治伤寒五六日斑出，伤寒出斑如此之快，就不是一般病情，其热毒之盛可知。用猪胆汤方，以猪胆汁配伍苦酒，并加鸡子，合煮三沸服之，汗出即愈。这种病情，这样疗效，可说是奇病用奇药，又见奇功了，但后人运用较少。

又如芦根饮子[14]，治伤寒后呕哕反胃，及干呕不下食。

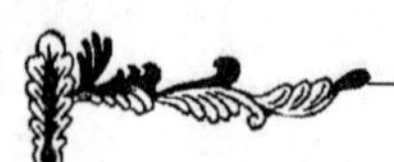

法取甘凉濡润，佐以辛通。治伤寒热病后，口干喜唾，咽痛方，用大枣合乌梅，合捣，蜜和含，咽其汁，酸甘化阴，养液生津。这些都是轻巧清灵方法。又如牡蛎散⑮，治盗汗风虚头痛，亦在此章。这些方法，看似平淡，实寓神奇，历千百年来，功效仍然卓著。

尚有以黄连三两，煮汁顿服，治热病后发豌豆疮；以大黄五两煮汤，治豌豆疮初发觉者；以地黄三斤煮汤，治汗出不止等。如此大病用急剂，获得速效，实在反映中医是能看急性病的，不能忽视这种历史功绩，亦急需继承发扬这些成功经验。

至于劳复，增加了许多禁忌和治法，百合病、狐惑病，亦次于其后，均有见解，对伤寒病可以看得更全面了。

（三）开创妇人小儿伤寒门

妇人与小儿，均有伤寒病，这是临床家所孰谙的，但以往尚无专门论述。自《千金要方》始，才开创了这个先例。妇人方有伤寒一章，少小婴孺有伤寒一门。这固然反映孙氏对妇人小儿的重视，但另一方面，亦丰富和充实了伤寒病学。特别庞安时和朱肱等，在此继承发扬很多。

例如治妊娠伤寒，头痛壮热，肢节烦疼，方用前胡、葱白、黄芩、栀子、大青和石膏、知母配伍，似是柴胡石膏汤的祖方。而且重药轻投，“以水七升，煮取二升半，分温五服”，每服仅饮五合，又是何等慎重；“别相去如人行七八里再服”，是小促其间，增强药效。如服汤后，头痛壮热不歇，再用麻黄、竹叶、石膏三味，煮汤冷用，以拭身体，又用旧布浸润拭溻头额胸心，燥则易之。这种治法，先用辛寒撤热，再用水剂降温，而且是寓清热于透泄之中，很有法度。

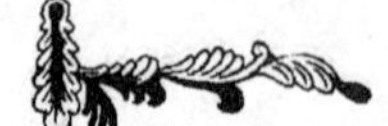

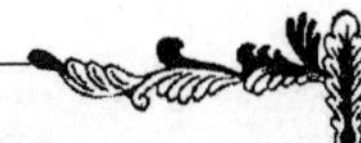

又如治伤寒热病，善用小方轻剂，如葱白与生姜，葱白与豆豉，或者一味葛根汁分饮。这些方法，于妊妇之病，尤为合宜。

小儿伤寒病，孙氏主要指天行非节之气，时行疾疫之年，所伤为病。其治节度，如大人法，但用药分剂少异，药小冷耳。这就是少小伤寒门的特点。

少小的给药方法很多，如汤剂、淋法、浴法、洗法、粉散、粉身、生药取汁服、滴鼻、吹鼻、药末、火炙等等，大部分是外治方法，很适合于儿科特点，在如今尚很需要。

汤剂如历史名方四物解肌汤[16]，即出于此，治小儿伤寒甚效。又麻黄汤方，治少小伤寒，发热咳嗽，头面热甚。以小剂量麻桂合方，去大枣，加石膏、黄芩，可说是大青龙汤的变法而小其制的。又如以葛根汁、淡竹沥二味相和煮服，治小儿伤寒，其剂型与清热化痰之功，尤为可赏。亦有用大剂如升麻汤[17]，治小儿伤寒变热毒病，身热，面赤，口燥，心腹坚急，大小便不利，或口疮者。或因壮热，使四肢挛掣发惊，并成痫疾，时发时醒，醒后身热如火。明显是高热痉痫的急重证，所以名为热毒病。其方取表里双解，清热息风，又重药轻投，颇可师法。尚有治小儿夏季发热，是因腹中有伏热，所以温壮来往；或患下痢，三焦不利，用竹叶汤方，药取竹叶、小麦、柴胡、黄芩、茯苓、人参、麦冬、甘草八味，这是清暑益气的另一章法，临床病例不少，大有用处。

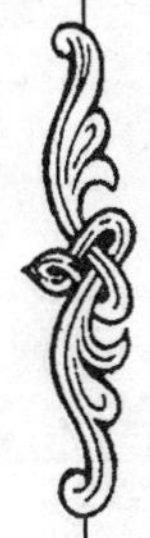

粉身方十二物寒水石散[18]，很值得研究，药用辛香散表与清热解毒配伍，治少小身体壮热，不能服药者，以粉粉身，外治取效，是个良法。洗、淋、浴法、滴鼻、吹鼻方亦不少，有些是很简便之药，大可仿制运用。

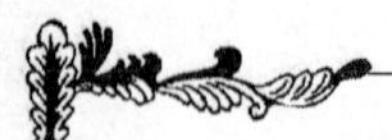

以上所述，仅是孙思邈论伤寒的部分内容，但已可概见。汉唐时期，人才济济，学术繁荣，对伤寒病的研究，议论多，方法多，各有实践，各有建树，尽管所指的病情不一，却反映外感热病的多种证候，需要多种疗法方药，孙氏把它集中在一起，使人大长见识，大得益处。所谓广义伤寒者，这里可以看到广的程度和广的成就了。

张仲景论伤寒，甚为人们所重视，孙氏亦称其特有神功；但他认为，“张仲景、王叔和、阮河南、范东阳、张苗、靳邵诸部经方……并须精熟”。可见汉晋之间的伤寒大家很多，不仅张仲景一人，王叔和等亦是经方大家，可以相提并论。何况还有张湛、陈延之、华佗、陈廪丘、崔文行等等，要是全面研究伤寒学说的，除《伤寒论》外，还有大量书要读，大量文章可做，不能局限于一人一书。

还有一点，“江南诸师，秘仲景要方不传”。可见《伤寒论》在当时，没有多大流行，即王叔和编次的《伤寒论》，亦未广为传播。及孙氏整理改编以后，载入《千金方》，仲景之书才得以广为流传，诸家之说，亦随之普及，而且孙氏亦是伤寒大家，对此学科的贡献，应该受到高度赞扬。以后《唐令》，凡为医者，都需学习《伤寒论》和《小品方》，使仲景之学，大为发扬，孙氏大有功绩。如不经过他的整理成册，那有此书可读，缅怀先哲，此功更要突出。

附方：

①屠苏酒：大黄，白术，桔梗，蜀椒，桂心，乌头，菝葜（一方有防风）。

②柴胡地黄汤：柴胡，生地，香豉，栀子，桂心，白术，芒硝，石膏，大青，生姜。

③石膏竹叶汤：石膏，竹叶，玄参，升麻，栀子，黄

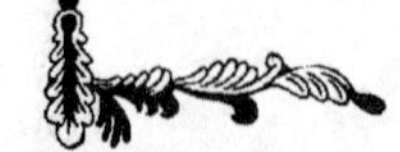

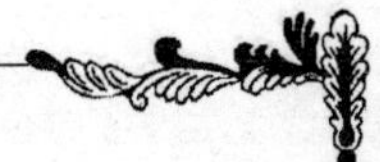

芩，车前草，细辛，芒硝。

④石膏地黄汤：石膏，生地，黄大青，黄芩，栀子，知母，芒硝，麻黄，生葛根，玄参。

⑤玄参寒水石汤：玄参，寒水石，大青，羚羊角，升麻，射干，芒硝，栀子。

⑥石膏杏仁汤：石膏，杏仁，麻黄，栀子，紫菀，大青玄参，葛根，桂心，甘草，前胡。

⑦石膏葱白汤：石膏，葱须，豉，栀子，大青，升麻，生葛，芒硝。

⑧苦参石膏汤：苦参，石膏，茵陈蒿，栀子，芒硝，生葛，生地黄，葱白，豉。

⑨，葛根龙胆汤：葛根，龙胆草，大青，升麻，石膏，葳蕤（玉竹），甘草，桂心，芍药，黄芩，麻黄，生姜。

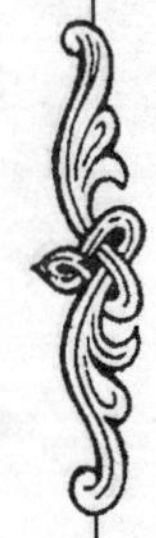

⑩未入脏腑方：桂枝，黄芩，甘草，升麻，葛根，生姜，芍药，石膏，栀子。

⑪青葙子丸：青葙子，黄芩，苦参，瓜蒌根，黄柏，龙胆草，黄连，栀子。

⑫大青汤：大青，阿胶，甘草，豆豉。

⑬热如疟状方：知母，麻黄，甘草，芍药，黄芩，桂心。

⑭芦根饮子：生芦根，青竹茹，粳米，生姜。

⑮牡蛎散：牡蛎，白术，防风。

⑯四物解肌汤：升麻，葛根，芍药，黄芩。

⑰升麻汤：升麻，白薇，麻黄，葳蕤（玉竹），柴胡，甘草，黄芩，朴硝，大黄，钩藤。

⑱十二物寒水石散：寒水石，芒硝，滑石，石膏，赤石脂，青木香，大黄，甘草，黄芩，防风，芎藭，麻黄根。

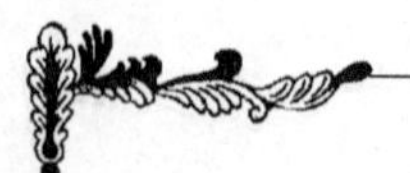

谈压热法的用药及其临床意义

对于外感内伤的实热，治热以寒，这个原则是人所共知的，但对于寒凉药中的压热法，现在临床用得不多了，无形中就短缺了退热法的一个有效手段。至于压热法用药的历史成就和优良传统，人们亦似逐渐淡忘。目前，只看到柴胡注射液，黄芩注射液等的试制运用，取得疗效，引人注目，孰知中医尚有综合性压热方法，将有更大成就和优异效果，等待着人们去发掘，去研究。

这种疗法，历史悠久，张仲景、孙思邈即已运用，在《千金翼方》已总结成文，卷十八杂病中专列“压热”一节，以后历代又有发展。它在临床上，对伤寒、温病、热毒、疫疠等急性危重症曾建立殊功，挽回性命于顷刻，不知凡几。我于临床应用，亦获益甚多。中医往往是以“火证”起家的，就靠这些方药。现在药源少，用得少，影响急症临床的疗效，殊有必要再加倡导一下。

一、压热法的用药特点

压热法的用药，主要采取天地水和金石类的药物。金石类如黄金、朱砂、石膏、井泉石、凝水石、滑石、磁石、朴硝、芒硝、卤碱等；天地水如冻凌水、露水、霜水、雪水、寒泉水、雨水、东流水等。这些药物，就其总的功用而言，是重以镇逆，咸以润下，以寒制热，以水胜火。合而用之，可以压热使下，杀其炎上熏蒸之热，使阴阳水火以济于平。

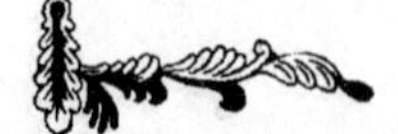

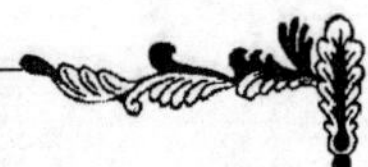

这是清火退热药中最具威力的部分，胜于草木之药一筹。

分而言之，黄金一药，能疗惊痫风热肝胆之病，镇心安神（不一定用炼金、金箔，以金器入药煎煮亦有效）。朱砂能通血脉，止烦满消渴，润心肺，治惊痫。石膏能除中风、伤寒、时气三焦大热、天行狂热，其功为人们所最熟悉。井泉石亦能解心脏热结。凝水石更能凉血降火。滑石上能发表，下利水道，为表里上下三焦荡热燥湿之剂，刘河间最善运用，以解中暑伤寒疫疠，饥饱劳损，忧愁思虑，惊恐悲怒，传染及汗后遗热劳复诸疾（《伤寒直格》）。磁石法水，养肾脏，强骨气，除大热烦满。朴硝、芒硝、卤碱均为大苦咸寒之药，"热淫于内，治以咸寒"的，这些都是主要之品。朴硝除寒热邪气，逐六腑积聚，结固留癖，天行热疾。芒硝治五脏积聚，久热胃闭，时疾壅热，能散恶血。卤碱治大热消渴狂烦，去五脏肠胃留热结气。这些金石之药，质重能降，压抑邪热使下；又各具甘寒、辛凉、咸寒等退热降火之性，具有双重作用。

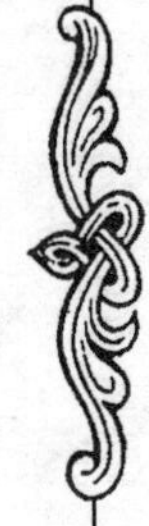

冰凌甘冷，解烦渴，消暑毒，伤寒阳毒，热盛神昏，用之甚良。能去乳食发热毒肿。露水甘平愈百疾，止消渴，为阴气之液，禀肃杀之气。霜水甘寒，诸热面赤，解酒热，寒热疟疾。李时珍云："阴盛则露凝为霜，霜能杀物而露能滋物"。雪水甘冷，解一切毒，治天行时气温疫，小儿热痫狂啼，大人丹石发动。寒泉水止消渴，下热气，治热闷昏瞀烦躁。这些天地之水，既具水的润下之性，又有清寒肃杀之气，是治疗热病的自然天生妙药，但现在除冰凌尚为多用外，其余几乎已被遗忘，殊深惋惜。

尚有两类药物，亦是常相配伍运用的。一类如犀角（现用水牛角代之）、羚羊角、升麻、玄参等，清热解毒，凉

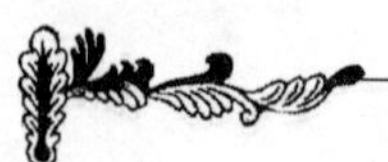

血镇痉。另一类如青木香、沉香、丁香、麝香等，香以去腐，行气开窍。亦是杂温于寒，复入动植物药于金石水露之中，使功用更臻全面，而且或行或止，相反相成，自成有制之师。

这里还有一个特点，无论组成什么方剂，都是群队用药，集中诸药之长，互相配合，共奏奇效。真如孙思邈所说："夫处方者，常须加意，重复用药，药乃有力（《千金要方·用药》）。"这是汉唐医学一个流派的很大成就，道出了用药处方的另一个重要门径。

这些药的制剂，大都称为冰凌、霜、雪，品名就显得突出，人们一听即知其有清热泻火的功效。并可以预制，以备急救之用。制时都取药汁澄清液，留着于水盆、铜锅或瓷坩中，凝结成冰，似霜似雪即成。且易保存，不易变坏，可以说是最佳剂型。

二、压热法的临床意义

从文献记载和临床所见，压热法原始是用以治疗服金石药后药发猛烈而热，后来才推广了它的治疗范围。如伤寒、天行、时气、温疫，热入脏腑，变生黄疸；诸热证，风热、气分热、瘴疠热，恶疮毒内入，攻心热闷；脚气毒遍内外，烦热，口生疮，发狂奔走；蛇螫虎狼狐咬啮，毒气入腹，内攻心热，须利病出者；解诸石药、草药、热药毒发，卒热急黄等，几乎遍治急性热病，毋论外感内伤之实热，均可以此救急。

火热之病，大都有其共性，热甚则气浮，火甚必上炎，而且火性疾速，发病最急。在此主要是一个"浮"字，一个"上"字，一个"急"字。浮字的表现，都为邪热浮盛，内

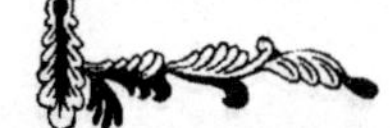

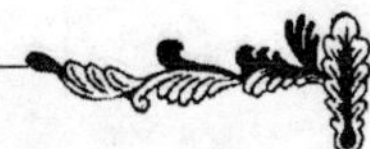

外之热俱盛，甚时称为大热。上字的表现，都为邪气上逆，攻心热闷；上犯神明，神昏痉厥；甚至清窍闭塞，人事不省。急字的表现，都为发病卒急，多在顷刻之间，或一二日内，即迅速蔓延，不可收拾。在此三字中，尤重要的是一个“上”字，因为邪热上盛，它能两燔气血，胃烂发斑；只有邪火上炎，最能扰乱神明，夺人生命！有些病情，尚有一个“毒”字，一个“疠”字。热甚成毒，则内侵脏腑，交燔气血，胃烂发斑，热蕴生黄，甚至上下内外出血，二便关格，或者失禁，成为阴毒阳毒之证，其病尤为危急。若感疠气，则病成流行，危害一方，遗患无穷。这些病证，中医习惯称之为火证、疫病。

热甚则津伤，火甚则水消，津伤水竭，又为火热证的共同见症。但在这些疾病，一般的生津养阴草药，已无济于事。因为肺胃二经，已为火热所伤，上源告竭，生阴布津，已失其用；肝肾二经，为热所伤，火盛水虚，风木寒水均从燥化火化，泉源枯竭，早成水火不济之象了！非用金石冰凌等压热法，先杀其猖獗之势，才能有回旋余地。

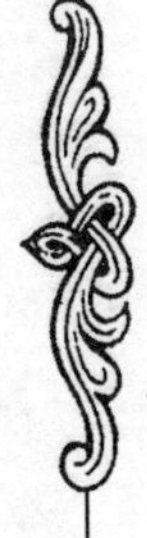

这种病情，重点在于热实，热实所以变生多端，伤气及血；关键还由于邪气上逆，上逆则清旷变浊乱，侵犯神明，威胁生命。此时处理，必须掌握关键，首先用金石凝重之药，压热使下，杀其炎焰之势，则清旷之区，神明之府，可以复常，而主明则下安，天气清旷则阴霾亦自消；何况脏邪下移，可以借腑为出路，开门逐贼，火热毒疠，亦无所凭借。同时抓住重点，以寒水灭火，亦是升水降火，使当升者升，当降者降，则水火既济，阴阳气血自趋于平。再根据需要，或佐以清热解毒，或配伍行气开窍。这样除邪安正，得其要领，病亦可以转危为安了。所以“压热”二字，它是

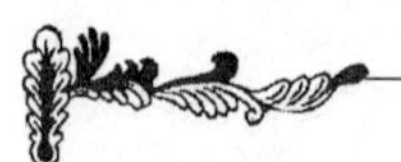

“上者下之”“有余折之”法则的具体运用。既富理论意义，更具临床效果，颇值得研究，他为中医治疗急症热病，创造了许多可歌可泣的动人事例，谚谓一剂药，扳回一条性命的奇迹，往往从此而出。

三、压热法的方剂

压热法的方剂，方书记载很多，既可从此看到压热法的历史发展，亦可看到前人的实践成果。择要介绍如下。

1. 金石凌（《千金翼方》）：主治服金石药热发，医所不制，服之立愈。朴硝、芒硝、石膏、凝水石、黄金。制成冰凌，每服蜜水调和服半鸡子大。

2. 七水凌（《千金翼方》）：主治大热及金石发动，金石凌不能制者。朴硝、芒硝、滑石、井泉石、石膏、凝水石、卤碱、冻凌水（即冰水）、霜水、雪水、露水、寒泉水、雨水、东流水。制成冰凌。石药发热，每服以井华水和服五分匕；伤寒发热，服一刀圭；小儿发热，与麻子许。

以上二方，当是随着汉唐时期服石药的风气盛行，因而出现石药药热的反应，从此产生压热以解救的方法。所以压热法是历史用药风尚的产物。

3. 紫雪（《千金翼方》）：主治脚气毒遍内外，烦热，口生疮，狂叫奔走；时行壮热烦躁，口渴唇焦，神昏惊厥；解诸石药、草药、热药毒发；卒热黄疸瘴疫毒。黄金、寒水石、石膏、磁石、升麻、玄参、犀角（现用水牛角代之）、羚羊角、青木香、丁香、沉香、甘草、朱砂、麝香、硝石、朴硝。制成雪剂，强人服三分匕。

此即紫雪丹的祖方，目前用法，每日 1~2 次，每次 3~5g，冷水调服。

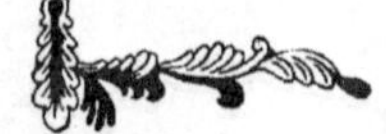

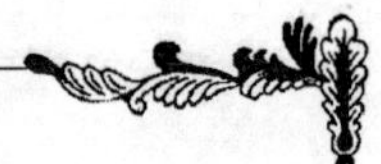

4. 玄霜（《千金翼方》）：主治诸热证，风热、气分热、瘴疫热及恶疮毒闪入，攻心热闷；天行时气温疫，热入腑脏，变成黄疸；服诸石药发动。按此方即前方加芒硝；去丁香、甘草、朱砂、硝石。制成霜剂，病膈上热，食后服；膈下热，空腹服之。卒热淋大小便不通，服一两。

5. 风引汤（《金匮要略》）：主治中风，除热瘫痫。石膏、寒水石、滑石、赤石脂、白石脂、紫石英、龙骨、牡蛎、桂枝、甘草、大黄、干姜。杵为粗散，每服三指撮，井华水煎服。

从此可以看出，张仲景已用压热法治中风，热甚瘫痫。因为中风多由热起，风从火出之故。瘫痫亦由热发，热甚生风所致。压热使下，则风火自熄，风火熄则诸证亦平，这一组用药，是方中主要部分，亦是治疗这些病的关键一着。

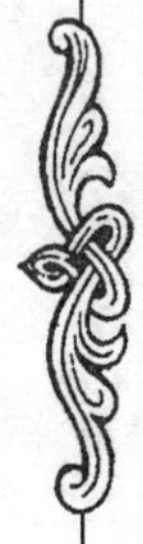

6. 寒水石散粉方（《千金要方》）：主治少小身体壮热，不能服药。寒水石、石膏、滑石、赤石脂、芒硝、大黄、黄芩、甘草、青木香、防风、芎䓖、麻黄根。各等份，治下筛，以粉一升，药屑三合相和，复以筛筛之，以粉儿身，日三。

此方以压热药作为外治法，开拓了用压热法的新途径、新剂型，具有儿科用药特色，是颇值得推广的；大人身体壮热亦可用。

7. 碧雪（《和剂局方》）：主治一切积热，咽喉肿痛，口舌生疮，心中烦躁，咽物妨闷，或喉闭壅塞，水浆不下。天行时疫，发狂昏愦，并皆治之。石膏、寒水石、朴硝、硝石、芒硝、青黛、马牙硝、甘草。上药制成雪剂。喉症每用少许，含化咽津，不拘时候。其余热证，水调服。

此方用压热法治疗喉症，喉症多由火邪上攻，尤其急喉

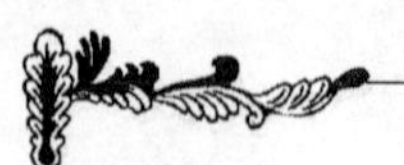

痹，用以急救，每奏良效。积热、天行时疫可用重剂，对小便赤涩，火热上攻诸证尤佳。

8. 清瘟败毒饮（《疫疹一得》）：主治一切火热之证，大热烦躁，渴饮干呕，头痛如劈，昏狂谵语，或发斑吐衄，瘟疫流行之症。石膏（大剂 180~250g，中剂 60~125g，小剂 30~60g）、鲜生地、犀角（现用水牛角代之，下同）、川黄连、栀子、桔梗、黄芩、知母、赤芍、玄参、连翘、甘草、牡丹皮、鲜竹叶。先煮石膏数十沸，后下诸药，犀角磨汁和服。

余师愚云："此大寒解毒之剂，重用石膏，则甚者先平，而诸经之火自无不安矣。"并创制了综合剂中独任石药一味为君，大剂量重用的方法，压热救急，取得卓著疗效。这种大胆用药，是学有根底的。孙思邈曾说："凡人患……若大大热者，不得一准方用药，皆准病用药。大热不可那者，当两倍三倍；大大热者，乃至十倍用之，乃可制之尔"（《千金要方·卷十六》朴硝煎方）。这当是余氏遣方用药的指导思想。压热法在临床，运用很多，资料亦丰富，疗效更佳，值得推广，多加研究。这里仅述梗概，作为抛砖引玉。

略论孙思邈的几点用药经验

历代名医的用药经验，是中医学中的精粹，如能汇而观之，则既可看到各种各样的擅长、独到，更可了解中医药成就的渊源与发展。这方面的资料，很丰富，很可贵，但尚

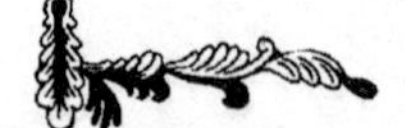

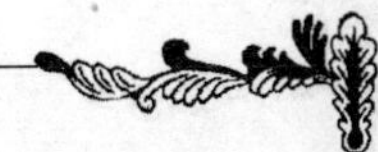

少系统地整理与总结。现对孙思邈的几点用药经验，略述如下。

一、重复用药　药乃有力

“重复用药，药乃有力”，这是孙思邈的实践经验。其理由是：“古之医有自将采取，阴干曝干，皆悉如法，用药必依土地，所以治十得九；今之医者，但知诊脉处方，不委（悉）采药时节，至于出处土地，新陈虚实，皆不悉，所以治十不得五六者，实由于此。夫处方者，常须加意，重复用药，药乃有力，若学古人，徒自误耳，将来学者，须详熟之”（《千金要方·卷一第六》）。因此，孙氏处方，有些是用药繁重，分量亦多，成为复方、大方的形式，亦成为《千金方》的一大特色；较之《伤寒论》《金匮要略》诸方，是开创了一个新格局（当然这是粗略比较而言，仲景书中亦有少数复方、大方）。

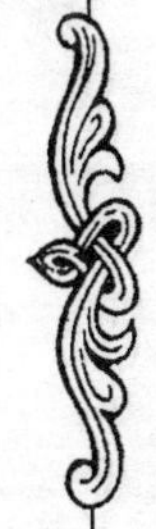

此外，重复用药，亦是专为复方、大方的配伍用药而言。其方配伍，每每包含方面较多，而一类之药，亦多重叠品味，方中有方，别具格律。其主治病证，大都属于复杂病情，或者痼疾特殊之病，需要多方面设法，才相适应的。试析《千金要方》中数方，就可以知其大略。

蛮夷酒（《千金要方·卷八第二》），药用四十五味，主治久风枯挛，三十年着床，及诸恶风，眉毛堕落。这种顽痹恶风，用药多些，可以理解，问题是配伍如何。它集中了祛风通络、温经散寒、十二经表里之药；金石之品，又合以攻逐水饮，通涩相兼为用。这是专于攻邪。同时，辅以填补三阴、调和气血之药，形成一个邪正兼顾，寒热通涩的综合之剂，而从各方面攻邪。而攻邪居其过半，扶正药又占三分

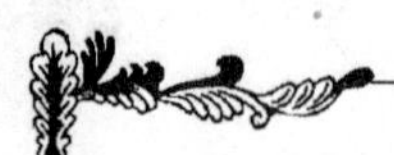

之一。这样，散中有守，寓补于攻的康复调理方法，只有复方、大方，才能胜任；而长年久月之病，亦只有如此处理，才是康复的一个良方大法。

又如天门冬大煎（《千金要方·卷十二第五》）用药四十六味，治疗五劳六极七伤，亦有深意。其中，有一半是治五劳七伤、调补心肾之药。孙氏尝说："疾之所起，生自五劳，五劳既用，二脏先损，心肾受邪，腑脏俱病"（《千金翼方·卷十五第一》）。因此，五劳六极七伤的一个重点是心与肾。方中就是围绕心肾重点用药，以定志、三才为核心。而且尤重补肾，除用血肉有情之品外，还兼用肝肾、肺肾、脾肾之药，这是"肾受五脏六腑之精而藏之"之义。同时，调理阴阳而重视顾阴，调和气血而着意养血，以天门冬、生地黄、枸杞根等为首选药，更具天一生水，水升火降之意，能交通心肾，水火既济，而病情的重点，得以调整。因为五劳六极七伤，其患多从热起（原文谓"先患热者"），重视护阴，亦为治病求本的方法。方中在补药之后，又参用少数风药，如独活、白芷、蔓荆等，鼓舞阳气；反佐温经，如桂心、细辛、蜀椒等，以行药势，似乎特殊，其实是补与散相合的方法，并有阳生阴长意义。尤其一组调理脾胃药，如山药、胡麻仁、薏苡仁、豆卷、枳实、橘皮、酥、蜜、大枣等，益气与柔脾相兼，升清与降浊为伍，药物与食味结合，阴阳升降相因，以助运化，使补而不滞，大裕生化之源，亦是"精生于谷，谷以养神"。这样，又是先后天同调，对五劳六极七伤之病，自有效机。这种统补之方，以心肾为主轴，以脾肾为运用，主辅结合，补散相用，药味众多，只有复方、大方之制，才能充分各施所长，又条理井然，合以成功，实在大可师法。

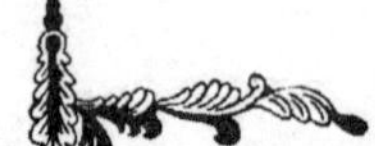

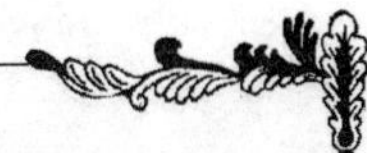

又如芫花散、万病丸等，用药三十一味至六十四味，配伍更见深意。总之，这些方法，用药特殊，但却是另一法门，善于临床的，能知其意，孙氏亦谓之“庶几于博见”，不可不知。

二、吐下泄毒　万病悉除

临床自有顽证痼疾，十年二十年，久久不差，药石无灵，良医束手，例如一切风冷，痰饮、癥癖、癫疾，以及注病、尸病、蛊毒、水肿、大风、顽痹等等，都是邪实病结，不能消散，一般疗法，莫能取效。孙氏经历颇多，亦深感难处，特立万病丸散一门，专用吐泻方法，以治“万医所不治”之证，以此破结泄毒，又能使“万病悉除”。真是足智多谋，苦心经营了。尝谓这些疾病，只有“令使吐下，泄去恶物”，才是上策，“恶物尽后，少服内消，便为补益”。这种成就，集中在一十三首的古方之中，而芫花散、万病丸，尤为突出。这些方法的用药，从孙氏所言，是“其用药殊不伦次，将服节度，太不近人情（指须上吐下泻），至于救急，其验特异”。极尽赞许推广之忱。

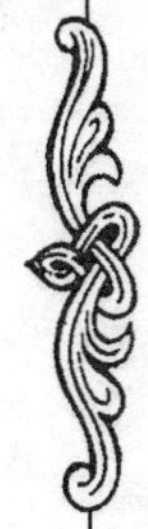

观其用药，确有特点。总的法度是逐邪以安正，泻中略寓补，考虑周至，不落俗套。如芫花散、万病丸的组方，是其典范。主药是攻邪，尤其逐水，如芫花、大戟、甘遂、荛花、葶苈、巴豆等；其辅药是大热有毒之品，以毒攻毒，破其痼结，促其走散。如乌头、附子、天雄、莽草、茵芋等；万病丸中更用辛香辟秽，安神解毒药，如牛黄、麝香、犀角（现用水牛角代之）、羚羊、朱砂、雄黄等。以上是方中主药，取“坚者削之，客者除之”（《素问·至真要大论》）之义，峻猛制胜，除邪务尽，通称“劫剂”。配伍药有两个方

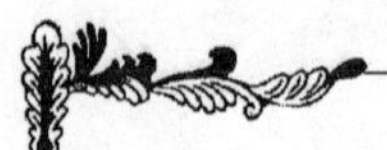

面，一是各种行散药，取“结者散之，留者攻之”（《千金要方·卷八第六》）之法，增强主药的作用。如发汗药，逐邪外出，用麻黄、细辛、吴茱萸、独活、防风、白芷、藁本、荆芥、柴胡、升麻等；涌吐药，引邪上出，如藜芦。并且开上焦，宣气机，药如桔梗、紫菀。和中焦，行滞又守中，药如橘皮、厚朴和干姜。利下焦，分清水道，决渎其邪，药如薏苡、茯苓、通草、桑白皮、赤小豆。“阴凝之处，必有伏阳”，又用清热药，使郁热得泄，如黄芩、黄连。气滞血必瘀，久病形成气血两呆，再用破血逐瘀药，使气行血亦行，药如王不留行、干漆、射干、芫青、樗鸡；虫蚁搜剔药，更通络道，如蜂房、螳螂、蛇蜕、蜈蚣、蜥蜴等。总之，使用各种灵动行散之药，去其痹着，务使邪有出路，脉络流通，上中下三焦和内外，无或少有凝滞，这是竭尽全力祛其邪。另一类是扶正药，“损者温之，逸者行之”，寓补于攻，亦攘外必先安内之意。用养血药，如归、芎、地、芍；益气药，如参、芪、术、草。补阴补阳，如山萸肉、山药、牡丹皮、巴戟、苁蓉、桂心、五加、狗脊、续断、杜仲；其中尤重视于心肾，交通坎离，因为心肾是一身水火精神之主。药如柏子仁、菖蒲、远志、五味子、车前子、蛇床子、菟丝子等等。尽管如此，亦不是蛮补，而是寓补于通，在攻邪之时，取得正气的支持。如此主辅邪正兼顾，合而成方，药味虽似庞杂，而理致清楚，又确为有制之师。

服用方法，确亦特殊，“即以吐利为度”，“不差更服”。三焦肠间宿冷诸疾，“便当吐却此等恶物。轻者一度下，转药令吐却；若重者，三五度下之令尽。”总之，要以上吐下泻，拔除病根。重复用药，药更有力，亦革除了轻淡敷衍的陋习。所以孙氏得之于静智道人以后，“行之极有神效”。并

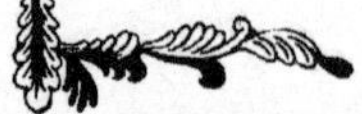

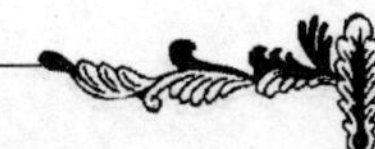

详记各种病证的服药方法，历历清楚，防止孟浪取败。而且经验丰富，攻不避锐，守亦有法，“凡年长病人，瘦弱虚损，老人贵人，此等人但令少服，积日渐加，令多内消差”。即“除久病，亦不加吐利也”。在实施中又很慎重。真是治杂病不可以常理计，而常理又不是可以随意或违的。孙氏之道，实堪师法，而在医坛上，惟张子和能传其神。但在目前，临床又缺少此门！

三、中风大法　发汗清热

中风病，孙氏引岐伯之论，谓“中风大法有四：一曰偏枯，二曰风痱，三曰风懿，四曰风痹。”而治疗大法，从此病的一开始，即临病救急，主要是两条，即发汗与清热。书中指出，中风宜发汗，并且宜大汗。如云：“凡人忽遇风发，身心顿恶，或不能言，有如此者，当服大、小续命汤，及西州续命、排风、越婢等汤。于无风处密室之中，日夜四五服，勿计剂数多少，亦勿虑虚，常使头面手足腹背汗出不绝为佳。服汤之时，汤消即食粥，粥消即服汤；亦少与羊肉臛将补。若风大重者，相续五日五夜，服汤不绝。即经二日停汤，以羹臛自补，将息四体，若小差，即当停药，渐渐将息。如其不差，当更服汤攻之，以差为度。”又云：“凡患风服汤，非得大汗，其风不去。所以诸风方中，皆有麻黄，至如西州续命，即用八两，越婢六两，大、小续命，或用一两，三四两，故知非汗不差。”

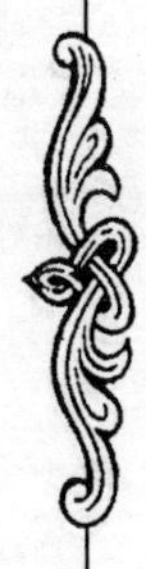

这里提出：“忽遇风发”“凡患风服汤”等词，明显是指发病之初，是当汗、大汗的机宜。同时说明，中风为什么宜发汗，宜用续命之剂。因为中风“病在脏腑，先入阴（指里），后入阳（指表），治之当先补于阴，后泻于阳。发其

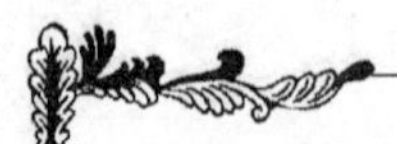

汗，身转软者生；汗不出，身直者，七日死。”前文“忽遇风发，身心顿恶，或不能言”等见症，就是病情的先入阴，亦即直中，中于里，中于脏；而后出现身体缓急，口目不正等症，则是病情的后入于阳，即经络肢体亦随之出现病症。这是临床所常见的。根据这种病情变化，用续命汤类方法，最为合拍（但孙氏亦很仔细，补上一句，“取汗随人风轻重虚实也”，并不是贸然从事的）。书中大、小续命汤方甚多，但用药规律大致相同。以常用的小续命汤为例，首用人参、附子，回阳救逆，益气补中，即先治其里，守住脏气；同时用麻黄、桂心、杏仁、甘草、芍药、生姜等，为麻黄桂枝汤法，通阳达表，解散怫郁，以泻其表，亦即通其经络肢体。两者相合，实际是益气回阳，发汗祛风方法。再伍以川芎、黄芩、防风、防已等，加强后一组药的作用，祛风通络，疏泄表里。功用是发汗，而目的是通和表里的。其病得差以后，仍然是用排风及八风汤、散，即前方增加调和气血，通气泄热等药而已（病情夹热者，可去附子、生姜；加石膏、荆沥、葛根等）。

上述辨证用药，重点是“邪正表里”四个字。余治脑动脉血栓形成、脑栓塞等，屡屡用之，尤其风湿性心脏病引起的脑栓塞、肢体冷痹，更见功效；但用之宜早，越早疗效越好。

另一类中风病情，是病由热起。如风痱条云：“风痱者，卒不能语，口噤、手足不遂而强直者是也。”“此风之发也，必由热盛”。“患热风者，必用冷药制其热毒。”《千金翼方》亦云：“凡中风多由热起，得患即服此竹沥汤方”（竹沥、生葛汁、生姜汁）。并创制九方，教人按次第用药，毋失机宜。其用药，如竹沥、荆沥、生葛汁、生姜汁、石膏、羚羊、犀

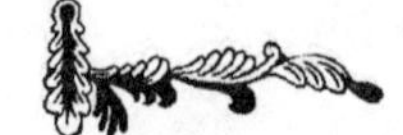

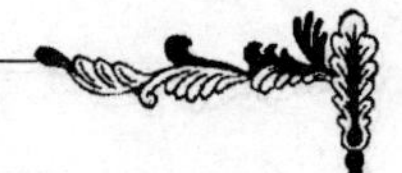

角（现用水牛角代之）、黄芩、芍药、牛膝、石斛、丹参、地骨皮、麦门冬、磁石等；还有冷补方、地黄煎，更用生地黄汁、枸杞根汁、天冬、人参、栀子仁、大黄等，清热凉血，平肝熄风。病情见瘥以后，兼参续命汤类用药。善后调理，亦仍然是这个路子，除常服荆沥方（荆沥、竹沥、姜汁）外，并常服除余风方，即祛风通络，清热凉血，益气养阴，和中化滞，调理心肝肾三经。

这种辨证用药，重点是“心肾水火”四个字。对中风之属于脑溢血、蛛网膜下腔出血或脑血管痉挛等，亦很常用；而且人们亦较熟悉，常称之为清火治痰，平肝熄风云云，而渊源实在于此。在此须加注意，发汗与清热，固然各有所宜，但不能截然分割，发汗而病情夹热的，同时宜加清热药；热盛生风而病可解散的，亦当参用发汗药。知此，才能全面发挥孙氏的成就。

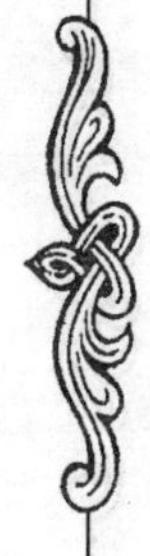

论中风之由于火盛生风，风火相煽，一般引用刘河间之说，刘氏亦确有所见，但从源流考察，孙氏早有成就，中风之主火论的，发明时代，当推前五六百年。特别刘氏尝用通圣散（见《宣明论方》），固有一定疗效，而《千金方》则内容更多，方药亦奇，并屡见功，应当重视研究。

四、调经求子　重在下瘀

孙氏对于妇科，殊多研究，尤其调经求子，更见特色。认为，妇人月水去留，前后不调，则“瘀血停凝，中道断绝”。所以在求子门中，大力推荐诸方，如朴硝荡胞汤、坐导药方、紫石门冬丸、白薇丸、承泽丸、大黄丸、吉祥丸、消石大黄丸等等，除了调和气血之外，均用了大量的活血祛瘀药，如朴硝、大黄、牡丹皮、桃仁、当归、赤芍、厚朴、

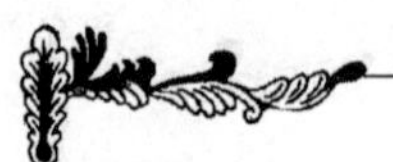

桂心、牛膝、虻虫、水蛭、芎䓖、紫葳、卷柏、地黄、蛴螬、干漆、鼠妇、葛上亭长、泽兰子、桃花等二十余种；荡胞汤、坐导药方等，用得更为集中。并在首篇论中命之曰“求子之法”。而且方后注云：“必下积血，及冷赤脓如赤小豆汁，本为妇人子宫内有此恶物令然”，所以无子。“然恐去恶物不尽，不大得药力，若能忍服尽大好。”如服朴硝荡胞汤去冷恶物出不尽，再以导药下之。“必下青黄冷汁，汁尽止，即可幸御，自有子。”更在大黄丸（大黄、朴硝、柴胡、芎䓖、干姜、蜀椒、茯苓）下确有把握地说：“主带下百病，无子，服药十日下血，二十日下长虫及青黄汁，三十日病除，五十日肥白。”说明调经求子，重用下瘀方法，确有功效。这种方法，与今天专事调补肝脾肾而调经育麟的，大相径庭，适成为一攻一补的对待。然统观妇人无子，素体或虚或实，事属寻常；实者泻之，虚者补之，亦为常法。不过，下瘀之法，运用如许品味，确能推陈致新，不使少有怫郁，正造化新新不停之义，值得研究。

《本草纲目》的精华在“发明”

——纪念李时珍逝世三百九十周年

《本草纲目》是中医药文献中的伟大著作，驰誉世界。其中“发明”一项，真是大有发明，为本书的精华部分，有突出于同类诸书的成就。王世贞称许本书，“如入金谷之园，神色夺目；如登龙君之宫，宝藏悉陈；如对冰壶玉鉴，毛发可指数也”(《本草纲目序》)。这在“发明”中都能反映出来。

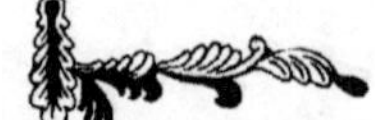

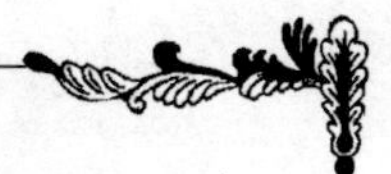

其文都是短小精炼，重点突出，立论精辟，字字珠玑。推为“博而不繁，详而有要，综核究竟，直窥渊海”（王世贞语），洵非虚誉。兹从王氏所云的广、富、透三方面举例介绍，略表对人类健康事业作出巨大贡献的李时珍先生的敬意。

一、内容广博

“发明”涉及的面很广，不仅在于医书，“实性理之精微，格物之通典”（王世贞语）。如论腊雪，引《释名》：“雪，洗也。洗除瘴疠虫蝗也。”又云：“腊雪密封阴处，数十年亦不坏。用水浸五谷种，则耐旱不生虫；洒几席间，则蝇自去；淹藏一切果食，不蛀蠹。岂非除虫蝗之验乎！”“宜煎伤寒火之暍药，抹痱亦良”。这些知识，是农业生产上总结出来的经验，亦是医学上的妙论。又如对于冰，赞同诸家本草解烦渴、消暑毒之说，更指出“伤寒阳毒，热盛昏迷者，以冰一块，置于膻中良”。这就开发物理降温的先河，良可钦敬。

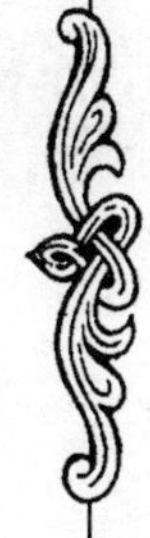

又如泉水，认为“井泉，地脉也，人之经血象之。须取其土厚水深，源远而质洁者，食用可也。《易》曰：‘井泥不食，井冽寒泉食’是矣。人乃地产，资禀与山川之气相为流通，而美恶寿夭，亦相关涉。金石草木，尚随水土之性，而况万物之灵者乎……人赖水土以养生，可不慎所择乎？”这在今天来讲，似已成为人们的常识，但在现实上，严重污染，却并不能令人满意。同时指出，水质不同，作用亦不同，“观浊水、流水之鱼，与清水、止水之鱼，性色迥别。淬剑染帛，色各不同；煮粥烹茶，味亦有异。则其入药，岂可无辨乎？”

又如同一药，由于地区和体质不同，以及古今之异，其用亦殊。如谓：“乌、附毒药，非危病不用，而补药中少加

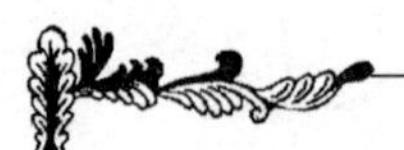

引导，其功甚捷。有人才服钱匕，即发躁不堪；而昔人补剂，用为常药，岂古今运气不同耶？”并指出荆府都昌王、蕲州卫张百户等，日啖附子、硫黄、干姜等，均享高寿；他人服之即为害。“若此数人，皆其脏腑禀赋之偏，服之有益无害，不可以常理概论也。”又《琐碎录》言：“滑台风土极寒，民啖附子如啖芋栗。此则地气使然耳。”

又如忍冬，载“昔人称其治风除胀、解痢逐尸为要药，而后世不复知用；后世称其消肿散毒，治疮为要药，而昔人并未言及。乃知古今之理，万变不同，未可一辙论也。按陈自明《外科精要》云：忍冬酒，治痈疽发背，初发便当服此，其效甚奇，胜于红内消”。洪迈、沈括、僧鉴清等书中所载的疗痈疽发背经验方，皆是此物。

秦汉晋唐，服用丹铅金石之风盛行，流毒甚广，直至明代，但人们犹不知其利弊所在。李氏作了广泛研究，指出其危害。如谓：“金乃西方之行，性能制木，故疗惊痫风热肝胆之病，而古方罕用，惟服食家言之……其说盖自秦皇汉武时方士传流而来，岂知血肉之躯，水谷为赖，何能堪此金石重坠之物久在肠胃乎？求生而丧生，可谓愚也矣”。

至于丹砂，服食的记载更多，而害亦更大，但李氏认为阴极之证，亦有得此而治者。对于石药亦是如此，如谓石钟乳“乃阳明经气分药也，其气慓疾，令阳气暴充，饮食倍进，而形体壮盛。昧者得此自庆，益肆淫泆，精气暗损，石气独存，孤阳愈炽。久之营卫不从，发为淋渴，变为痈疽，是果乳石之过耶？抑人之自取耶？凡人阳明气衰，用此合诸药以救其衰，疾平则止，夫何不可？五谷五肉久嗜不已，犹有偏绝之弊，况石药乎？”

李氏还吸收佛、道之说，取其精华而去其糟粕。如引

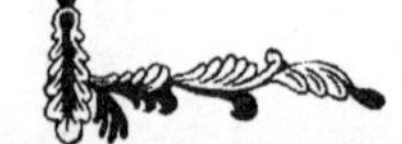

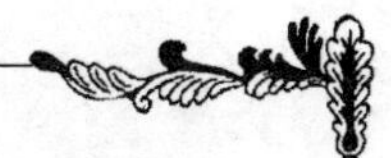

《楞严经》云："白旃檀涂身，能除一切热恼。"《杜宝大业录》云："隋有寿禅师妙医术，作五香饮济人。沉香饮、檀香饮、丁香饮、泽兰饮、甘松饮，皆以香为主，更加别药，有味而止渴，兼补益人也。"但对《真诰》学道山中，宜养白鸡、白犬可以辟邪之说，则斥之为"异端一说耳，鸡亦何神何妖哉！"如此等等，可见其研究发明，涉及面很广，而且实事求是，不盲从，不弃长，辩证对待。

二、经验宏富

"发明"集中了历代名家和民间的用药经验，尤其是李氏毕生实践的经验，真可谓价值连城，非常宝贵。如谓芎䓖，"血中气药也。肝苦急，以辛补之，故血虚者宜之。辛以散之，故气郁者宜之。《左传》言麦曲、鞠穷御湿，治河鱼腹疾。予治湿泻，每加二味，其应如响也。血痢已通而痛不止者，乃阴亏气郁，药中加芎为佐，气行血调，其痛立止。此皆医学妙旨，圆机之士，始可语之"。上述二法，笔者应用于临床，可以说屡试屡效，但脾阴虚的不宜用。

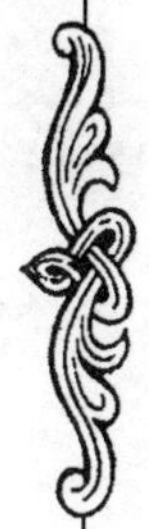

又如"骨碎补，足少阴药也，故能入骨，治牙及久泄痢。昔有魏刺史子久泄，诸医不效，垂殆。予用此药末入猪肾中煨熟与食，顿住。盖肾主大小便，久泄属肾虚，不可专从脾胃也。《雷公炮炙论》用此方治耳鸣，耳亦肾之窍也"。在此启发之下，笔者移治肾不纳气的虚喘，形寒汗多，便溏腰酸的，同样获得良效。

牵牛子之功，前人褒贬各异。李氏认为："牵牛治水气在脾，喘满肿胀，下焦郁遏，腰背胀肿，及大肠风秘气秘，卓有殊功。但病在血分，及脾胃虚弱而痞满者，则不可取快一时及常服，暗伤元气也。"并有切身的体验，尝治一宗室

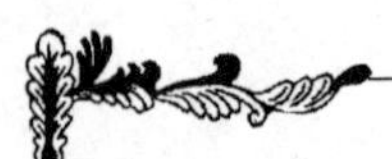

夫人，年几六十，平生苦肠结病，旬日一行，甚于生产。但不能服养血润燥药，服之即腻膈；服消黄通利药，亦若罔知。其人体肥而多忧郁，日吐酸痰碗许乃宽。这是三焦之气壅滞，有升无降，津液皆化为痰饮，不能下滋肠腑，非血燥比也。乃用牵牛子末，皂角膏丸与服，即便通利。自是但觉肠结，一服就顺，亦不妨食，且复精爽。盖牵牛子能走气分，通三焦，气顺则痰逐饮消，上下通快矣。又治外甥柳乔，素多酒色，病下极胀痛，二便不通，不能坐卧，立哭呻吟者七昼夜。病属湿热之邪在精道，壅胀隧路，在二阴之间。乃用楝实、茴香、穿山甲诸药，入牵牛子加倍，水煎服。一服而减，三服而平。李氏指出“牵牛能达右肾命门，走精隧，人所不知，惟东垣李明之知之，故明之治下焦阳虚天真丹，用牵牛以盐水炒黑，入佐沉香、杜仲、破故纸、官桂诸药，深得补泻兼施之妙”。阐发深切著明，无以复加。

又如胡椒，不仅临床在用，人们亦喜日常佐餐，而不注意它的利弊。李氏深有体验，指出“胡椒大辛热，纯阳之物，肠胃寒湿者宜之。热病人食之，动火伤气，阴受其害。时珍自少嗜之，岁岁病目，而不疑及也。后渐知其弊，遂痛绝之，目病亦止。才食一二粒，即便昏涩，此乃昔人所未试者。盖辛走气，热助火，此物气味俱厚故也。病咽喉口齿者，亦宜忌之。近医每以绿豆同用，治病有效。盖豆寒椒热，阴阳配合得宜，且以豆制椒毒也”。

吴茱萸一物，性味辛温，能散能温，所治之症，皆取其散寒温中、燥湿解郁之功。引朱氏《集验方》云：常子正苦痰饮，每食饱或阴晴节变率同，十日一发，头疼背寒，呕吐酸汁，即数日伏枕不食，服药罔效。后得吴仙散方服之，遂不再作。每遇饮食过多腹满，服五七十丸便已。少顷小便作

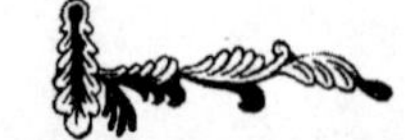

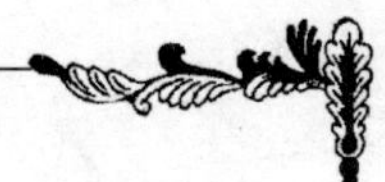

茱萸气，酒饮皆随小水而去。前后服痰饮药甚众，无及此者（药用吴萸、茯苓等份为末，炼蜜为丸）。此方确实效佳，笔者曾移治一痰饮眩晕，不能乘车登舟，多年不敢出门，动辄头眩头痛，呕吐清涎酸水的患者，效出意外，病竟就愈，后经多例，同样见效。

李氏对黄芩是深有体会的。前人仅笼统地说柴胡、黄芩退热，殊不知“柴胡之退热，乃苦以发之，散火之标也；黄芩之退热，乃寒能胜热，折火之本也”。“予年二十时，因感冒咳嗽既久，且犯戒，遂病骨蒸发热，肤如火燎，每日吐痰碗许，暑月烦渴，寝食几废，六脉浮洪。遍服柴胡、麦门冬、荆沥诸药，月余益剧，皆以为必死矣。先君偶思李东垣治肺热如火燎，烦躁引饮而昼盛者，气分热也，宜一味黄芩汤，以泻肺经气分之火。遂按方用片芩一两，水二盅，煎一盅，顿服。次日身热尽退，而痰嗽皆愈。药中肯綮，如鼓应桴，医中之妙，有如此哉！”

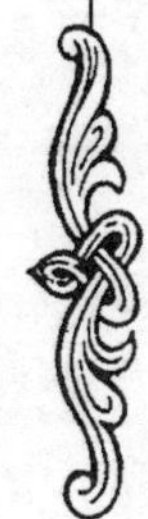

其求实精神，更是可贵。如《范汪方》治健忘方（七月七日收麻勃一升，人参二两，为末，蒸令气遍，每临卧服一刀圭），云服之“能尽知四方之事”。李氏谓其言过其实，“此乃治健忘，服之能记四方事也”。又如古方称“大豆解百药毒，予每试之，大不然；又加甘草，其验乃奇。如此之事，不可不知”。以上所述，都是有人有事，亲历其境，实践经验，很宝贵。

三、说理透彻

“发明”中论证的问题，都很透彻，条分缕析，密切联系临床实际，真正能够做到学以致用。如滑石淡渗利小便，这是一般的了解，但不全面。李氏指出：“滑石利窍，不独

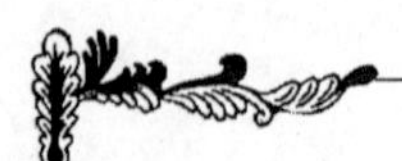

小便也。上能利毛腠之窍，下能利精溺之窍。盖甘淡之味，先入于胃，渗走经络，游溢津气，上输于肺，下通膀胱。肺主皮毛，为水之上源，膀胱司津液，气化则能出。故滑石上能发表，下利水道，为荡热燥湿之剂。发表是荡上中之热，利水道是荡中下之热；发表是燥上中之湿，利水道是燥中下之湿。热散则三焦宁而表里和，湿去则阑门通而阴阳利。刘河间之用益元散通治表里上下诸病，盖是此意”。

射干之用，李氏突出降火二字。如云：“射干能降火，故古方治喉痹咽痛为要药。孙真人《千金方》治喉痹有乌翣膏；张仲景《金匮玉函方》治咳而上气，喉中作水鸡声，有射干麻黄汤；又治疟母鳖甲煎丸，亦用乌扇烧过，皆取其降厥阴相火也。火降则血散肿消，而痰结自解，癥瘕自除矣。”这样，射干之用，就能得其要领了。

半夏之用，李氏亦有独到见解。尝云：“半夏能主痰饮及腹胀者，为其体滑而味辛性温也。涎滑能润，辛温能散亦能润，故行湿而通大便，利窍而泄小便。所谓辛走气，能化液，辛以润之是矣。洁古张氏云：半夏、南星治其痰，而咳嗽自愈。丹溪朱氏云：二陈汤能使大便润而小便长。聊摄成氏云：半夏辛而散，行水气而润肾燥。又《和剂局方》用半硫丸治老人虚秘，皆取其滑润也。世俗以南星、半夏为性燥，误矣。湿去则土燥，痰涎不生，非二物之性燥也。古方治咽痛喉痹，吐血下血，多用二物，非禁剂也。二物亦能散血，故破伤打扑皆主之。惟阴虚劳损，则非湿热之邪，而用利窍行湿之药，是乃重竭其津液，医之罪也，岂药之咎哉？”如此文章，能够纠正许多误解。

香附是一味热门药，李氏很为赞赏。其气平而不寒，香而能窜。其味多辛能散，微苦能降，微甘能和。乃肝与三焦

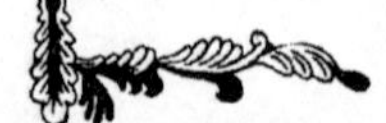

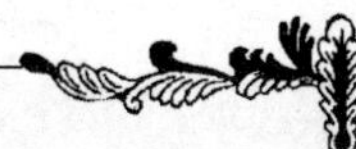

气分主药，而兼通十二经气分。如加工炮制，则其用更神。“生则上行胸膈，外达皮肤；熟则下走肝肾，外彻腰足。炒黑则止血，得童便浸炒则入血分而补虚，盐水浸炒则入血分而润燥，青盐炒则补肾气，酒浸炒则行经络，醋浸炒则消积聚，姜汁炒则化痰饮”。善为配伍，更能发挥它的效用。如“得参、术则补气，得归、芎则补血，得木香则疏滞和中，得檀香则理气醒脾，得沉香则升降诸气，得芎䓖、苍术则总解诸郁，得栀子、黄连则能降火热，得茯神则交济心肾，得茴香、破故纸则引气归元，得厚朴、半夏则决壅消胀，得紫苏、葱白则解散邪气，得三棱、莪术则消磨积块，得艾叶则治血气、暖子宫。乃气病之总司，女科之主帅也”。这里，除了香附本身的功用外，炮制、配伍，是值得注意的一个大问题。这在前人是个成功之处，大大提高了临床疗效；而在今天，几被忽视，在一定程度上影响了效果。

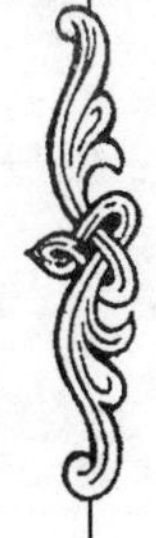

又如牡丹皮，治手、足少阴、厥阴四经血分伏火。伏火即阴火，阴火即相火。“古方惟以此治相火，故仲景肾气丸用之。后人乃专以黄柏治相火，不知牡丹之功更胜也。此乃千载秘奥，人所不知，今为拈出”。漏芦亦有这种情况，能“下乳汁，消热毒，排脓止血，生肌杀虫。故东垣以为手、足阳明药。而古方治痈疽发背，以漏芦汤为首称也。庞安常（时）《伤寒论》（纲目语）治痈疽及预解时行痘疹热，用漏芦叶，云无则以山栀子代之。亦取其寒能解热，盖不知其能入阳明之故也”。于此可知，李氏格物致知，明彻事理，功力之深，实堪钦佩。以上所举，仅仅是书中的极小部分，尚有大量资料，值得总结研究，继承发扬。所以说：“发明”是《纲目》中的精华所在，直至今天，尚有很高的临床实用价值。

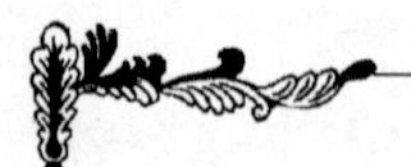

实践发展了临床用药的新思路

中医临床用药方法，十分丰富，异彩纷呈，具有多种多样性；而多种多样性的成就，实际上都是历代先贤善于实践，敢于创新，总结经验的结果。从整个用药发展的规律来看，从源到流，从少到多，大都是补偏纠弊，推陈出新，真知灼见的经验积累，逐步传播，又从而形成各种用药时代风尚的。而这种用药风尚，便是当前临床处理的大经大法，具有普遍性的指导意义。例如从东汉至晋唐，在医坛上一直流行着伤寒风冷说，而莫之能异，因而用药多选麻、桂、姜、附等，以祛表里之寒；甚至服用五石药，以治风冷。最具典型意义的，是张仲景的《伤寒杂病论》(即《伤寒论》和《金匮要略》的祖本）方及寒食散等，医坛皆奉为圭臬，以此保障人民的身体健康，成效卓著，影响深远，其恩泽及于今。

迨至宋代，又流行风寒诸气之说，尤其一个“气”字。伤寒用人参败毒散、五积散；中风用至宝丹、灵宝丹、牛黄清心丸；诸气用苏合香丸、安息香丸等。盛行辛香风燥之药，流通气机，取效亦佳。这是又一种经验的提出，扩大了用药思路，并且统一了用药范围，改革剂型，推行成方成药，于是《太平惠民和剂局方》又风行宇内，成为正宗。

时至南宋、金、元，世事多变，风气亦异，在学术上兴起争鸣，医道亦多新奇。如刘河间的崛起，主张道法自然，顺时度势，医药要顺应时气的变化。指出当今“天以常火，人以常动，内外皆扰”，六气皆从火化，伤寒成为热病，力

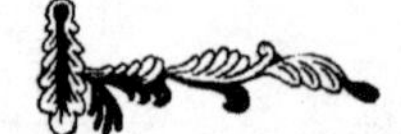

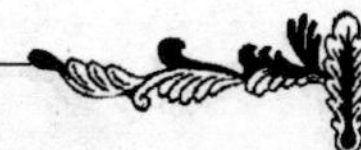

主治火。表热怫郁，用益元散、防风通圣散，辛凉解表，辛寒清里；甚至用神芎丸、神祐丸，寒下以除郁结。即使偶用辛热之药，亦是取其辛通散发，为了开通郁结，冲开气机的痹塞而已，不是以解散风寒为目的，因为病情多属火证。总之，治疗火热之病，“十益不及一损也”，应该用寒凉药，清火解郁，损其有余之邪。从此，用药风尚又为之一变，即是论病，由重视风寒，而顺时气变化为偏重火热；用药方法，亦由崇尚辛温，而变为力主寒凉。这种变革，审时度势，改弦易辙，确实是一种创新精神。而这种变革，亦确显功效，挽救了无数的急症和危重病情；而对火证的认识，于此亦得到了进一步的阐明。不仅如此，还从而开创了温热病的用药门径，影响颇深。

继之而起的是张子和，总结九气感疾的真谛，制订七方十剂的绳墨，认定凡人有病，皆是邪气为患，损伤中和。因此，除邪治病，宜泻不宜补，又为医家的唯一宗旨。如云：“今予论吐、汗、下三法，先论攻其邪、邪去而元气自复也。”病凡在上者皆可吐，凡在表者皆可汗，凡在下者皆可下；而且吐法兼能汗，下法中又兼有补意。三法祛邪，最为捷径。因此，三圣散、瓜蒂散取吐；防风通圣散、双解散取汗；神祐丸、承气汤攻下等，成为张氏祛邪愈病的无穷妙法，每每见效于顷刻之间，这就是有名的“攻邪论”。他又是截断疗法应用最为成功的大家。亦是在临床上富有卓见，颇具胆略，而最收奇效的好榜样。这种成功，又与他豪放不羁的性格，大有关系，所以常能超以象外，而得其环中，不需多方张罗，而能药到病除，成为祛邪已病的杰出神医了。

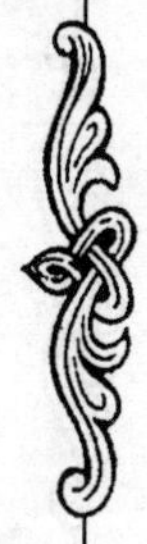

稍后有张元素，又提出：“运气不齐，古今异规，古方新病，不相能也，自为家法”。即是说，不能因循守旧，或

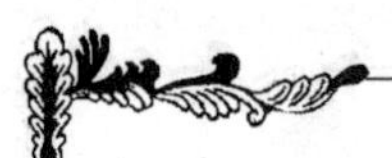

盲目跟着别人去做，要自有主见，别出新法。内容是突出脏腑辨证，重视脾胃中虚、保护元气。创制九味羌活汤以解表，变通麻黄汤、桂枝汤的用药；更有其弟子李东垣，用补中益气汤加味，扶正以解表。从此，在解表用药，除《伤寒论》麻、桂之外，又用风药以解表，风药以升阳，鼓舞中气，以御病邪，别开用药路子。这同当时宋金对峙，战乱频仍，民不聊生，元气大伤的社会大背景又是相适应的，所以又能大显疗效，独成一家，流行久远。而且从此开创了临床上辨证用药，区分为外感与内伤的两大证治体系，完备了邪正内外，虚实补泻的证治法则。这是《伤寒论》之外，又一个突出的创新。

朱丹溪生活在元代由盛转衰时期，人欲横流，生活颓废。朱氏见此，针对性地提出“阳气有余，阴气不足，湿热相火为病最多。”主张养阴泻火，以龟板、熟地补阴，黄柏、芩、连、栀子泻火；并以黄柏一味为丸称为“大补丸”，黄柏、芩、连三味为丸称为“三补丸”，坚阴泻火即足补。并形成一种独到见解：“存天理，灭人欲，养阴泻火，保全天和。”这在当时，既有理学影响，而又切中时弊，所以亦能风行一时，影响医坛。特别是在治疗杂病方面，提出以气、血、痰、郁、火为纲，分证论治。治气主用四君子汤，治血主用四物汤，治痰主用二陈汤，治郁主用六郁汤，治火分虚实。实火可泻，用黄连解毒汤；虚火可补、用参、术、生甘草之类。这种方法，王纶、程国彭等颇加肯定，临床亦多实用，因此用药风尚，又为之一变。

明代前期，尚一直沿用丹溪之学，至薛立斋出，看到了过用寒凉的流弊，攻伐生生之气，为了补偏纠弊，别开生面，又提出“治病求本”之论，重视脾胃与肾命之气，保护

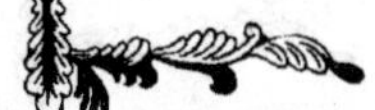

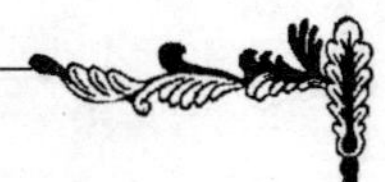

根本，改用甘温之药，于是补中益气汤与六味丸、八味丸又为盛行，抓住脾、肾，遍治内、外、妇、儿各科杂病。医风用药，在此又为之一变。这与他处于明代盛期，接触又多达官贵人，环境优裕，喜补不喜泻，不无一定关系。浙人赵献可、张景岳等，继之而起。赵氏着意先天水火，而尤重于命门之火，认为此乃“元神”，为人身立命之本，养生治病，莫不从此理“一以贯之”。故在治疗上，反对滥用苦寒攻伐、而专用六味、八味以补肾中真阴真阳，并称之为“神剂”，加减出入，广泛应用于诸多杂病。张景岳详论阴阳，著《大宝论》《真阴论》，认为“阴阳者，一分为二也”。阴阳是互根的，精气是互生的。论治亦应阴阳相济，从阴引阳，从阳引阴。所以其用药，亦从甘温以至甘腻滋填，并从六味、八味发展为左归、右归，更大加称赞“两仪膏”的作用。学术发展至此，医风亦变，在临床上又形成温补一派。

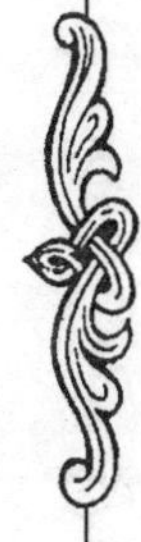

明代末年，清代初期，社会又是一个大动荡时期，几乎遍地战乱，疾疫流行，吴又可身历其境，目睹惨状，悲天悯人，苦心孤诣，终于认识到温疫是天地间别有一种异气、疠气所感，而非四时六气为患。其邪是由“口鼻而入”，“传染受之”，既不在表，又不在里，“邪结膜原”。因此提出，要选择有针对性的治疫方药，因为一病有一病之毒，一毒有一药以解之。于是，达原饮、三消饮，成为解毒治疫方药，着重宣泄通下，开门逐贼，并经亲自实验而见效。吴氏对温疫之病，确有许多创见，而治疗方法，亦别开生面，为中医临床对烈性传染病的流行病学和治疗方法，做出了大胆的探索，贡献卓著。

随后叶天士出，突破前人框架，注重江南风土及吴人体质，对温病之治，又创立了“卫气营血”的辨证纲领；并指

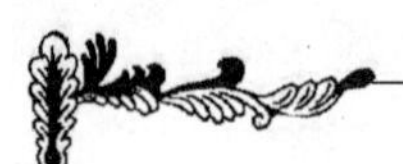

出“在卫汗之，到气清气，入营犹可透热转气，入血就恐耗血伤血，直须凉血散血”的治疗步骤和用药大法。其常用药，亦以辛凉辛寒，轻清灵动，如桑叶、菊花、银花、连翘、杏、蔻、橘、桔、花露、金汁、梨皮、蔗浆，以至牛黄丸、紫雪丹、至宝丹等，又成为治疗温病的一大特色，在医坛上又大有创新。

在此，还得追溯一下，从汉代至唐代的用药叙述中，一般以张仲景方药为代表，因为他已规范了方药的体例，成为临床工作的基础，称为祖方、大法。但那时的用药方法，实际上不限于张仲景一家，而有许多临床大家，而且还有许多名家流派，这从《千金要方》《千金翼方》《外台秘要》等书中，可以得到印证。尤其《千金要方》，内容十分丰富，既有大经大法，各种特色，还有千百种丹方、验方、秘方、草药，实在是一部从汉至唐的医药百科全书。试举数端为例，以资启发。如诸风一门，有大量的续命汤类方药以发汗通经，地黄煎类方药以清热泻火，这已为缺血性和出血性脑卒中病情，列出了两种不同的治疗方法。又如蛮夷酒、鲁公酒等类方，为中风后遗症和其他神经系统病变致残的多种治疗方法。又如伤寒一门，除列载张仲景的成就外，尚有华佗、陈廪丘、崔文行、王叔和、孙思邈等诸大家的成就，如辟温疫方法，治疗五脏温病方，治时行头痛壮热水解散、表里大热方、治伤寒雪煎方等等，这些都是以大黄为主，与麻、桂为伍的用药方法，实在已打开了双解散、防风通圣散方法的门径。尤其对火热之病，《千金翼方》尚有压热法，多用冰、霜、雪水、芒硝、石膏、寒水石、滑石等，还有紫雪、玄霜等，大多为清温败毒和冰镇冷却的开山祖法。至如五脏六腑病，又大大丰富了张仲景对杂病之所论，病种之多，几至大

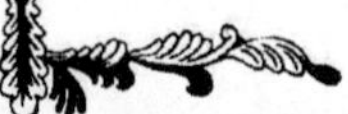

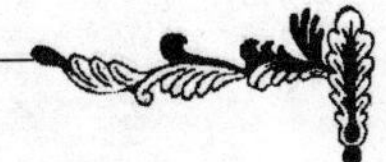

备；治法方药之多之奇，亦足以大开眼界。对于具有一定临床基础，欲求深造、有所创新的人，上述几部著作，实在不可不读。

综上所述，中医临床用药的渊源与继承，创新与发展，一刻也离不开临床的实践，他与天时、地理、人情、疾病变化、处理宜忌、个人素养等，又都密切相关；而且每一种用药经验的创新与传播，又是由于主客关系处理得当，抓住关键，疗效卓著，影响深远，而后成为时代风尚的。今天回顾一下，更加认识到前人的创业精神，艰辛努力，务期成功，深堪钦佩；而他们的善于抓住时机，独创风格，以至拔萃出众，不仅为医药事业提供了丰富的内涵，亦为我们进一步发展这个事业，给予了十分可贵的启发。

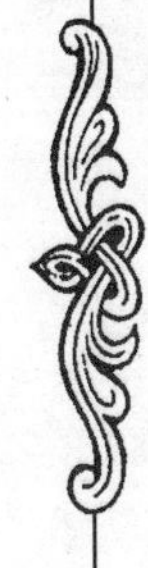

临床用药的几点体会

一、用药技巧具有多种多样性

运用中药治疗疾病，是中医临床的一个特色和主要环节。其方法，一般是采用横向联系的方式，如四气五味，寒热温凉，消补吐下，归脏归经，引经报使，以及叶、花、梗、子、根、藤等等，分类归纳所有药物，比较分析，撷取其长，攻邪已病。前人称为“以法统药”。这种方法，有其优点，可以执简驭繁，举纲抓目，触类旁通，择宜而从，取得疗效。这在教学和临床实践中，是取得成效的，所以作为高中级中医教材的规范。但还有纵向深入的一面，即运用中药，不拘一格，突出一点，各显手眼，思路非常活跃，事迹

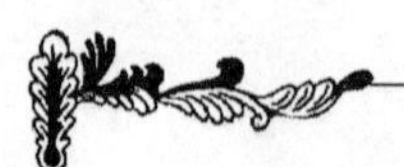

亦颇生动，形成各种特色和流派经验。如学有擅长的人，知其所以然，得心应手，同样几味药，而能独取奇效。又如善领悟的，见微知著，抓住标本缓急，简方简药，能走捷径以制胜。更有敢碰顽证，能集合各种专长药品，既消又补，亦寒亦热，又缓又急，多方围剿，终使顽证消磨以除根。至如地异南北，天气、地气、人气，各有不同，因地制宜，药各称胜，并具地方特色；时别寒暑，耐热、耐寒、耐和，因时制宜，又法多变通，随时而中，所谓“时药”。如此等等，这较横向联系方法，又是另一种成就，颇多深度，所谓熟能生巧，遣方用药，并不受规矩束缚，自然水到渠成。

另如用药剂量的差异，或轻或重，轻的常用只有几分，重的动辄以两为计，亦是各人大相悬殊，但又均能取效，其故安在？每每令人目眩心奇，百思不得其解。即用药品种的或多或寡，多的常是一二十味或更多，寡的只仅五六味或更少，亦时各不相同，但亦均获疗效。形成多种风格，各显神通。如何取舍，亦不能强求一律，暂时只能听其自然。更有善攻善守，善补善泻，尚温尚寒，尚奇尚平，成为各人的独到，用药颇显头角，而疗效亦见特异。这些特异，大多同医生的社会背景，不同师承，各有领悟，以及地方用药习惯等等有关。所以中医用药，尽管有其大体的常规，而实际是五花八门，千奇百怪，一门大学问，万花筒，不能简单从事，约略概言，特别不能个人用事，妄议短长，入主出奴，贻笑大方，搞得不好，可以偾事；只有在充分肯定前人成就的基础上，虚怀若谷，博采众长，从容探究，追求更多的新境。因为中医中药中，尚多未知数，有些是已被人们认识了，掌握运用了，而有些内容，尚待挖掘、开发，才能集其大成，从分歧逐渐统一。即从现在人们所用所知来看，各种擅长，

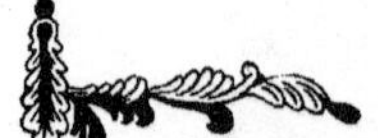

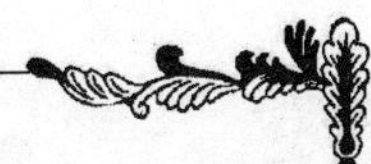

许多特色，已是繁花似锦，新异纷呈，任凭揽胜取英，可以拓展思路，有助于成材，有益于创新了。因此，要求人们，能够把横向的、纵向深入的用药方法，学到手，结合起来，用于临床，不是只知其一，还能得知其二，守经达权，灵活多样，应付裕如，则其治病成就，一定会更大更好。

二、临床上大多有各自的用药风格

随着临床阅历的增多，不断钻研的成就，往往就会形成各自的风格，处方用药，都有自己的习惯。如果再能升华为理论，得到实效的验证，就会成为各自的擅长，一种特色。就个人用药而言，常以经方为基础，但亦发挥时方的妙用，兼收并蓄，不分畛域，但求疗效。每诊一案，毋论什么病证，都有相应的大法、主方；分析病情的变化，寒热虚实，标本缓急，加减出入，力求条理清楚，主辅得体，能够自成家法。用药剂量，大都是一般常用量，不搞特殊，畸轻畸重。尝谓“平则守常，不要矜异”。如为急诊，危重病情，则用药剂量，又多变化，能用猛剂、大药，出奇制胜。但时自告诫，如此用药，只能应急，不可作为常法。对于实证，小便急闭，大便不通，或食积不化，常法不效的，有时又巧用轻宣方法，药味少，药量轻，小剂缓投，每能取得转机，尝谓治病用药，也要懂得“四两拨千斤”的道理。对于虚证，理应补益，但多用渐进方法，少少增益，从不蛮补、猛进，惊惕每有“虚不受补”的，不能径情直往。至如杂病，病情复杂，喜用多种方药，杂合以治，法取缓消，从容其事，切勿急功近利，以致偾事。又如慢性久病，亦用上法，但此种病证，正气先伤，特别重视“守中”方法，守住中焦，使胃气来复，则气血生化有权，正气渐充，其病即有

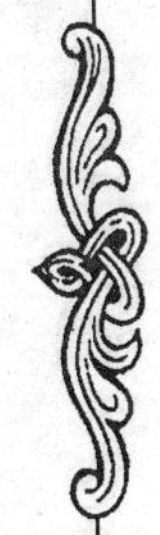

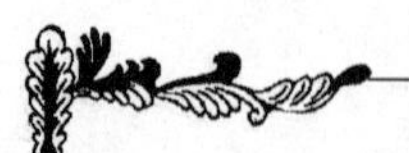

转机。同时，久病又易重感，每每成为新旧同病，表里错杂之证，又喜用“煮散”方法，小剂近取，治标顾本，随时变通，按照“先治新病，旧病在后”的精神处理。至于癥瘕癖积，病关气血痰瘀，积渐形成，多分初、中、末几步设法，汤、丸、散、膏更迭运用，重剂轻投，消补兼施，有终收良效的。但常记住一点，对待这些病，只有以时间换取疗效，慢慢来，急切乱套是不好的。缪仲淳有句名言：“我以脉与证试方，不以方尝病也”。（丁元荐《先醒斋医学广笔记序》）

至如药物配伍，个人研究甚多，读这方面的书亦较多，获益匪浅，曾为此写了一本专著——《中药配伍运用》。熟悉于此，对临床大有好处。试从治疗脾胃病的个人常用配伍为例，如见证为脾胃气虚，则以补中益气为法。用药配伍以补中益气汤为主，又常少佐一些开胃助运之药，以消促补，容易见效。如果脾虚湿胜，则治以升阳除湿法，配伍以升阳除湿汤（升、柴、羌、苍、草、曲、苓、泽、陈、防、麦曲）为基础，同时亦注意胜湿与利湿的用药分寸，以防脾气既伤，又再下陷。湿热阻滞气机的，治以苦辛通降法，流利气机，配伍以诸泻心汤为基础，但亦斟酌于苦味药与辛味药的或多或少，以期恰中病情。如果胃气上逆，失于通和，治以和胃降逆法，配伍以《金匮》橘皮汤（橘、生姜）为基础，同时又细别呕与吐或哕等具体见症的差异，而分别加味用药，务图突出重点，药病相当。如果脾虚而胃有郁滞，病情虚实错杂，则治以消补兼行法，配伍以枳术丸为基础，而用时又每斟酌于术与枳的用量轻重，和枳术丸加味诸方的用药，使能泛应曲当。中虚而阴寒内生的，则又成为阴寒虚证，治以甘温理中法，配伍以理中汤为基础；在此又考虑到中虚易招外寒，成为内外皆寒，则加用桂枝，表里兼顾。中

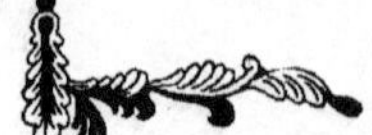

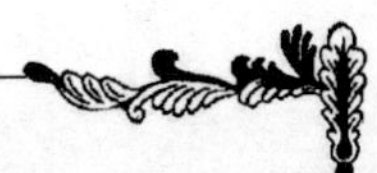

寒易见胃脘痛，寒凝气滞之故，则再加草豆蔻，温中祛寒止痛。中阳虚有损及肾阳的，形成中下二焦阳虚生寒，在此亦应注意分析病情的久暂，区别对待，如果病程短，寒邪甚，来势较暴，则用桂附理中汤的配伍，重点温阳祛寒，药量亦要重些，急症急攻。如果病情由于久延而生虚寒，精气兼伤，则重点宜为顾本，更方采用脾肾双补丸（参、莲、菟、味、萸、药、车、肉蔻、橘、砂、巴、补骨脂）的配伍方法，温补脾肾，精气兼调，丸以缓急，徐图康复。如此等等，就是个人用药配伍的大略，其他临床家，肯定另有章法，如能多多了解，肯定可以拓宽思路，增进临床疗效。

三、用药要因时制宜因地制宜因人制宜

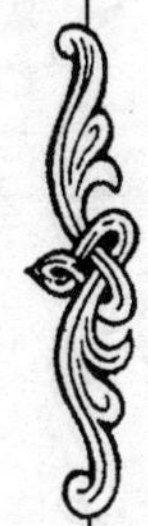

《素问·著至教论》说："道者，上知天文，下知地理，中知人事，可以长久，以教庶众，亦不疑殆。"因为人与天地相参，相互影响。天，主要指四时。所以《四气调神大论》云："阴阳四时者，万物之终始也，死生之本也。逆之则灾害生，从之则苛疾不起。"养生方法，亦强调顺应四时，春顺生气，条肝养脾；夏顺长养，清心养肺；秋顺肃降，润肺养肝；冬主敛藏，补肾养心。而适时用药，其理亦然如此，要适应天时的自然。

异法方宜，是地势使然。如东方海滨傍水，西方水土刚强，北方地高陵居，南方其地下，水土弱，中央地平以湿。为病不同，为治亦异（《异法方宜论》)。《五常政大论》曾概括说："地有高下，气有温凉；高者气寒，下者气热。故适寒凉者胀之，温热者疮。下之则胀已，汗之则疮已。此腠理开闭之常，太少之异耳。"

至于人事，血气形志，最为重要。气血有多少，形志有

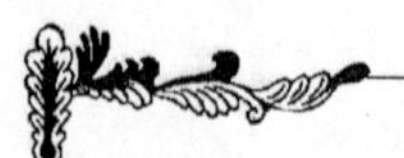

苦乐，为病不同，为治亦异（《血气形志篇》）。同时，问年少壮，勇怯之理，饮食居处，亦当寻求（《疏五过论》）。张子和亦尝指出："夫地有南北，时有寒暑，人有衰旺，脉有浮沉，剂有温凉，服有多少，不可差玄"（《儒门事亲·立诸气解利禁忌式》）。以上就是因时制宜、因地制宜、因人制宜的理论渊源，亦是临床用药的一种规则。

于此大有成就的，要推刘河间，他身处北地，风土原本刚强，又逢宋、辽、金战乱频仍，天又大旱，疾疫流行，民不聊生，天时、地理、人事，十分动乱，气候恶劣，他概括为"五运六气有所更，世态居民有所变，天以常火，人以常动。动则属阳，静则属阴，内外皆扰"。因此他力辟伤寒风冷之说，顺应时地变革，改变辛温用药，而阐明伤寒皆为热病，五志亦从火化，只有用泻火方法，寒凉之药，才能使"结散热退，气和而已"。从此，扭转了医坛败局，取得巨大成就，即创新了热病学说和寒凉药法，亦开创了金元医学的新纪元。

《畿辅县志》亦谓："完素生于北地，其人赋多强，兼以饮食醇浓，久而蕴热，与南方风土原殊，故其持论，多以寒凉之剂，攻其有余，皆能应手而效，亦是因地、因时，各明一义。"

继之而起的张子和，亦留下了许多至理名言，如云："凡解利伤寒时气疫疾，当先推天地寒暑之理，以人参之。南陲之地多热，宜辛凉之剂解之；朔方之地多寒，宜辛温之剂解之。午未之月多暑，宜辛凉解之；子丑之月多冻，宜辛温解之。少壮气实之人，宜辛凉解之；老耆气衰之人，宜辛温解之。病人因冒寒食冷而得者，宜辛温解之；因役劳冒暑而得者，宜辛凉解之。病人禀性怒急者，可辛凉解之；病人

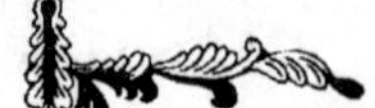

禀性和缓者，可辛温解之。病人两手脉浮大者，可辛凉解之；两手脉迟缓者，可辛温解之。如是之病，不可一概而用，偏执寒凉，及与辛温，皆不知变通者”（《儒门事亲·立诸时气解利禁忌式》）。

他并举例说：“天下多故之时，荧惑失常，师旅数兴，饥馑相继，赋役既多，火化大扰属阳，内火又侵，医者不达时变，犹用辛温，兹不近于人情也。止可用刘河间辛凉之剂，三日以里之证，十痊八九。予用此药四十余年，解利伤寒温热、中暑伏热莫知其数，非为衒也，将以证后人之误用药者也”。（《儒门事亲·立诸时气解利禁忌式》）

李东垣出，深受当时战乱饥荒的痛苦，目睹人们劳役所伤，饮食失节，以致伤病，又经误治，大批死亡！指出这是疾病的内伤因素。如云：“自其朝饥暮饱，起居不时，寒温失所，动经三两月，胃气亏乏久矣。一旦饱食大过，而又调治失宜……有表发者，有以巴豆推之者，有以承气汤下之者，俄而变结胸，又以陷胸汤、丸及茵陈汤下之，无不死者。盖初非伤寒，以调治差误，变而似真伤寒之证，皆药之罪也”（《内外伤辨惑论》）。从这种天时、地理、人事的大变故文，痛定思变，总结出他对疾病的内伤学说；亦从此补充而完备了临床上外感与内伤的两大证治体系。他认真地提出：“概其外伤风寒，六淫客邪，皆有余之病，当泻不当补；饮食失节，中气不足之病，当补不当泻。举世医者，皆以饮食失节，劳役所伤，中气不足，当补之证，认作外感风寒，有余客邪之病，重泻其表，使营卫之气外绝，其死只在旬日之间，所谓差之毫厘，谬以千里，可不详辨乎？！”（《内外伤辨惑论》）因此，他从辨阴证阳证，辨脉、辨寒热等十三个方面，作出鉴别诊断，对外感与内伤的证候，辨个明白区

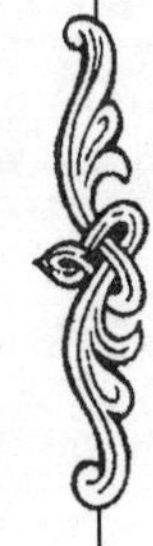

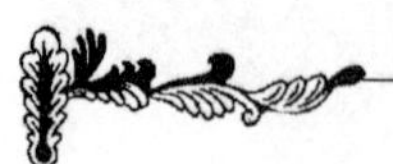

别，这就是他的首创——《内外伤辨惑论》。

基于以上认识，又创导补中益气方法，组成补中益气汤方，“以甘温之剂，补其中，升其阳，甘寒以泻其火热则愈矣”。同时，内伤之病，一年四季都有，补中益气汤又有四时用药加减法。

此外，还有临病制方、随时用药等等，一本升降浮沉之理，大大发挥了因时制宜、因人制宜的妙用，而在学术上，创新了疾病的内伤学说。

至于朱丹溪，生于元代由盛转衰时期，官场颓风日甚，生活腐败，社会上人欲横流，荒淫无制。所以大声疾呼：“收心”“养心”“人心服从道心”。“存天理、灭人欲，养阴泻火，保全天和”(《格致余论》)。并专著《饮食箴》《色欲箴》，告诫人们，节食节欲，希能挽救颓俗。而在临床，“始悟湿热相火，为病甚多”。而相火妄动，“火起于妄，变化莫测，无时不有，煎熬真阴，阴虚则病，阴绝则死！”(《格致余论》)其危害不可胜言。因此，提出阴虚火旺的病机，治以养阴泻火方法，善用滋阴泻火之药，如龟板、熟地、知母、黄柏、连、芩等，组成潜行散（一味黄柏）、大补丸（黄柏一味）、又方（黄柏、知母、熟地、龟板）、补阴丸（侧柏、黄柏、乌药叶、龟板、苦参、黄连）、三补丸（黄芩、黄柏、黄连）等等，主用苦寒坚阴之药，适当伍以辛温、苦温，或补气补血之药，保护胃气。这亦是因时因人用药的独到之处，成为阴虚火旺，善用滋阴降火的临床大家。

缪仲淳提出“伤寒时地议”，亦颇有见解，如云：“夫伤寒者，大病也。时者，圣人所不能违者也。以关乎死生之大病，而药不从时，顾不殆哉！仲景医门之圣也，其立法造论，后之明师如华佗、孙思邈辈，莫不宗之。汉末去古

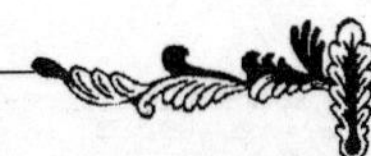

未远，风气犹厚，形多壮伟，气质敦庞，其药大都为感邪即病而设。况南北地殊，厚薄不侔，故其意可师也，其法不可改也。循至今时，千有余年，风气浇矣，人物脆矣，况在荆扬交广梁益之地，与北土全别，故其药则有时而可改，非违仲景也，实师其意，变而通之，以从时也，如是则法不终穷矣。故作斯议，条列其方，稍为损益，以从时地，俾后之医师，知所适从，庶几患斯疾者，可免于夭枉尔”（《先醒斋医学广笔记》）。

基于以上认识，所以提出：“伤寒三阳证中往往多带阳明证。”因此，太阳发表，即用羌活汤（羌、前、草、葛、杏、姜、枣），其中羌活与葛根同用。如果外证不解，或带口渴鼻干，目疼不得眠，即系太阳阳明证，于前方加石膏、知母、麦冬，大剂与之。如此等等，喜用石膏、麦冬、知母，成为清润一派。他这种认证用药，对叶天士的温病学说的发展，是很有影响的。

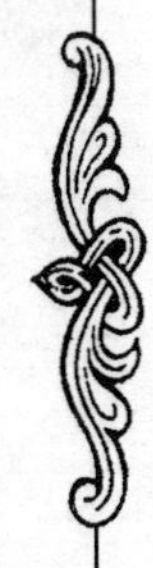

因人制宜，除血气形志等而外，尚有个人体质问题，亦至关重要，这里实质是论个体之间的差异性，是一门精深的学问。前人尝说，脏腑禀受万殊，为病既异，用药亦有宜忌。例如服用丹砂药，即有宜有不宜。《避暑录》载：林彦振、谢任伯，皆服伏火丹砂，俱病脑疽而死。《医说》亦载：张熹服食丹砂，病中消多年，发鬓疽而死。此可为服丹药之戒！而《野语》载：临州周推官，平生孱弱，多服丹砂、乌、附药，晚年发背疽。诸医悉归罪于丹石，服解毒药不效。疡医老祝诊脉曰：此乃极阴证，正当多服伏火丹砂，及三建汤（附、乌、天雄）。乃用小剂试之，复作大剂，三日后用膏敷贴，半月而疮平，凡服三建汤一百五十服。此例又与前诸说异。李时珍云：“盖人之脏腑，禀受万殊，在智者

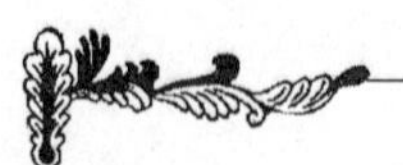

辨其阴阳脉证，不以先入为主，非妙入精微者，不能企此”（《本草纲目·丹砂》）。

服食硫黄，亦有寿有夭。《谈圃》云：硫黄神仙药也。每岁三伏日，饵百粒，去脏腑积滞有验。但其性大热，火炼服之，多发背疽。《泊宅篇》云：金液丹，乃硫黄炼成，纯阳之物，有痼冷者所宜。韩退之晚年，服硫黄而死，可不戒乎？！但夏英公有冷病，服硫黄、钟乳，莫之纪极，竟以寿终，此其禀受又与人相异。而张锡纯亦甚赞硫黄温阳固真的功用，并有很多临床治验。钟育衡亦以硫黄峻补真阳，治愈痼寒之病。

服用乌附之药，亦有毒有补。李时珍云：乌附毒药，非危重病不用；而补药中少加引导，其功甚疾。有人才服钱匕，即发躁不堪，而昔人补剂，用为常药，岂古今运气不同耶？荆府都昌王，体瘦而冷，无他病，日以附子煎汤饮，兼嚼硫黄，如此数岁。蕲州卫张百户，平生服鹿茸、附子药，至八十余，康健倍常。《医说》载：赵知府耽酒色，每日煎干姜熟附汤，吞硫黄金液丹百粒，乃能健啖，否则倦弱不支，寿至九十。他人服一粒即为害。若此数人，皆其脏腑禀赋之偏，服之有益无害，不可以常理而概论。又，《琐碎录》言：滑台风土极寒，民啖附子如啖芋栗。此则地气使然耳。

吴谦更谓，六淫致病，亦随人之形脏（体质）而不同。如六气感人则同，但受之而病则异。盖以人之形有厚薄，脏有虚实，或寒或热。所受之邪，每从其人之脏气而类化，或从虚化，或从实化，或从热化，或从寒化，变化多端，很难预期。但千般变化，有个总规律，即水火相胜之理，水胜则火衰，火胜则水干；而水火又有从化之理，即水之与寒，火之与热，同气相求，每每从化。这里最主要的，还是一个

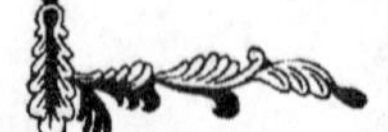

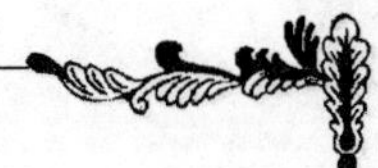

形脏（即体质）问题。因此，因人制宜，体质又当十分注意（意取《医宗金鉴·伤寒心法要诀》)。

因人制宜，《内经》早就作为一个重点加以过论。除上文所述外，如人们的肥瘦、大小、寒温不一，并有老壮少小的分别，能够注意及此，因人而异，治疗就不会有所失误（《灵枢·卫气失常》)。又如人体的坚弱、勇怯不同，而受病忍痛的程度亦不同，对毒药的耐受性亦不一样（《灵枢》论勇、论痛篇)。又如人有阴阳二十五人形，木形人、火形人、土形人、金形人、水形人，五形二十五变，又有强弱胜负的变化，血气不同，都与治疗息息相关（《灵枢·二十五人》）等，可以说是深入细致的了。

及至现代，尚然有对此重视研究的，如中科院生理所著名神经和精神遗传病基因研究专家贺林提出：我们经常会碰到这样的事，虽然患的是同样的病，但两个患者在症状上却有极大的差异。并且相同的药物，对他们所起的功效，也不完全一致，这是为什么呢？研究结果，这是因为各自遗传特性不一样。而作为一个相对封闭的遗传体系，每个姓氏都有雷同的基因特性。“正是从这个意义上，我们认为将药物，贴上‘百家姓’的标签，是科学的，在这一理论基础上，再用‘基因型’加以完善。”

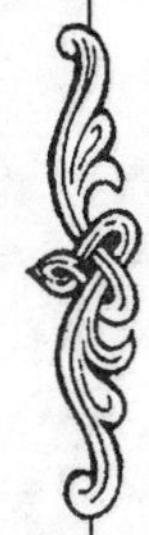

国际著名肾脏病专家，中国工程院院士黎磊石，近期多次在国内外学术会议上创导，疾病基因多态性研究，应注重探索临床表现形式多样化产生的本质，进而发展临床个体化治疗。

目前，我国常见的由外因（即致病性微生物或毒物）为主导因素诱发的疾病，正逐步减少，或得到控制，而肿瘤、心脑血管病、高血压、糖尿病、各种代谢性疾病、自身免疫

性疾病等，正在成为人类疾病谱的主要内容。这些疾病的发生及发展，与遗传、体质、家族背景，有很大的联系，内因在这些疾病发生中，起着重要作用。临床治疗中，在对许多药物治疗的反应上，个体之间也存在着很大差异。即便是疗效最好的药物，也只对约 80% 的患者有效。现已查明，疾病基因多态性，是造成这些差异的重要原因。

黎院士认为，疾病基因多态性研究，揭示了同一种疾病不同临床表现形式的实质，也就为疾病个体化治疗，打下了基础。准确把握基因多态性研究与临床应用的结合点和正确的研究策略，将有助于进一步提高我们对疾病规律的认识和诊治水平。

这里，对因人制宜、个人体质问题和临床的个体差异，又研究出了一个基因因素。不久，可能还有新的论点提出，值得注意。同时，亦说明中医在此的研究，大有超前意义，应加重视。

以上所论，就是因时制宜、因地制宜、因人制宜的大略，富含临床精义。论病用药，必须注意于此。

中医宝库的明珠

——喜读《孟河四家医集》

江苏武进孟河医派，是晚清独树一帜，颇享盛名的地方医学流派。因其地世代多名医，技术高明，疗效卓著，声望很大。据前人记载，“有煊赫一时，舳舻衔接数十里者；有声震寰宇，为名公巨卿倾履者”，可见当时盛况。加之当时

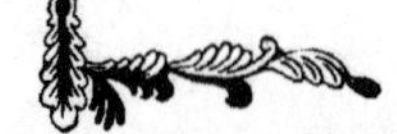

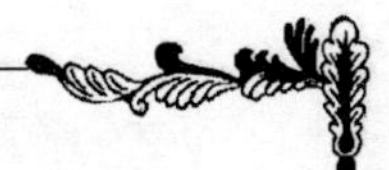

孟河，为长江下游水陆交通要道，木商盐商，云集于此，医学上的成就，亦随着交通经济的发达，广为流传。孟河医术，几乎遍及苏、浙、皖、赣、湖广，直上京都，可谓盛极一时。以后巢氏、费氏、丁氏又先后外迁上海，在中医事业上又大有发展；费氏、丁氏部分子弟，并曾出国行医，影响遍及于欧美东南亚。

孟河医派，前后跨越了两三个世纪，其影响亦从晚清、民国，新中国成立以后。就其发展历史来看，真是源远流长，人才辈出。举其荦荦大者，有费氏、沙氏、法氏、马氏、巢氏以及丁氏等，而以费、马、巢、丁四家为最盛，都是家学渊源，祖代相传，而又互相授受，广为传播。例如费氏，明末清初即有费尚有家，从江西迁孟河，开业行医，至七世孙费伯雄而医道大行。马氏亦为世医，清乾嘉间即有马省三家，以外科成名，至其孙马培之而内外兼长，风靡医坛，曾应征赴京为慈禧诊疾。同时有巢家，巢沛三亦名重一时，世以医为业。丁甘仁本常州世医，迁居孟河，亦游于马培之门下，并得巢崇山的推重。这些名医，不仅在临床上创造了许多成功的业绩，尤其对发展中医事业上，作出了可贵的贡献。正如丁甘仁氏所说："吾吴医学之盛，甲于天下；而吾孟河名医之众，又冠于吴中。"再从这些名家繁衍、栽培的人才来看，更推广了孟河医派的成就，蜚声医务界。如费伯雄之孙费绳甫，兼擅费、马二家之长；费兰泉学生余听鸿，移居常熟，人们尊称他为余仙人。马氏学生巢渭芳，能治内、外、妇、儿各科；丹阳贺季衡，善于调理杂病；无锡邓星伯，长于外科，又善治温病。丁氏家传有子仲英、孙济万；学生有朱治安、许半龙、程门雪、秦伯未、章次公、黄文东等，都是中医界的名流，望重全国。新中国成立以后，

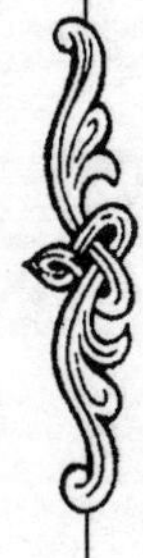

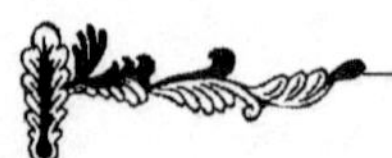

北京、上海、南京中医界的主要医师，许多出于孟河学派之后，成为领导和发展我国中医事业的骨干

孟河医派历史长、人才多、技术广，而且有个共同特点，都是大临床家。有内科、外科，有擅长调理的，有能治时症的，很多是内外兼长，真是艺出多门，各有神通，聚于一邑，蔚为学术大观。而更可贵的是，人才集中，各扬其能，而又切磋琢磨，互相授受，互相渗透，在专业上精益求精，很少门户无为之争，这是事业上能够兴旺发达的一个优越条件，亦是能够汇集成为一个地域性学派的成功所在。

孟河学派有个好医风，主要是费、马二氏所倡导的，如费伯雄提倡一个“醇”字，即为医要醇正不驳，务求“在义理上之的当，而不在药味之新奇”，并名其书曰“医醇”。继之马培之又提出两个“力”字，即眼力与药力，所谓“看病辨证，全凭眼力；而内服外敷，又在药力”，亦名其书为“存真”。这就充分反映他们辨证明确，用药稳当，注重疗效的一种务实精神。自此以后，醇正务实，重在临床显出功力，效果卓著的，一直成为孟河医派的一个优良传统。但总其成就，最具特色的，尤在于调理杂病，扶护正气。如费伯雄说：疾病虽多，不越内伤外感，若论治疗，“天下无神奇之法，只有平淡之法，平淡之极，乃为神奇”。所以“不足者，补之以复其正，有余者，去之以归于平”，都是在平调中显出功效的。许世英尝记其所闻：“中国言虚劳者，首推费氏，盖其制方选药，寓神奇于平淡，病者得其一方，服数十百剂，而病自去，元气自复，甚至有终身宝之，而用以常服者。”马培之亦主张辨证识病，要注意天时、岁运、方土、禀赋、嗜好、性情等因素，细审病情，在气在血，入经入络，属脏属腑，“几费经营”，而后处方用药，并且要持之以

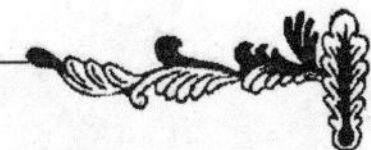

恒。又如费兰泉治病，精于辨证，每有一方服数十剂而一味不更，但病自痊愈者。凡此等等，都是反映孟河医派善于调理杂病的独到修养，甚为医林所钦佩和称道。陆晋笙曾说："江浙间医家，多以治温病著名，唯独武进孟河名医辈出，并不专治温症，由是医家有孟河派、叶派之分"。这是颇有见地之言。

孟河医家，临床功夫精熟，能够扶危救急，妙手回春的，除了实践的经验积累而外，还由于都有很好的理论基础，他们以理论指导实践，又能总结经验，升华为具有各自特色的见解。如费伯雄，"以名士为名医"，悉心研究《内经》《难经》《伤寒论》等著作。马培之以外科卓然成家，但强调"既求方脉，而刀圭益精"，并谓"用药非精熟《灵》《素》，按脉辨证，平章阴阳，无以应手辄效"。而且对运气学说大有研究，所以最后能以内科成功。虽然其间并无多少大著作家、大理论家，但费伯雄、马培之、巢崇山、丁甘仁等，均遗留很多高水平的资料，除某些专著曾经少量印行外，大部分资料没有公开出版。如各家医案、诊方，把他们的生平经历、成功业绩，如实地流传下来了。这些都是宝贵的财富，从此不仅可以看到当时许多名医的实际生活，更重要的是具有诱掖后进、培育人才的良好作用。所以在过去漫长的岁月中，无论名医后人，或私淑同道中，曾经广为流传，转辗抄录，有时能够借到一种两种，抄些残卷零册，亦视为珍秘，奉作临床楷模，从而增进业务水平的，足见其深入人心，望重医坛，对学术发展，具有很多贡献。

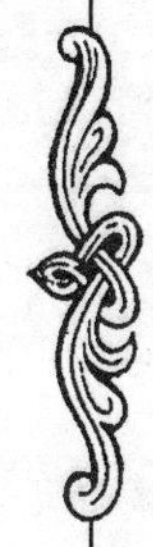

江苏科学技术出版社，武进县卫生局，眼力深远，魄力宏大，十分重视孟河医派遗留的学术财富，设置专门组织，调集专业人才，四易寒暑，全功得以告成。在工作过程中，

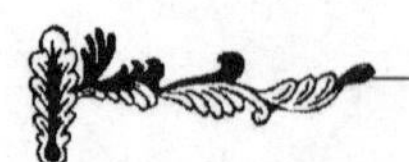

广泛征集，分头整理，有些医著，搜罗了十几个抄本，校正讹误，选择补充；有些遗著，仅知书名，经过几年追询，才获见原貌；亦有一书多名的，经过严格复核，才弄清源流。对有些出版过的书，亦做了必要的校注。如此反复搜寻，数易其稿，最后集成《孟河四家医集》巨著，包括四家、六人、二十六种书，其中有费伯雄的《医醇剩义》《费伯雄医案》等五种，费绳甫的《费绳甫医话医集》，马培之的《医略存真》《马培之医案》等九种，巢崇山的《玉壶仙馆外科医案》等三种，巢渭芳的《巢渭芳医案》和丁甘仁的《丁甘仁医案》等七种，共计200万字。可以说此著洋洋大观，集合孟河医派资料之大成。如此整理出版地域学派的群体医著，在医学出版史上尚属少见，实为一件盛事。缅怀孟河诸公，喜读崭新巨著，真为继承发扬祖国医学遗产，振兴我国中医，切实有效地做了一件有意义的工作，故乐意为之推举，欣幸共享其成。

读《范中林六经辨证医案选》后记

读伤寒书数十家，获益良多，但有些著作，每囿于《伤寒论》的文字表面，未能得其精髓，其论不敢越雷池半步，更不能接触临床实际，似乎有些古董气。这样就把活人书变成呆板的书本子了，自误误人。所以有人怀疑，《伤寒论》是经书，不是临床实用之书，影响不好。如果读一读《范中林六经辨证医案选》，就能使人赏心悦目，大开眼界，他不仅在临床上大显身手，效果出众，而且把仲景书的精髓，大

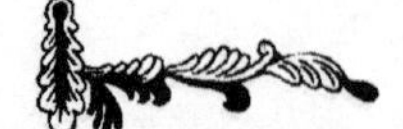

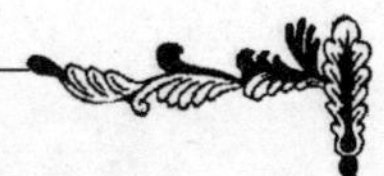

大发扬了。上述的误解，亦可以自然消释。

该书病案，以六经分篇，以病证为目，共69案。每案详述病史，突出范老的诊治特点，具体用药经验，疗效均经追访证实，是一部很有价值的理论联系实际的佳作，竭诚推介同好阅读，定能更多地发挥《伤寒论》成就。吕炳奎老首长对范老亦很赞赏，并深识其长，序谓“范中林老先生潜心于医学，致力于《伤寒论》的研究，善用经方，尤以舌诊见长。在掌握六经辨证的规律，治疗若干外感病和内伤杂病方面，积累了不少经验，特别对于许多虚寒证、疑难病，疗效尤著”。试举几点内容如下。

1. 太阳证发热一案，具体病情是三年余的间歇性低热反复发作，但见证是畏寒发热，身无汗，两膝关节疼痛，脉浮紧，此为太阳伤寒表实证。法宜开腠发汗，安中攘外，以麻黄汤主之（麻10g，桂6g，草18g，杏15g。甘草用至18g，主要为了安中）。服药两剂，即见效，身微汗出，恶寒减。但尚微发热，脉转微缓，病证仍在太阳，而出现营卫失和之象，再与桂枝汤加白薇主之（桂10g，芍10g，草6g，姜6g，枣10枚，白薇12g），调和营卫。又服3剂，发热尽退，并且此后未再复发，身体一直良好。

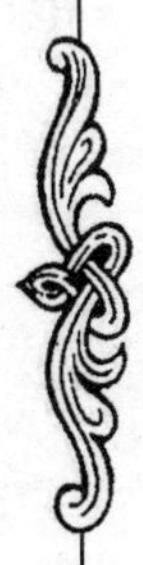

如此一案，可以了解几个问题：①范老看病，着眼点是太阳病主证，而不拘泥于一日二日三日之说。②病虽三年余反复发作，但未传经，有是病即用是药，二剂即显疗效，对于“六经辨证”，范老是避开伤寒与杂病的争议，而以当前主证为依据，伤寒病可以用，杂病亦可以用。③麻黄汤得效以后，尚有营卫失和之象，随即进以桂枝汤，又三剂而热尽退，在这里，范老仍是抓住辨证施治，从实际出发的；但在此可以看出，“风伤卫、寒伤营，风寒两伤荣卫”，“三纲鼎

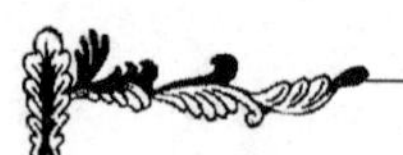

立”之说，带有机械性，割裂经文深意，所以他指出：“所谓表实表虚，可互相转化，根据太阳病恶寒发热这一基本特征，可以灵活使用麻黄汤和桂枝汤”。这真是能阐发《伤寒论》精髓的了。

2. 太阳证偏头痛案，具体病情是三年之久的三叉神经痛。见症为左半头面部剧烈疼痛，痛至睑肿发亮，眼不能睁，夜不能眠，坐卧不宁。微恶寒，无汗，苔淡黄润夹白，根稍厚腻。诊为太阳伤寒表实证偏头痛。风寒夹湿侵袭，无从达泄。法宜解表开闭，散寒除湿。以麻黄汤加半夏主之。二剂而痛减，再二剂而剧痛消失，夜能安睡，精神顿爽。惟头部微觉恶风，左半尚有轻微阵痛。诊为风邪未尽，尚有病后营卫不和之象。治为祛风解肌，以桂枝汤和之。二剂而病愈。后经追访，病情竟未复发。

此案亦有很多启发：①三叉神经痛为顽固之病，所以其痛历三年之久而有增无减。但辨证正确，处理得当，有药到病除之妙，这里是一个很好的例证。②三叉神经痛的痛势很剧，一般考虑，每多止痛安神，而范老认定是太阳表实证，按证施治，用麻黄汤开泄太阳风寒，不用止痛药而其痛自止，不用镇静安神药却得安睡神爽。事实说明，中医治病，强调抓住主证，治其要害，效如桴鼓之应，是有其优越性和先进性的，不要妄自菲薄。③中医用药，有各色路子，简如经方，繁如易水。范老的用药，是善用经方的佼佼者。三年之久的顽固病情，仅处方二首，进药六剂，前后共八味药，化钱只一元零一分，就把此病治好了，谁曰古方不能治今病？问题在于研究经方没有到家。

3. 少阳证列举二案，一为少阳证发热，一为少阳证癫狂。此二案证治均较典型。不过，前案是近两年的往来寒

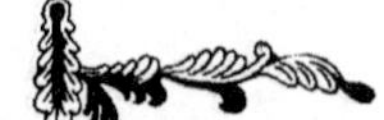

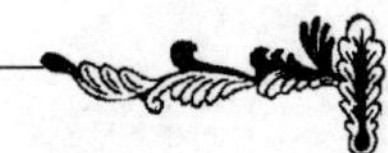

热，范老能根据“柴胡证仍在者，先与小柴胡汤”的经意，一剂而愈。后案的癫狂，是由气郁动怒而致，与《伤寒论》所述，病同因异，但病情相同，就可以用同一方药治之，亦两诊而痊。尤其后案，论证详悉，可以补充经文的简略，可以解释某些疑虑；同时亦告诉我们，读经书、用经方，要有真知灼见，灵活处理，决不能泥而不化，或浅尝即止，亦就是既能深入下去，又会浮得上来的真功夫。

4. 太阴证视歧一案，诊治颇奇。视歧症在临床上并不少见，此案检查为双目动脉硬化性视网膜病变，亦易理解。而范老诊断为寒湿之邪，入侵手太阴肺经，伤及目中神膏所致。是从患者的视物常见白色、白影，白为肺色，进一步证实病在肺经。辨证明确，治以散寒湿、利肺气、通经脉，用麻黄汤加减主之。药止麻黄、杏仁、法半夏、甘草四味，连服六剂，遽然病证痊愈。这种临床上的疗效，真是有些神异。

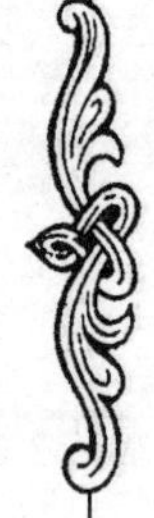

5. 太阴证水肿一案，是全身浮肿，十年不愈的病例，原因始终未能查明，但劳累更剧，发展至上肢麻木，不能写字，下肢关节，更加冷痛。口干，欲得大量冷饮，小溲短少，点滴而下，全身浮肿更为明显。此病看似单纯，却很顽固，范老诊断为太阴脾虚湿郁，又累及足少阴肾。治以温肾健脾，燥湿利水，方用理中汤加肉桂、茯苓。服药一月而浮肿消退大半，纳增，小便较畅。再加桂枝、生姜皮，增强化气行水之力，乘胜追击，续服15剂，而浮肿基本消退，诸证均明显好转。最后以理中汤加附片、肉桂、茯苓为丸，巩固疗效，而十年浮肿，仅以温阳化水一法，竟告痊愈。

不明原因的浮肿，临床时可遇见，而且疗效不佳。此病男女都有，以妇女为多，每能延至多年，甚至十年、二十年。但就此一法，抓住足太阴脾，温阳化水，得效如此之

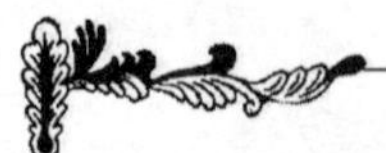

快，并无反复，确属可贵。认得真切，守法不移，终至成功，识见真是老到。

6. 睑废二案，均为重症肌无力眼肌型，因临床见症不同，处理各别，尚易理解，而用甘草麻黄汤和麻黄附子细辛汤加味为治，则颇为出众！如文女一案，右睑下垂而肿，眼不能睁，眼胞属脾，肿为湿郁，断为太阴证，按皮水例治，以甘草麻黄汤开闭除湿；后又增针砂散，加重除湿，湿去脾健，病即向愈。撒女一案，双眼胞肿胀，而且不能张开，兼有身体关节痛，月经色暗，诊为太阴少阴证，表里皆寒。用麻黄附子细辛汤加味，温经解表，以后并加四逆、理中，助阳驱阴，阳回而寒湿俱去，病亦获愈。如此诊治，即反映中医临床的特色，亦超越了一般按痿证用益气补肾的疗效。

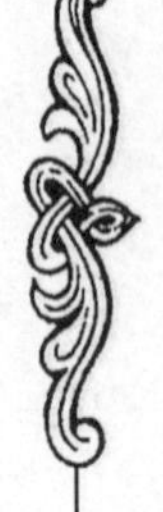

7. 阳虚血证，治宜温经，虽为常法，亦非易办，太阴少阴严重崩漏一案，却能干净利落，曲尽其妙，实堪师法。案例为三年不愈的崩漏，确诊为功能性子宫出血，并发出血性贫血。诊见经期不定，淋漓不断，经色暗淡，夹乌黑瘀块甚多，头痛，浮肿，纳呆，踡卧，失寐，惊悸，气短神疲，肢软腹冷，恶寒身痛，面色苍白，形容憔悴，舌质淡，苔白滑，脉沉而细微，一派阳虚血脱征象，危恶可虑！范老治以温经散寒，复阳守中，开首用甘草干姜汤，药止二味，炮姜、炙甘草用至各30g，3剂而胃口略开，但仍恶寒身痛，再合麻黄附子细辛汤，加强温经散寒，并表里兼治。根据《金匮》腹痛恶寒，少腹如扇，为“子脏开”之意，附子用至120g，连服25剂，全身浮肿渐消，畏寒踡卧，头痛身痛均好转，崩漏止，月事正常，瘀块显著减少，舌质转红，病情明显好转。三诊治以扶阳和阴，补中益气，以甘草干姜汤合附子理中汤加味（加茯苓、肉桂、血余炭、鹿角胶）。共

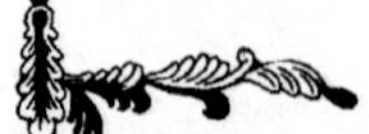

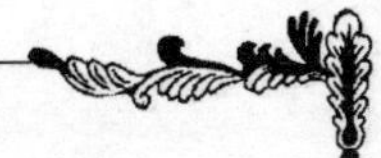

服四十余剂，竟收全功。月经周期，经量经色，全部正常，诸证悉愈，精力旺盛，恢复全日工作。这种始终以温经扶阳治血证，取得著效，对于严重血证，必使阳生阴长，阳气能够统血归经的治法，再一次得到验证；而反观见血用血药的，就显得有些俗套。

8. 太阳少阴证瘿病诊治一例，似乎不可思议，病情检查证实为“甲状腺左叶囊肿”，定名为“瘿病”，这是毫无疑问的。按一般常理，应作为少阳阳明病，而范老却重视其全身症状，神疲乏力、食欲不振、入夜难寐、手足清冷、恶寒头昏、舌质暗淡等症，诊断为主证在少阴，兼太阳伤寒之表。法宜扶正祛邪，温经解表。以麻黄附子细辛汤加味主之［麻10g，辛6g，附60g（久煎），干姜30g，草30g，桂10g。加桂枝、干姜、甘草，是助其温经通阳］。服药2剂后，包块开始变软，心累乏力略有好转，认为药证相符，重剂方能速效。前方加重干姜、附子、甘草用量一倍，再服3剂，包块明显变小，舌质稍转淡红，又以初诊方续进10剂，包块逐渐消失。两年后追访，此病仅服药10余剂，颈下包块消失，食欲睡眠大为好转，两年来未再复发。这种诊治效果，不能不说是临床上的奇迹。

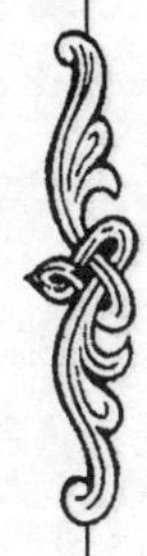

探究原由，两点是很有启发的。①“仲景约法，能合百病”（柯韵伯语）。真能参透《伤寒论》六经辨证，常变百病，皆可以用仲景方法而取得疗效，范老是功夫到家了，神而明之，如此之病，都可以迎刃而解，不必多费周章。②中医的特点，是整体观念。从瘿病而言，是患者的局部；从全身症状而言，关键在于太阳少阴证。范老从整体出发，按经论治，抓住关键，局部之病亦随之而解决了。从这一点上，充分显示出中医学术的特长。再引申一下，这里用扶正祛邪，

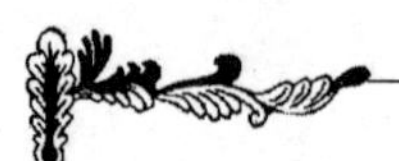

温经解表，麻黄附子细辛汤而瘿病痊愈，亦犹《外科全生集》之用阳和汤治疗阴寒痔疮证，疗效卓著。真是变法之中亦有常理，问题在于读书善悟而已。

9. 少阴证车某某一案，是真寒假热证治的活典型。患者体温39℃，高热已三日，神昏、面赤、苔黑、二便不通，可说是一身尽热，但热虽高，反欲得重被覆身；身热面赤，而四肢厥冷；二便不通，却腹无所苦；苔黑厚腻，而舌润有津；高热神昏，而无谵妄狂乱之象。脉现沉微，参之年已古稀，体弱气衰，实为一派少阴孤阳飞越的证候。生气欲离，亡在顷刻！急投大剂通脉四逆汤加葱白，直追其散失欲绝之阳。服药二剂，高热速然消退，黑苔亦显著减少，这是阳气已回，阴气渐消，阴阳格拒之象已解。但头痛身痛，表证仍在，转与麻黄附子甘草汤，驱其寒而固其阳，并加葱白，通少阳生发之气，亦升散陷入阴中之邪。又服四剂，头已不昏，二便通利，黑苔尽退。唯身痛未除，虽阳回表解，而舌质仍淡，四肢尚冷，阴寒内盛尚未尽撤。再与温升元阳，而祛阴邪。以四逆汤加细辛主之。又服2剂，余证悉除，病告痊愈。后以理中汤加附片、茯苓，调理脾肾，巩固疗效。嗣后身体一直很好，追访时已经79岁高龄，记忆尚很清楚。

编者突出范老对辨别寒热真假的经验，重视舌诊，如舌质淡，为阴寒盛；苔黑而润滑有津，乃肾水上泛。据此，则虽有39℃的高热，就不能误认为阳热。这是实践的经验，足以补充前人重视辨析脉症不符的论证。

回顾《伤寒论》，太阳病篇有四逆汤、干姜附子汤、茯苓四逆汤；阳明病篇有四逆散；少阴病篇有四逆汤、通脉四逆汤、白通汤，又有麻黄附子细辛汤、麻黄附子甘草汤等，其中是否亦有寒热虚实真假的病情？《伤寒论》有四逆，戴

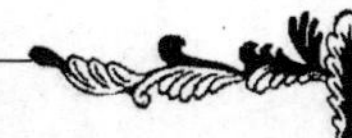

阳、格阳证候，但举其要点，未及详情，亦少见有人把如此复杂危重的病情，串连成为一个首尾相贯的完整病案，以为示范，启发后学，而范老此书，能够肩负此重任，精心阐发，细细阅读，真是获益良多，成为生动活泼的第二课堂。

10. 少阴证淋病三案，均用四逆散加味而治愈，甚至十余年的病例，亦一药而痊，真是识见独超。

淋病作为少阴证，谁有疑义？淋病而用四逆散，似乎有些特殊，但有实效，并经追访证实，亦是可信的。而在《伤寒论》注家，曾有一度小小风波，认为此条是“少阳病”误成“少阴病”了，并大胆把此条经文拎出少阴篇，另安门户。殊不知《伤寒论》太阳病篇，就有三阳三阴六经之方，阳明病篇亦有三阴之方，都是有经有权，知常达变，全面考虑的，决不能把千变万化的活病情，用几条经文框死，所以有人对六经提纲说提出异议，认为它有局限性，是有道理的。范老解释，亦很平实近情，循循善诱。淋病见证，为邪入少阴之分，阳为阴郁，气机不利，清浊不分。用四逆散是转少阴枢机，通利膀胱之腑，升下陷的阳邪，疏不宣的气机，使内外阴阳相和，肝脾肺肾调和升降，其病自然向愈。这是从实践中体会出来的，有高人一等的见解。

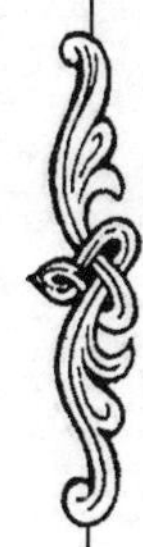

11. 厥阴证肠澼一案，用乌梅丸见迅效，似乎变了，其实亦正常。一般认为，乌梅丸是治久痢的，而在此治卒痢，似乎可商。不知伤寒为卒病，急性痢疾为时病，诊为厥阴证肠澼，于理是可通的，亦是正常的。厥阴证为急症，四肢厥逆，寒热胜复；急性痢疾，见肢冷心烦口渴，干呕下利，腹痛里急后重。互相对勘，辨证为一病，这是符合常理的。乌梅丸列在厥阴篇首方，用治热利下重，亦是正常的。问题是条文“又主久痢”的一句话，和没有用一般的时令方药，所

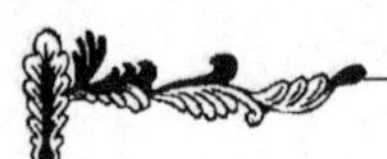

以觉得变了，这是在一般观念上转不过来。范老可能略知此中底里，详述此病的虚象实象，寒证热证，尤其此病的卒急性，明确诊断为寒热错杂的肠澼，病在厥阴。法宜驱邪扶正，寒热并用，以乌梅丸主之。原方照用，遽然两剂痊愈，何等练达效奇（目前临床，乌梅、石榴皮等均在用治急性痢疾，已突破了一些旧章）！于此深感读《伤寒论》不易，用《伤寒论》更不易；但一经辨证正确，用古方治今病，效果又是出色的。这里不但要有反复的实践，真知灼见，还要敢于破除一些陈旧糊涂观念。

综观此书，范老的临床经验非常丰富，确为经方大家。上述几点，仅是管窥一斑而已，不全能发挥他老人家的特长。吕老亦深有感慨，尝谓“范老积数十年的临床经验，这本书从一个侧面反映了《伤寒论》理论与实践的临床效果。有人说古方不能治今病，这是一种偏见。现在确实产生了一些不同于古代的疾病。但现在的外感病，很多很多的杂病，古代早已有之，至今并无什么变化，病还是这种病。不过现在不去探究，辨证不确切，经方不敢运用，对证下药甚鲜，不能起到六经辨证的效果，非《伤寒论》之过时也。继承发扬中医学，应该引起特别注意。

《金匮要略》教学体会

（一）疟病篇

讲授《金匮要略》，务须抓住重点。如在疟病篇，尝重点讲解两句经文，即“疟脉自弦”和“饮食消息止之”。前

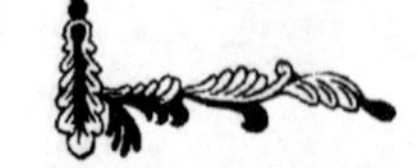

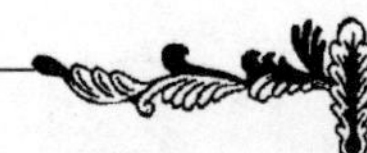

一句，是明确此病的主症、病位。《金匮要略》论脉条文，大都包括诊断和病理两个方面。这里讲疟脉自弦，是指出疟病的病位在少阳。因少阳为枢，半在表半在里，所以往来寒热。而弦脉又是主症，因弦为肝胆之脉；弦脉又为风邪。这是渊源于《素问·疟论》的精神，所谓“痎疟皆生于风，其蓄作有时”。但又发展了《内经》之所论，如“弦数者多热，弦迟者多寒。弦小紧者下之差，弦迟者可温之，弦紧者可发汗、针灸也，浮大者可吐之，弦数者风发也，以饮食消息止之”。这样，把疟病的各种病情，表里寒热虚实，以及大体治法、寒温吐下，都提纲挈领地联系起来了。

后一句，是指明调理此病的要点，无论治其未病（指不发作时），或者已病，都需以“饮食消息止之”。所谓“饮食消息”，明显是指调理脾胃。这一句绝不能单纯看成是“风发”之治，而要特殊看待。疟病顾护脾胃，有重要意义，要很好阐发。因为疟疾一病，无论何型，日发、间日发、三日发，一般是不易即愈的；尤其后二者，愈后亦易复发。“当以十五日愈”，疗效是较好的了，“当月尽解”，亦是常见的，甚至月尽尚不差者，亦不少见。这种病，憎寒壮热，伤阴伤阳，呕渴大汗，耗气伤血；加之攻邪已病，寒热吐下，更伤其正。何况少阳之邪，易入阳明；枢转陷入于阴，亦传太阴。木邪乘侮脾土，是最常见的传变。此时用“饮食消息止之”，不仅仅是俗谓增加营养而已，而是治肝补脾，振奋中运，使气血津液，生化之源不竭，何等重要！这是篇中的精髓之处，能把它讲清楚，讲透彻了，则疟病篇的主要精神亦就能掌握了。至于治寒以热、治热以寒、消痞去积、方药之用，是一般常规，较易处理。

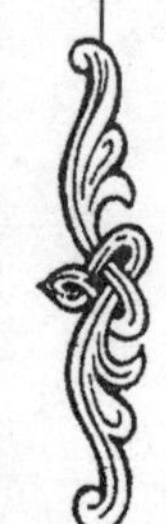

《医宗金鉴》《金匮要略心典》，亦重视这一点，但前者

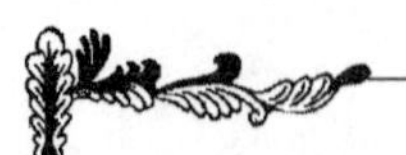

仅是就文论文，未能进一步发挥；后者亦拘执于“风发”之义，讲解就欠全面。真正能够领会这里精神的，当推朱丹溪。他在《格致余论》专门写了一篇“痎疟论”，特意强调胃气，还能说出另一层意趣，即反对轻试速效劫病之药，使胃气重伤；而是“甘为迟钝，范我驰驱”。尝用振复胃气方法，取汗而解。因为疟疾之因，无论夏暑与湿，秋凉或寒，都是外邪，最后总宜汗解，以饮食消息止之，正是资其化源，使津生于谷，得汗邪去，病亦自除。所以丹溪之论，把“饮食消息止之”的精神，发挥得最透彻了。

（二）胸痹心痛短气病篇

胸痹心痛短气病篇，主要抓住一个“痹”字。痹，是气机痞塞，不通则痛，所以胸痹、心痛、短气等症相应而致。下文“短气不足以息者实也”的“实”字，是痹字的互辞，亦是注解，意谓胸痹病情，多数属于实证。两条经文可以联系起来看。《备急千金要方》卷十三胸痹病载此论，两条即并作一条的，可以佐证。

气机痞塞，是什么原因形成的？脉法上作了具体的回答。一则是“阳微”与“阴弦”同见，即胸阳已虚，而阴邪上逆，虚实错杂；再则是“脉沉而迟”与“小紧数”互见，即里有沉寒，又夹伏阳，寒热互结。这些脉象，具体反映胸痹的病情，是虚实寒热错杂的，不能简单化看待。而且脉见“寸口”与“关上”，则病位在于上中二焦。这几句经文，把胸痹心痛短气的整个病情全面描述出来了。因为病情是寒热互结，气机痞塞，所以为痹、为痛、为喘息咳唾、为短气、为痞、为气结、为胸满胁下逆抢心、为缓急等等，都可以一贯之，气痹不通而已。

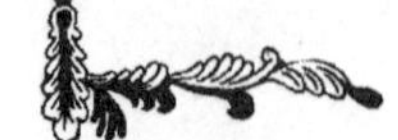

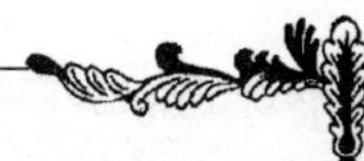

至于治法，主要是辛开苦降，宣通气机。这是颇有针对性的。无论瓜蒌薤白白酒汤、瓜蒌薤白半夏汤，枳实薤白桂枝汤、橘枳姜汤、桂枝枳实汤等等，都是辛散药与苦泄药配伍，可以汇通参观，是一个共同的用药法则。辛以开通气机，苦以泄痞除热，可以合用，可以分用，总之是使结者散，痹者通，其病亦就自除了。有所差异的话，仅在品味用量上，有些多寡轻重而已。这是根据当前病情，斟酌出入，期于恰到好处，不是在大的法则上有什么改变；千万不要泥于字面上，拘执不化。如果病情轻一等的，痹阻不甚，可以改用茯苓杏仁甘草汤，理其气机即行；重一等的，寒与痹俱甚，应用乌头赤石脂丸，除痹止痛；病情属虚的，用人参汤，守中通阳。如此与苦辛通降参伍进行，抓住重点，带动全面，灵活处理，则胸痹篇的精神，亦就全盘在握了。

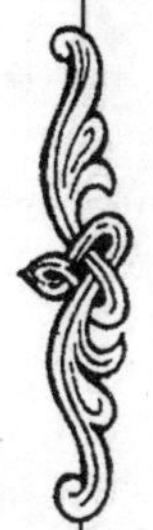

或者认为，《金匮要略》讲的胸痹病就是现在所讲的冠心病、心绞痛，用此方法治疗有效。不错，是有疗效的。但个人体会，中医讲的病证，范围较宽，不能把它固定化，狭隘其义。从前人医案和目前临床实践来看，属于肺病的喘息咳唾，只要是饮热互结，就可以应用此法。胃痛病而寒热错杂的，亦可以选用此法。甚至肝郁气滞、胸痞太息、脘胁不适，亦有用此治法的；苦辛通降，都能取得疗效，中医称为异病同治。怎么能够生搬硬套，机械看待呢？！要是那样，对号入座，中医辨证论治的优越性就丢掉了。

还须注意，这里讲的虚实错杂、寒热互结，都是属于气分之病。假如气滞血亦滞，或者痛久入络，病情复杂，就不能拘守于此，《临证指南医案》叶天士诊某、某二案，于苦辛通降之中，加用桃仁、延胡索、青葱管等，通阳通络，气血兼顾，又为我们治疗胸痹，拓宽了门径。目前临床，在这

方面有很大的发展，补充了《金匮要略》的未及。

（三）黄疸病篇

黄疸病篇很复杂，不仅内容所包者广，而所论之病，预后良恶，亦差别很大。这是因为它既含有一个具体的病，并涉及其他疾病的相同见证，不能简单看待，这一点必须首先指明。

其次，再就现有资料，理出一个头绪来，如脾胃表里阴阳几个字，很为重要。如湿热治胃，寒湿治脾；三阳治表，三阴治里。前者属于阳黄，后者多为阴黄。这样，仲景论黄疸的精神，就能纲举目张了。同时，在有方剂时要斟酌其用，在无方处要揭举精义。如第三条的“阳明病脉迟”，实际是系在太阴了，寒湿为患，可以作为阴黄，与湿热阳黄相区别，治宜温运，不能用茵陈蒿汤了。并可与第十条适当联系。至于第十一条、第十二条，论黄疸的病程，治疗之难易，都要很好阐发，不仅能够启发人们，从正反有无处思考问题，而且亦是学习《金匮要略》的一个重要方法，即“从药测证，从证测药”，不使对无方药的条文忽略过去。因为古人著书，言简意赅，往往方与证错出，互文见意。

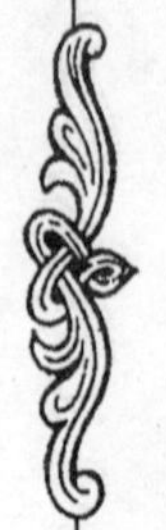

再次，是把《伤寒论》与《金匮要略》两书有关内容合起来看，使脾胃表里阴阳的病情更加具体化。如《伤寒论》论黄疸，有中风、有伤寒，而且有发热的，明显属于急性感染病变。《金匮要略》论黄疸，则称谷疸、酒疸、女劳疸，内伤为多，也包括复发或传变的病情。两者是互相发挥，有机联系的，能反映此病的整个病情。《伤寒论》发黄，有三阳和太阴之辨，《金匮要略》内容有诸黄、虚劳、愈期、可治、难治之论，两者亦是各明一义，合成全面的。

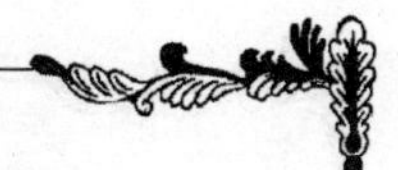

至如治疗，茵陈蒿汤之用，《金匮要略》条文较简，语焉不详，特别是“久久发黄为谷疸”一句，如何解释，不易圆融，但同《伤寒论》236条合参，则病情用药，顺理成章。病属阳明，头汗剂颈而还，小便不利，渴饮水浆，再加之寒热不食，食即头眩，心胸不安，则瘀热在里，治以茵陈蒿汤，很易理解，亦甚切当。“久久发黄为谷疸”一句，亦可以不去多论了。又如黄疸用小柴胡汤，《金匮要略》仅云“腹痛而呕”，前人解释，认为肝邪犯胃，其实不够全面。若同《伤寒论》231条合参，则亦是中风伤及少阳、阳明之气，失于枢机开阖之和，两经有郁热，所以发黄。用小柴胡汤，盖有“上焦得通，津液得下，胃气因和，身濈然汗出而解”的妙用，不仅仅是为了腹痛而呕（《伤寒论》尚有98条亦可参）。临床的确有这种情况，黄疸而见少阳、阳明两经症状的，用茵陈蒿汤方法，非但不效，反而有害。苦寒伤阳明，能致呕哕；伤脾阳，泄泻不止，病情每每从而转剧。此时处理，正需要柴胡和解方法。这种复杂情况，非细心观察，是不能知其真趣的。尝遇病例，急性黄疸发作，寒热起伏，自汗恶心，苔白厚如积霜。一医与以茵陈蒿汤方法，药入口即吐，不欲饮食，神气困顿，几至颓败。改用小柴胡汤方法，诸症迅速改善，因此对黄疸病的用小柴胡汤，更增进了感性知识。总之，《伤寒论》与《金匮要略》，虽然是两本书，但出于一人之手，其间相互有关，相互发挥的地方很多，不仅是黄疸一篇，应该密切联系起来研究。

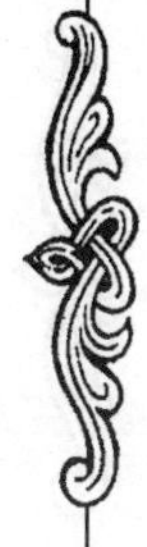

尚有酒疸证治，是黄疸篇中的重要部分。酒客而能发黄，在仲景之前，尚未见有人专门论及于此的，而篇中已能正确地与一般黄疸区别开来。尤其对症状的叙述，如心中懊侬而热，或热痛，不能食，时欲吐，必小便不利，足

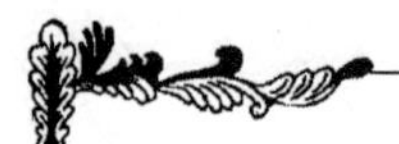

下热，鼻燥；或无热，靖言了了，小腹满等，把酒疸之病的特殊性，描写得非常具体了。对于治疗，亦有特点。脉浮者，可先吐之；脉沉者，可先下之，作为应急措施。吐法用瓜蒂散，下法用栀子大黄汤，不是漫用茵陈等药。而且书中交代，此病亦不能滥用下法，否则久久将变为黑疸，目青面黑，心中如啖蒜虀状，大便正黑，皮肤爪之不仁。过下伤阴，内伤出血。湿热兼夹瘀阻，预后就十分堪虑。在此，必须交代，其人往往有酒癖（如胃或肝的病变），或有腹水（上文已讲小腹满），甚至是恶性病变，不能平平讲过。即如上述吐下二法，亦仅是开其端倪，不是全能解决问题的。要适当引导，补充后人的成就。因为此病，比较严重，稍不注意，贻误病机，预后就很差；而且在经典诸书及别处还无专题论述，应该作为一个重点加以突出。

与人规矩

——谈方剂课的教学体会

方剂是中医学的一个重要内容，早在《汉书·艺文志·方技略》就以经方与医经并列了。中医临床学术体系——理、法、方、药，方剂亦是一个重要环节。甚至以往一些中医老师带徒，亦有从《汤头歌诀》入手的。从此可知，作为一个中医，具有方剂学问，是多么重要；而在中医教学中，教好这一门课程，又是多么值得研究。个人体会，本课程无论教与学，难度都比较大，实在方剂太多，内容又很丰富，要能记住并掌握运用，殊非易事，但如果能与人规

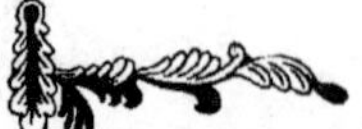

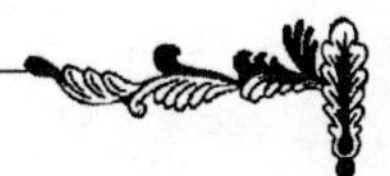

矩，亦能使人把这门课程教好、学好。

一、走过一段弯路

从个人经历来看，最初学方剂，是徒知形迹，希望记住方名、功用、药味及其配伍，记得越多越好，对于前人所说，方到用时就恨少，印象很深。我学中医，是从读《注解伤寒论》《金匮要略心典》开始的，对书中三百多首方剂，读了粗知其意，但抓不起纲，亦记不住。以后又读陈修园的《长沙方歌括》，记熟的方剂多了，但尚局限于一个一个方剂，并不能串联起来，得其要领。以后又读徐大椿的《伤寒类方》，懂得一个"从流溯源法"，似乎开了窍，能够离开书本，以类统方，以简驭繁，略知选方用药的精神；但变化出入，灵活运用，仅限于经方。思路比较窄，识病亦有局限性。以后再接触后世诸家及时方，看看《医方集解》，又似眼花缭乱，莫适所宗，特别诸家书中，几乎绝大多数方剂都有加减变化，而且用药经验亦花样百出，哪能掌握得了！尽管当时年岁尚轻，记忆尚可，但不能记住许多。因此，在临床上为了查考一个方剂，翻书的重复劳动，不知白白地浪费了多少时间；为了认真做到理法方药的全面性，有些时候简直成为方剂的"奴隶"。真是"读书无方，劳而无功"。可能有些年轻同道，还在走我们走过的这条道路。

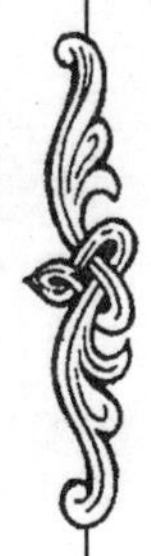

及至从事教学工作，曾经设想，能使同学少走弯路，学得好一些，着意改进教学方法。从教过几个班级的情况来看，亦不是一下子就能得其要领，还得摸索前进。比如初起重视结合临床，用意不错，但是一部方剂讲义，三四百首方剂，讲不胜讲。讲得具体一些，但花费的时间很多，讲多了就带来一个"乱"字。低年级学生，一无实践基础，哪里能

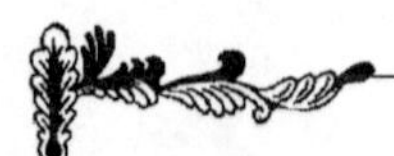

接受得了！以后改从抓住基本方入手，可以突出重点，讲明加减变化，“君臣佐使”，并构成公式，画上表格。看似清楚易懂了，但又显得呆板、机械，一部方剂讲义，形成大大小小的公式表格，仍然纲目不清，难于记忆，不利于活变。特别是临近考试，同学逼着老师要重点，要有范围的复习提纲，自己也爱莫能助。

二、摸索到一些门径

经过几番摸索，终于悟到一些门径。讲授方剂，不能就方论方，拘于形迹，把一个专门学问，变成琐碎零乱之事。如“方以类聚”，是个好方法，能把成百上千的方剂，初步分别归纳为若干类，事情便可以简化大半。更主要的是在辨证的基础上，掌握理法这个前提，才能把方讲活，又能抓住纲。前人常说：“辨证明理，方从法立”，就是提出理法对于方剂的统率作用。这一点尚未引起足够重视，而方剂的本身规律，恰恰就在于此。有人说成是“以法统方”，“以法统药”。这是能够教好、学好方剂的，能与人规矩的。

试举数例于下。如解表剂，就是为外感表证而设，邪从外来，还宜祛邪外出，辨明这个证候，则正如张子和所说：“邪气加诸身，速攻之可也，速去之可也。”明白此中道理，则祛邪解表，只要掌握一个“辛甘发散”“渍形以为汗”的法则，那无论桂枝汤、麻黄汤、桑菊饮、银翘散等等，其用药规律，都是一致的，即以辛药与甘药相合。辛以散之，甘以缓之，辛甘伍用，可以开通腠理，发散解表。如有出入的话，仅是具体选药上的差别，偏重辛温或者辛凉，以适应伤寒或温病的不同病情；至于主药与辅药的配伍，“君臣佐使”突出重点，即便成功。其他许多解表方的配伍，形式尽管不

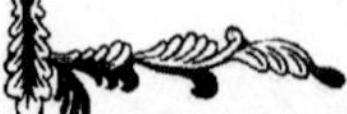

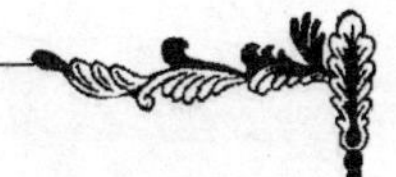

同，但都不外此规律。

又如清热泻火剂，亦是为邪热传入气分而设，辨明这个证候，则到气就宜清气，只要掌握“热者寒之”的法则，运用寒凉与苦寒药的配伍。前者以石膏、竹叶与栀、豉等为主；后者以黄连、黄芩、黄柏、栀子为主。寒凉能清气分之热，苦寒能泻气分之火，这是它的共同作用。如有差别，气分之热，可以透泄而解，亦可以传营入血，所以有清解与内陷两途。在配伍时，前者宜加轻宣发泄之药，如麻黄杏仁甘草石膏汤、大青龙汤、越婢汤等；后者伍以清营凉血之药，如清营汤等。至于气分之热可以夹湿，湿与热又各有轻重，以及湿热在三焦和五脏之别等等。病情尽管复杂，亦是按照湿热邪气的轻重和所在部位，突出重点，配以相应诸药，如清化、苦燥、理气、分利以及分经用药等，则清热、泻火、解毒、清脏腑热，清热利湿诸类方剂，都可以全盘在握了。

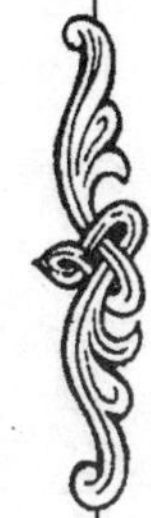

又如泻下剂，是为里热实证而设，辨明里实证候，则“实者泻之”“坚者软之”“陈莝去而肠胃洁”，基本是运用苦寒药的配伍，大黄、芒硝又为主药。如燥结为甚的，苦寒咸寒并用；夹气滞的，配伍枳实、厚朴；顾胃气的，配伍甘草。结实甚的，制大其服，缓者制小其服，三承气汤就从此组成。扩而充之，燥结而津伤为甚的，配伍麻仁、杏仁、芍药；热甚阴伤的，配伍玄参、生地、麦冬；属血虚的，配以当归、牛膝、苁蓉。这样，泻下与顾阴并重，又发展了承气方法，产生出许多泻下剂的衍化方。如果泻下而侧重泻水的，又用甘遂、芫花、大戟、商陆等为主药。如解毒兼顾正气的，配伍大枣，便为十枣汤；攻逐皮里膜外之邪的，配伍白芥子，便为控涎丹；逐水兼散其表的，配伍羌活、秦艽，表里分消，便为疏凿饮子；如破气泻水兼行的，配伍大黄、

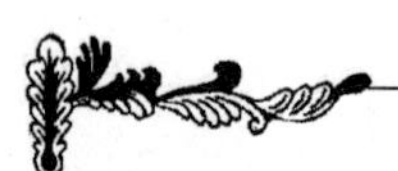

黑丑、槟榔、木香、青皮等，便为舟车丸。如此等等，又为泻下剂的另一类用药方法。当然，还有寒积宜用巴豆、干姜伍大黄（如三物备急丸），或附子、干姜、细辛等伍大黄（如大黄附子汤、温脾汤），阳虚的更用半硫丸等，这是法外之法，权变措施，又别出于一般常规用药，但大原则还是“实者下之”，不过根据具体病情，变化成许多不同方药而已。

又如温里回阳剂，是为里寒亡阳而设，在辨明阴盛阳衰的证候，则“寒者热之”，“衰者彰之”，亦是辛温药与辛热药的配伍运用。辛温药可以温中，如干姜、附子、吴茱萸温三阴之寒。一经独病的，寒在太阴，干姜配参、术、草成为理中汤；寒在少阴，附子配姜、草成为四逆汤；寒在厥阴的，吴茱萸配参、枣、生姜成为吴茱萸汤。推而广之，寒侵二经三经的，则相应扩充配伍用药。又有兼气虚、血虚的，病情更为复杂，但亦是适当的配伍补气、补血诸药，再分析轻重缓急而处理，则温中诸方亦就活法在人了。辛热药破阴回阳，主要用于救急，取生附子、生干姜等辛热猛烈，直走心、脾、肾，斩关夺隘，挽回阳气的衰亡，如通脉四逆汤、白通汤等，就是其例；如亡阳而元气欲脱的加人参，便为四逆加人参汤、茯苓四逆汤；亡阳而又阴阳格拒的，反佐以取之，即于前方加猪胆汁、人尿，或热药冷服。至于参附汤的力专用宏，回阳救急汤的敛（五味）散（肉桂、麝香）并进，黑锡丹的温镇相伍，是温里回阳的特殊法程，亦是知常达变的能事了。

三、要与人规矩

如上所述，一部方剂学，有个分类方法为之分剂；每个分剂，又有一定的大法以为之主，作为配伍用药的原则

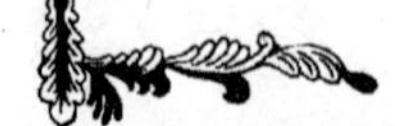

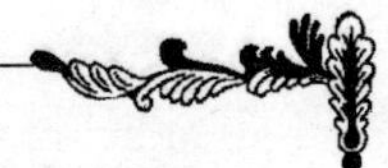

指导，这样就纲目清楚了。再深一步，根据具体病情，轻重兼夹，标本缓急，辨明证候，配以相应的用药，就能组成十百千万各式各样的方剂。尽管看似复杂，而若网在纲，能撒得开，亦能收得拢，真如张景岳所说：“善知方者，可以执方，可以不执方”(《新方八阵》)，真是执简驭繁了。至于方名、用途、药味多寡等等，都变成形迹之事，不必拘泥的次要问题。当然，前人成方，很多可以效法，但独出心裁，亦可以配置新方。张元素尝说：“前人方法，即当时对证之药也。后人用之，从而加减，验脉处方，亦前人之法也。”如能这样，在方剂一门，就可以获得“自由”。因此，以辨证为基础，以理法为指导，药随方成，所谓“辨证明理，方从法立”，“以法统方”的，确实能够教好、学好方剂。这是源于七方十剂，君臣佐使的理论，而又高于就方论方的境界，成为方剂学的规矩准绳，应该教给同学，使能掌握钥匙，自己去打开方剂的门径，这就是巧。在工作中受益匪浅，特为拈出。

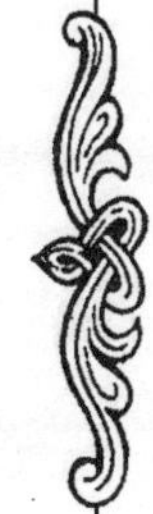

但方剂毕竟是一个专门学问，有它本身的规律性，抓住要点，与人规矩，就能事半功倍。《内经》上说：“知其要者，一言而终，不知其要，流散无穷。”是至理名言，于方剂课尤为要紧。

几点治学经验

一、读书要多做一些笨工作

我的学习方法很笨。对于基本读物和我所喜爱的书，大

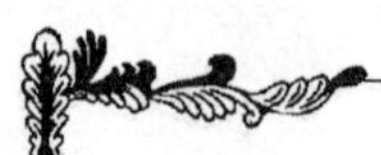

都要经过四道工序，即首先是通读，再抄下来，而后重点作笔记，再反复读几遍，这样才告一段落。这个方法，是老师杨焕升先生教给我的。他常讲读书要“数过尽之”（苏东坡语），即要经几个反复，不能轻浮，轻浮就扎不下根了。例如我读《内经》，开始是读《素灵类纂》，以后觉得不够用，亦不了解《内经》的全貌，又开始通读《内经》，通读以后，再分成几类抄录下来，如阴阳五行，藏象、营卫、四诊、治则等，然后再集中阅读。这样有分有合的读，很有好处，能够提纲挈领，又了解全面。但读《内经》，还不能到此为止，因为经文所讲的道理，与当时的哲学、文学、史学是密切相联系的，再读一些文、史、哲等有关的书，便容易了解它的思想脉络和学术渊源。如治则一类，不仅是讲医学，而且谈哲学、兵法。读了很有滋味，内容丰富，可以活跃临床思路，多角度看问题，又灵活处理。

又如我读《伤寒论今释》时，即对该书很欣赏，通读以后又全部抄了一遍，至今印象较深。我读《金匮要略》，把原文一条一条写成小卡片，先按原书顺序读，发现问题，再打乱调整，看哪种方法容易理解，便于讲授，即按那一种方法去做。先在本书内调整，进一步又同《伤寒论》联系。如黄疸一病，把两书的内容合并起来，就全面得多。呕吐哕下利，与《伤寒·厥阴篇》互参，则厥阴篇的问题可以解决大半。这两本书实在不能分割看待。

在读《医林改错》时，亦用这种方法。该书辨证用药的规律很清楚，整个学术思想，是从其解剖实践出发的。用药中心，以活血逐瘀为主。所论病情，大体又可分为两类，一类是血瘀气滞，一类是气虚血瘀。因此用药配伍，亦是两类：一类以活血逐瘀为主，配伍理气药（书中称为通气

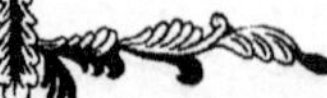

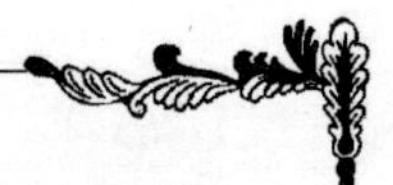

药）；另一类以益气回阳为主，配伍活血化瘀药。又因为疾病发生的部位和病情变化的不同，两类方法中又有具体分别。例如前者，病分头面四肢、周身血管，这是病变在上在表的；如果其病在里，又分膈膜以上和膈膜以下。这样，他用活血逐瘀药的品种和药量，均有所轻重，而配伍的理气药，亦各有差异。这在通窍活血汤、血府逐瘀汤及膈下逐瘀汤中，一看就能明白。又如后者，补阳还五汤和回阳救急汤，病本属虚是一致的，病情缓急就不一样，所以益气与回阳的用药，显然不同；而配伍的活血化瘀药，在大体上又是相同的。这样一经整理，就可以触类旁通，容易掌握它的精神实质。同时也发现一个问题，王氏诸方的适应证、变证、怪证特多，而他所记的疗效又那么快，那么好，有些神奇。果否如此，似乎尚难释然，但活血化瘀方法的疗效是肯定的，现今是更有发展了。以上学习方法，虽然比较笨，亦花时间，但回头来看，学得比较扎实，亦较受用。

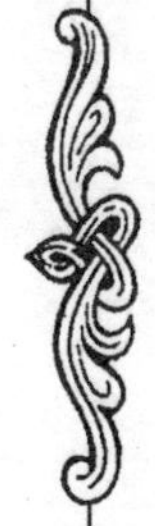

二、要边学边用边用边学

我读书喜欢反复读，在用的中间读，这样最易记牢，最能领会精神，发挥作用。尽管平时抄了很多东西，也做了不少笔记，但到用时，又每记不清，找不到。此时再阅读一遍，琢磨一下，又可以达到深入一层、提高一步的境界。所以我的信念是，书要反复读，反复用，熟能生巧。例如《伤寒论》，多读以后，发现一个问题，可以执简驭繁。只要把它的辨证用药要点领会透了，可以不拘条文，省记方剂，用得更活。比如栀子豉、泻心、小陷胸、瓜蒌薤白等方，条文多，方剂多，我用一个“苦辛通降法”（或称辛开苦降）把

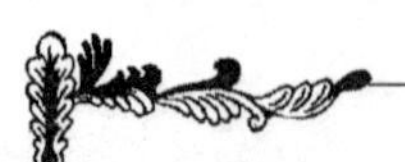

它们统领起来；又如四逆、通脉诸方，用一个“辛热回阳法”统领起来。只要讲清病情的要点，有哪些发展变化，用药的加减法度，就能随证施治，灵活自如，不必死记硬背许多条文汤头。这些摸索到的点滴经验，我都把它记入《中药配伍运用》一书中，可以共享其成。

边用边学还有一个体会，就是学用要有个主次。应该以中医的经典和名著为主，这是基础；以其他著作为辅，多看一些医案医话，这样能够活跃思路。再一个是以中医书籍，尤其是原版中医书为主，这是基本的；以临床报道和新出版的书为辅，它具有温故知新的作用。能坚持这样做，根底就会愈来愈好，思路亦能愈来愈活，而用也就会用得更扎实，更有见地；如果忽视这个主次，泛泛而读，可能会舍本逐末，随波逐流，最后会没有主见，时自摇摆。

常读的几部主要著作，我认为《内经》以王冰注《素问》和张介宾的《类经》最好。前者注得全面精辟，后者能够融会贯通。学《伤寒论》，成无已注本不可不读，成注本不仅是最早的注本，而且的确能够从《内经》《难经》精神去发挥仲景之意。其他注本，尤其是搬动条文之书，一定要在打好基础以后再去读，有一定好处，可以了解多种读书方法；但也有坏处，会使人莫衷一是。我的看法，读《伤寒论》的重点，不在于条文的如何安排，而在于临床如何运用，疗效何如。我在读仲景书时，最喜欢参考的是叶天士医案，虽然他不是注释《伤寒论》《金匮要略》的，但确实把仲景书用活了，富有启发意义。《金匮要略》以尤在泾的《心典》最好，这是人所共认的。另外，一部《景岳全书》，亦是好书，尽管存在一些问题，但从源到流，比较分析，条理井然，不仅可以学到医学，还能学到文学。

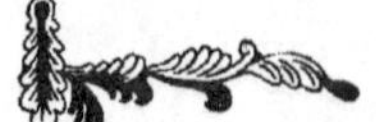

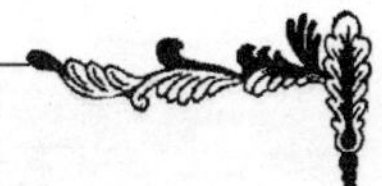

三、要有所缺疑也要有所执持

读古人书不易，搬到课堂上讲，能够去临床上用，更不易。我觉得要有所缺疑，亦要有所执持，即持实事求是的态度。例如《金匮要略》讲的痉病，津伤筋燥致痉，这易于理解，但刚痉、柔痉用葛根汤、瓜蒌桂枝汤治疗，究竟是指什么痉病及其病情，缺乏感性知识，难以讲得清楚。又如阴阳毒病，前人今人，各有许多说法，有的还有治疗经验。但对“五日可治，七日不可治”，这样预后凶恶的大问题，大多避而不谈。我感到这里总有一关未透，即究竟是什么病情，还没有弄清楚。此关未透，方药的具体意义，就无从进一步深论了。像这些问题，我看缺疑为好。

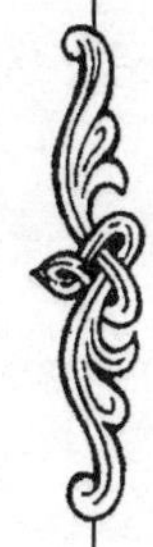

相反，中风病篇的侯氏黑散、风引汤，以及附方小续命汤，我体会是很有用处的，应该坚持。把中风病情和用药道理说清楚，不要为某些意见所惑而排斥掉。因为中医讲的中风病，范围较宽，不仅前人有许多论述，真中类中、中经中络、中腑中脏等等，其实是中风病情很复杂，包括现在西医讲的很多病种，如四种急性脑血管疾病，还有部分中枢性瘫痪病，部分周围神经病变等等，中医都可称为中风，并不只是有肝阳上亢引起卒中的一种病情。因此，侯氏黑散的平肝祛风、健脾化痰，在中风之前，或已中之后，都是大有用处的；风引汤重以镇怯，涩以固脱，是张锡钝镇肝熄风汤的先河；风中血脉，见经络症状，小续命汤亦有效。刘河间、李东垣、朱丹溪尽管各有主张，各创新药，但亦都用此方。我亦有用此方经验。赵锡武老前辈治中风，上述三方都用上了，效果亦很好，人们赞扬他善于用重剂治大病（见《赵锡武医疗经验》)。对此我深为兴奋，可以说是遇到了知音。像

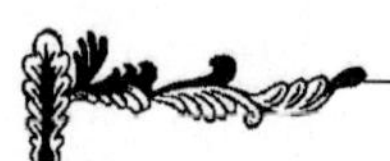

这些地方，就应该坚持。

四、要在失误中吸取教训

我在几十年的临床工作中，失误和挫折是很多的，归根到底，是由于业务水平低，知识面狭窄，思想方法亦不灵活。有些难题，是书本上已经讲过了，但到了临床，又去碰壁。但只要一经觉察，吸取教训，又能从中取得经验，提高认识。例如湿温病，过去在夏秋间是常见病，经历亦多，但对化湿与顾阴两者的恰当处理，可以说是从失误中才学到手。襟弟卜某患湿温病两个多月，只知理气化湿，不知顾阴，以致劫津伤阴，白痦色枯，胃不欲纳，几有生命之危。后请老前辈承槐卿先生会诊，指出这个问题，并立即转手护阴生津，兼理肺胃，病情才转危为安。从此学到一个方法，湿温病的顾阴，最要时机，是在透发白痦前后；见症是“舌上微糙，意烦时汗，小便涩少”。一般用药，大都是沙参、麦冬、石斛；但大便艰解的，选用当归身和少量甘草，殊妙！这是从叶天士“甘守津还”之意悟出，屡获良效。

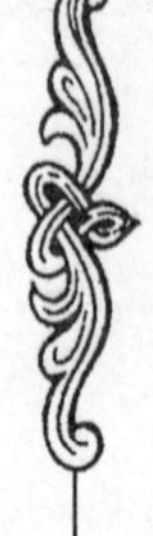

又如臌胀病（家乡晚期血吸虫病较多），开始不懂得这种病情的复杂性和顽固性，失误不少。有时急于求成，温投攻伐，以致不可收拾；后又转为保守，不敢攻泻，病情越看越重，病家和自己每每丧失信心。曾经带着这个问题请教一位专用草药治臌胀病的中医同道，他很有经验地谈了标、本、攻、守四个字，即腹水为标，肝脾肾为本；选中时机攻逐，还得守住中气为要。从此有所开悟，摸索到一套治疗晚期血吸虫病的标本缓急方法，随机应变，取得疗效，在新中国成立以后集体治疗晚期血吸虫病的高潮中，发挥了作用。

又如五更泄泻，一般按肾泄论治，用椒附丸、四神丸

等，但证之临床，效者固多，不效者亦复不少。其故何在?后读李东垣书，他论泄泻，认为是湿病，脾胃虚者，是“湿寒之胜，助风以平之”。“下者举之，得阳气升腾而愈矣”(见《脾胃论·调整脾胃治验》)。深受启发，改用升阳除湿方法，并多加风药以升清阳。从此大显功效，无论病程久暂，凡属脾虚湿胜、清阳下陷的(风木郁于脾土湿胜的)病情，近期远期疗效均佳。曾治病程达一二十年的晨泄病例，均获良效，观察多年，亦很巩固。后读《儒门事亲》，更恍然大悟。书中有一段记载，用发汗方法治疗泄泻。如一患者腹中雷鸣泄注，水谷不分，小便涩滞，皆曰脾胃虚寒故耳，用温药涩药皆不效。诊其两手脉息，俱浮大而长，身表微热，用桂枝麻黄汤，以姜枣煎大剂，连进三服，大汗终日，至旦而愈(见卷二)。其中“脉息浮大而长”，是表示有风邪。腹中雷鸣，更是风行地中之象，所以用发汗散风见效。五更泄泻亦多腹中雷鸣，脉息亦不尽是沉细沉迟，而每见细滑、弦滑，因此亦可诊断为风木乘脾土。它不符于“肾泄”病情，就不能望文生义，而用温肾固涩之药。

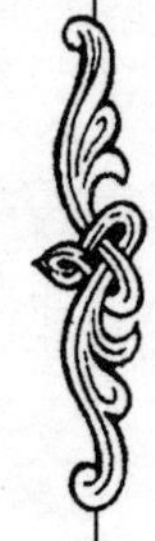

五、要多寻根究底

读书遇到问题，不外两种态度，一种是不求甚解，约略知其然即行；另一种是寻根究底，弄清楚几个为什么。有关学术问题的探讨，我主张采取后一种态度。例如李东垣内伤脾胃学说中的“阴火”论、“甘温除大热”、阴火与相火等问题，时常有所争论，应该寻根究底地研究一番。我曾带着这些问题，细读他的著作。一本一本地读，边读边作校注；并于临床上去验证。摸索一个阶段，才有所收获。对于“阴火”问题，争论的无非是名词概念、证候表现以及治疗方法

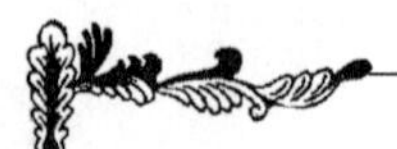

等几方面。对于概念问题，较易解决。因为李东垣内伤发热的机理，是从《素问·调经论》“阴虚则内热”之论发展而来的。这里的阴阳，是表里内外的意思。“阴火”犹言内热，讲具体一些，就是内伤发热，并无不可理解的奥秘。

阴火证候，东垣有时称为“大热”，这是使人费解的，怎么样的大热？这在他书中，阴火、大热，亦有具体叙述，即是“躁热”。如《内外伤辨惑论》中说：“阴火上冲，作蒸蒸而躁热，上彻头顶，旁彻皮毛，浑身躁热。作须待袒衣露居，近寒凉处即已。或热极而汗出亦解”。这种热型，他作了两点鉴别。第一，阴火发热，是平时形寒，发作则躁热。形寒是常常有之，躁热则间而有之，寒热不齐作，它与外感病之恶寒发热，寒热齐作的，明显不同。第二，内伤发热，有时的确很重，几乎像白虎汤证，“肌体扪摸之壮热，必躁热闷乱，大恶热，渴而饮水”。但这不是实热，因为“劳役过甚之故”，脾胃大虚，元气不足，所以如此，只要到“日转以后，是阳明得过之际，病必少减”。这一点与白虎汤证亦是显然不同。果为白虎汤证，则日晡之际，潮热正盛，是病证大发作的时候。一轻一重，转归不同，从此亦可辨别。这样，东垣所讲的“阴火”“大热”“躁热”，亦就完全可以明白，三者都是同义词；大热，就是“间而有之”的躁热，亦就是阴火。

“甘温除热”，主题亦很明确，因为劳伤脾胃，中气下陷，阴火上冲，元气不足，时发躁热，根据《内经》“劳者温之”之旨，用甘温之药，补其中，升其阳，就易于理解。但这里还有一个标本问题。即补中升阳，是治其本的；假如标证明显，即阴火上冲，还须顾标，少加黄柏，以苦寒坚阴；或加生地黄，补水降火；烦扰不止，再加黄连以泻心

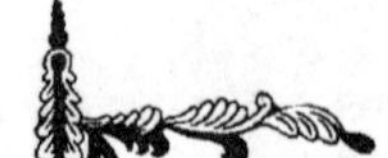

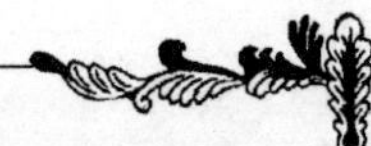

火，或朱砂安神丸镇固之。另外还有泻三焦之火的个体用药等。这在《脾胃论》中所谓之“陷下不足，先补后泻”，有一个用药公式。先补，用辛甘发散，以助春夏生长之用；后泻，用苦寒坚阴之药。因此甘温除热的全部意义，是“当以辛甘温之剂，补其中，升其阳，甘寒以泻其火则愈矣”。如果认为甘温除热用补中升阳，就能治阴火的全部证候，这是不全面的；同样，认为甘温除热，就只用补中升阳的药，而不兼有甘寒泻火之药，亦是不全面的。但这里有个主次、从本从标的不同，不能平列看待，应该是“先补后泻”。

还有阴火与相火的关系问题，东垣自己曾说过，相火即阴火。从上文分析，亦是可以理解的；但相火又不等于全是这里讲的阴火。因为东垣尚另有《相火论》（见《医学发明》）。细看东垣论阴火范围较宽，症状亦多，所以《脾胃论·脾胃胜衰论》中，泛及五脏和督、任、冲奇经。所谓“脾胃一伤，五乱互作”。而其根源，则为脾胃气虚，湿热下流于肾所致；换句话说，这里的阴火、相火，是脾胃湿热下流病变，不是由于下焦本身之病的变化。而他另有的“相火论”，则谓“肾有两枚，右为命门相火，左为肾水，同质而异事也。阴虚而相火旺者，用封髓丹、滋肾丸、地黄丸类；命火阳虚者，用离珠丹、天真丹、八味丸等。并且指出：“无阴则阳无以化，当以味补肾真阴之虚，而泻其火邪；若相火阳精不足，宜用辛温之剂，但与治寒甚之病用辛热药者不同。”这样，东垣之论相火，是其本在肾，其标为虚寒、虚火，处理亦是先治其本，后治其标，即补阴以泻火，补阳以祛寒。它与脾胃之病，并不相涉。反观内伤阴火，是其本在脾胃，其标为阴火（或相火），所以宜“甘温之药为之主，以苦寒之药为之使”（见《脾胃论·脾胃胜衰论》）。两者有

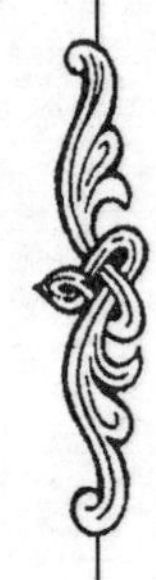

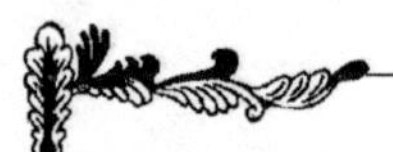

所不同。后者病本在肾，其所用之药，不能治前一种病；而前者病本在脾胃，其用药方法，亦不合适于后者。不过，用黄柏泻阴火，前后又是一致的。但前者又兼用泻心火药，心火与相火兼顾，这又是其特点。总之，东垣论脾胃病之阴火与相火、与下焦肾虚病之相火，是有所区别的，不能混同。但严格来讲，这种用词，比较含混，缺乏逻辑性。在中医学中，这类问题不少，要能一个一个弄清楚了，对后学帮助很多。

六、要善于学其全

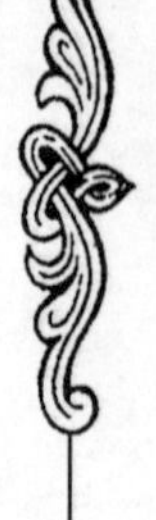

前人常说，善学者学其全，不善学者学其偏。的确是这样，我们要尽可能学得全面一些。以朱丹溪为例，他是长于滋阴降火的，因此有人说，这是他的长处，亦是他的短处，滥用阴腻苦寒，伤伐生生之气。并举出例子，如《丹溪心法·补损门》中，罗列了二十五方，即有二十二方名，大补丸、补阴丸、补虚丸、三补丸、五补丸等。主药都是黄柏、知母、侧柏、栀子等泻火药，和龟板、熟地黄等滋阴药。这是事实，言之有理，但不全面。朱丹溪是既长于用滋阴降火药，又善于保护胃气，使用得当的。例如他在用大补丸（药仅黄柏一味）的主治证中，明确提出："气虚以补气药下，血虚以补血药下，并不单用"。在潜行散（亦只用黄柏一味）的方后，亦郑重提出："生姜汁和，酒调服。必兼四物等汤相兼服妙"。在三补丸（黄柏、黄连、黄芩、龟板）方后亦指出："冬加干姜，夏加砂仁"。或者云："以白术、香附煎汤下。更妙者，在补肾丸（黄柏、龟板、牛膝、干姜、陈皮）、虎潜丸中，均配伍干姜、陈皮等药。所有这些，或者是交代的注意事项，或者加味配伍用药，都是使阴中有阳，

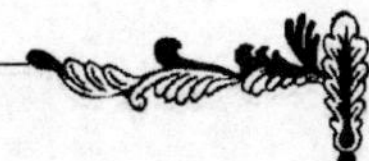

守中寓动，为着保护胃气而提出的具体措施。

再观《格致余论》，记有四十九个病案，谈顾护胃气和调补胃气的，就有三十三处之多。并且专门写了一篇《病邪虽实，胃气伤者勿使攻击论》，其用苦寒泻火药的，只有5例，如下疳疮用当归龙荟丸去麝香；解丁香毒用黄连解毒汤；麻风用潜行散，还是与四物汤等相辅而行的；淋病用紫雪和黄柏；滞下还是用人参白术汤下大补丸。如此等等，对朱丹溪的长于滋阴降火又善于保护胃气的“善”“长”二字，就特别有意义。能够注意及此，我看就能学得较全面。其实，丹溪是一位杂病大家。为一代宗师，他对气、血、痰、郁有全面的发挥，滋阴降火，仅其一端而已。但就此一端，学好亦不容易。

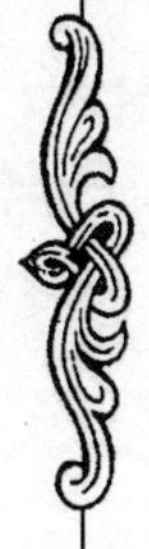

七、要步步留个脚印

知识在于积累，而积累知识的过程中，步步留个脚印，很重要。假如读的很多，记得不多，工作很忙，总结经验很少，那就有些白费工夫。我从事医疗教学工作，常用勤学多写，及时总结的方法，一步一步留个资料，颇能巩固所得，逐步提高。如最初讲中医诊断课，虽然望闻问切，平时都懂，但要到课堂上去讲，就显得“本钱”不足。当时血气方刚，热情很高，几乎翻遍了能够看到的有关书籍，做了二三十万字的笔记、摘录，也的确从此提高了认识，为今后工作打下了基础。其中收获最多的，如《形色外诊简摩》，它把中医诊断的理论渊源，学术发展，都写清楚了。《辨舌指南》，可以说在望诊中异军突起，它集中了这方面的成就，尤其是温病学说发展以来的成就，为中医望诊充实了新内容。至如《传忠录》《寓意草·与门人定议病式》等，更把

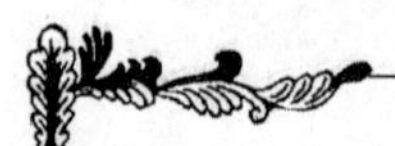

中医诊断工作上升到理论。有了这些知识，并经过几次教学，就主持编写了一本《中医诊断学》，把积累的知识、经验，一一写进书中，可以说在中医诊断学方面得到了一次提高和积累。

以后兼讲内科学，运用同样方法备课授课，讲得就易深入了。而且能发现一些问题，如诊断、内科两门课一个人讲。工作是要辛苦些，但好处很大。回旋余地大了，联系性亦强了。对诊断课中枯燥的地方，内科可以补充去讲，讲得有骨有肉；而内科的有些辨证用药，几乎是诊断课的自然延伸，可以密切配合；并且可以减少重复，节省课时。如内科是一个一个病典型化讲的，而到临床，又往往是非典型的，甚至是几个病集中在一个病人身上。还有课堂上讲的是一套，一经实习，带教老师又各有自己的经验，使同学实习时感到困惑。经过几番摸索，认识到课堂上讲的，应尽可能简要明白，主要在每个病的理法方药上提出明确要求；而同时留有余地，让临床带教老师去发挥各自所长。这样就比较理想，所以我们又编了一本《简明中医内科学》。

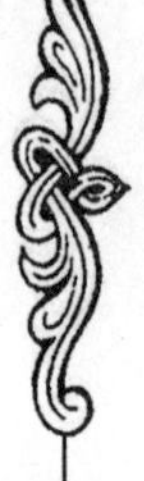

以后又改讲《金匮要略》，虽然对本书比较熟悉，但在诊断、内科以后再讲这门课，就有重复、残缺的感觉，经过摸索，懂得《金匮要略》的辨证论治精神，具有普遍性的指导意义，而仲景方又是群方之祖，抓住这门课是基本功训练，就觉得大有文章可做。例如“见肝之病，知肝传脾，当先实脾”，“病有急当救里救表”，“夫病痼疾，加以卒病，当先治其卒病，后乃治其痼疾”等，都具有原则性普遍性的指导意义，作为重点，用演绎法讲。又如“病者腹满，按之不痛为虚，痛者为实”，“腹满时减，复如故，此为寒，当与温药”等，这是辨证论治的精髓，应讲深讲透。又如胸痹心痛

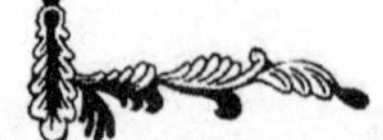

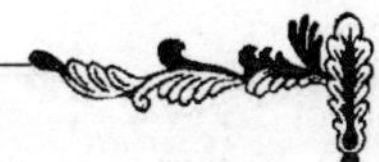

辨阴阳虚实，抓住一个气字。血证虽有上下吐衄、便血之分，而抓住寒热虚实要点，就能把《金匮要略》讲活，突出其实用价值。并且体会到讲此课时，不要增补求全，要是这样，那和内科学就纠缠不清了；亦不要过多地去考疑勘误，容易浪费时间，最后还是没有定论。从古书来讲，残缺错误，是有它的历史性的。通过几次教学，我们亦写了一本《金匮要略学习参考资料》，把收集的资料和经验教训来一次总结、提高。

以后又讲方剂学和中医各家学说，都运用同样方法，确实能够一步一步增进知识，加深修养，达到成熟地步。

八、多讲几门课大有好处

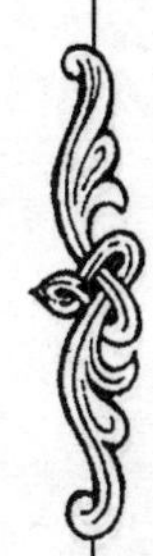

中医教育，由师徒相授，过渡到学校课堂教学，实际还是在摸索经验的过程中。学校体制可以研究，课程设置亦要研究，教学内容更值得研究。当然，这不是本文的范围，仅就个人实践体会，谈谈中医教师要多讲几门课（或者实行工作轮换制），不要过早地“专业化”（即限制在一个教研室，讲一门课程；临床医师亦是如此）。因为，中医的内容，不仅实践性很强，整体性亦很强。基础与临床是紧密相连，不能如西医教学那样分开的。尽管有需要分为各种课程，但往往有其共通之处。尤其在目前，教学课程有些是以一本书为主，亦有是抄共同的几本书成为一门课，这样就带来一些问题，如内容的重复，讲解的矛盾。当然，有些重复是必要的；但是有些不必要的重复，确带来了不少问题，不仅浪费了课时，亦无形中使同学产生厌倦情绪。

这个矛盾如何解决，我想只有通过教师的亲身实践，多讲几门课，从基础到临床，并多带教实习，阅历多了，接触

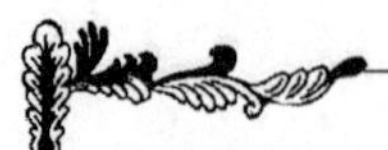

的面广了，自然会发现问题，会从工作中去解决，这是一种好处。还有另一种好处，中医各门课都有重点内容和具体要求，多备课，多讲课，虽然任务重了，但实际是扩大了知识面，加强基本功训练。工作到一定年资，而后再专业化，就有一专多能的本事。这样搞下去，而且不是一个两个人，有更多的人去搞，经过一段时间，课程、内容肯定可以有所改进，而师资水平，亦能从而得到提高。人们不是时常在讲要教学改革吗？而这一点却是紧要之处，希望引起注意。

我的两点体会

从医五十余年，总结一些体会，有两点是很重要的：一是书要反复阅读，二是要做学术有心人，而两者又是密切相关的。学习中医，并不是课程读完，考试得分，就算成功。无论医书多少，部头大小，亦往往不能一次就读通、读懂，并且能用。而是要反复阅读，特别是在临诊时有重点的查证，遇到问题时，求助于前人、时人的资料，印象最深，理解最清，运用亦最好。而作为一个医生，从事这个专业，一开始即会遇到各式各样的问题。如医书上讲的，有时不懂；病人主诉，亦不易摸到头脑。虽不是如在五里雾中，却总有些若明若昧。如果敷衍一通，得过且过，成为一个糊涂医生，亦是有的；但既不符合自己的愿望，亦不是求学的途径。只有处处留神，做个有心人，遇到问题，问几个为什么，力求能够弄清楚，解决问题，更能知其前因后果。这样，一个二个问题弄懂了，十个八个问题解决了，就是从中

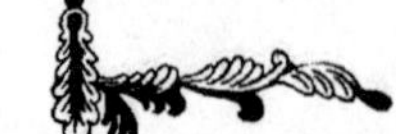

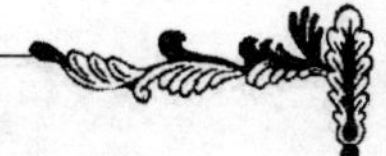

增长知识，提高工作能力，亦就是向成功之路迈出了脚步。无论书本上、临床上的事，不怕不懂，而是要带着问题去摸索，从摸索中闯入悟境，亦就是推动自己前进。

举个例子，四诊的望、闻、问、切，是学习的重点，临床的基本功，书本上讲得很多，如望诊五色，“青黑为痛，黄赤为热，白为寒”，从字面上似易理解，但非得存心观察，方能知其究竟。痛证面色都青黑吗？不一定。脘痛胁痛而见面色青黑的，肝胆道疾病最多见，尤其是病程较久，反复发作的，所谓病久入络，气血郁滞，每见气色晦滞，青黄无华，或者晦红泛黑，形如焦煤。这种面色，留心多了，往往不待问而能知其大略，并且预后较差。黄赤为热，湿热之病多见，热性病亦见，尤其急性黄疸型肝炎、胆囊炎多见；这后一种病，治疗不及时，迁延不愈，又有转入青黑的可能性。白为寒，脾肺虚寒，脾肾阳虚之病多见，心肾阳虚的，有时亦可见到。但形体消瘦的，往往属于肺病。此种病人，又多上午面色苍白，下午两颧泛赤，并伴有五心烦躁的虚热。

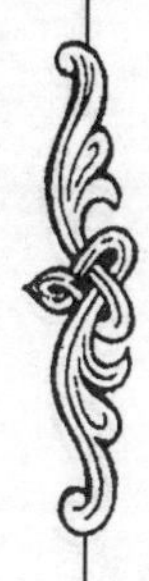

又如《内经》上说：“观权衡规矩，而知病所主”。权是重，衡是平，规是圆形，矩是方象。又一说：“春应中规，夏应中矩，秋应中衡，冬应中权。”这些内容，从字面上解释，很难把问题说透，但一经体会，又很平常，亦很生动，人人都能理解。比如说，人有少小壮老，体有长短肥瘦，无论面色身段，人各有相；又如春夏秋冬，温热凉寒，人的生活适应，又各有常情。这种“相”，这种“常情”，我理解就是“权衡规矩”。是常态，或者说相称，即是一种正常值，不必罗列多少数字，提出什么条件，只要留心观察，大家心中有一个数，有一杆秤。稍有异常，或不相称，就是病症所

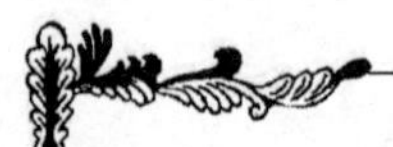

在。临床经验多了，处处用心，“观权衡规矩，而知病所主”。言简意赅，真有些神！史载扁鹊诊齐桓侯病在骨髓，而惊骇退走；张仲景见王仲宣，谓四十当眉落而死。言而颇中，实非虚语，就是从观权衡规矩中得来。中医诊病，自有独到之处，一般是不易说清楚的，要慢慢留心体会，一人悟境，就有豁然开朗的感觉。因此，学中医强调神似，而不仅是形似，这是富有哲理的。

再如临证，中医重视“圆机活法”，反对执方不化。明确主证，有法有方，这是一般要求，应得做到。但疾病变化很多，方法亦大有讲究。同样一个病，在不同时令，不同体质，不同阶段的病情，处理就不能一成不变。前人主张，因时、因地、因人制宜。例如李东垣用补中益气汤治内伤病，其成就是肯定的，而且还大有发展。但他的成功之处，不仅在创制一张方子，而在于灵活运用。如果背熟其方，生搬硬套，好事不一定有好的效果；如能把他的灵活运用方法学到手，则此方的运用，确能效如桴鼓之应。东恒运用此方，在春天要加气温药，以助升发之气；夏天要加苦寒药、保肺生脉药，以消火炎；夏秋要加分消利湿药，以助收降之气；冬天要加温热祛寒药，以御阴寒。这是“从时”用药。又如气虚易兼气滞，要加理气药；气虚血亦虚，要加补血药；气虚易湿胜，要加益气化湿药；中虚又易生痰，要加化痰药；脾胃不足，又能虚风内动，要加搜风药，气虚亦致血瘀，要加活血通络药；尤其“火与元气不两立”，补气还宜及时泻阴火，温清补泻兼行。如此等等，形成了各式各样的加减出入之方，他称之为“从权”用药。如果能学会他的用补中益气治内伤，更能有心研究他的随时、从权一套，你才可称得上成功。

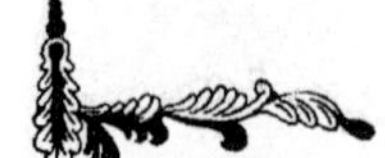

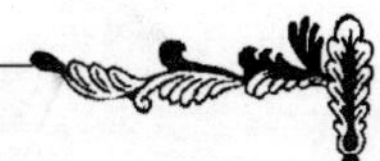

又如学习《伤寒论》，亦应反复阅读，才能懂得《伤寒论》的整个精神。他的核心是“常变”二字。如六经病，是其常，合、并病，兼、夹证，是其变；外感六淫，是其常，口病、杂病，是其变；在六淫中，外感风寒，又是其常，风温暑湿，又是其变。全书三百九十七条，就是在知常达变中进行深入讨论，演其所知的。伤寒一百一十三方，固然是经方、祖方，可师可法，历验有效；但在书中，张仲景亦强调：“观其脉证，知犯何逆，随证治之”，并未泥于一病一方，一证一方；相反，在全书中，反复讲述处方用药的宜忌加减，灵活变通，却有七八十处（约计）。因此，毋论学习和运用，对《伤寒论》要从常变中去领会精神。而且书中示人规矩，掌握阴阳表里、寒热虚实，八个字中尤其要悟透表里虚实，就能得其精髓。这在宋代名医许叔微，早就阐透了这个门径的。许氏从医一生，写了很多医书，其中论伤寒的就有三种：《伤寒发微论》《伤寒百证歌》《伤寒九十论》。这实际就是反复阅读，做事业有心人成功的典范。

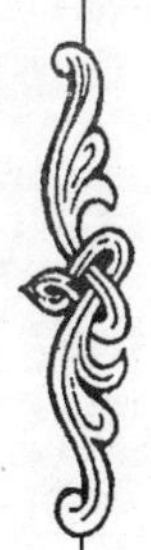

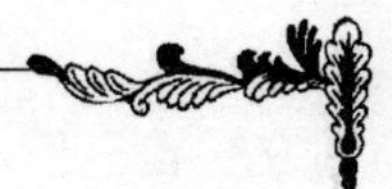

年谱

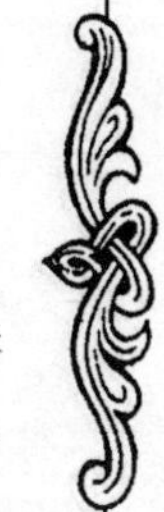

1918年4月20日出生于江苏武进焦溪镇。

1924年春~1934年（6~16岁）读私塾。

先后从奚禹生秀才、黄晋卿秀才、李立夫、杨焕升、吴镛先生学习，读四书五经，史记、诸子书，并及宋元学案、宋明学案等，在文史哲方面，打下了文化基础。

1935~1937年（17~19岁）学习中医。

本人生活在中医世家，在读私塾的同时，对父业已耳濡目染，有较强的亲和力。为继承祖业，于17岁起从先父丁谏吾公学习中医。并在先父指导下，曾向上海恽铁樵与陆渊雷先生函授学习中医。由于对中医学业领悟较快较好，以致能够早日出道。

1938年春~1945年（20~27岁）开业行医。

1937年冬，日军侵略，家乡沦陷，又值连年疫病大流行，冬春的天花，夏秋的霍乱、疟、痢、湿温，遍地皆是，身为学医者，只能深入村巷，走进疫区，全力抢救。疟痢流

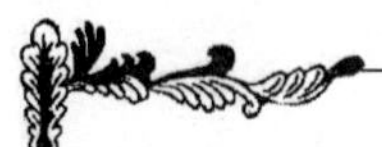

行，有时用大锅煮药，集体服用；有时就地采草药，以应急需。在几年的恶劣环境下行医，与众乡亲结下了患难之交，而在业务上却亦得到了很大的锻炼，并总结了清化存阴药急治霍乱、甘温药救治天花内陷危证的经验。真是所谓风险与机遇并存，小医生亦从此出了道。

1946~1949 年春（28~31 岁）。

抗日战争胜利以后，社会比较安定，行医环境亦有些改善。但医药卫生还是处于无人管理状态，急性传染病时有流行，医疗诊务比较忙。

1949 年夏 ~1955 年春（31~37 岁）。

1949 年中华人民共和国成立。新中国的诞生，万众欢腾，中医界亦共同欢庆，获得新生。家乡的医务界，于 1950 年初，即响应中国共产党和人民政府的号召，走集体化道路，自觉改造思想，联合起来，共同学习，酝酿组织集体卫生机构，开展卫生防疫工作。当年即在县卫生科的具体领导下，成立武进县卫生工作者协会，团结中医、西医和分散的卫生人员，共 200 余人。因为带头积极参与，即被推举为县卫协会副主任，以后又被选为主任。

1951 年，我又带头组织焦溪中心联合诊所，并被推举为主任，首先放弃私人开业，实行集体医疗卫生工作，工资制分配，积极开展地方病防治，集体治疗血吸虫病。团结得好，成效显著，联合诊所受到县政府颁发的先进红旗。

1952 年开始，县卫协会与联合诊所合作，在县卫生科的指导下，我们主动举办各种业务学习班，如配合防疫工作的技术训练班，中医进修班，师带徒的辅导班等，聘请县领导，知名中医、西医、专家讲授，连续办了 3 年多，对提高在职医务人员的政治觉悟和业务水平，很有成效，走在全省

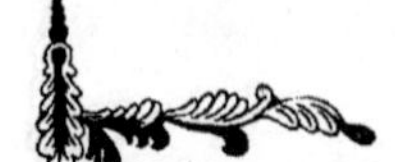

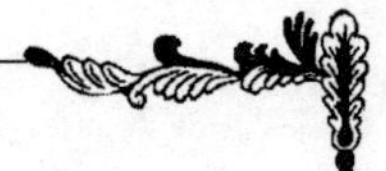

各县前列，亦受到县领导的肯定和表扬。

1954 年，又被授予武进县政府爱国卫生运动积极分子奖。

1955 年 3 月 ~1956 年 3 月（37~38 岁）进修学习。

江苏省为了贯彻中医政策，在省委统战部和卫生厅、教委领导下，成立中医进修学校，为筹建江苏省中医学校、省中医院、省中医研究所的准备工作，培训师资。此时我受县卫生科的推荐，来校进修一年，有两大收获。一是对中医政策，有所了解。这是最大的启悟和鼓舞！与当初学习中医的情景相比，真有霄壤之别。国民党要取缔中医，而共产党、毛主席却把中医当作中华文化宝库的瑰宝，岂能不令人油然起敬，千万自重！二是见到许多党政领导、知名老前辈和各地的同道，聆听政治报告和专业讲座，政治觉悟大有提高，业务知识亦大有增进，真有茅塞顿开之感。认识到自己所知实在太少，见浅识薄，要想搞好中医事业，工作艰巨，担子很重，急需增长才干，才能适应发展的形势，并有参加教育工作的想法，能为振兴中医事业，多做些工作。所以在学业结束，领导征询今后工作意见时，反映这个想法。因此留校从事中医教育工作了。

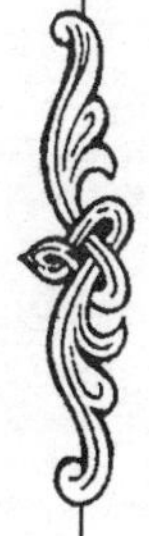

1956年3月 ~1991年2月（38~73岁）从事教育、科研、临床工作。

1956 年 3 月（38 岁）参加江苏省中医学校教研室工作，首先是担任学校中医进修班的教学和外县中医函授班的巡回面授。同时集体编写教材，如《中医诊断学讲义》《中医学概论》(此二书以后经上海科学技术、人民卫生出版社出版)。

1957~1958 年去学校石婆婆庵门诊部，负责筹建教学实习基地。组织青年教师从老教师襄诊，以老带新，提高师

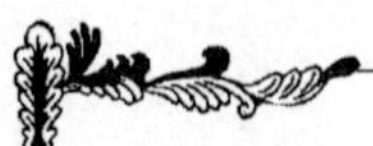

资水平。并亲自参加临床工作，摸索经验。又出版《临诊语录》刊物，交流和推动医教工作的成效，影响很好。

同时，仍然搞教学和编写教材工作，当时很忙，无论日夜，积极参与，热爱新兴事业。

1957 年，中央卫生部在江苏南京召集北京、上海、广州、成都、南京等中医院校的负责人和老中医专家座谈会，商讨中医办学方向和中医高等教育统编教材问题，由卫生部郭子化副部长和江苏省委统战部副部长兼省卫生厅长吕炳奎主持。我们聆听两位首长的报告和几次讲话，并参加了部分讨论。这次会议，明确了办学方向，亦产生了中医高等教育的第一版统编教材，对中医教育的发展，起到了很好的促进作用，而且意义深远。自己能够初次参与这个盛会，亦感到荣幸，工作干劲也更大了。

1957 年，社会上曾掀起一场学术大争论，少数人气焰嚣张，咄咄逼人。在中医界，亦有争论中医是否科学，大有从理论根本上，企图全盘否定中医之势的。我们除在会议上，开展针锋相对的辩论外，还在《健康报》上发表文章，《论中医理论的核心内容》，在《中医杂志》上发表《试论五行》，阐明中医内容的合理性和辩证唯物主义精神，明辨是非曲直，捍卫中医事业，起到了很好的作用。

1958 年夏（40 岁），学校正式晋升为南京中医学院，因工作需要，又调院部，负责建立中医诊断学教研组，其后又兼负责金匮学教研组，并兼授两门课程。此时正是大力贯彻党的中医政策，形势发展很快很好，学校开办了各种形式的班级，如中医进修班、师资班、教学研究班、西医学习中医班、函授班、巡回教学班、本科班等等，真是风起云涌，接踵而至的教学任务；但在同时，缺乏师资，缺乏教材的矛

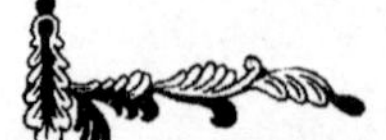

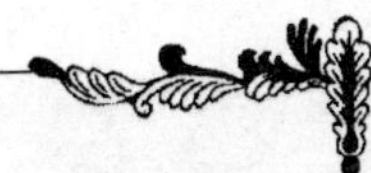

盾，亦更突出。由昆院长胸有成竹，走群众路线，创导开展“练兵运动”，我积极响应，主动投入。通过“官教兵、兵教官、兵教兵”活动，把全校教师的工作积极性调动起来，大家围绕一个总目标——为办好中医学院而共同努力奋斗。针对当前主要问题，如何搞好教学，提高教学效果。首先从备课试讲入手，领导、老教师和相关教研组教师均参加，先听讲，讲过大家议论，提出改进意见，并听取主讲教师在备课中发现的问题、难点，共同商讨，再修改，再试讲，一遍二遍，甚至三四遍，达到成功。经过如此锻炼，逐步提高，竟然培养出一大批师资，不仅自己学校有充实的教师队伍，还不断支援各兄弟院校，把中医教育推动和发展起来，得到中央卫生部的多次表彰。

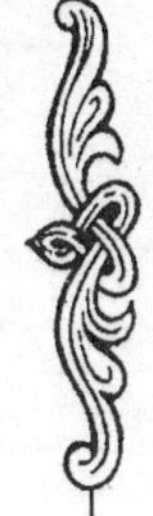

同时，对教材的建设，亦灵活采用这种方法。既发挥各位教师的积极性，集中大家的智慧，更锻炼教师的写作水平，写出很多有质量的教材。我亦从此学会了写作，主编教材五门，以后又主编著作多部，个人专著多部，均较成熟。

1959年（41岁）中央卫生部又在沪上海大厦召开全国中医高等院校课程设置和教学大纲，以及教材的补充修订会议（亦即第二版教材的动员会议），亦是由郭子化副部长和吕炳奎中医司长（此前吕翁已由江苏调至中央）亲自主持的。我校组织了大型代表团出席会议，我以正式代表参加，亲聆了多次报告、讲话，参加讨论，提出许多经验和建议，并分工撰写教学大纲和教材。其中，对中医教育，应该突出中医特色，是为重点；兼讲一些西医课程，亦是为了能够更好地学习中医。前者又以经典著作为重中之重，打好中医基础；后者以基础医学为重点。两者比例，以三七开为宜，不宜超过此限。这些都是在这次会议上讨论拟定的。从此，全

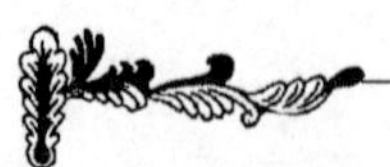

国中医高校的教育，方向明确，规模日趋完备，并趋向全国统一，形势更好。会上分工，第一批教材七种，我校占了两种，温病学和方剂学。

1959~1960年，学院举办的高级西医学习中医班，南京军区后勤部卫生部训练处举办的高级军医学习中医班，均须开中医内科学课程，领导又委我主讲中医内科学，并很好地完成了任务。又接续对本科58届一班、59届、60届同学讲授。此次讲稿，又被军区后勤部卫生部训练处印行，《中医诊断、内科学讲义》，作为全军西学中的统一教材。

此时，校内教学任务繁重，校际交流亦多，为了进一步搞好我院的教学建设，领导上组织教师代表团去上海中医学院取经，委我和许济群带队前去，拜访程门雪院长、章巨膺教务长、黄文东龙华医院院长等，他们都是老一辈的中医教育家，成就卓著。我们备受欢迎和接待，学到他们很多的办学经验和教学方法，可以改进我们的工作。

1961年（43岁）学院领导又委我具体负责方剂学讲义的修订工作，并聘请周筱斋老师和许济群副主任（基础部）为编审，以示郑重。由昆院长亲自把关，最后胜利完稿。此后，领导研究决定，又嘱我配合周筱斋老师，兼负责方剂教研组，并主讲了此课程四五个年级。

1963年（45岁）夏，中央卫生部在江西南昌（后迁庐山）召开第二版教材审、定稿会议，亦是郭子化副部长和吕炳奎中医司长亲自主持，邀请了庞大的编审队伍，如知名老中医，武汉的陆真翘，成都的吴棹仙，北京的秦伯未、上海的程门雪、金寿山，南京的吴考槃，以及系统学习过中医的高级西医，如重庆的黄星垣、兰州的许自成、武汉的张大钊、长春的谭家兴等，以示郑重，并把好质量关。我主持编

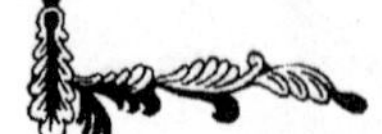

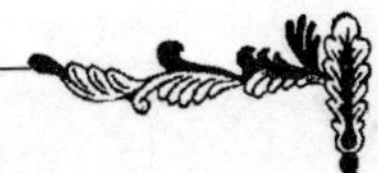

写的《方剂学讲义》，经认真审阅评论，一审通过，并受到秦伯未教授等的嘉许。会后，我们少数同志，还被指定留下来，过细研究和修饰这批教材。郭老、吕老对逐门教材，都加审阅，评论得失。当时我同上海金寿山教授合作，修饰金匮教材，获得成功。慰勉有加。

当年学期工作总结，适值建院五周年，领导上特加重视，进行评比活动，我被评为教师代表，全院先进工作者。殊感荣幸！还受到加工资一级的奖励，后又被选为学院工会副主席。

1964~1965 年（46~47 岁），学院教学任务仍很繁重，特别本科班 1960 年级扩招以后，班级多了；1962 年级减少招生以后，又要加重经典课程，并须早临床。改革重点是提高师资水平，改进教学方法，手段多样化、形象化；不能是教进修生的老一套了。这时我们从三个方面着手：一是改进教学方法，手段多样化；二是总结教学经验，寻找新的起点；三是抽调教师去医院临床锻炼，增进专业水平，效果很好。

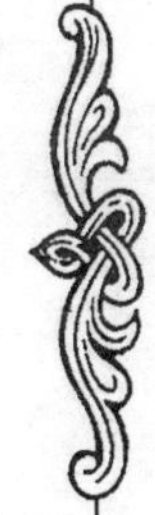

在上述改进的基础上，又重点总结教学经验，写成辅助读物，给师生们作教学参考，我主编的《金匮要略学习参考资料》等，就是在这种环境下形成的，很受读者欢迎，1998 年尚在重印。此方法加以推广，全校编了很多参考资料，增进了教学效果。

正在此时，国家医学科学研究十年规划第 36 项第（三）题，即关于《素问》《灵枢》等七本古医书校释出版任务下达，规定 1964 年开始执行，并交我院负责管理。其中《诸病源候论校释》任务，又委我具体负责。从此我又兼搞科研工作了。

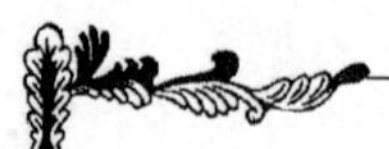

1966~1971年（48~53岁）“文化大革命”开始，学院停课，已经不再招生了。而到1970年以后，63、64、65届学生都将毕业。此时全院师生都已下乡，在下面开展业务。开门办学，为群众服务，送医送药送针上门，深受地方群众欢迎，业务特好。便利用这个有利环境，突击为将毕业的学生补课补实习。我是分在64年级的，先后到江阴、常熟两地，都是白天上门诊，晚上讲课辅导。后又分班，半天门诊，半天上课。搞得红红火火，师生、领导、群众都很满意，特别是中医在临床的疗效。群众对医生的热情，充分把师生的干劲发动起来了，学生也取得了很好的学习成绩。

当时编写了《中药配伍运用》一书，作为教学参考、临证辅导，很感受用。1982年在人民卫生出版社出版，很受读者欢迎，1993年尚在湖南重印。虽然劳累些，实在不虚此行。

1971~1978年（53~60岁）形势又转变，全校教职员工又全部回城。1972年学院与南京医学院合并，成立江苏新医学院，原中医学院改为中医系，又恢复教研组，开始招生。我又负责中药方剂教研组，兼讲中药、方剂两门课程，并定期去附属医院临床，直至新医学院撤销。

高校又开展评技术职称，1971年我被评为讲师。又被评为新医学院中医系先进工作者。

1977年7月，卫生部函人民卫生出版社又在我院负责召开《素问》《灵枢》等七本古医书执行单位会议，重新拟定《七本古医书校释工作计划》，领导又委我负责，会同本草方剂编写组和相关学科的同志，共同完成任务。

1978年，又恢复南京中医学院。因扩建教学科目的需要，我又被委筹建中医各家学说教研室，并任主任。不久即

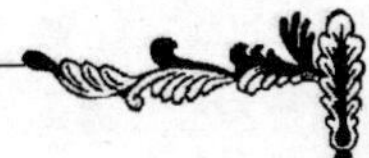

开课，没有统编教材，即自己编写，油印先用。

当年高校评技术职称，我晋升为副教授。

1979年（61岁）卫生部于北京西苑饭店召开全国中医学术会议，由崔月犁卫生部长、吕炳奎中医司长具体负责下召开的，中宣部、统战部、科委、国务院等领导都作了报告。这是发扬中医的大型会议。这次会议中，全国知名的中医、西医和西学中的老年、中年专家教授多参加了，共有代表380余人，济济一堂，贯彻中医政策。江苏省派出10位代表，我亦在其中，共同商讨发扬中医学术的优越性和发展途径，开创具有中国特色的医学事业。吕司长在任务繁重的工作中，仍很关心江苏代表，亲临会场，勉励老一辈同志，发扬专长，传授经验，并要求我们一辈，继承发扬，敢于创新。

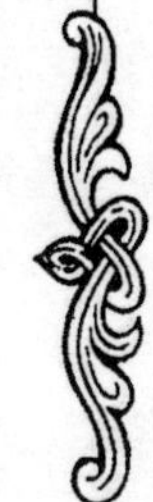

1980年（62岁），中华全国中医学会在昆明召开中医理论整理研究讨论会，又是在吕炳奎中医司长的主持下进行的。当时很多代表是被指名赴会的，我亦在被召之列，与江育仁同志一起前去。这次会议，可以看作是1979年全国中医学术会议的继续，重点抓中医理论研究，在基础科学上找发展中医的突破口。吕司长重点阐明中医理论的独特性和富含科学思维精神。要求大家认真整理总结，对合理内核，研究发扬，使之更为系统，更有条理性、实用性，更好地指导临床，提高疗效，造福于人民。会上决定，在中华全国中医学会下，成立中医理论研究委员会，我同江育仁同志，被选为委员。

1979年学院招收硕士研究生班，1981年分至各教研室，黄煌分在中医各家学说教研室，我第一次带硕士研究生。以后每年招生1名。

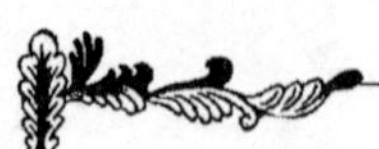

1982年6月（64岁），中央卫生部在北京召开中医古籍整理出版规划座谈会，是在卫生部长崔月犁和中医司长吕炳奎主持下进行的。这是一次中医科技工作会议，内容与昆明召开的中医理论研究讨论会有一定的联系，都是从基础学科着手，继承发扬中医药之伟大成就的。会议上崔部长、吕司长阐明了这项工作的重要意义，指出中医古籍蕴藏着伟大的科学成就，研究整理，是对医学历史的巨大贡献。出席会议的，都是各地的学术带头人，如任应秋、裘沛然、潘澄濂、郭霭春、吴考槃、万友生、邓铁涛、凌一揆、李克光、俞慎初、俞长荣、史常永、欧阳錡、殷品之、王绵之、陈莘农、李聪甫、凌耀星、李今庸、耿鉴庭、我和马继兴等。会后还作了初步分工，我承担的是《诸病源候论校注》任务。

1982年10月，卫生部为了提高教材质量，促进高等中医药教育事业的发展，又在南京召开了全国高等中医院校中医药教材编审会议。并首次成立了全国高等中医药教材编审委员会，组成32门学科教材编审小组。

这次会议是继1959年上海会议的又一次大型的中医教育工作会议，全国中医高等院校的主要领导和学术带头人都参加了。这次编写的教材，实际是二版教材的进一步修改充实和提高。我在这次会议上，被推选同任应秋、裘沛然和王祖雄、郭子光共同编写《中医各家学说》。任老为主编，裘沛然和我为副主编。并被选举为全国高等中医药教材编审委员会委员。

这一年我编写的《东垣学说论文集》一书出版，分赠同道。湖南中医药研究院刘炳凡回赠七绝二首，奖誉备至，殊感荣幸。

自从1980年在昆明召开全国性的学术会议以后，全国

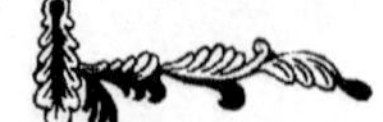

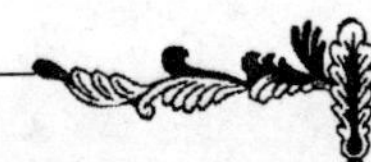

各学术团体纷纷活跃起来，学术气氛高涨，活动频繁，一派欣欣向荣景象。我接连被选为中华医学会江苏分会理事会第三届理事，江苏中医学会理事，南京中医学会副秘书长,《江苏中医》常务编委等，学术活动日多，社会团体兼职亦多，并有各种学术科研成果鉴定会议等，但教学、科研、临床都得赶上去，显得有些精力不济了。

1983 年 10 月，又在杭州召开中医理论研究与医籍校勘学术讨论会，吕炳奎中医司长亲自参加。这是一次纯学术性会议，我和各代表的发言，议论纵横，各抒已见，情绪热烈。最后吕司长发表了热情洋溢、鼓励学术争鸣、做好医籍整理工作的讲话，受到大家的热忱欢迎。

当年高校评技术职称，我在 5 月晋升为教授。

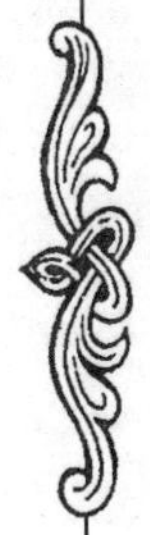

1984 年 4 月（66 岁），卫生部于北京京西宾馆召开中医重点古籍审定稿会议，我们十一部古典医籍的主编、主审都到了，还邀请部分专家。会议由卫生部中医司田景福司长主持，会议主要两项议程，一是审定各书样稿，统一体例，计划进度；二是确定十一个审定小组成员名单。此时我已生病，阵发性心动过速，抱病参加会议，但尚能尽力支撑，同各地同志共同商讨，完成部领导交给的任务。

在会议期间，大家深感老一辈年岁日高，任重道远，而近年来中医的队伍，却渐趋萎缩，深为中医前途担心。欣幸的是三中全会以来，党中央对于中医事业的发展十分关怀和支持。但中医政策的贯彻阻力很大，主要由于中医事业的发展没有组织保证，没有中医药的管理系统，各级卫生行政管理机构，又少中医内行担任领导。真如彭真委员长所说的，中医问题始终没有解决好。为此，我们向国务院报告，恳切希望加强党对中医药事业的领导，给予中医药事业财力、物

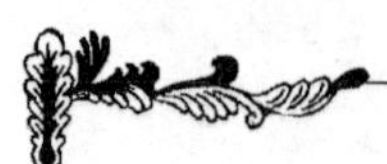

力的支持，当时参与共同议论，并签名向上报告的，有浙江何任、成都李克光、江苏丁光迪、山东张灿玾、湖南欧阳錡、山东徐国仟、湖北李今庸、广州沈炎南、上海凌耀星、北京路志正、辽宁史常永等。此文由史公执笔，报告由沈炎南出面专呈国务院。

此后，国务院就有了中医药管理局，大家深感欣慰。

1984 年 5 月，率教研室教师去上海中医学院参加华东六省一市中医各家学说教学讨论会。与上海、山东、安徽、江西、福建、浙江等同行同道，相聚甚欢，讨论亦很热烈。对教材的建设，教学的安排，与临床的密切结合等，交流了很多经验，大家感到满意，并参观了图书馆和龙华医院，受到热情接待。

1984 年暑假，中医各家学说统编教材编写完成，北京、上海、南京、成都、贵阳五院编委集中于北京中医学院召开审定稿会议。因为各地都有多年的教学经验，修改补充又多次联系，老一辈学者友谊较深，互商互谅，气氛很好，教材便一审通过了。任老很欣慰，主编完成了任务，大家亦感满意，这次编写任务，可以说是善始善终的。

1984 年 12 月 19~21 日，召开《诸病源候论校注》开题讨论会，准备工作均已做好，代表亦已报到，但我因过于劳累，心脏病突发，心肌梗死，神志昏迷，危象出现，急送医院抢救。会议工作即由院领导和科研处倪和宪办理。

1986 年 4 月（68 岁），《病源校注》工作又要重整旗鼓，开展业务，以我为主编，倪和宪为副主编，吴考槃为顾问，王旭东、刘辉、徐光丕、孙世发、张季等七八人，集中精力进行。经过两年半紧张而有序的工作。陆续完成了全书 50 卷的初稿。1986 年，各家学说课程设博士研究生学位，委

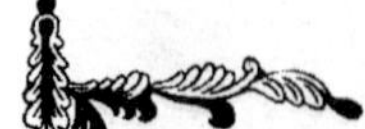

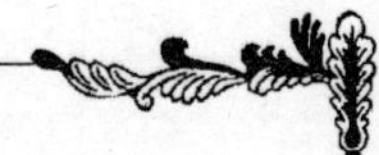

我作导师。参加学院学术委员会、学位委员会。每年召开一次会议。北京吕炳奎老首长眷眷于中医事业，亲自创办光明中医函授大学，函聘为该校顾问。这是一件大好事，应竭诚支持，积极参谋。

1987年（69岁）第一次招收博士研究生，以后每年或隔一年招收1名。

人民卫生出版社组织编写“高等中医院校教学参考丛书”，在卫生部和全国有关中医院校的支持下，仍由各主编单位负责组稿。领导上委我同上海裘沛然教授任主编，会同北京鲁兆麟、成都郭子光、贵阳王祖雄，分工合作，编写《中医各家学说》教学参考书。在本教研室，又同徐荣庆、张履南、王小平、毛俊同、黄煌分工进行编写。

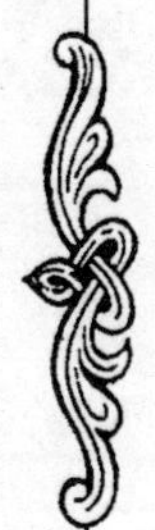

中医古籍整理出版规划中的金元四大家医集，分工确定《东垣医集》整理校注，由我负责，并做好前期准备工作。

1988年（70岁）12月2~5日，在南京华东饭店召开《诸病源候论校注》的审定稿会议。由国家中医药管理局领导和聘请的四位专家，如郭霭春、何任、万友生、邓铁涛（书面），以及人民卫生出版社白永波主任，成德水编审等严格评议，一致认为，此项科研课题工作认真，质量很高。一审通过，并于1992年全部出书。我所承担的此项科研课题，可以说是善始善终，完满成功的。当年即获得学院科技进步奖一等奖。

广州中医学院开办高级内科班，约为讲课，录像寄去。

我编著的《金元医学》出版，分赠同道请政。今年春，广州中医药大学邓铁涛教授惠函，慰誉备至，毋任荣幸。

1989年（71岁）为成都中医学院李克光研究员主编的《黄帝内经太素校注》稿审修。

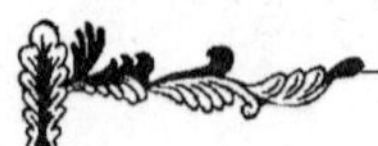

《诸病源候论校释》获1989年度国家中医药管理局科技进步奖三等奖。

1990年（72岁）由《当代名医临诊精华》约稿，我撰写14个病种的医案、临诊经验，亦是临床经验的一次总结，颇受重视和欢迎。以后约稿更多。

1991年3月5日（73岁）退休。

1991年5月，由学院科研处、教务处具体负责，召开高等中医院校教学参考丛书《中医各家说》教参稿审定稿会议，上海裘沛然老因病假，由我代表编写组汇报工作，经五院同志评审，一致通过。裘老和我任主编，并于1992年出版。内容丰富翔实，源流清晰，重点突出，受到很好评价，并向国外发行。

1991年10月，受到国务院表彰，表彰我为发展我国高等教育事业做出的突出贡献，特决定从1991年7月起，发给政府特殊津贴。并颁发证书。

阅读道藏，很有收获，中医称为黄老之学，于此才真正大开眼界。为养生导引的祖作《太清导引养生经》和《养性延命录》作了校注，并很快由中国中医药出版社出版了。这是对此书的破天荒工作，值得珍视。

1992年春（74岁），《东垣医集》整理研究工作全部完成与出版。并写了《编校后记》一文，将东垣学说的学术渊源、成就特色、临床价值，以及诸书的流传演变情况，都一一阐明了，这是做了一件前人没有做过的工作，亦是一种研究成果，殊堪珍视。

《诸病源候论养生方导引法研究》全书整理，完成出版，这是对中医学中道学成就的一次开创性的研究工作，亦是养生导引法的深入探索，很有实用价值。养生保健，“我命在

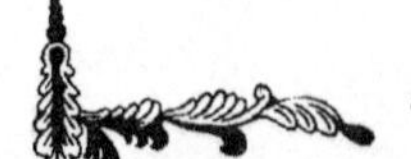

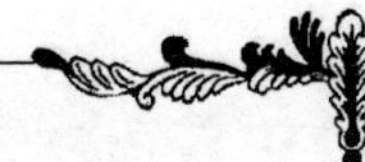

我不在天"，服药以外，另有一番天地，应引起重视。

1993年（75岁）主编《诸病源候论校注》荣获国家中医药管理局1992年度中医药科技进步奖一等奖，并颁发荣誉证书。学院和参编成员均甚喜悦。

1993年3月，为北京光明中医函授大学建校8周年和吕炳奎老首长从医60周年纪念大会致祝词，歌颂他对中医事业的丰功伟绩。

1994年（76岁）学院筹办庆祝建校40周年，专为撰文表示祝贺。

1994年6月30日，学院在大礼堂隆重举办94届研究生授证规范仪式，从此步入正规的研究生毕业程序。应邀参加，并在前排就坐。

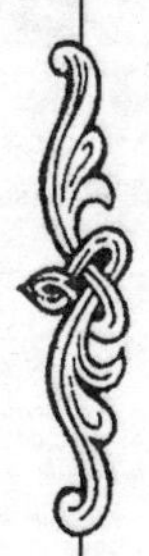

1994年10月江苏省政府召开全省中医工作会议，并评出106位名中医，我被名列榜首，殊感荣幸；同时亦感到，发展中医事业，还是重任在肩，不敢懈怠。

1994年11月，学院召开第三次科研工作大会，被邀请参加，并对主编的《诸病源候论校释》和《诸病源候论校注》二书，重又戴红花，加以褒奖，表示对科研工作的重视。

应《光明中医》之约，谈了两点体会，一是书要反复阅读，二是要做学术有心人，而两者又是密切相关的。

1995年（77岁）为学院学生会题词："业精于勤荒于嬉，行成于思毁于随。知大医精诚，为人民服务，任重道远，愿共勉之。"

1995年3月12日，出席学院建院40周年院庆。学院并更名为南京中医药大学，并设博士后研究生流动站。三喜临门，群情兴奋，但愿事业日进，为中医药学增光添彩。

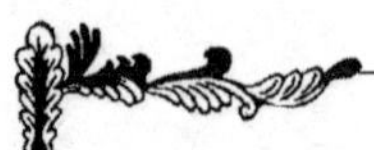

1995年5月，学校召开会议，准备编写《南京中医药大学中医学家专集》，总结老一辈的创业功绩和学术成就，亦为我校显示群体的成就和学术水平。由各专家主笔，配备助手，并指定毛俊同博士。

1996年（78岁）应《江苏中医》之约，为写《几点治学经验》一文，具体内容有八点。该文发表以后，影响很好，曾多处转载，要求入编、入选学术刊物。

整理存书，更好发挥作用，送给学校图书馆和武进市图书馆各一百几十种，并各有若干重要典籍和类书。

1996年2月，学校领导召开省名中医、名中西医结合专家表彰大会，显示学校获此二度荣誉，表彰诸位在学术上的成就，勉励更好培养接班人，传道兴校，礼遇有加。

1997年（79岁）应读者要求，又重修《金元医学》

1998年（80岁）为黄煌科研课题《方药心悟——名中医处方用药技巧》约稿撰文，从学医、读书，格言、行医，常用方药等写了几点，简明扼要，谈点经验。

学校组织编写《杏林春风》，薛益明、郝达富主编，约为撰稿。该书收录了108位江苏省名中医、名中西医结合专家和博士研究生导师们的生平事迹，为中医事业奋斗的历程、为人、行医、治学之道。从他们高尚的思想品德、个人素养、医德医风、治学方法和深厚的学术造诣，可为后学之楷模，具有深刻的教育意义。

近年就诊病人较多，大都是疑难杂病，有疗效很好的，亦有穷于应付的；特别是很多癌症，扶正袪邪，能够改善临床症状，延长生存期。对于临床处理，抓好脾胃一关，尤多体会。拟着手整理医案，总结经验，记取成功与失败的教训。

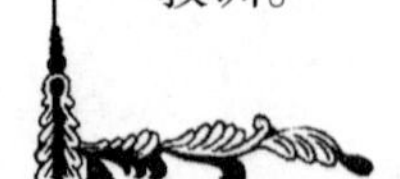

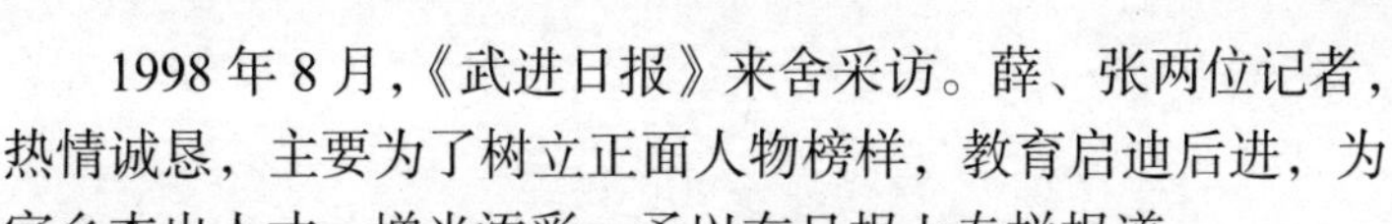

1998 年 8 月,《武进日报》来舍采访。薛、张两位记者，热情诚恳，主要为了树立正面人物榜样，教育启迪后进，为家乡杰出人才，增光添彩，予以在日报上专栏报道。

当年水灾严重，各地开展抗洪救灾活动，募捐大会，主动捐献两次，人民币 1500 元，为国分忧，受到好评。

1998 年 12 月，学校召开《杏林风范》首发式大会，王珉副省长到会致辞，省教委、团委、出版社领导均出席。被邀上主席台就坐。书记、校长讲话，这是为了重视校风建设和素质教育，所以很隆重。

1999 年（81 岁）5 月，被《上海中医杂志》聘为第三届编委会顾问。编委会主任委员为严世芸院长。这是旧谊又加新交，毋任荣幸，愿效绵薄。

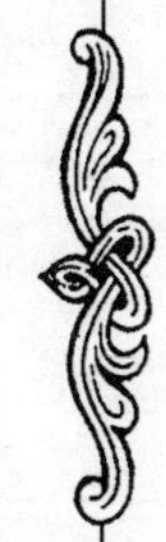

1999 年 8 月，被《江苏 50 年中医药成果集》编委会聘为学术顾问。

2000 年（82 岁）5 月，应中国中医药出版社《中国百年百名中医临床家丛书》之约稿，完成了本人的医案医论选初稿。医案是从仅存资料中选录的，以个案为主，用记叙式文字，对病史记录较全，治疗经过变化明显，处方用药义理清楚，并有个人体会的选录了百余例。至于医论，亦是围绕临床的理法方药，读书、教学的心得体会与经验，选录了几篇，作为同道间的交流探讨。这些资料，虽然不能全面反映个人 60 多年的临床成就，但可以略示梗概，总结出一些临床诊治的特色。